Cannabis als Medizin

Michael Backes

Cannabis als Medizin

Ein praktischer Leitfaden für den medizinischen Einsatz der Hanfpflanze

Vorwort von Dr. Andrew Weil

KOPP VERLAG

Haftungsausschluss

Anbau, Besitz, Konsum und Vermarktung von Cannabis gelten in den meisten Staaten als Straftaten und werden mit Geldbußen und/oder Haftstrafen geahndet. Dieses Buch soll den gesetzeswidrigen Cannabis-Konsum, aus welchem Grund auch immer, keinesfalls befürworten oder empfehlen. Es basiert auf den Recherchen des Autors über die existierenden wissenschaftlichen und anekdotischen Informationen über die Anwendung von Cannabis zu medizinischen Zwecken und stellt keine Anleitung oder Verordnung zur Selbstmedikation oder für eine Kur mit Cannabis dar. Eine Behandlung sollte – in den Ländern, in denen dies per Gesetz gestattet ist – immer unter der Aufsicht eines Arztes erfolgen.

1. Auflage März 2016
2. Auflage Oktober 2021

Erstmals im Jahr 2014 veröffentlicht unter dem Titel *Cannabis Pharmacy* von Black Dog & Leventhal, New York

Titel der Originalausgabe:
Cannabis Pharmacy – The Practical Guide to Medical Marijuana

Übersetzung: Linde Wiesner
Lektorat: Swantje Christow
Umschlaggestaltung, Satz und Layout: Stefanie Müller
Abbildung Seite 17: Höhlenmalerei aus der Jōmon-Zeit nahe Shimonoseki, Japan, Sammlung Dave Olson
Alle anderen Illustrationen: Robert Littleford

ISBN: 978-3-86445-280-2

Gerne senden wir Ihnen unser Verlagsverzeichnis
Kopp Verlag
Bertha-Benz-Straße 10
72108 Rottenburg
E-Mail: info@kopp-verlag.de
Tel.: (0 74 72) 98 06-10
Fax: (0 74 72) 98 06-11

Unser Buchprogramm finden Sie auch im Internet unter:
www.kopp-verlag.de

Inhalt

Vorwort von Dr. Andrew Weil 8
Einführung 10

Teil 1: Cannabis als Arznei 14

Historischer Kontext 16
Die Cannabis-Pflanze 23
Wie medizinisches Cannabis funktioniert und wie nicht 32
Was Cannabis im Körper auslöst 37
Nebenwirkungen von medizinischem Cannabis 42
Das Endocannabinoid-System: eine kurze Darstellung 48
Phytocannabinoide und Terpenoide: die wichtigsten Inhaltsstoffe von medizinischem Cannabis 52
Genotypen, Phänotypen und Chemotypen von medizinischem Cannabis 61

Teil 2: Verwendung von medizinischem Cannabis 66

Wie wird Cannabis verstoffwechselt? 68
Dosierung: eine kurze Einführung 69
Lagerung von Cannabis 72
Verunreinigungen, Pathogene, Pestizide und Verfälschungsmittel 79
Formen von Cannabis 86
Darreichungsarten und Dosierung 103
Medizinisches Cannabis am Arbeitsplatz 126

Teil 3: Medizinische Cannabis-Züchtungen 128

Was können die verschiedenen Cannabis-Sorten? 130
Afghan alias Afghani #1 oder Affie 137
AK-47 139
Blueberry 141
Blue Dream alias Blueberry Haze 144
Bubba Kush 146
Chem '91 alias Chemdawg 148
Cherry Cough 151
G13 153
Grand Daddy Purple alias GDP 155
Harlequin, Cannatonic und Cannabis mit hohem CBD-Gehalt 157
Haze 160
Hindu Kush 162
Jack Herer 165
LA Confidential 167
Malawi Gold 169
Neville's Haze alias Nevil's Haze (Niederlande) 172
Northern Lights #5 x Haze 174
OG Kush 176
Pincher Creek alias Cush 181
Purple Urkle 183
S.A.G.E. 186
Sensi Star 188
Skunk #1 alias The Pure 190
Sour Diesel alias Sour D 193
Strawberry Cough 195
Trainwreck 198
White Widow 200

Teil 4: Indikationen für Cannabis als Arznei ... 204

Alzheimer-Krankheit ... 206
Angststörungen ... 208
Arthritis ... 211
Asthma ... 213
Aufmerksamkeitsdefizit-Hyperaktivitätssyndrom ... 216
Autismusspektrumsstörung ... 218
Autoimmunerkrankungen ... 221
Kachexie und Appetitstörungen ... 222
Krebs ... 225
Chronisches Erschöpfungssyndrom ... 230
Diabetes ... 231
Fibromyalgie ... 234
Magen-Darm-Störungen ... 235
Gerontologie ... 239
Grüner Star ... 242
Hepatitis C ... 244
HIV/AIDS ... 247
Schlaflosigkeit und Schlafstörungen ... 250
Migräne und Kopfschmerzen ... 253
Multiple Sklerose und Bewegungsstörungen ... 256
Übelkeit und Erbrechen ... 259
Neuropathie ... 261
Schmerzen ... 264
Parkinson-Krankheit ... 268
Posttraumatische Belastungsstörung ... 270
Schizophrenie ... 273
Krampfstörungen ... 276
Hautprobleme ... 279
Stress ... 280
Cannabis bei Jugendlichen ... 283
Cannabis bei Kindern ... 284
Cannabis in der Schwangerschaft ... 287
Cannabis in der Präventivmedizin ... 288
Cannabis in der Gynäkologie ... 291
Cannabis-Abhängigkeit und -Entzug ... 292

Anhang ... 297

Cannabis in Deutschland ... 297
Endnoten ... 298
Literaturauswahl ... 324
Glossar ... 333
Register ... 338
Danksagungen ... 346
Über den Autor ... 348

Vorwort von Dr. Andrew Weil

Aus der Perspektive eines Menschen betrachtet, der von Berufs wegen die traditionellen Therapieansätze studiert, überrascht es eigentlich, dass Cannabis aus unseren Arzneischränken verbannt wurde. Schließlich wurde diese Pflanze über Jahrtausende in Kulturen in aller Welt als Medikament für körperliche wie geistige Erkrankungen eingesetzt. 1942 kämpfte die *American Medical Association* (AMA) darum, Cannabis im amtlichen Arzneimittelbuch der USA zu behalten. Doch trotz der langen Geschichte von Cannabis als ungefährliches und effektives Medikament bei verschiedensten Erkrankungen verlor die AMA diesen Kampf, und Cannabis wurde verboten. Heute, über 70 Jahre später, beginnt das offizielle *American Herbal Pharmacopeia,* eine zweiteilige Monografie über Cannabis zu veröffentlichen, die der Pflanze und ihren Derivaten wieder ihre angestammten Plätze als hilfreiche Medikamente zuweist.

Während seiner langen Verbannung galt Cannabis fälschlicherweise als gefährliches Rauschgift, obwohl sein medizinischer Wert durchaus bekannt war. Patienten, die wegen HIV behandelt wurden, berichteten, dass Cannabis ihren Appetit steigere. Multiple-Sklerose-Patienten sagten, dass Cannabis Steifigkeit und Angstgefühle lindere. Und laut einiger Krebspatienten, bei denen schulmedizinische Behandlungen fehlschlugen, konnte Cannabis dem Körper zuweilen dabei helfen, medikamentenresistente Tumore zu bewältigen. Medizin wie Forschung stehen erst am Anfang davon, all das zu entdecken und zu untersuchen, was ihre Patienten bereits seit Jahrzehnten wissen.

Michael Backes' exzellente Übersicht kombiniert neueste Forschungsberichte mit Beobachtungen in der echten Welt: nämlich von kalifornischen Patienten, die mit Cannabis-Medikamenten überzeugende Beweise darüber lieferten, in welchen medizinischen Einsatzgebieten die Pflanze häufig effektive Wirkungen erzielt. Sein Buch, das als Leitfaden für Patienten und ihre Ärzte gedacht ist, erklärt die neuesten Erkenntnisse sowie das wiederentdeckte Wissen über den Einsatz der Cannabis-Pflanze als Arznei. Ich sage oft, dass die westliche Medizin von traditionellen Kräuterarzneien profitieren könnte, wenn sie diese anstelle von oder in Kombination mit synthetischen Medikamenten verwenden würde, die die modernen Arzneibücher dominieren. Zudem ist Cannabis meiner Meinung nach eines der besten Beispiele für ungefährliche und effektive pflanzliche Heilmittel, die von vielen konventionell arbeitenden Ärzten viel zu wenig eingesetzt und noch immer größtenteils falsch verstanden werden.

Dank der Variationen in ihrer chemischen Zusammensetzung haben unterschiedliche Cannabis-Züchtungen verschiedene physiologische Wirkungen und führen manchmal zu den unterschiedlichsten Erfahrungen. Doch es gibt kaum evidenzbasierte Empfehlungen zur Verwendung bestimmter Cannabis-Sorten bei spezifischen Erkrankungen oder Symptomen. Dieses Buch schließt diese Lücke.

Klinische Studien belegen, dass viele im Westen weitverbreitete Krankheiten wie Diabetes und Krebs möglicherweise eng mit Stoffwechselstörungen in Zusammenhang stehen, die von schlechter Ernährung und Bewegungsmangel hervorgerufen werden. Wir beginnen zudem gerade erst zu begreifen, dass Cannabis tatsächlich wirksame homöostatische Regulatoren enthält, die den Stoffwechsel ausbalancieren und aufrechterhalten. Die chemischen Bestandteile interagieren mit dem körpereigenen Endocannabinoid-System und beeinflussen alle physiologischen Prozesse – vom Appetit über die Gemütsregulierung bis zur Angstwahrnehmung.

Meine Entdeckungsreise durch integrative Heil- und Wellness-Ansätze begann mit einem Schwerpunkt auf den Interaktionen zwischen Geist und Körper. Und als ich 1968, meinem Abschlussjahr an der *Harvard Medical School,* anfing, mich mit Cannabis zu beschäftigen, lernte ich, dass es eine ganz ungewöhnliche Wirkungsbandbreite bot. Diese Studien fanden 20 Jahre vor Entdeckung des Endocannabinoid-Systems statt. Seit damals hat die Wissenschaft wiederholt das bewiesen, was uns die Erfahrung schon seit Jahrhunderten lehrt. Mit den Beweisen in diesem informativen Leitfaden werden der Wert und der Nutzen von Cannabis als Medizin noch deutlicher.

Ich hoffe sehr, dass die Arbeit von Michael Backes und anderen gleichgesinnten Profis zukünftige rationelle und wissenschaftliche Herangehensweisen an Cannabis inspirierend beeinflusst. Sie sollen uns von den politischen Ansichten wegführen, die es Patienten so schwer gemacht haben, von den Vorteilen dieser nützlichen Pflanze zu profitieren, und sie sollen die medizinische Gemeinschaft dahin bringen, Cannabis in intelligenter Weise einzusetzen.

Einführung

Wenn wir die Argumente gegen die Verwendung von Cannabis als Medizin in Augenschein nehmen, müssen wir zunächst die Indizien betrachten. Wir wissen, dass Cannabis gewiss kein Allheilmittel ist, aber für bestimmte Personen und in gewissen Situationen ist es sehr hilfreich und ziemlich ungefährlich. Befürworter wie Gegner der medizinischen Anwendung von Cannabis verbreiten jedoch nach wie vor eine geradezu schockierende Anzahl an Missverständnissen bezüglich medizinischem Cannabis. Cannabis heilt nicht jeden Krebs, es hat Nebenwirkungen und ist nicht für jedermann geeignet. Vor der Veröffentlichung dieses Buches gestaltete sich die Suche nach evidenzbasierten Informationen über pflanzliche Cannabis-Präparate häufig als sehr schwierig. Ich habe dieses Buch hauptsächlich deshalb geschrieben, weil ich Informationen über die Geschichte des medizinischen Cannabis brauchte, darüber, wie man es adäquat einsetzt, sowie über seine Varianten und die Krankheiten, die damit erfolgreich behandelt werden. All dies benötigte ich für meine Arbeit in Kalifornien mit Patienten, die unter ärztlicher Aufsicht Cannabis bekamen. Doch da Ende 2013 nur 21 amerikanische Bundesstaaten die medizinische Verwendung von Cannabis erlaubten, muss ich zugeben, dass viele schwer kranke Personen auf illegale Cannabis-Quellen angewiesen waren. Und genau diese Patienten brauchen eine leicht zugängliche und fundierte Anleitung. Dieses Buch soll keineswegs die professionelle medizinische Aufklärung und Kontrolle ersetzen – jeder, der überlegt, Cannabis als Arznei einzusetzen, sollte den Rat eines Arztes einholen.

Das Verbot von Cannabis hat leider dafür gesorgt, dass eine geradezu spektakuläre Menge an Unsinn über Cannabis und seine medizinische Verwendung als Tatsachen betrachtet wird. Meine Erfahrung hat mir jedoch gezeigt, dass Gegner von medizinischem Cannabis nur so lange Gegner bleiben, bis sie selbst von einer Krankheit heimgesucht werden. Schon häufig haben mich Politiker, Richter und Gesetzeshüter, die plötzlich eine Beratung bezüglich Cannabis benötigten, insgeheim aufgesucht, um für sich selbst oder einen Angehörigen Rat einzuholen.

Seit den 1980er-Jahren untersucht ein kleiner Kreis beherzter Wissenschaftler und Ärzte Cannabis und seine Auswirkungen. Angesichts der feindlich gestimmten Umgebung, in der das Studium von Cannabis strengen Regulierungen unterworfen und zuweilen ganz verboten ist, erweist sich diese Arbeit als mühsam. Doch diese zielstrebigen Forscher halten nicht nur durch, sie erweitern unser Wissen um diese Pflanze auch enorm.

Cannabis und Cannabis-Arzneien sind ein sich ständig in Bewegung befindliches Forschungsgebiet. Allmonatlich gibt es neue

Studien darüber, wie Cannabis wirkt und wie es als Medikament eingesetzt werden könnte. Und wir erfahren immer mehr sowohl über die Vorzüge als auch über die Risiken des Cannabis-Konsums. Da Cannabis nicht so toxisch ist wie andere Drogen, zum Beispiel Opioide, sind die Vorschläge zur Dosierung von Cannabis als Medikament zuweilen recht unpräzise.

Eine mutige Gruppe von Aktivisten stellt den Status quo infrage und verlangt, Cannabis als Arznei verfügbar zu machen. Dieses Buch würde es ohne den Präzedenzfall, den diese Aktivisten setzen, nicht geben. Organisationen wie *Wo/Men's Alliance for Medical Marijuana, Americans for Safe Access, Marijuana Policy Project, Drug Policy Alliance* und *NORML* kämpfen hart darum, dass medizinisches Cannabis jenen zur Verfügung steht, die es brauchen.

Viel zu viele Menschen landen wegen des Konsums oder der Verbreitung von Cannabis als Arznei im Gefängnis. Gesetze, die die Verabreichung von medizinischem Cannabis unter ärztlicher Kontrolle verbieten, sind grundlegend falsch und müssen überarbeitet werden. Kalifornien legalisierte als erster US-Bundesstaat den Zugang zu medizinischem Cannabis. Zunächst schaffte es Kalifornien nicht, ein Regulierungssystem zu etablieren, um den Zugang von Cannabis via Verkaufstresen zu ermöglichen. Dies führte zu einer unsicheren Situation, in der einige kalifornische Städte die Ausgabe tolerieren, ein paar wenige diese erlauben und die meisten anderen sie jedoch verbieten. Selbst Gesetze, die den öffentlichen Verkauf von medizinischem Cannabis eigentlich ermöglichen sollten, schaffen lediglich einen bürokratischen Wald, in dem sich kaum jemand zurechtfindet.

Ich möchte mit diesem Buch einen umfassenden Überblick über den Einsatz von Cannabis als Arznei bieten, auch wenn das wissenschaftliche und medizinische Verständnis, wie Cannabis als Medikament wirkt, sich nach wie vor erst entwickelt. Cannabis ist ein extrem komplexes Arzneimittel, das in verschiedenen Arten und Formen unterschiedlichste medizinische Effekte erzielt. Teil 1 dieses Buches stellt einen historischen und wissenschaftlichen Überblick über Cannabis als Medizin dar. Teil 2 bietet einen Leitfaden für die Anwendung von medizinischem Cannabis. Teil 3 stellt 27 Cannabis-Züchtungen und ihre verschiedenen Wirkungsweisen vor. Und Teil 4 informiert darüber, wie man Cannabis bei bestimmten Erkrankungen unter ärztlicher Aufsicht effektiv einsetzt. In diesem Buch möchte ich die Forschungsergebnisse aus Hunderten von modernen Studien auf leicht verständliche Weise für den Laien aufbereiten. Weil dieses Buch zu weiteren Nachforschungen inspirieren soll, habe ich versucht, möglichst viele zugängliche Quellen zu nutzen, sodass Patienten und Ärzte, die tiefer in das Thema eintauchen wollen, dies einfach und kostengünstig tun können. Ich hoffe, dass dieses Buch Patienten wie Ärzte dazu bringt, die Vorteile und Einschränkungen von Cannabis als Medizin zu diskutieren. Es wäre großartig, wenn ich sie dazu bewegen könnte, die potenzielle Verwendung von Cannabis genauso selbstverständlich in Erwägung zu ziehen, wie sie dies auch bei Kräuterarzneien wie etwa Echinacea tun.

Auf der hinteren Umschlagklappe des Buches *Pot: A Handbook of Marijuana* aus dem Jahr 1967 schrieb der Verfasser John Rosevear:

»Der Autor gibt nicht vor, bei dieser kontrovers diskutierten Frage objektiv zu sein, aber er sagt, dass dieses Handbuch eine objektive Darstellung der Wahrheiten über Marihuana ist. Wenn einmal die Vorurteile und die Hysterie hinsichtlich dieses Themas überwunden sind, erscheinen diese Wahrheiten ganz einfach.«

Fast ein halbes Jahrhundert später lassen die Vorurteile und die Hysterie möglicherweise nach, aber die Wahrheit über Cannabis als Medikament ist interessanter und komplexer, als man sich hätte vorstellen können.

Michael Backes

Cannabis als Arznei

Seit mehr als 12 000 Jahren liefert die Cannabis-Pflanze den Menschen Nahrung, Textilfasern, Rauschmittel und Arzneien. Cannabinoide sind medizinisch aktive Substanzen, die in der Pflanze produziert werden und mit den Proteinrezeptor-Molekülen des körpereigenen Systems interagieren. Verschiedene Cannabis-Züchtungen haben unterschiedliche chemische Zusammensetzungen, die wiederum unterschiedliche medizinische Wirkungen erzielen. Versteht man die chemische Ökologie von Cannabis, so kann es der Konsument – egal, ob er es aus medizinischen Gründen oder als Entspannungsmittel einsetzt – berechenbarer und effektiver anwenden.

1

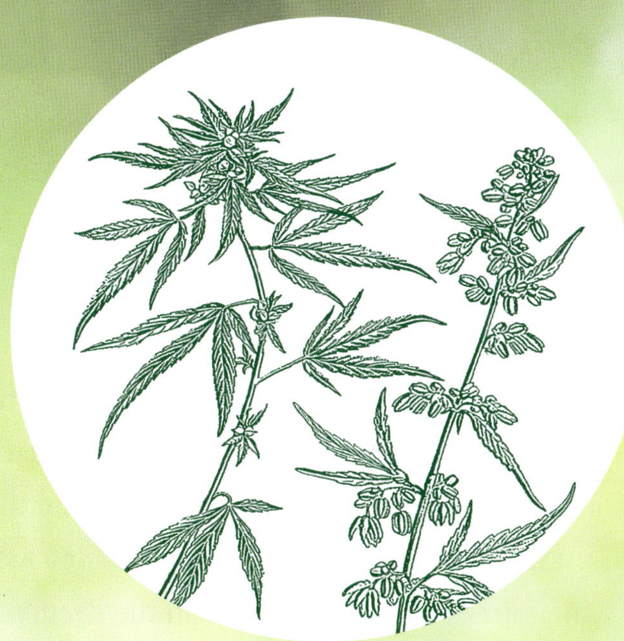

16 **Historischer Kontext** – Eine kurze Geschichte des Heilmittels Cannabis, von uralten chinesischen Kräuterbüchern bis zu modernen pharmazeutischen Studien

23 **Die Cannabis-Pflanze** – Cannabis arbeitet wie eine biologische Fabrik. Eine Werksführung

32 **Wie medizinisches Cannabis funktioniert und wie nicht** – Was ist Volksglaube, was sind Fakten in der Pharmakologie von Cannabis?

37 **Was Cannabis im Körper auslöst** – Die Dosierung von Cannabis ist auch für die sogenannten Experten schwierig. Tipps für das richtige Maß

42 **Nebenwirkungen von medizinischem Cannabis** – Ungiftig? Ja. Nebenwirkungen? Definitiv. Was bei der Anwendung von Cannabis schiefgehen kann und wie man die Nachteile minimieren kann

48 **Das Endocannabinoid-System: eine kurze Darstellung** – Seit seiner Entdeckung im Jahr 1989 stellt das Endocannabinoid-System ein Rätsel dar

52 **Phytocannabinoide und Terpenoide: die wichtigsten Inhaltsstoffe von medizinischem Cannabis** – Eine Reise durch die Wissenschaft: von Cannabinoiden bis zu essenziellen Ölen, von azid versus neutral zu Pentyl versus Propyl

61 **Genotypen, Phänotypen und Chemotypen von medizinischem Cannabis** – Ein kurzer Führer durch die Welt der Genetik von Cannabis und seiner genetischen Vielfalt

Historischer Kontext

Menschen bauen Cannabis schon länger an als irgendeine andere Pflanze. Seit mindestens 12 000 Jahren, dem Ende der letzten Eiszeit, wird es kultiviert, um Textilfasern, Medikamente und Rauschmittel zu liefern. Angeblich tauchte die Cannabis-Pflanze erstmals vor rund 36 Millionen Jahren in Zentralasien auf, in der Nähe des Altai-Gebirges, wo Sibirien, die Mongolei und Kasachstan zusammentreffen. Da in der Altai-Region 40 000 Jahre alte menschliche Überreste gefunden wurden, kann man folgern, dass die Cannabis-Pflanzen, die an den Flussufern der Region angebaut wurden, zunächst wohl als Nahrungsquelle dienten.

Die ältesten noch erhaltenen Hinweise auf den Cannabis-Konsum sind 10 000 Jahre alte getrocknete Cannabis-Blüten, die man bei archäologischen Ausgrabungen in Japan in einem Tontopf aus der Jōmon-Zeit fand. Laut dem Forscher Dave Olson »zeigt eine neolithische Höhlenmalerei an der Küste der Insel Kyūshū im Südwesten Japans hohe Halme mit hanfähnlichen Blättern. Seltsam gewandete Menschen, Pferde und Ozeanwellen sind ebenfalls zu sehen – vielleicht bringen hier koreanische Händler Hanf nach Japan. Die Darstellung der Hanfpflanze selbst reflektiert die Vorstellung von Sonne/Pflanze, ähnlich den hieroglyphischen Abbildungen der Kulturen im Mittelmeerraum«.[2]

> *»Ma-fên (Hanffrüchte) … führen im Übermaß zu sich genommen zu Halluzinationen … Konsumiert man sie über eine lange Zeit, erleichtern sie den Körper.«*[1] Shennong ben cao jing

Die ältesten schriftlichen Berichte über Cannabis als Heilmittel stammen aus dem Alten China, wo Cannabis Teil der mündlichen, von Generation zu Generation überlieferten Pflanzenkunde ist. Diese mündliche Tradition geht bis zum legendären Kaiser Shennong zurück, der vor 4700 Jahren regierte. In seinen Lehren erwähnt Shennong Cannabis – neben Ginseng und Ephedra – als bedeutendes Kräuterheilmittel. Nach Shennongs Regierungszeit wurden die chinesischen Heiltraditionen 2000 Jahre lang mündlich weitergegeben. Und im

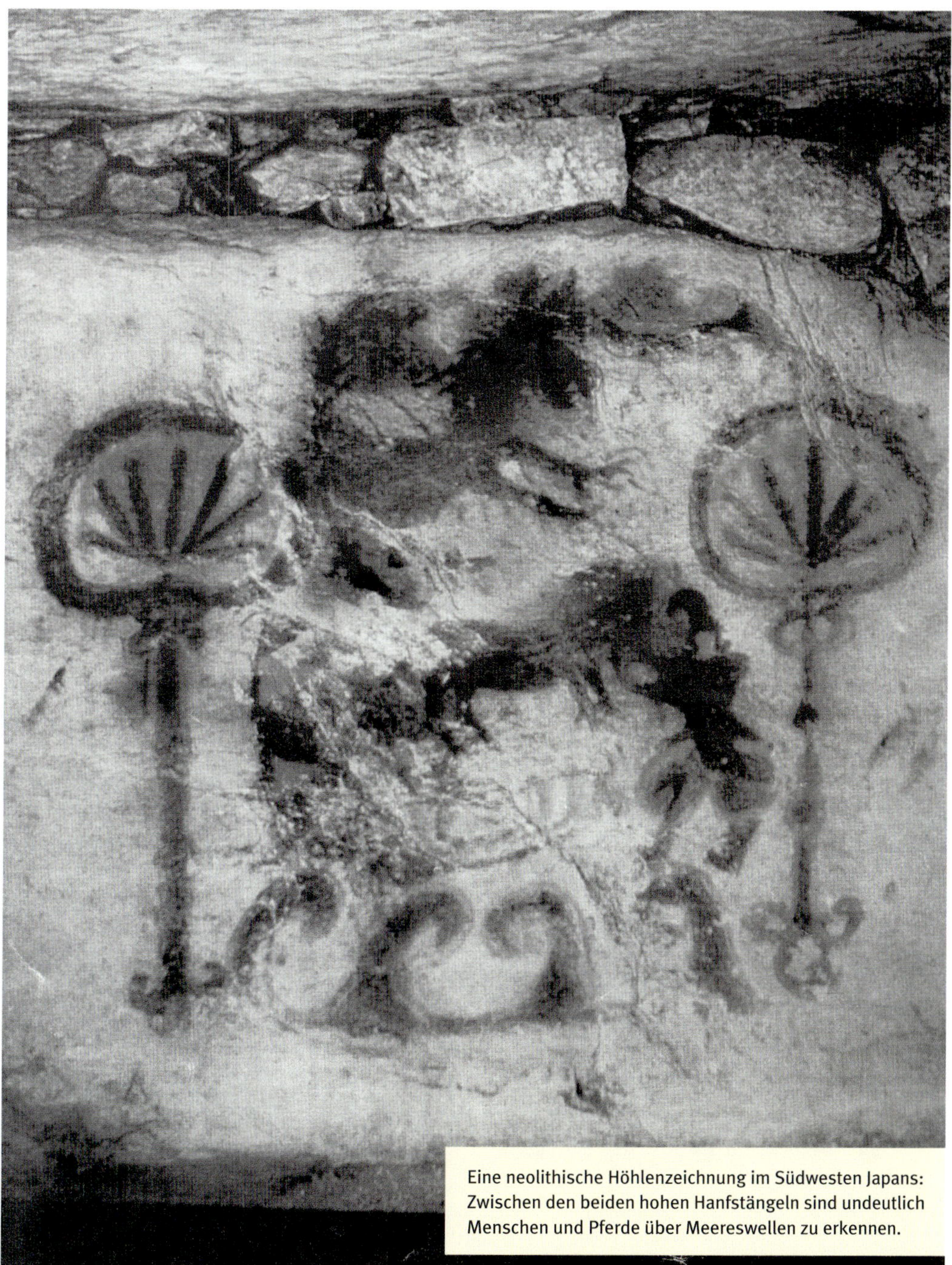

Eine neolithische Höhlenzeichnung im Südwesten Japans: Zwischen den beiden hohen Hanfstängeln sind undeutlich Menschen und Pferde über Meereswellen zu erkennen.

1. Jahrhundert christlicher Zeitrechnung umfassten die mündlich überlieferten chinesischen Traditionen bereits über 100 Krankheiten, bei denen Cannabis angewendet wurde. Dieses Wissen wurde in das erste chinesische Heilpflanzen-Kompendium, das *Shennong ben cao jing,* aufgenommen.

Von 1500 bis 200 vor Christus wurde Cannabis in der Mittelmeerregion, in Ägypten und Griechenland, sowie in Indien als Heilmittel verwendet. Im *Avesta,* dem heiligen Buch des Zoroastrismus im Alten Persien (dem heutigen Iran), galt Cannabis als die wichtigste aller bekannten Heilpflanzen.[3] Darüber hinaus, so behauptete jedenfalls die polnische Anthropologin Sula Benet, war Cannabis eine der Hauptzutaten – *q'neh bosm* – für das heilige Salböl im hebräischen Text des zweiten Buch Mose im Alten Testament.[4]

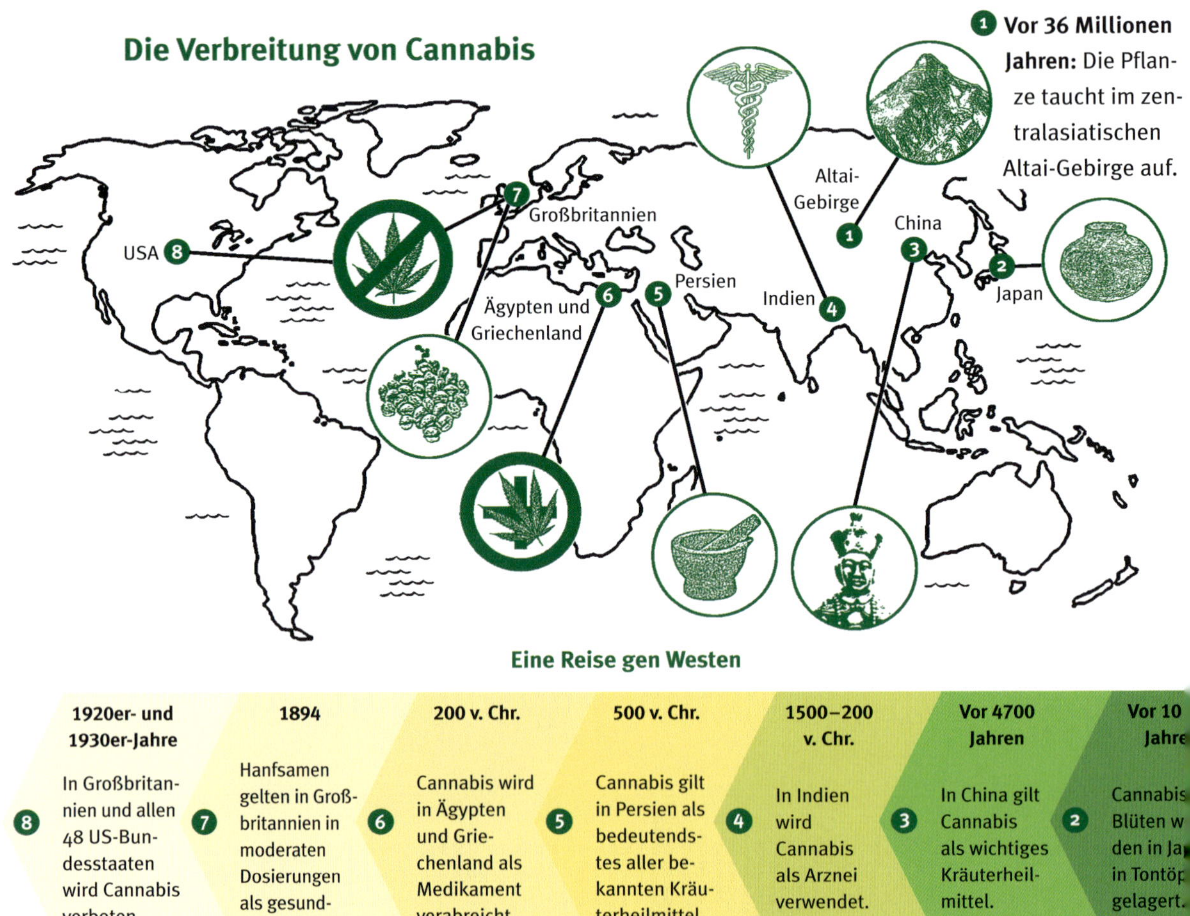

In der frühislamischen Heilkunde wurde Cannabis sowohl als weithin wirksam gelobt als auch als Gift verteufelt. Der große persische Arzt Muhammad ibn Zakarīyā ar-Rāzī (865–925 n. Chr.) listete vielfältige Einsatzmöglichkeiten für Cannabis als Heilmittel auf, während Ibn Wahshiyya, ein Alchimist aus dem 10. Jahrhundert, in einem Buch über Gifte behauptete, der bloße Duft des Cannabis-Harzes würde einen innerhalb weniger Tage töten.[5]

Die Reise des Cannabis gen Westen

Bis ins 17. Jahrhundert gab es im Westen wenig Schriftliches über die medizinische Anwendung von Cannabis. In seiner häufig zitierten *Anatomie der Melancholie* nahm damals der englische Gelehrte Robert Burton »Hanfsamen« in seine Liste der Pflanzenheilmittel für Depressionen auf. Und der bekannte Kräuterarzt Nicholas Culpeper empfahl in *The English Physitian* [sic] Hanf als Entzündungshemmer.

Interessant ist, dass sich diese beiden Anwendungsgebiete auf englische Faserhanfarten bezogen, die relativ wenig Tetrahydrocannabinol (THC, der psychoaktivste Bestandteil von Cannabis) und mehr Cannabidiol (CBD, ein exzellenter Enzündungshemmer) enthalten.

1883 führte William O'Shaughnessy, ein irischer Arzt, der in Indien arbeitete und lehrte, *Cannabis indica* wieder in die westliche Medizin ein. Von ihm stammt eine bekannte Abhandlung über Experimente mit der Pflanze.[6]

In O'Shaughnessys Indien wurde Cannabis – sowohl als Arznei als auch als Rauschmittel – meist oral konsumiert, nicht geraucht. Bereits seit über einem Jahrtausend wurde auf dem indischen Subkontinent aus *Bhang* (gemahlenem Marihuana) *Bhang Lassi* gemacht, ein Getränk aus Milch, Gewürzen und Cannabis. Interessanterweise schreiben die Rezepte für *Bhang Lassi* bis zu einer Unze Cannabis-Blüten und -Blätter vor. Solch ein Getränk konnte bis zu 200 Milligramm THC pro Tasse enthalten – eine gewaltige Dosis. Warum hat ein Glas *Bhang Lassi* dann nicht die zu erwartende gewaltige Wirkung? Ganz einfach, weil *Bhang* normalerweise nicht über die Temperatur erhitzt wird, bei der THC-Säure psychoaktiv wird. Weil laut der Rezepte für *Bhang Lassi* zuerst aus Wasser ein Cannabis-Tee gebraut wird, ehe dieser in die Milch gerührt wird, werden nur wenige der nicht wasserlöslichen Cannabinoide freigesetzt. *Bhang Lassi* soll eine milde Wirkung entfalten, und dafür sorgt diese Zubereitungsart.

O'Shaughnessys Arbeit in Indien – das damals zum Britischen Weltreich gehörte – sorgte auch in Großbritannien für Aufmerksamkeit, und britische Ärzte studierten die nächsten 50 Jahre lang Cannabis und dessen Anwendung als Heilmittel.

J. R. Reynolds, der Leibarzt von Königin Victoria, schrieb 1890 in *The Lancet* (eine renommierten britische Fachzeitschrift): »Bei nahezu allen schmerzhaften Erkrankungen ist meiner Erfahrung nach indischer Hanf die bei Weitem hilfreichste Arznei.«[7] Trotz anderslautender Gerüchte gibt es keine Beweise, dass Reynolds der Königin Cannabis gegen ihre Menstruationsbeschwerden verabreichte.

William O'Shaughnessy

Sir William Brooke O'Shaughnessy (1809–1889) war ein irischer Arzt, der im indischen Kalkutta arbeitete und den medizinischen Nutzen von Cannabis erforschte. Zunächst machte er Tierversuche, um die Toxizität von Cannabis zu bestimmen. Er experimentierte mit Hunden und Schweinen bis hin zu Fischen und Vögeln, Anzeichen von Berauschung konnte er jedoch nur bei Menschen herbeiführen, die Tiere erholten sich allesamt wieder, unabhängig von der verabreichten Dosis. Dann experimentierte O'Shaughnessy mit alkoholischen Tinkturen von *Cannabis indica,* die er Patienten mit Cholera, Tetanus, Rheuma und Kinderkrämpfen verabreichte. Er stellte fest, dass Cannabis durchweg eine beruhigende Wirkung hatte. Er probierte seine Cannabis-Tinktur sogar an einer Person aus, die an Tollwut erkrankt war. Obwohl der Patient starb, glaubte O'Shaughnessy, dass die Arznei ihm zu einem friedvolleren Tod verholfen hatte. William O'Shaughnessys Studien gingen weit über seine Versuche mit Cannabis hinaus, und er verfasste ein Standard-Chemielehrbuch, das erstmals die Bedeutung der Biochemie hervorhob. Darüber hinaus entwickelte er die erste intravenöse Flüssigkeitsersatztherapie, die erfolgreich gegen die tödliche Dehydrierung infolge vieler Krankheiten wie Cholera eingesetzt wurde. Und schließlich führte er in Indien das Telegrafensystem ein und leitete sogar den Telegrafendienst im Land, wofür er 1856 von Queen Victoria zum Ritter geschlagen wurde.[8,9]

Hanf in moderaten Dosen

Die meistbeachtete Cannabis-Studie des 19. Jahrhunderts war der gewaltige *Report of the Indian Hemp Drugs Commission,* den die britische Regierung im Jahr 1894 veröffentlichte. Der Bericht bestand aus sieben Bänden und insgesamt 3291 Seiten voller Aussagen aus 1193 Befragungen in ganz Indien. Die Schlussfolgerung des Berichts? »Die Kommission hat nun alle Zeugnisse hinsichtlich der Wirkungen, die Hanfarzneien zugesprochen werden, geprüft. Es ist nun an der Zeit, die Ergebnisse, zu denen sie gekommen ist, kurz zusammenzufassen. Es ist eindeutig erwiesen, dass die gelegentliche Anwendung von Hanf in moderaten Dosen vorteilhaft sein kann; doch diese Anwendung sollte als medizinisch angesehen werden.«[10]

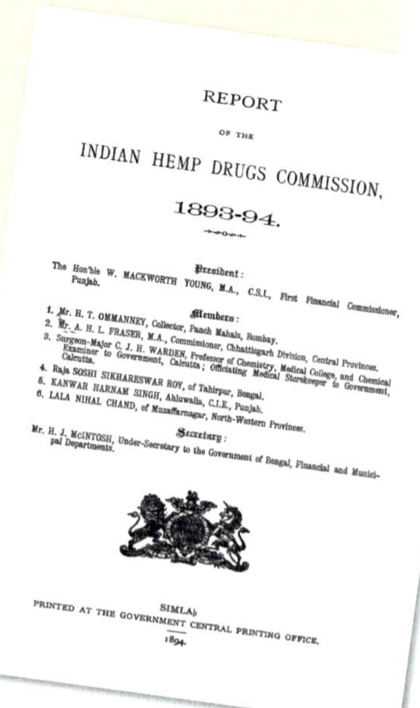
REPORT

OF THE

INDIAN HEMP DRUGS COMMISSION,

1893-94.

President:

The Hon'ble W. MACKWORTH YOUNG, M.A., C.S.I., First Financial Commissioner, Punjab.

Members:

1. Mr. H. T. OMMANNEY, Collector, Panch Mahals, Bombay.
2. Mr. A. H. L. FRASER, M.A., Commissioner, Chhattisgarh Division, Central Provinces.
3. Surgeon-Major C. J. H. WARDEN, Professor of Chemistry, Medical College, and Chemical Examiner to Government, Calcutta; Officiating Medical Storekeeper to Government, Calcutta.
4. Raja SOSHI SIKHARESWAR ROY, of Tahirpur, Bengal.
5. KANWAR HARNAM SINGH, Ahluwalia, C.I.E., Punjab.
6. LALA NIHAL CHAND, of Muzaffarnagar, North-Western Provinces.

Secretary:

Mr. H. J. McINTOSH, Under-Secretary to the Government of Bengal, Financial and Municipal Departments.

SIMLA:
PRINTED AT THE GOVERNMENT CENTRAL PRINTING OFFICE.
1894.

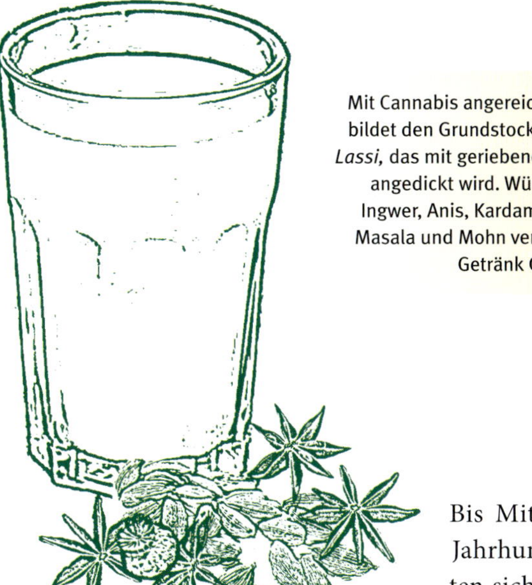

Mit Cannabis angereicherte Milch bildet den Grundstock von *Bhang Lassi,* das mit geriebenen Mandeln angedickt wird. Würzmittel wie Ingwer, Anis, Kardamom, Garam Masala und Mohn verleihen dem Getränk Geschmack.

Vom Verbot bis heute

Im Jahr 1925 billigte und ratifizierte der Völkerbund das Internationale Opiumabkommen, das unter anderem Cannabis und seine Derivate – mit Ausnahme von medizinischen und wissenschaftlichen Anwendungen – verbot. Diese spezielle Form des Cannabis-Verbots gilt international bis heute. Großbritannien verbot Cannabis ein paar Jahre später, 1928.

Mitte der 1930er-Jahre war Cannabis in allen 48 US-Staaten verboten, und obgleich es in der *U. S. Pharmacopoeia* (USP) nach wie vor als Arznei geführt wurde, war es so gut wie unmöglich, dieses irgendwo zu bekommen.[11] In der Folge verbot die US-Bundesregierung mit dem *Marihuana Tax Act* von 1937 Cannabis generell. Während der Verhandlungen zu diesem Gesetz bezeugte der Legislativrat der *American Medical Association,* Dr. William C. Woodward, dem *Committee on Ways and Means,* dass »in dem Rauschgift Potenziale stecken, die nicht per Gesetz blockiert werden sollten. Medizinern und Pharmakologen sollte es gestattet sein, das Mittel anzuwenden, wenn sie es als passend erachten.«[12] Die Einwendungen von Dr. Woodward und der AMA blieben jedoch ungehört.

Bis Mitte des 20. Jahrhunderts hatten sich in der öffentlichen Wahrnehmung Cannabis und seine Extrakte von einer ungefährlichen und wirksamen Arznei zu einem gefährlichen Rauschgift entwickelt. Die AMA war noch fünf Jahre nach Verabschiedung des *Marihuana Tax Act* dagegen, Cannabis aus der *U. S. Pharmacopoeia* zu streichen, doch dies erfolgte im Jahr 1942. Vom Zweiten Weltkrieg bis in die frühen 1960er-Jahre wurde Cannabis ausschließlich im Sinne eines gefährlichen Rauschgifts erforscht. Die US-Regierung unterband jedwede Erforschung von Cannabis als potenzielles Heilmittel.

Die »moderne« wissenschaftliche Ära der Cannabis-Forschung begann 1964, als der wichtigste psychoaktive Inhaltsstoff von Cannabis gefunden wurde: Delta-9-Tetrahydrocannabinol, THC. Entdecker dieser klaren, geschmacklosen Flüssigkeit war Raphael Mechoulam, ein israelischer Wissenschaftler aus Jerusalem.

Vom Medikament zum Rauschgift und zurück:
Listung und Reform von Cannabis

Das Einheitsabkommen über die Betäubungsmittel von 1961 ist das wichtigste internationale Vertragswerk über das weltweite Verbot der Produktion von und des Handels mit bestimmten Drogen, darunter Cannabis, LSD, Kokain und Heroin. Die unterzeichnenden Staaten verpflichteten sich, entsprechende Gesetze zu verabschieden. Nach einer Reihe von Verträgen in den 1920er-Jahren, mit denen der internationale Handel mit Opium, Kokain und bestimmten Derivaten kontrolliert werden sollte, war das Einheitsabkommen das erste, in dem Cannabis aufgeführt wurde. Es erlaubte ausdrücklich die Produktion und das Angebot der aufgelisteten Drogen für medizinische und wissenschaftliche Zwecke. Laut Regierungsbeamten erfordert eine Reform der Cannabis-Gesetze auf nationaler oder Landesebene eine Modifizierung dieses Abkommens. In Wirklichkeit scheuen sich Staaten häufig, Gesetze zu modifizieren, die sie selbst mit unterzeichnet haben, auch wenn es in ihren Ländern als politisch zulässig und zweckdienlich gilt.

Raphael Mechoulam

Seit Anfang der 1960er-Jahre forscht Dr. Raphael Mechoulam (geboren 1930) in Israel zum Thema Cannabinoide. Seine Studien über die Chemie von Cannabis finanziert größtenteils die US-Regierung über die *National Institutes of Health.* Obwohl Cannabidiol (CBD) bereits 1940 aus mexikanischem Cannabis und indischem Haschisch extrahiert worden war, gab es danach 25 Jahre lang keine weiteren Untersuchungen von CBD, bis Dr. Mechoulam seine Forschung über CBD und andere Cannabinoide in den frühen 1960er-Jahren aufnahm. Aufbauend auf ihrer Studie über das CBD-Cannabinoid-Molekül von 1963 gelang es Mechoulam und seinen Kollegen, THC im Jahr darauf zu isolieren. Später identifizierte Dr. Mechoulam die zwei »besten Kandidaten« unter den Molekülen, die, wie sich herausstellen sollte, körpereigene Cannabinoide sind, Substanzen namens Endocannabinoide.

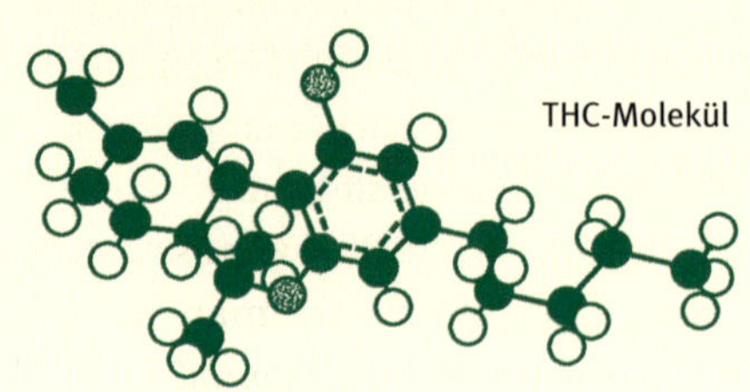
THC-Molekül

Die Cannabis-Pflanze

Heute wird Cannabis genetisch zur Familie der *Cannabaceae* (Hanfgewächse) gezählt. Die kleine Familie besteht aus blühenden Pflanzen, die aus den gemäßigten Klimazonen der nördlichen Erdhalbkugel stammen. Außer Cannabis gehören zwei Hopfenarten dazu, deren weibliche Blüten zur Bierherstellung verwendet werden. Die Blätter der Hopfenpflanzen sind wie Cannabis-Blätter handförmig. Nach neuen Studien wurde die *Cannabaceae*-Familie um 70 Zürgelbaum-Arten erweitert, die früher der *Ulmaceae*-Familie zugerechnet wurden, zu der auch die Ulme gehört.

Genetische Beweise stützen die These, dass sich Cannabis in zwei Arten spaltet: *sativa* und *indica* (siehe S. 63). *Cannabis sativa* ist die faserige Art, die mehr CBD und normalerweise weniger als ein Prozent THC produziert. *Cannabis indica* ist reicher an psychoaktiven Stoffen, ihr THC-Gehalt kann 25 Prozent des Trockengewichts der Pflanze ausmachen. Im Allgemeinen bezeichnet man mit *sativa* schmalblättrige, höher wachsende Varietäten aus tropischeren Klimazonen, während man die niedrigeren Sorten mit breiteren Blättern aus Afghanistan und Pakistan *indica* nennt. Die afghanischen Pflanzen werden selten höher als zwei Meter, ihre südostasiatischen Verwandten jedoch, etwa jene aus Vietnam, können bis zu sieben Meter hoch wachsen.

In den Genen: Gemeinsame Kennzeichen von Cannabis, Hopfen und Zürgelbaum

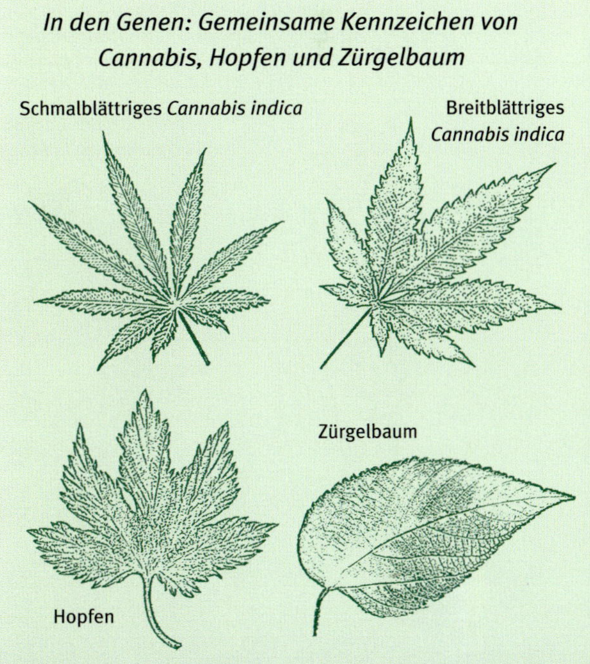

Cannabis für alle Zwecke

Cannabis ist eine echte Mehrzweckpflanze. Aus seinen außergewöhnlich stabilen Fasern werden seit Tausenden von Jahren Hanftextilien und -papier hergestellt. Die Wikinger stellten aus Hanf Segel für ihre Schiffe her, mit denen sie von Skandinavien nach Nova Scotia fuhren. Betsy Ross nähte die erste US-Flagge aus Hanfstoff. Die amerikanische Unabhängigkeitserklärung wurde auf Hanfpapier geschrieben, und auch Deutsche-Mark-Scheine wurden einst auf Hanfpapier gedruckt. In den Niederlanden wurden vielerorts Windmühlen gebaut, um Hanfstängel zu zerquetschen.[13]

Wie bereits erwähnt, war die Möglichkeit, Cannabis als Nahrungsquelle zu nutzen, der erste Grund für das Interesse daran. Cannabis-Samen (Hanfsamen) – die streng gesehen eigentlich Nüsse und keine Samen sind – sind besonders reich an mehrfach ungesättigten Fetten, essenziellen Fettsäuren und Proteinen. Diese Zusammensetzung qualifiziert sie als funktionelles Lebensmittel (Nahrungsmittel, die die Gesundheit des Menschen positiv beeinflussen, statt lediglich zu sättigen). Tatsächlich werden Hanfsamen seit 3000 Jahren in asiatischen Kulturen sowohl als Lebensmittel als auch als Arznei genutzt. Und trotz des pauschalen Verbots von Cannabis-Produkten ist es seit rund 20 Jahren auch in den USA erlaubt, Hanfsamen in der Lebensmittelherstellung zu verwenden.[14]

Das Potenzial von Cannabis-Harz als Droge – sowohl zu medizinischen Zwecken als

Die relative Wuchshöhe der beiden Cannabis-Arten im Vergleich zu einem durchschnittlich großen Menschen. Das schmalblättrige *sativa* wird bis zu dreimal so hoch wie das breitblättrige *indica*. Die schlussendliche Höhe einer Pflanze hängt aber auch von den Anbaumethoden ab und davon, ob sie im Freien, in einem Innenraum oder in einem Gewächshaus gezogen wird.

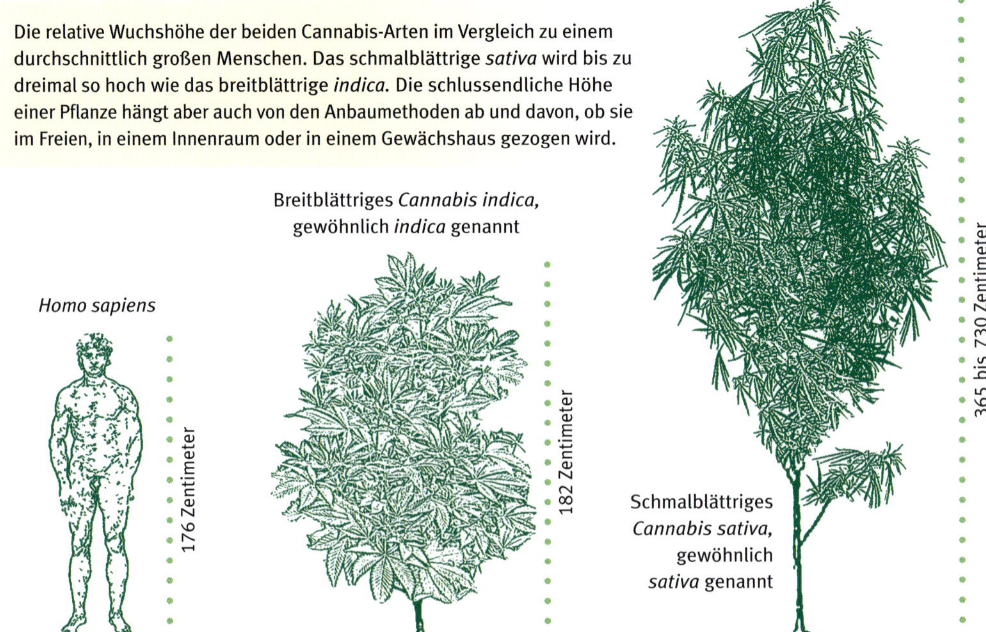

auch als Psychotropikum – hat dazu geführt, dass die Pflanze so gezüchtet wird, dass sie möglichst viel Harz produziert (siehe S. 28 f.). Dies wiederum hatte zur Folge, dass in aller Welt regional unterschiedliche Cannabis-Drogen-Chemotypen hergestellt werden. Einige Sorten produzieren ausschließlich THC, andere THC und CBD und ein paar Propyl-THCV und/oder CBDV (siehe S. 52 ff.).

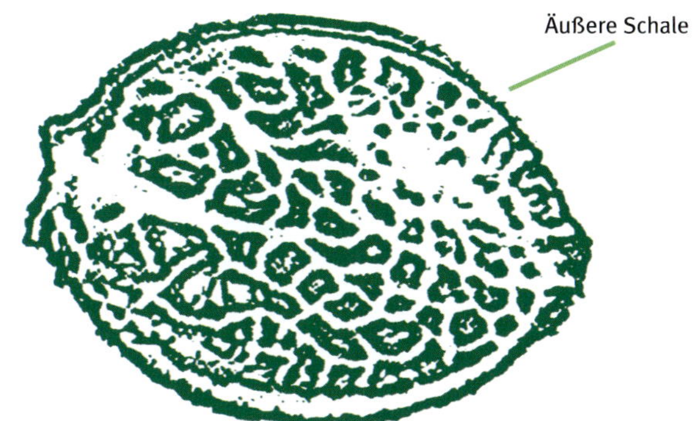

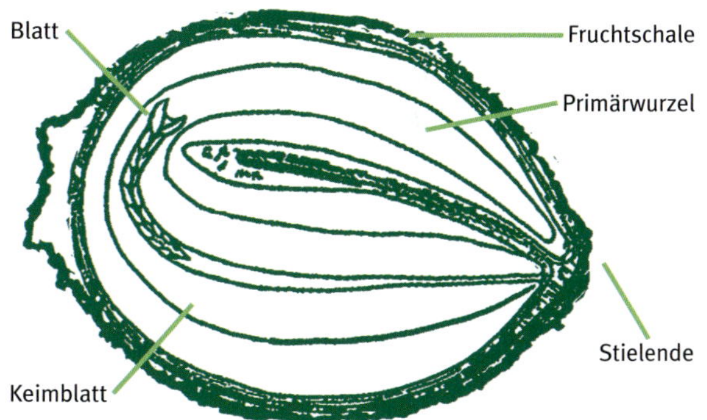

Hanfsamen enthalten alle essenziellen Aminosäuren, zahlreiche essenzielle Fettsäuren sowie hohe Level an Magnesium, Eisen und Kalium. Sie werden zu verschiedenen Produkten verarbeitet, darunter Hanfmehl, -milch und -öl.

Die Geschlechter von Cannabis

Cannabis ist diözisch (getrenntgeschlechtig), das heißt, es produziert männliche und weibliche Blüten an separaten Pflanzen. Die meisten blühenden Pflanzen haben im Gegensatz dazu männliche und weibliche Fortpflanzungsorgane an einer Pflanze und entwickeln Mechanismen, um Inzucht und Selbstbefruchtung zu reduzieren. Cannabis bildete vermutlich zwei Geschlechter heraus, um eine größere genetische Vielfalt zu ermöglichen.[15] In Cannabis wurden molekulare genetische Marker gefunden, das heißt, das Geschlecht einer Pflanze kann bereits bestimmt werden, bevor irgendwelche Anzeichen dafür zu sehen sind.[16]

Cannabis ist eine einjährige Pflanze, das heißt, sie durchläuft innerhalb eines Jahres ihren kompletten Lebenszyklus. Die meisten Cannabis-Samen keimen drei bis sieben Tage nach dem Einpflanzen. In den ersten drei Monaten ihres Lebenszyklus durchläuft die Cannabis-Pflanze eine rasante vegetative Wachstumsphase und bildet die für die Fotosynthese optimale Blättermasse. Nach dieser vegetativen Phase regen die längeren Nächte nach der Sommersonnenwende den Blütezyklus sowohl bei männlichen als auch bei weiblichen Pflanzen an. Je nach Breitengrad braucht Cannabis zehn bis zwölf Nachtstunden, um zu blühen. Blühende Pflanzen produzieren weniger Blätter, weil ihr Stoffwechsel nun auf die Fortpflanzung ausgerichtet ist.[17] Eine typische weibliche Cannabis-Pflanze bildet Hunderte von winzigen Blüten. Oben an der Spitze verdichten sich diese Blüten zu einer Blütentraube, im Englischen nach dem spanischen Wort

Draußen oder drinnen – Warum Cannabis keine Wohnungspflanze ist

In der gesamten westlichen Welt wird darüber diskutiert, ob im Freien oder in Innenräumen angebautes Cannabis bessere Heilmittel hervorbringt. Der Anbau in geschlossenen Räumen kann im Jahr fünf Ernten von kleinen, tadellosen Pflanzen mit vielen intakten Trichomen hervorbringen. Beim Anbau im Freien kann man in der Regel einmal im Jahr sehr große Pflanzen ernten, die jeweils 2,3 Kilogramm oder mehr Blüten produzieren. Der Freiluftanbau erfordert viel Sonne, gut gewässerten Boden und mittelintensive Pflege. Für die Indoor-Kultivierung sind intensive Beleuchtung, Hydrokultur-Equipment oder Blumentöpfe, Messvorrichtungen und beständige Pflege vonnöten. Schädlinge (siehe S. 81 f.) sind in Räumen schwieriger zu kontrollieren, deshalb sind entsprechende Präventivmaßnahmen unerlässlich. Die Zukunft des Cannabis-Anbaus zu medizinischen Zwecken gehört vermutlich einer Mischform aus Outdoor- und Indoor-Kultivierung: dem Gewächshaus. Der Anbau im Treibhaus ist bei Weitem umweltfreundlicher als die konventionelle Indoor-Kultivierung (siehe auch S. 89).

cola (»Schweif«) benannt. Die Blütentrauben weiblicher Cannabis-Pflanzen können zur Erntezeit über 1,20 Meter lang sein.

Cannabis-Ernte

Im 19. Jahrhundert fand man in Indien heraus, dass unbefruchtete, samenlose weibliche Cannabis-Blüten leistungsstärker waren und mehr Drogenharz und somit mehr Cannabinoide und Terpene produzierten (siehe S. 53 ff.). Die Technik, die männlichen Pflanzen auszusortieren, ehe sie die weiblichen befruchten konnten, führte zu einer besonderen Art weiblicher Cannabis-Blüten, die *Ganja* genannt wurden. Die indischen Cannabis-Bauern in Bengalen beschäftigten Spezialisten, *poddars,* die die männlichen Pflanzen aussuchten und diese markierten, ehe sie ihre Pollen freisetzen konnten, damit sie beseitigt werden konnten.[18] Bei Anwendung der *Ganja*-Methode konnte die unbefruchtete weibliche Cannabis-Pflanze weiterhin Harz produzieren, während sie auf die Befruchtung wartete, statt Energie und Stoffwechselaktivität in die Produktion von Samen zu stecken. Als diese Technik in den 1960er-Jahren in Kalifornien eingeführt wurde, erhöhte sie in den USA geradezu drastisch die Qualität und Attraktivität von Cannabis.

Die Technik wurde *sinsemilla* genannt, vom Spanischen *sin semilla,* »ohne Samen«. Carolyn García, die Exfrau des Grateful-Dead-Frontman Jerry García, schrieb ein Buch über diese Technik, das 1977 erschien.[19] So richtig in Fahrt brachte die US-amerikanische *Sinsemilla*-Bewegung jedoch ein aufwendig bebildertes Buch von Jim Richardson und Arik Woods, das den Titel *Sinsemilla: Marijuana Flowers* trug und bereits 1976 in

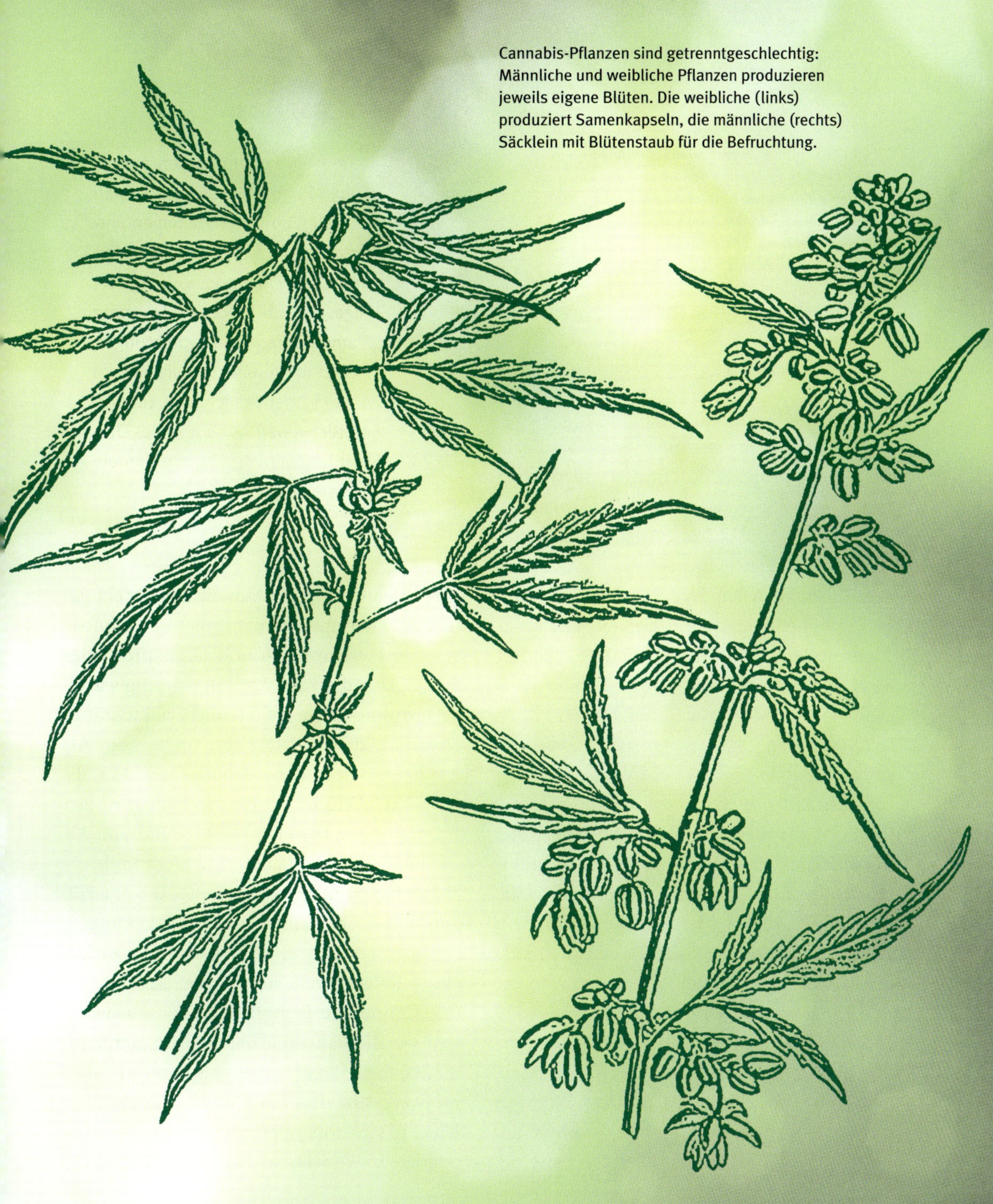
Cannabis-Pflanzen sind getrenntgeschlechtig: Männliche und weibliche Pflanzen produzieren jeweils eigene Blüten. Die weibliche (links) produziert Samenkapseln, die männliche (rechts) Säcklein mit Blütenstaub für die Befruchtung.

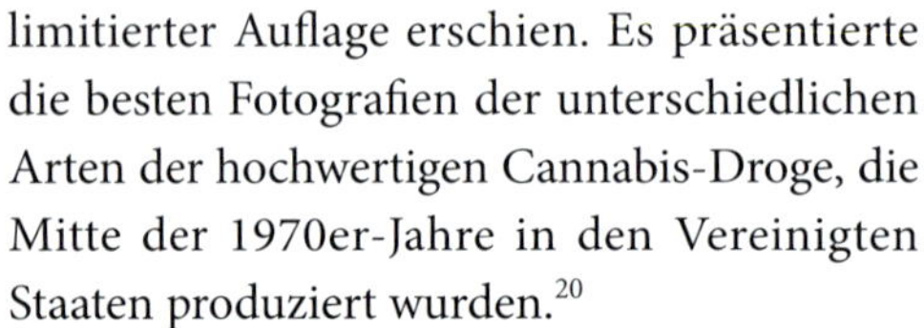

Blütentraube *(cola)* an einer weiblichen Cannabis-Pflanze. Eine Cannabis-Pflanze entwickelt an der Spitze des Hauptstängels eine große Blütentraube. An den Seiten können auch kleinere Trauben wachsen. Es gibt mehrere Methoden, die Pflanzen so zu trimmen, dass sie mehrere große Blütentrauben ausbilden, nicht nur eine.

limitierter Auflage erschien. Es präsentierte die besten Fotografien der unterschiedlichen Arten der hochwertigen Cannabis-Droge, die Mitte der 1970er-Jahre in den Vereinigten Staaten produziert wurden.[20]

Bei allen Vorteilen der samenlosen Produktion von medizinischem Cannabis gab es jedoch auch eine Kehrseite. Samenlose Pflanzen werden meist nicht aus Samen, sondern aus »Klonen« – Ablegern der vegetativen »Mutterpflanze« – gezogen. So entstehen zwar einheitlichere Pflanzen, aber die Vervielfältigung von Cannabis durch Klone verhinderte die Chancen für die allmähliche Verfeinerung, die mit der Samenzüchtung einhergeht. Durch die Klon-und-Mutter-Methode wurden jahrzehntelang bestimmte Arten von Cannabis am Leben gehalten, wenn auch viele der frühen Klonlinien durch Pannen, Verbote und Versäumnisse verloren gingen.

Seit der Wende zum 21. Jahrhundert werden in den USA, in Israel, Großbritannien, Österreich und Kanada Cannabis-Pflanzen aus Gewebekulturen gezüchtet. Pioniere auf diesem Gebiet waren die Chinesen, die bereits in den 1980er-Jahren mit Cannabis-Fasern arbeiteten.[21] Dass mithilfe von Cannabis-Gewebekulturen auch »künstliche Samen« produziert werden können, bewies eine Gruppe unter Dr. Hemant Lata an der *University of Mississippi.*[22]

Wirkstoffe im Harz

Die Cannabis-Pflanze produziert mehrere glanduläre Trichome mit gestieltem Kopf. Aus den Spitzen dieser speziellen Pflanzenhaare tritt das Harz aus, eine medizinische psychoaktive Substanz, die aus Terpenoiden, Fetten und Cannabinoiden besteht. Die unbefruchtete weibliche Cannabis-Pflanze produziert medizinisch interessante Substanzen in weit größerer Konzentration als die männliche. Dieses Harz wird hauptsächlich in den blühenden Spitzen der weiblichen Pflanze gebil-

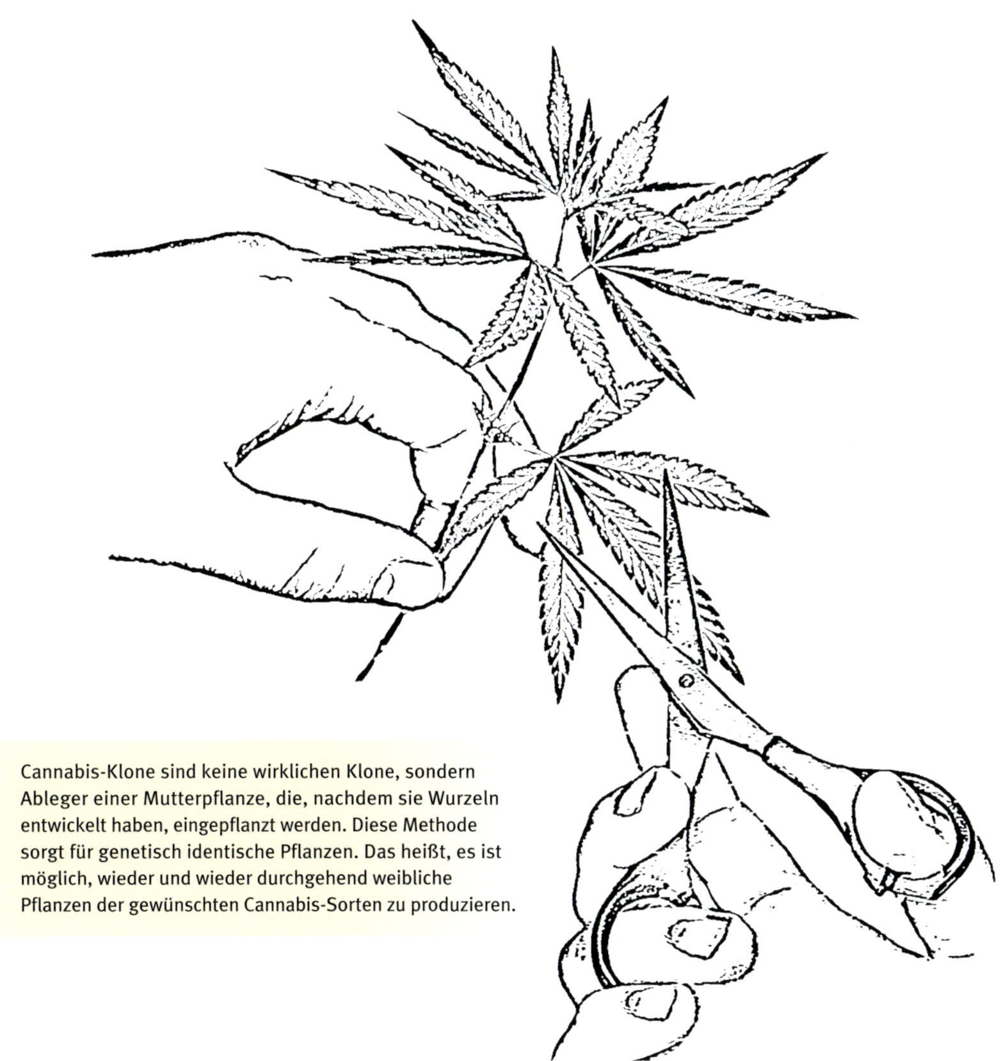

Cannabis-Klone sind keine wirklichen Klone, sondern Ableger einer Mutterpflanze, die, nachdem sie Wurzeln entwickelt haben, eingepflanzt werden. Diese Methode sorgt für genetisch identische Pflanzen. Das heißt, es ist möglich, wieder und wieder durchgehend weibliche Pflanzen der gewünschten Cannabis-Sorten zu produzieren.

det. Jede kleine Cannabis-Blüte in diesen Bündeln besteht aus einem einzelnen gerollten Blatt, Braktee genannt. Jede Cannabis-Braktee ist von unzähligen winzigen haarähnlichen Drüsenzellen, den Trichomen, bedeckt. Unter dem Mikroskop betrachtet ähnelt ein Trichom einem auf der Verzweigung aufliegenden Golfball. Der Golfball ist das Harzköpfchen des Trichoms, ein wachsartiges Kissen aus Öl, das von Zellen an der Spitze des Trichomstiels gebildet wird. Wenn die Harzköpfe aufgebrochen werden, setzen sie intensiv duftende Chemikalien, die Terpenoide (siehe S. 56), frei, die mit dem Geruch von Cannabis assoziiert werden. (Cannabinoide, siehe S. 53 f., selbst sind geruchlos.) Die Harzköpfe enthalten die aus medizinischer Sicht interessantesten Chemikalien der Cannabis-Pflanze, darunter Cannabinoide und Terpenoide. Zudem sind sie die empfindlichsten Teile der Pflanze. Und weil sie die meisten Wirkstoffe beinhalten, müssen Trichomköpfchen extrem vorsichtig behandelt werden, um Verletzungen und somit Oxidation zu vermeiden.

Zwischen dem Harzkopf und dem Trichomstiel liegt eine Trennschicht, an der der Harzkopf vom Stiel getrennt werden kann. Die kleinen Kügelchen mit Cannabis-Harz werden geerntet, indem das getrocknete Cannabis durch ein feines Sieb geschüttet wird. Die winzigen Harzköpfchen fallen durch das Sieb (siehe S. 96). Alternativ kann man das

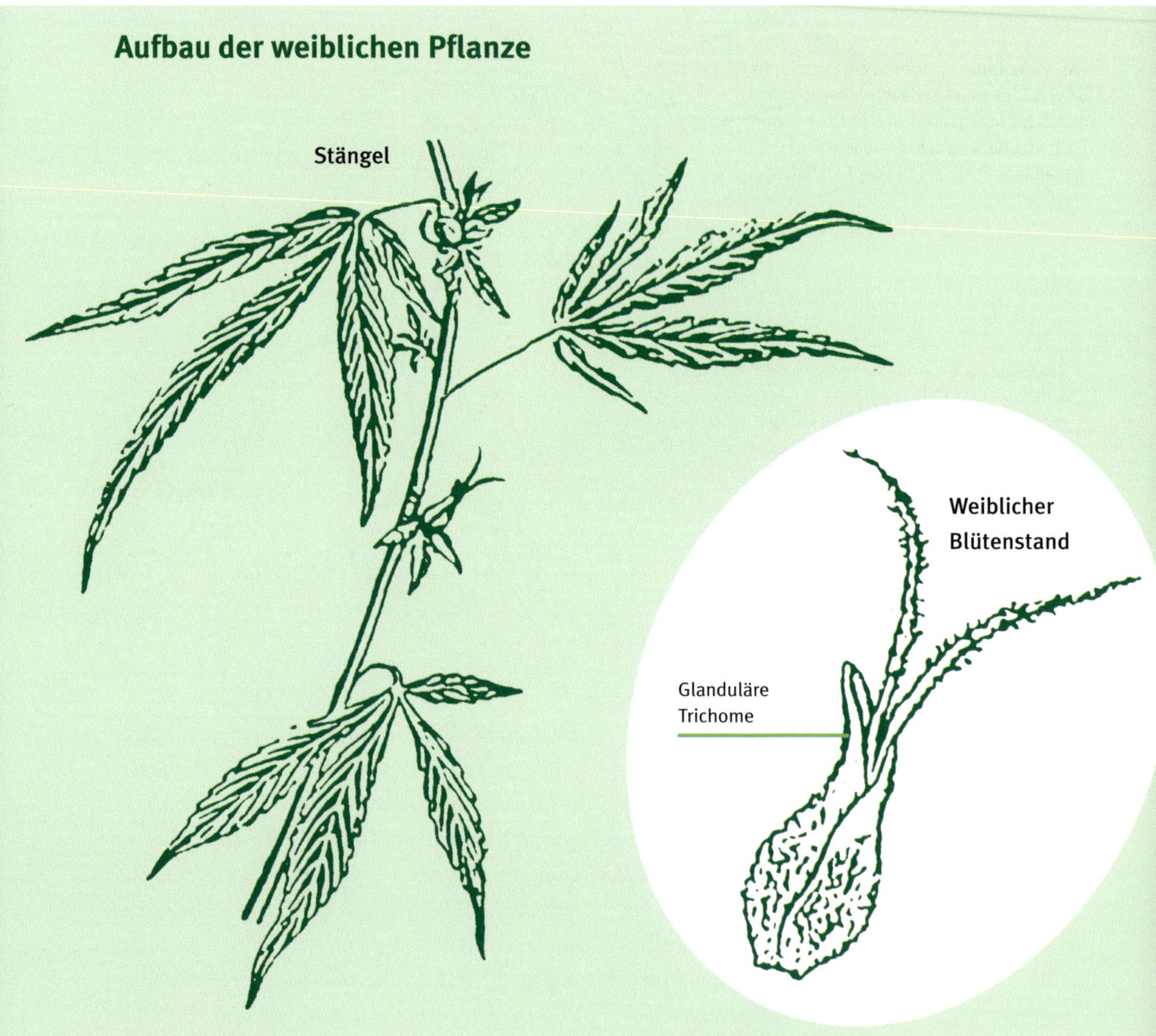

Cannabis in Eiswasser rühren – die Trichome zerbröseln darin und lösen sich auf, und die Harzköpfchen können aus dem Wasser gesiebt werden.

Warum die Cannabis-Pflanze ihr wertvolles Harz absondert, ist nicht endgültig geklärt. Es wurde gemutmaßt, dass die Cannabinoide als UV-Filter fungieren, um das Fortpflanzungsgewebe vor Schäden durch Sonneneinstrahlung zu schützen. Eine andere These besagt, dass das Harz die Pflanze vor räuberischen Insekten und äsenden Tieren schützt.

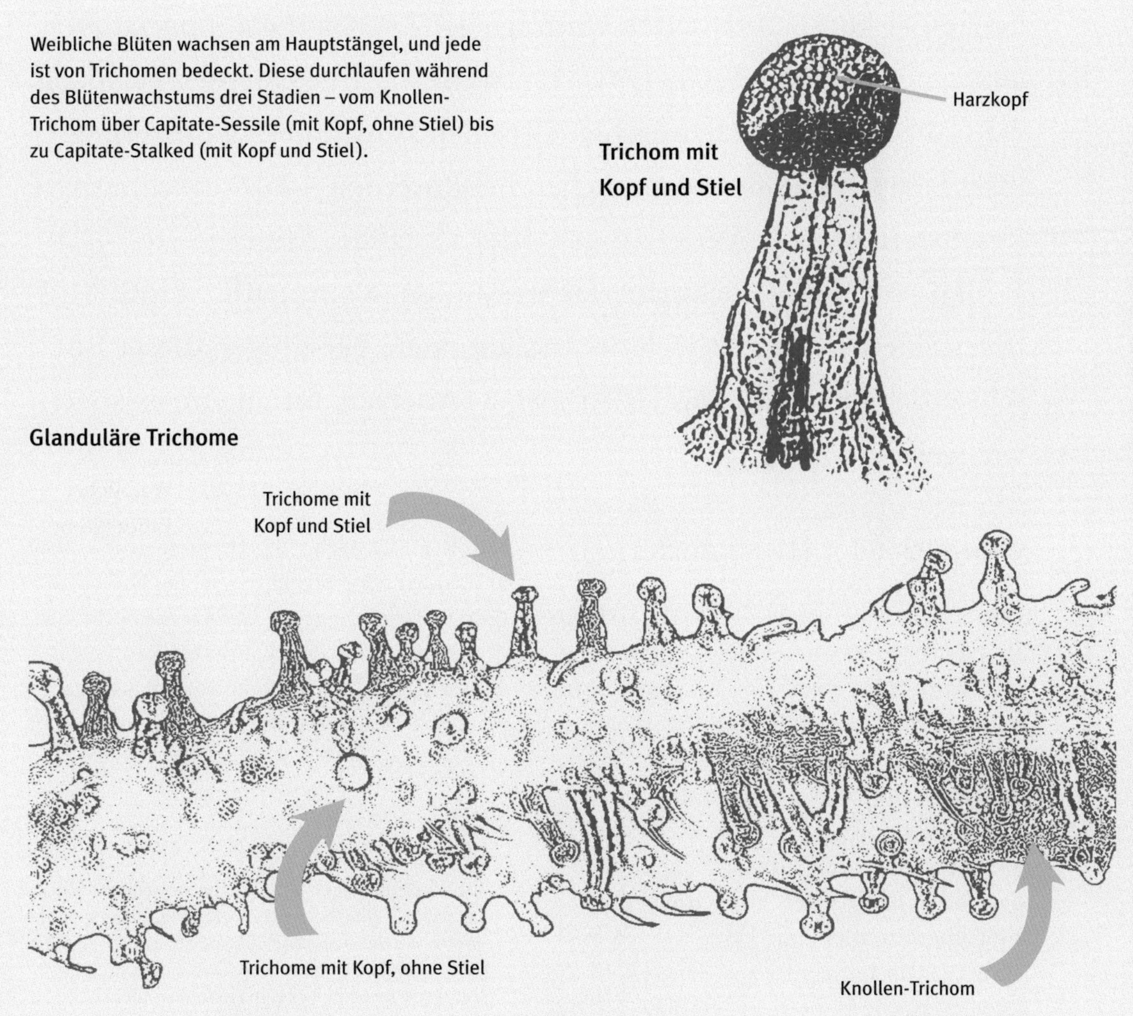

Wie medizinisches Cannabis funktioniert und wie nicht

Laut einer kürzlich erfolgten Umfrage der *International Association for Cannabinoid Medicines* (IACM) erwarten sich die meisten Personen, die Cannabis aus medizinischen Gründen konsumieren, Besserung ihrer Schmerzen oder körperlichen Beschwerden – Rückenschmerzen, Beschwerden nach Verletzungen oder Unfällen, Migräne etc. –, gefolgt von Schlafstörungen, Depressionen, Neuropathien und Multipler Sklerose. Es gibt vielerlei Indikationen, bei einigen dieser Beschwerdebilder Cannabis als Arznei einzusetzen, für andere existieren weniger Beweise.

Gebrauch oder Missbrauch?

Obwohl Cannabis häufig als eine der weltweit am häufigsten missbrauchten Drogen eingestuft wird, führt solch eine Kategorisierung etwas in die Irre. Die Unterscheidung zwischen dem übermäßigen Konsum legaler Drogen und dem Missbrauch illegaler Drogen ist gang und gäbe, aber falsch. Sowohl legale als auch illegale Drogen können entweder vernünftig oder aber unvernünftig konsumiert werden; und beide werden missbraucht. Die Moleküle, aus denen sich die Drogen zusammensetzen, sind weder gut noch böse. Die Behauptung, Cannabis sei durch und durch ungefährlich und könne keinen Schaden anrichten, ist genauso irrational wie die Meinung, es habe keinerlei medizinischen Nutzen. Cannabis kann in der Tat medizinisch eingesetzt werden, kann aber auch Schäden anrichten, wenn man es nicht auf intelligente Weise anwendet.

Die Ergebnisse einer IACM-Studie zum Einsatz von Cannabis als Medikament. Die Tabellen zeigen, welche Beschwerden am häufigsten behandelt werden (oben), und die Symptome, bei denen die Patienten sich am wahrscheinlichsten Linderung durch medizinisches Cannabis erhoffen (unten).[23]

Krankheiten und die Anzahl der mit Cannabis behandelten Patienten

Abhängigkeit von Alkohol, Opium o. Ä.	14
ADHS oder Hyperaktivität	33
Allergien	7
Amyotrophe Lateralsklerose (ALS)	1
Angststörung	38
Arthrose oder degenerative Arthritis	35
Asthma	15
Autismus	4
Chemotherapie bei Krebs	7
Chronisch obstruktive Lungenerkrankung	6
Depression	64
Epilepsie	15
Fibromyalgie	33
Gastritis oder Magengeschwür	5
Glaukom	10
Hepatitis	23
HIV oder AIDS	28
Kopf- oder Gehirnverletzung	4
Krebs	14
Lupus erythematosus	4
Manisch-depressive Erkrankung	13
Menstruationsschmerzen	5
Migräne oder Kopfschmerzen	33
Morbus Bechterew	6
Morbus Crohn oder Colitis ulcerosa	17
Multiple Sklerose	39
Neuralgie	9
Neurodermitis	2
Neuropathie	23
Osteoporose	2
Parkinson-Krankheit	2
Phantomschmerzen	7
Post-Polio-Syndrom	3
Posttraumatische Belastungsstörung	31
Reizdarmsyndrom	13
Restless-Legs-Syndrom	3
Rheumatische Arthritis	19
Rückenmarksverletzung	22
Rückenschmerzen	113
Schizophrenie oder Psychose	7
Schlafstörungen	66
Schmerzen nach Verletzung oder Unfall	59
Skoliose	7
Tinnitus	1
Tourette-Syndrom	3
Trigeminusneuralgie	1
Zwangsstörung	7

Symptome und Anzahl der Patienten, die sich Linderung erhoffen

Albträume	6
Allgemeines Unwohlsein	17
Angst	174
Appetit- oder Gewichtsverlust	102
Atemprobleme	14
Blasenprobleme	8
Chronische Entzündung	35
Chronischer Schmerz	278
Depression	50
Durchfall	8
Hyperaktivität	22
Impotenz oder verminderte sexuelle Lust	3
Innere Unruhe	22
Juckreiz	–
Krämpfe	7
Nächtliches Schwitzen	3
Reizbarkeit	22
Schlafstörungen oder Schlaflosigkeit	49
Spasmus	28
Spastische Lähmung	10
Tics	1
Übelkeit oder Erbrechen	22
Zittern	1

Die chemische Ökologie von Cannabis – eine Frage von Synergien

Dieses Buch beschäftigt sich zwar in weiten Teilen mit THC, doch darüber hinaus hat die chemische Zusammensetzung von Cannabis noch viel mehr von medizinischem Interesse zu bieten. Ärzte und Pharmakologen, darunter Ethan Russo, John McPartland und Geoffrey Guy, haben in den letzten Jahrzehnten die chemische Ökologie der Cannabis-Pflanze erforscht. McPartland und Guy haben eine »koevolutionäre Hypothese« aufgestellt, nach der die Menschheit absichtlich bestimmte Cannabis-Arten züchtet, die sicher mit dem Endocannabinoid-System des menschlichen Körpers interagieren. Vielleicht entwickelte sich der menschliche Körper so, dass er Cannabinoid-Rezeptoren vom Stammhirn eliminiert. Andernfalls wäre eine Cannabinoid-Überdosis tödlich. Was wir jedoch mit Sicherheit wissen, ist, dass die Cannabis-Pflanze eine Reihe von Cannabinoiden und Terpenoiden produziert, die ihre Wirkungsweisen einander anpassen und häufig die Nebenwirkungen eines Bestandteils reduzieren, während sie die Wirkung eines anderen verstärken. Cannabidiol (CBD) vermindert die von Tetrahydrocannabinol (THC) verursachte Ängstlichkeit und auch die Vergesslichkeit, zu der moderate Dosierungen von THC führen können. Pinen, ein von bestimmten Cannabis-Sorten produziertes Terpenoid, reduziert zudem die von THC verursachte Beeinträchtigung des Kurzzeitgedächtnisses. Dass eine Pflanze so viele ungefährliche pharmakologisch aktive Substanzen produziert, ist ungewöhnlich – und wahrscheinlich kein Zufall. Die in Cannabis-Pflanzen festgestellte Anzahl möglicher chemischer Synergien von medizinischem Interesse übersteigt unser Vorstellungsvermögen und wird die Forschung wohl noch mindestens das kommende Jahrzehnt beschäftigen.

Die Kenntnis darüber, was wir *nicht* über Cannabis wissen, kann genauso wichtig sein, wie das zu nutzen, was wir darüber wissen. Cannabis kann bei der Behandlung bestimmter Krebsarten sehr gut wirksam sein. Heißt das, dass es Krebs heilen kann? Nein. Ein Heilmittel für Krebs würde dafür sorgen, dass ein Krebspatient mindestens fünf Jahre lang krebsfrei ist. Es gibt keinen Beleg dafür, dass Cannabis das kann. Krebs ist komplex. Krebs ist nicht nur eine Krankheit, sondern besteht aus Dutzenden von Krankheiten, die sich unter dem Schirm eines einzigen Wortes versammeln: Krebs. Es wäre nicht gerade vernünftig zu erwarten, dass irgendeine Pflanze das Mysterium Krebs lösen könnte. Aber Cannabis kann für bestimmte Krebstypen eine erfolgversprechende Behandlungsalternative bieten.

Die Anwendung von Cannabis als Arznei muss sehr behutsam erfolgen – ungeachtet der Tatsache, dass Menschen medizinisches

Die Dosierung von Cannabis: *Weniger* sorgt vermutlich für *mehr* Wirkung

Studien haben kürzlich erwiesen, dass durchgängig hohe Dosierungen von Cannabis das Gehirn dazu bringen, die Dichte der Cannabinoid-Rezeptoren im Körper zu reduzieren, offenbar als Reaktion auf diese hohen Dosen. Dieses Ergebnis ist im Zusammenhang mit der allgemeinen Funktion des Endocannabinoid-Systems – der Regulierung und Ausbalancierung von Signalen im gesamten Körper – absolut schlüssig. Hohe Dosierungen können in diesem System zu einem Ungleichgewicht führen, und der Körper gleicht dieses wieder aus, indem er die Dichte der Cannabinoid-Rezeptoren verringert. Wenn es also eine Daumenregel für die Dosierung von Cannabis gibt, dann diese: Nehmen Sie die niedrigste Dosis, die für Ihre medizinischen Zwecke gerade noch ausreicht, und setzen Sie für diese Dosierung die kürzestmögliche Behandlungsdauer fest. So verringern Sie das Risiko, eine Dosis-Toleranz (Gewöhnung) zu entwickeln.

Patientenabhängige Wirkung von Cannabis

Zahlreiche Studien haben die extrem unterschiedlichen Wirkungsweisen von Cannabis auf verschiedene Patienten erwiesen. Diese unterschiedlichen Effekte hängen von mehreren Faktoren, auch genetischen, ab. Werden Cannabis-Präparate oral verabreicht, variiert die absorbierte Wirkstoffmenge zwischen vier und zwölf Prozent. Das heißt, dass ein Patient eine dreifach höhere Dosis absorbieren kann als ein anderer.

Auch das Angriffsziel (Target) kann individuell ganz unterschiedlich dimensioniert werden. Eines der Targets von THC etwa ist der CB_1-Rezeptor. Die Dichte der angepeilten CB_1-Rezeptoren im Gehirn kann variieren, wodurch der Einzelne mehr oder weniger Cannabis verträgt. Ein Patient mit extrem hoher Toleranz gegenüber der Wirkung von Cannabis kann eine 100-fach höhere Dosis Cannabis vertragen als ein unerfahrener Patient.

Unter den Konsumenten von Cannabis gilt eine hohe Toleranz zuweilen als eigener Erfolg, während sie tatsächlich der Versuch des Körpers ist, nach dauerhafter Überdosierung ein Gleichgewicht zu schaffen. Eine hohe Toleranz für die Wirkungsweisen von Cannabis ist normalerweise die Folge einer unnötigen Überdosierung.

Nebenwirkungen von medizinischem Cannabis

Dies ist nicht das angenehmste Thema, aber wenn man die ungünstigeren Auswirkungen und Kontraindikationen von pflanzlichem Cannabis als Medizin kennt, geht man sicherer und sachkundiger an die Erfahrung heran. Es ist unerlässlich, mit einem Arzt oder einem anderen Heilberufler zu sprechen, wenn man als Konsument *irgendeine* Nebenwirkung bei *irgendeiner* Medikamentengabe verspürt, Cannabis eingeschlossen.

Cannabis kann Nebenwirkungen verursachen und mit anderen Medikamenten negativ interagieren. In gewissen Kreisen kursiert die Meinung, Cannabis sei vollkommen ungefährlich, tatsächlich ist es jedoch eine wirksame Droge und kann signifikante ungünstige Auswirkungen haben. Die Nebenwirkungen von Cannabis-Arzneien können Konsumenten ohne Erfahrung, die die psychoaktiven Effekte noch nicht gewohnt sind, erschrecken. Ältere Patienten ohne vorherige Erfahrung können sich in der Tat recht unbehaglich fühlen. Die Verabreichung von medizinischem Cannabis an ältere und unerfahrene Patienten muss engmaschig überwacht und besonders sorgfältig vorgenommen werden.

Das Wichtigste bei gängigen Nebenwirkungen von Cannabis ist es, ruhig zu bleiben, langsam zu atmen und sich zu entspannen. Die meisten der im Kasten aufgeführten Nebenwirkungen gehen auf das THC, den Bestandteil mit der höchsten Psychoaktivität, zurück. Konsumiert man Cannabis-Arzneien, die auch CBD – ein nichtpsychoaktives Cannabinoid – enthalten, werden die THC-Nebenwirkungen möglicherweise reduziert oder ganz ausgeschaltet.

Patienten, die vorher nie Cannabis konsumiert oder versehentlich eine Überdosis eingenommen haben, können nach oraler Einnahme eine Hypotonie (Blutdruckabfall) bekommen: Sie leiden nach dem Konsum von Cannabis, vor allem in hohen Dosierungen, an Schwindel oder Bewusstseinsverlust, wenn sie schnell vom Sitzen oder Liegen aufstehen. Falls der Betroffene dann auf hartem Untergrund stürzt, kann das ziemlich riskant werden. Vor allem Konsumenten von hochkonzentriertem Cannabis-Öl laufen Gefahr, beim Aufstehen ohnmächtig zu werden. Bei Can-

Pentyl- versus Propyl-Cannabinoide

Gängige Cannabinoide wie THC haben »Schwänze« aus fünf Kohlenstoffatomen. Dieses Merkmal kennzeichnet sie als Pentyl-Cannabinoide. Der Präkursor von Pentyl-Cannabinoiden ist die Olivetolsäure, die die Cannabis-Pflanze für die Produktion von CBG nutzt, aus dem wiederum THC, CBD und/oder CBC gebildet wird. Aber es gibt noch eine andere Klasse von Cannabinoiden mit »Schwänzen« aus drei Kohlenstoffatomen. Diese werden Propyl-Cannabinoide genannt. In einigen Cannabis-Pflanzen im südlichen Afrika bildete Cannabis einen anderen Präkursor von CBG, die Divarsäure. Wenn die Pflanze mit Divarsäure eine Variation von CBG-Säure, die CBGV-Säure, produziert, kann sie anschließend mit CBGV die Propyl-Cannabinoide herstellen: THCV, CBDV oder CBCV.

Tetrahydrocannabivarin-Säure

Tetrahydrocannabivarin-Säure (THCVA) ist eine seltene Propyl-Form von THCA, die von afghanischen oder pakistanischen und südafrikanischen Cannabis-Arten gebildet wird. THCVA wird wie alle aziden Cannabinoide durch Hitze oder im Lauf der Zeit in ihre bioaktive neutrale Form, THCV, umgewandelt. In diesen Sorten übersteigt der Gehalt an Tetrahydrocannabivarin-Säure selten zwei Prozent des Trockengewichts. Das britische Pharmaunternehmen *GW Pharmaceuticals* soll THCV-Varietäten mit bis zu zehn Prozent THCVA gezüchtet haben, und in mehreren kalifornischen Sorten fand man immerhin bis zu sechs Prozent THCVA.

Ob THVC psychoaktiv ist oder nur die Psychoaktivität von THC reguliert, ist umstritten, vor allem weil die psychoaktiven Effekte von THCV seit Anfang der 1970er-Jahre nicht mehr untersucht wurden.[50] Früher dachte man, THCV würde rund ein Viertel der Wirksamkeit von THC besitzen, laut neueren Berichten hat THCV selbst gar keine Psychoaktivität. Dieser Widerspruch rührt wohl von der verwendeten Dosis her, da THCV dem CB_1-Rezeptor bei niedriger Dosierung entgegenwirkt, bei höheren Dosierungen jedoch mit ihm interagiert.[51] Allgemein wird angenommen, dass THCV eine Reihe von Effekten hat, die jenen des THC diametral entgegengesetzt wirken. Die Medizin zeigt Interesse an THCV-ähnlichen Molekülen als potenzielle Diätmittel, weil sie in Tierversuchen zur Gewichtsabnahme führten und den Energieverbrauch steigerten.[52] THCV wirkt, ähnlich wie THC, schmerzlindernd und entzündungshemmend sowie, ähnlich wie CBD, krampflösend.

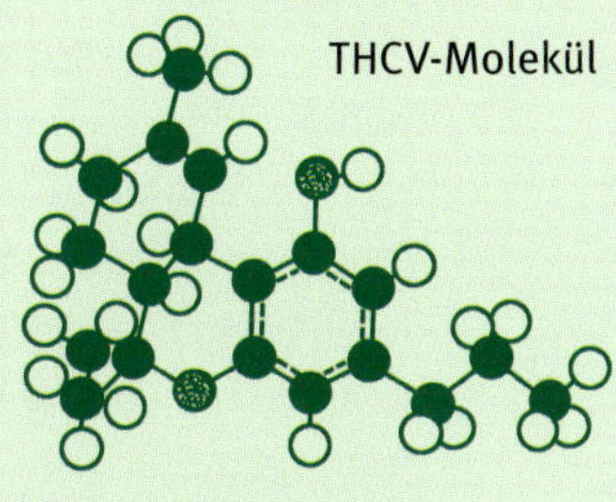
THCV-Molekül

Cannabidivarin

Cannabidivarin (CBDVA) ist die Propyl-Form von CBD. Vor Kurzem ist man in der Cannabinoid-Medizin auf CBDVA aufmerksam geworden, weil es eine – sowohl alleine als auch in Kombination mit CBD – krampflösende Wirkung hat.[53] Bei *GW Pharmaceuticals* arbeitet man mit Cannabis-Arten, die CBDV produzieren, doch es gibt kaum Informationen über diese Züchtungen, außer dass sie aus Zentralasien stammen.

CBDV-Molekül

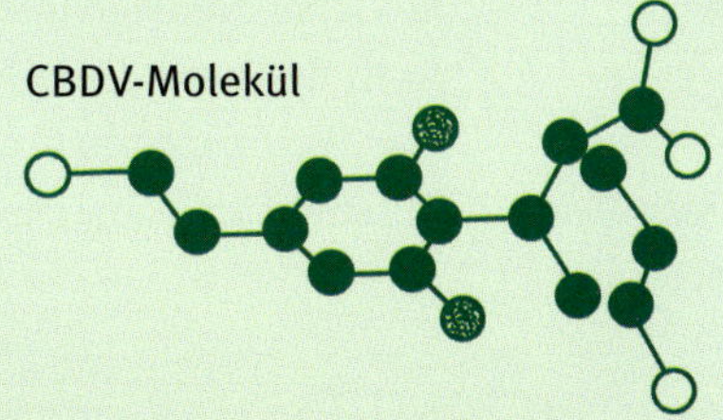

gen produzieren können, obwohl ihre Cannabinoid-Profile nahezu identisch sind.[54]

Zu den wichtigsten in Cannabis vorkommenden Terpenen gehören Pinen, Limonen, Myrcen, Ocimen, Terpinolen, Linalool und Beta-Caryophyllen. Sie sind hauptsächlich in den Trichomen der Pflanze zu finden – das kann jeder, der eine Cannabis-Blüte berührt, bestätigen. Terpene sind recht flüchtig, vor allem die duftenden Monoterpene, und in getrocknetem Cannabis gehen sie bei unsachgemäßer Lagerung schnell verloren. In den Niederlanden wird die Cannabis-Züchtung Jack Herer als Arzneimittel mit Gammastrahlung behandelt, um Mikroben zu reduzieren. Doch dadurch können auch Terpene zerstört werden. Auch Orangensaft verliert durch Gammastrahlen einen Teil seiner Terpene.[55] Terpene sind pharmakologisch aktiv, auch in winzigen Konzentrationen, selbst wenn sie nur 0,05 Prozent des Gewichts ausmachen. Interessanterweise können Cannabinoide die Fähigkeit der Terpene, die Blut-Hirn-Schranke zu überwinden, stärken, indem sie die Membrandurchlässigkeit verbessern. Terpene sind wie Cannabinoide lipophil (fettliebend) und hydrophob (wassermeidend) und können mit einer Vielzahl an Rezeptoren im Gehirn und im gesamten Körper interagieren.

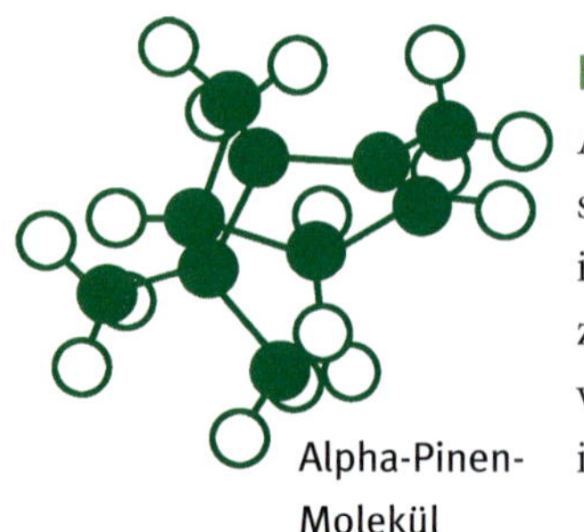

Alpha-Pinen-Molekül

Pinene

Alpha- und Beta-Pinene sind Monoterpene, die in vielen Nadelgehölzen zu finden sind. Der Duft von Weihnachtsbäumen ist hauptsächlich den Pinenen zu verdanken. Zudem ist Pinen der Hauptbestandteil von Terpentin. Die Tatsache, dass Pinen Kunststoffe auflösen kann, ist ein Grund dafür, dass es keine gute Idee ist, Cannabis in Plastiktüten zu lagern. Pinen hemmt im Gehirn enzymatische Aktivitäten und schützt so das Kurzzeitgedächtnis. Das könnte erklären, warum Cannabis mit hohem Pinengehalt nicht zu den von anderen THC-reichen Arten bekannten Erinnerungsproblemen führt.[56] Dieses Terpen wird Cannabis-Sorten wie Kona Gold zugeordnet.

Limonen

Limonen kommt in Zitrusfrüchten vor, vor allem in der Schale. Die Terpene Limonen und Terpinolen sind für den Zitrusduft einiger Cannabis-Arten verantwortlich. Sorten wie Tangerine Dream sind reich an Limonen, während Lemon Jack Herer einen hohen Terpinolengehalt hat; beide duften stark nach Zitrusfrüchten. In Cannabis wird dieses Aroma mit schnell einsetzender stimulierender, stimmungsaufhellender Wirkung assoziiert. Klinische Studien mit Limonen und Zitrusöl zeigten zudem einen signifikanten antidepressiven Effekt.[57]

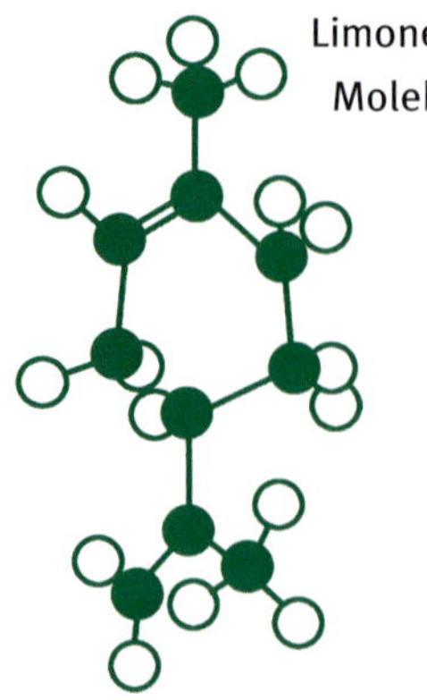

Limonen-Molekül

Myrcen

Myrcen erreicht unter den Terpenen die höchste Konzentration in Cannabis: Es macht über 30 Prozent des ätherischen Öls aus. Myrcen ist das gängigste Terpen, das der engste Verwandte der Cannabis-Pflanze produziert, der Hopfen (siehe S. 23). Die niederländische Firma *Bedrocan* stellt ein pflanzliches Cannabis-Medikament mit hohem Myrcengehalt her, das auf sedierende Wirkung abzielt. Myrcen wird normalerweise mit einem »*Indica*«- oder »Couchlock«-Effekt (einem körperlichen High-Sein, bei dem man sich nicht mehr vom Sofa wegbewegen kann) von Cannabis assoziiert. Es entspannt in Versuchstieren Muskeln und steigert die Wirkung sedierender Mittel.[58]

Myrcen-Molekül

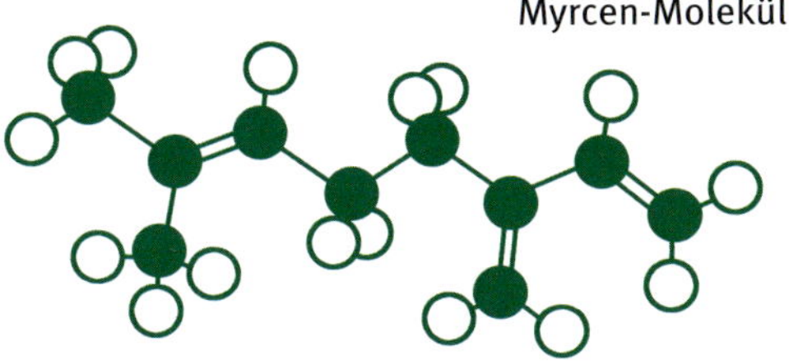

Beta-Caryophyllen

Dies ist das gängigste der stärkeren Sesquiterpene in Cannabis und sorgt für dessen stimulierendere Wirkung.[59] Beta-Caryophyllen ist auch das häufigste Terpen in decarboxylierten Extrakten, da es die für die Extraktion nötigen Temperaturen im Gegensatz zu Monoterpenen übersteht.[60] Es kommt in schwarzem Pfeffer und in Hopfen vor und interagiert mit dem CB_2-Rezeptor. Diese Wechselwirkung macht Beta-Caryophyllen zu einem »diätetischen Cannabinoid«. Schwarzer Pfeffer könnte in den USA eigentlich als illegal gelten, weil sowohl Bundes- als auch Bundesstaatengesetze die Verbreitung von Cannabinoiden und ihren Entsprechungen streng verbieten. Beta-Caryophyllen war das erste Phytocannabinoid, das außerhalb der Gattung Cannabis isoliert werden konnte. Es ist, sowohl innerlich als auch äußerlich angewandt, ein effektiver Entzündungshemmer. Zudem könnte es auch teilweise den Kater bei THC-Übermedikation lindern.[61] Auf den Geruch des Oxidationsprodukts von Beta-Caryophyllen, Caryophyllenoxid, werden Drogenspürhunde trainiert, um Cannabis aufzuspüren.

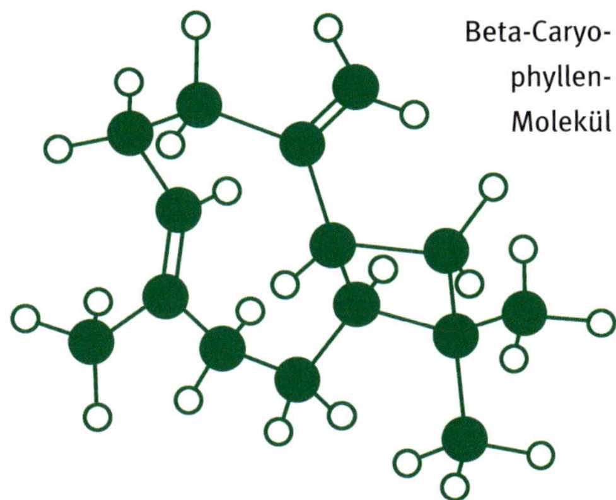

Beta-Caryophyllen-Molekül

Linalool

Das in Lavendel zu findende Linalool ist mild psychoaktiv. Mit dieser in der Natur vorkommenden Chemikalie werden beruhigende, angstlindernde Effekte assoziiert. Es befindet sich in Arten wie Bubba Kush und mehreren Purple-*indica*-Züchtungen. Als Therapeutikum wirkt Linalool beruhigend, schmerzlindernd und anästhetisch.

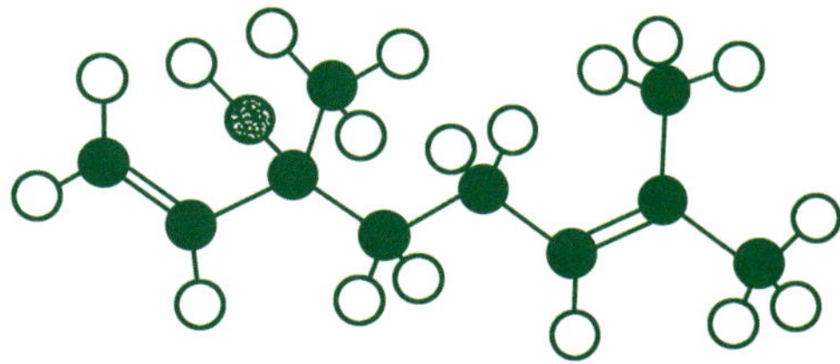

Linalool-Molekül

Terpenoide und ihre pharmakologischen Wirkungsweisen

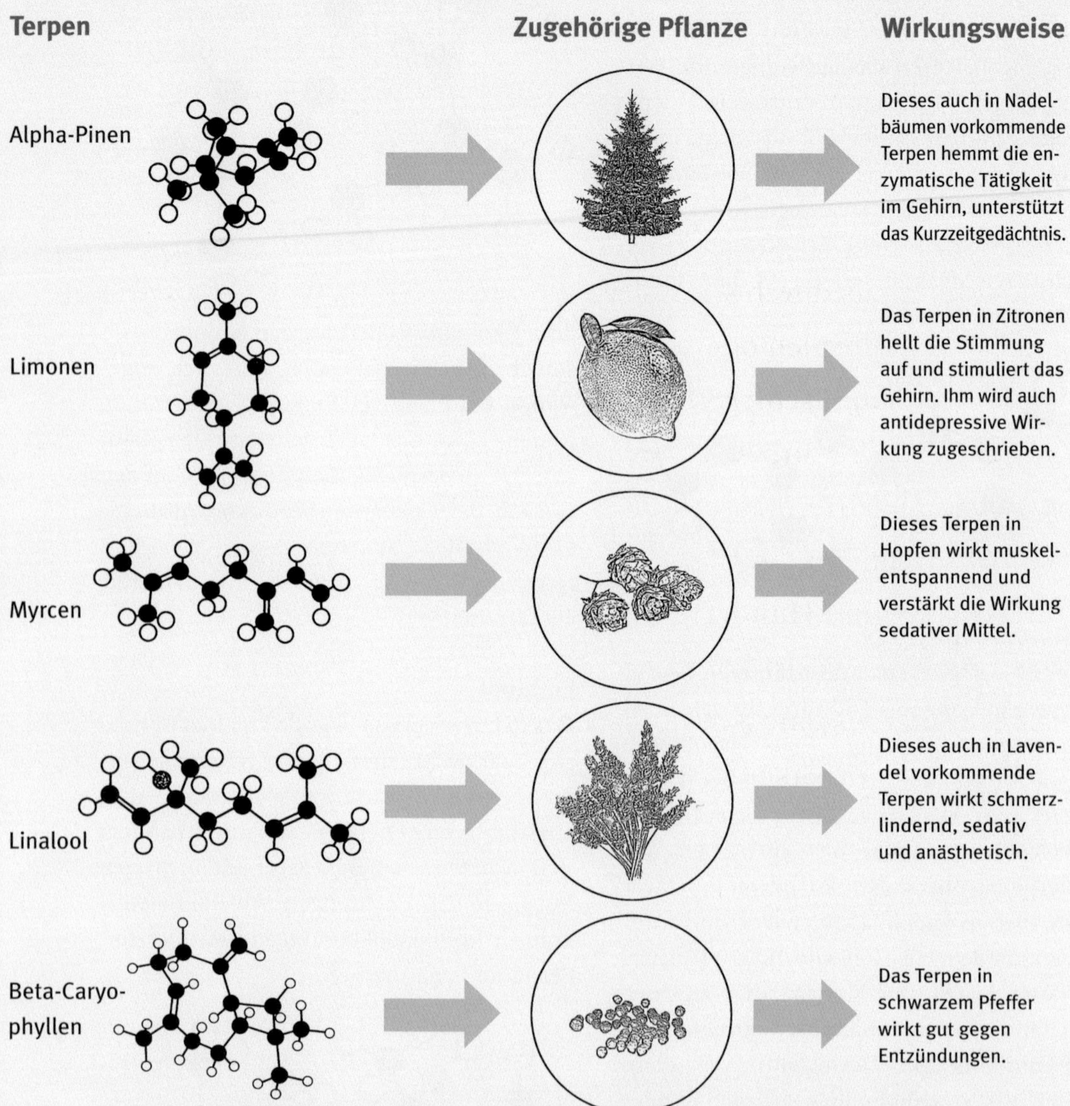

Diese Tabelle bietet einen Überblick über fünf prädominante Terpenoide, die von Cannabis – und jeweils noch anderen Pflanzen – produziert werden, und ihre pharmakologischen Wirkungsweisen. Die Cannabis-Pflanze bildet mehr als 200 Terpenoide, die meisten jedoch in sehr geringen Mengen.

Genotypen, Phänotypen und Chemotypen von medizinischem Cannabis

Jeder, der erstmals durch eine große Apotheke für medizinisches Cannabis in Kalifornien oder Colorado geht, staunt über die Auswahl. Auf dem Plasmabildschirm werden Dutzende von pflanzlichen Cannabis-Sorten beworben. Außerhalb dieser Apothekenwelt bekommt man in seinem ganzen Leben wohl kaum mehr als ein paar wenige Sorten zu Gesicht. Es scheint, dass in solchen Läden, bei Saatgutbetrieben und im Untergrund Hunderte von Arten angeboten werden. Das einzige Problem: Das ist kompletter Unsinn. Diese scheinbare Vielfalt ist nichts weiter als eine Ansammlung von Inzuchtvarietäten, bei denen die Gemeinsamkeiten die Unterschiede bei Weitem übertreffen.

Besuchen Sie doch mal einen großen Anbaubetrieb und halten dort wirklich nach den Unterschieden Ausschau. Es gibt sie, sie sind aber schwer zu erkennen. Die meisten Blätter sind breit aufgefächert, sogar die der sogenannten *Sativa*-Sorten wie Sour Diesel. Fast nichts erinnert mehr an die *Sativa*-Züchtungen der 1970er-Jahre, außer vielleicht Trainwreck. Im Grunde schauen Sie auf eine Fläche voller Cousins und vielleicht sogar Geschwister. Und was ist mit den klassischen Varianten von einst? Colombian Gold, Maui Wowie, Acapulco Gold oder Thai? Sie sind in den USA nicht zu finden und dort schon seit Jahrzehnten verschwunden. Was ist mit ihnen passiert?

Diese Inzucht führt zu ertragreichen, leistungsstarken Pflanzen, nur nicht immer zu medizinisch interessanten.

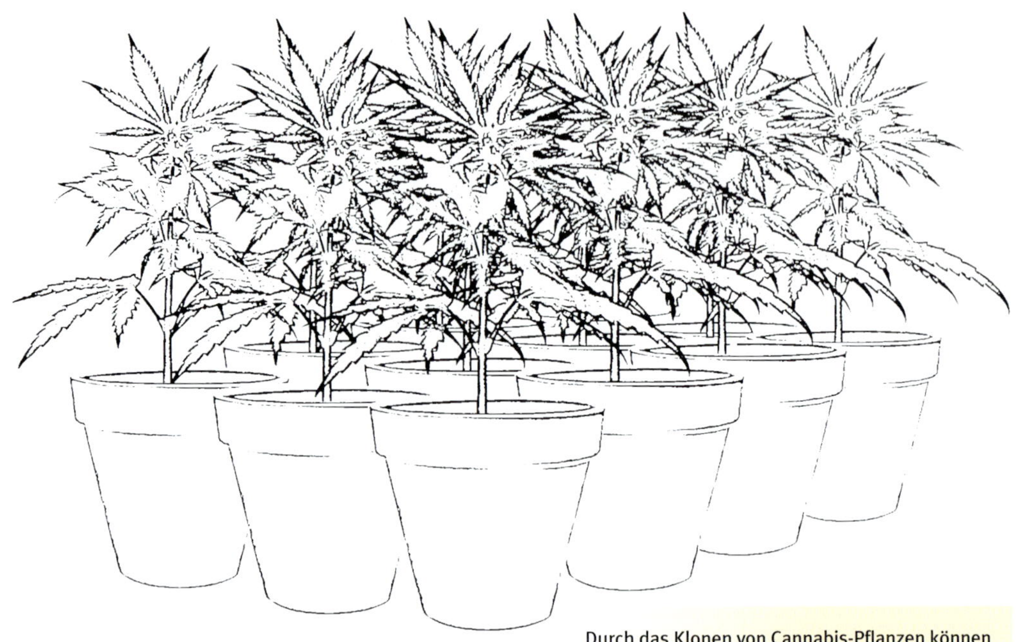

Durch das Klonen von Cannabis-Pflanzen können sich Züchter auf Sorten konzentrieren, die bestimmte Kriterien erfüllen, beispielsweise einen hohen THC-Gehalt, schnelles Wachstum oder eine gewisse Größe der Pflanzen und Blüten.

Willkommen im abgeschiedenen Dörfchen der modernen Cannabis-Genetik, wo ein Haufen von Verwandten untereinander heiratet und seltsame Nachkömmlinge hervorbringt. Zudem werden die Pflanzen aus Stecklingen statt aus Samen gezüchtet, was die genetische Vielfalt weiter einschränkt. Man muss bedenken, dass die heutigen medizinischen Strains oder Varianten aus der Zeit des offiziellen Krieges der Regierung gegen die Drogen stammen. Ausgesucht wurden sie nach ihrem THC-Gehalt, der leichten Züchtung in Innenräumen, hohen Erträgen und minimalem Platzbedarf. Anders gesagt: Ziel waren Arten, die versteckt und auf engstem Raum in möglichst kurzer Zeit gezüchtet werden konnten. Und das ist das, was wir heute haben. Und Santa Cruz Haze, das nicht bis Weihnachten reif für die Ernte war? Das hochgewachsene, zarte Kona Gold? Beide so tot wie Discomusik. Zwar sind die Merkmale, die diese Sorten in den 1960er- und 1970er-Jahren kennzeichneten, noch da – aber sie sind zu rezessiven Merkmalen geschrumpft und warten auf einen revolutionären Züchter, der sie aus ihrem Versteck hinter den populäreren Genen lockt.

Die allerersten afghanischen Genotypen, die Ende der 1970er-Jahre in die USA kamen, hätten gut repräsentativ für die »AfPak«-Haschisch-Sorten stehen können, die in der Region Afghanistan/Pakistan weitverbreitet waren, ehe die Sowjetunion in Afghanistan einmarschierte. Aber das war nicht der Fall.

Stattdessen wurden Pflanzen ausgewählt, die einen besonders hohen Gehalt an THC hatten – im Gegensatz zu den vielen THC/CBD-Genotypen in der Region. Eine dieser ausgesuchten Pflanzen wurde das legendäre Afghan #1 (siehe S. 137 f.). Es ist wahrlich eine Ironie, dass es in Afghanistan oder Pakistan wohl kaum eine Pflanze gibt, die dieser Sorte ähnelt, heute nicht und auch nicht damals in den 1970er-Jahren. Afghani #1 wurde wegen seines hohen Harzgehalts, seiner kompakten Form und seiner kurzen Reifezeit ausgewählt, aber auch wegen seines hohen THC-Gehalts. War es die aus medizinischer Sicht interessanteste afghanische Pflanze? Nein. Tatsächlich war es wohl nicht einmal die medizinisch interessanteste Cannabis-Pflanze im Dorf.

Aber es gibt gute Nachrichten. An zahlreichen Orten in aller Welt haben einzigartige Cannabis-Genotypen überlebt. Vielleicht sind es nicht mehr so viele wie vor 40 Jahren, aber doch noch eine recht große Anzahl. Die besseren Neuigkeiten? Heute wissen wir viel mehr über die Pflanze und darüber, was Cannabis für die Medizin so interessant macht.

Cannabis indica versus *Cannabis sativa*

Lassen Sie uns gleich mal einen Mythos untersuchen: den Mythos von *indica* und *sativa*. Fragt man Cannabis-Patienten nach der Wirkung von *Cannabis sativa*, hört man meist: stimulierend, stimmungsaufhellend und gut geeignet für tagsüber. Fragt man nach *Cannabis indica*, lautet die Antwort: körperliches High-Gefühl, entspannend, macht »stoned«, sedierend und stärker als *sativa*. Die Beschreibungen sind durchaus richtig, nur die Namen sind falsch. Vor zehn Jahren arbeitete Karl Hillig an der *Indiana University* an seiner Doktorarbeit. Im Rahmen seiner Dissertation untersuchte er die unterschiedlichen Erbanlagen in Cannabis-Arten aus aller Welt, und dabei machte er eine interessante Entdeckung.[62] Alle medizinischen Cannabis-Züchtungen hatten eine relativ eng begrenzte Reihe von Genen gemeinsam. Und alle Faserzüchtungen – also Hanf – hatten andere Gene gemeinsam. Und zwischen ihnen gab es weniger Kreuzungen, als man hätte erwarten können. Deshalb beschloss Hillig, die Nomenklatur zu korrigieren. Alle Faservarianten sollten demnach als *Cannabis sativa* klassifiziert werden. Die medizinisch wirksamen Arten klassifizierte er als *Cannabis indica*, das er jedoch weiter aufspaltete in breitblättrige Droge (*broad-leafleted drug*, BLD) und schmalblättrige Droge (*narrow-leafleted drug*, NLD). Die meisten heutigen Cannabis-Sorten sind eine Mischung aus diesen beiden Biotypen, die äußerlich mehr BLD sind, aber die Merkmale beider Züchtungen aufweisen. Die meisten NLD-dominanten Hybridformen wirken im Vergleich zu puren BLDs wie Bubba Kush eher stimulierend und zerebral.

Was ist nun mit *Cannabis sativa*? Es erwies sich, dass *sativas* weit mehr als nur Fasern und Stränge sind. Sie tragen das Gen in sich, das sie befähigt, das Enzym zu bilden, das CBG in CBD umwandelt statt in THC. Alle CBD-Genotypen scheinen auf die Hanfstämme von Cannabis zurückzugehen.

Die wichtigsten Chemotypen von Cannabis

Das einfachste Unterscheidungsmerkmal zwischen den Cannabis-Chemotypen ist die Dominanz entweder von THC oder von CBD. Der nächste Unterschied besteht darin, welche Terpene vorherrschen. Überraschenderweise gibt es weniger Terpenklassen als erwartet. In medizinischem Cannabis sind die folgenden prädominant: Myrcen, Limonen, Beta-Caryophyllen, Terpinolen, Pinen, Linalool oder Ocimen. Die meisten Cannabis-Arten tendieren aufgrund ihrer *Indica*-Abstammung zur Myrcen-Dominanz. Kombinationen von Terpenoiden verändern den Geruch von Cannabis, aber Terpene beeinflussen auch die psychoaktiven und medizinischen Effekte deutlich. Ein paar Sorten produzieren viele verschiedene Terpene in größeren Mengen, beispielsweise OG Kush und Pincher's Creek, und diese »Entouragen« sind selten, aber bei Patienten beliebt.

Und die Sorten aus dem Nahen Osten, die CBD zu THC transformieren, sind vermutlich Kreuzungen aus *indica* und *sativa*. Die klassischen frühen medizinisch wirksamen Züchtungen, zum Beispiel Haze, enthielten neben THC etwas CBD. Die Unterscheidung zwischen *Indica*- und *Sativa*-Wirkungsweisen basiert schlussendlich auf dem Terpengehalt einer Art, weniger auf dem Cannabinoid-Gehalt.

Was ist Kush?

Kush ist nach dem Hindukusch (englisch *Hindu Kush*) benannt, einem Gebirge in Zentralasien, in den heutigen Staaten Afghanistan und Pakistan. Der Gebirgszug ist die Heimat traditioneller Haschisch-Zuchtkulturen, deren Bewohner das Cannabis sieben, um Harzdrüsen zu gewinnen, die sie dann zu Haschisch pressen (siehe S. 94 ff.). Echte Kush-Genotypen sind plumpe, breitblättrige Pflanzen mit würzigem Geruch und beißendem Rauch. Ein gutes Beispiel für die heute schwierige Unterscheidung zwischen Cannabis-Arten taucht auf, wenn es um die populäre Züchtung OG Kush (siehe S. 176 ff.) geht, die Charakteristika einer Mischform aufweist, aber in Sachen Wirksamkeit den echten Kush-Sorten nicht einmal nahekommt.

Cannabis – ein Weltreisender

Während psychoaktives Cannabis von Asien, wo es herstammt, nach Afrika und weiter nach Amerika gebracht wurde, veränderte es seine chemische Zusammensetzung. Lokale Arten, *landraces* beziehungsweise Landsorten genannt, passten sich an die Bedingungen vor Ort an (siehe S. 132). Thai, Acapulco Gold und Durban Poison sind hierfür Beispiele. Solche Arten begannen neue beziehungsweise andere Charakteristika auszubilden. Bestimmte Terpene verhindern Schimmelbildung, andere schützen vor Insekten oder äsenden Tieren. Um zu überleben, musste sich die Pflanze anpassen. Narkotische Myrcen-Arten gediehen in den afghanischen Bergen, während in Indien und Afrika stimulierende Pinene der Pflanze halfen, mit den tropischen Temperaturen zurechtzukommen. Als Cannabis das Hochland Zentralmexikos erreichte, nahmen die Wirkungen nahezu spirituelle Intensität an. Für viele sind diese mexikanischen Arten das weltweit beste Cannabis.

Für medizinische Zwecke interessantes Cannabis wird von Vietnam bis in den Libanon, von Ägypten bis Südafrika, von Argentinien bis Kolumbien und von Panama bis Russland angebaut. Von diesen Landsorten-Genotypen sind nur eine Handvoll als potenziell medizinisch wertvoll eingestuft worden. Wenn das Cannabis-Verbot aufgehoben ist, werden viele Cannabis-Sorten aus aller Welt wieder auftauchen oder sogar erst entdeckt werden. Ein goldenes Zeitalter der Cannabis-Vielfalt könnte kurz bevorstehen.

Auf der Suche nach den verlorenen Wurzeln

Wenn alte Cannabis-Züchter zusammensitzen und Geschichten erzählen, geht es oft um legendäre Züchtungen wie Kona Gold, Panama Red und Lemon Thai, um nur ein paar zu nennen. Da anscheinend das Verbot in den USA und vielleicht weltweit zu bröckeln beginnt, ergibt sich die Möglichkeit, in Länder zu reisen, wo einst die »Landrace«-Sorten angebaut wurden, die die Basis der modernen Cannabis-Genotypen bildeten. Einen anderen Ansatz bildet die Gewebekulturtechnik oder Mikrovermehrung. Verteilt über die ganzen USA gibt es Krüge mit altem Cannabis-Saatgut. In der konventionellen Züchtung keimen diese alten Samen eher nicht, aber durch Mikrovermehrung kann man sie zuweilen wiederbeleben. Und schlussendlich haben wir dadurch Zugang zum Cannabis-Medizinschränkchen unseres Großvaters. Ein weiterer Vorteil dieser Genotypen besteht darin, dass sie möglicherweise Inhaltsstoffe haben, die aus modernen Cannabis-Sorten gänzlich verschwunden sind – und die bislang nicht auf ihren medizinischen Nutzen untersucht wurden.

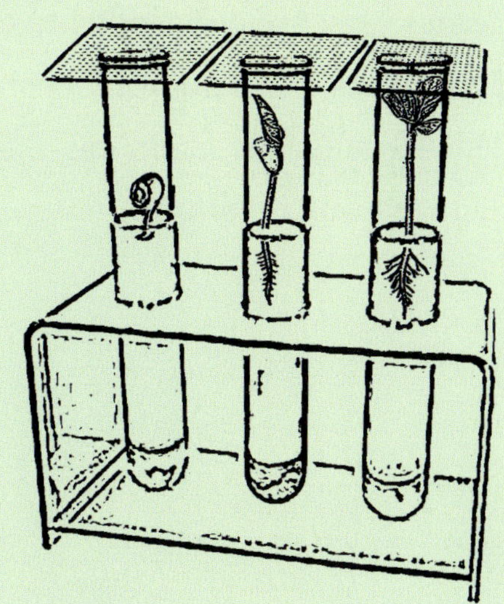

Verwendung von medizinischem Cannabis

Als pflanzliche Medizin kann Cannabis gegessen, geraucht, in Dampf eingeatmet, unter der Zunge aufgelöst und äußerlich als Salbe angewendet werden. Die meisten Menschen, die Cannabis als Arznei erwägen, denken dabei ans Rauchen von Joints; in der Geschichte wurde Cannabis jedoch über einen viel längeren Zeitraum oral verabreicht. Heute bieten Verdampfungsgeräte eine Alternative zum Rauchen – mit ähnlich schneller Wirkung und vergleichbarer Dosiskontrolle. Es gibt auch Cannabinoid-Medikamente wie *Sativex,* die Cannabidiol und Terpene enthalten, um die Wirkung des THC auszugleichen. *Sativex* kann man als erstes modernes verschreibungspflichtiges Cannabis-Präparat betrachten, wenn auch das goldene Zeitalter der Cannabis-Medizin erst noch kommt.

2

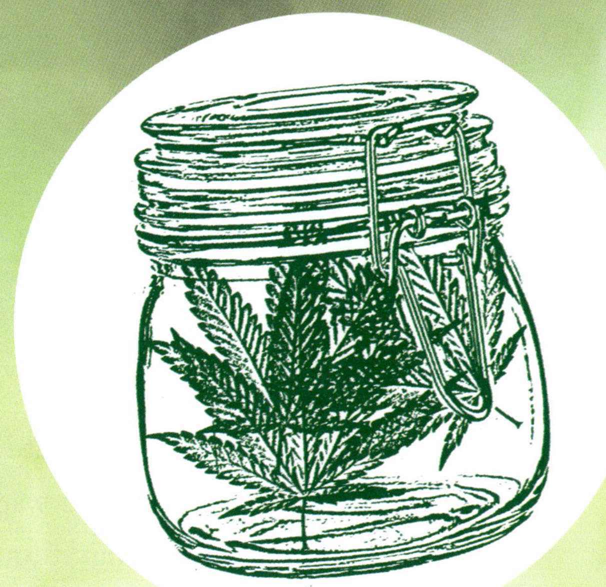

68 **Wie wird Cannabis verstoffwechselt?** – So gelangt die Arznei in den Patienten

69 **Dosierung: eine kurze Einführung** – Wie man medizinisches Cannabis effektiv einsetzt. Kiffer-Komödien sind nicht das beste Vorbild

72 **Lagerung von Cannabis** – Für die Medikamente reichen Vespertüten nicht aus

79 **Verunreinigungen, Pathogene, Pestizide und Verfälschungsmittel** – Die schlimmsten Dinge, die medizinischem Cannabis widerfahren können, und wie man sie vermeidet

86 **Formen von Cannabis** – Die unzähligen Formen von Cannabis-Arzneien, von Blüten bis zu Pflastern

103 **Darreichungsarten und Dosierung** – Geraucht oder verdampft, als Tinktur oder Salbe: Wie kann Cannabis verabreicht werden, und wie dosiert man es richtig?

126 **Medizinisches Cannabis am Arbeitsplatz** – Das Nulltoleranzprinzip und seine Folgen für die Konsumenten von medizinischem Cannabis

Wie wird Cannabis verstoffwechselt?

Die Darreichungsform und die Methode der Aufnahme haben entscheidenden Einfluss auf die Wirkungsweise von medizinischem Cannabis. Unterschiedliche Formen von Cannabis haben unterschiedliche chemische Zusammensetzungen, die der Körper jeweils anders verarbeitet. Die Darreichungsmethoden beeinflussen die Geschwindigkeit und die Effektivität der Cannabis-Medizin – und wie lange die Wirkung anhält. Aufgrund des Cannabis-Verbots und der Darstellungen des Cannabis-Konsums aus dem Marihuana-Untergrund gibt es nicht viele populäre Modelle für den tatsächlich effektiven medizinischen Einsatz von Cannabis. Eine Bong beispielsweise ist nicht eben die ideale Art und Weise, seine Medizin einzunehmen.

Als Naturprodukt ist Cannabis verderblich, und die richtige Lagerung verlängert seine Haltbarkeit. Manchmal ist in einem Cannabis-Medikament mehr enthalten, als eigentlich drin sein dürfte. Die verschiedenen Verunreinigungen zu erkennen und zu wissen, welche davon nur im Labor zu entdecken sind, ist für Patienten von entscheidender Bedeutung. In erster Linie muss man die Darreichungsmethoden und die Dosierung von Cannabis lernen, um die bestmögliche Behandlung für die jeweilige Krankheit herauszufinden.

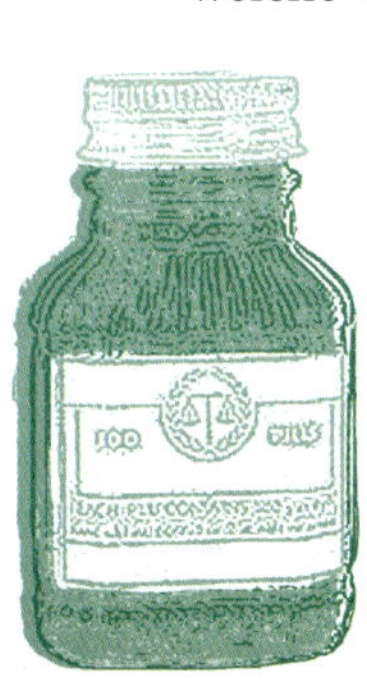

Die Sache mit der Löslichkeit

Eines der kniffligsten Probleme bei der Einnahme von Cannabis-Medikamenten ist die Tatsache, dass Cannabinoide Wasser hassen und Fett lieben. Wissenschaftlich ausgedrückt: Cannabinoide sind hydrophob und lipophil. Da die meisten Arzneien oral eingenommen werden, führt diese Unlöslichkeit in Wasser zu ein paar echten Problemen. Cannabinoide werden schlecht und ungleichmäßig absorbiert, wenn sie geschluckt werden. Aufgrund dieser Inkon-

Dosierung: eine kurze Einführung

Viele Patienten und selbst ein paar Ärzte wissen nicht, wie man pflanzliche Cannabis-Medikamente richtig dosiert und anwendet. Unsere einzigen Modelle für Cannabis-Konsum sind sogenannte *stoner comedies* (Kiffer-Komödien) wie die US-amerikanischen *Cheech-und-Chong*-Filme oder *Pineapple Express* (deutscher Titel: *Ananas Express*). Durch diese Streifen lernt man die Dosierung von Cannabis genauso gut beziehungsweise schlecht wie das Autofahren durch die Verfolgungsjagden in *Fast & Furious.*

Ein vernünftigerer Ansatz besteht darin, eine möglichst geringe Dosis medizinisches Cannabis zu verwenden, die die Symptome gerade noch lindert. Diese minimale effektive Dosis ist am einfachsten mit »ein kleines bisschen« zu beschreiben.

»Ein bisschen« meint die kontrollierte Abgabe einer kleinen, abgemessenen Dosis von pflanzlichem Cannabis. Für Patienten ohne Cannabis-Erfahrung ist es zuweilen nicht leicht, Übermedikationen zu vermeiden, da

sistenz fielen in den 1940er-Jahren Cannabinoid-Präparate in Ungnade. Doch in den vergangenen 20 Jahren entdeckten Forscher viel mehr darüber, wie Cannabis und Cannabinoide effektiv absorbiert werden können, und entwickelten zum Beispiel sublinguale Verabreichungen und Verdampfungsgeräte. Viele dieser Technologien sind darauf ausgerichtet, den Darm zu umgehen und den Wirkstoff schnellstmöglich in den Blutkreislauf abzugeben.

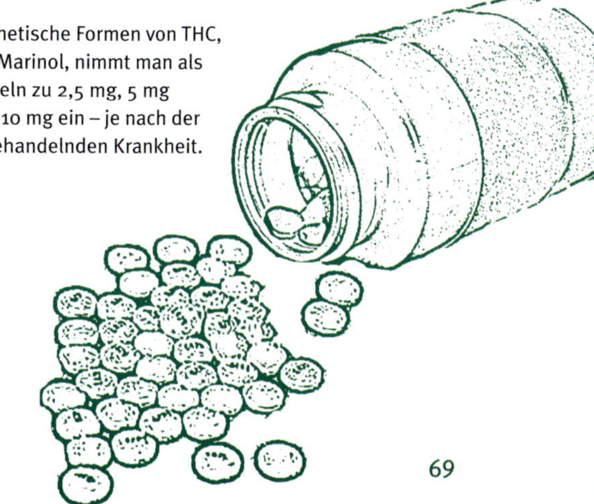

Synthetische Formen von THC, z. B. Marinol, nimmt man als Kapseln zu 2,5 mg, 5 mg oder 10 mg ein – je nach der zu behandelnden Krankheit.

Durch die Darstellungen des Cannabis-Konsums in den Medien bekommen Patienten eine verzerrte Vorstellung davon, in welcher Dosierung und wie oft sie Cannabis einnehmen sollten.

vielen Gerätschaften – wie Bongs (Wasserpfeifen) und Vaporizer – keine detaillierte Beschreibung über die richtige, kontrollierte Dosierung beiliegt. Dauerhafte Übermedikation mit pflanzlichem Cannabis kann zur Gewöhnung an die medizinischen Wirkungen führen, was höhere Dosierungen nötig macht, um die Symptome zu lindern, die anfangs schon auf niedrigere Dosen angesprochen haben.

Dosierungsrichtlinien sind vor allem bei THC-dominanten Cannabis-Präparaten mit hoher Psychoaktivität nützlich. Was aber ist die richtige Dosis? Das bestuntersuchte Cannabis-Medikament ist das in den USA erhältliche Marinol, die verschreibungspflichtige synthetische Form von THC. Für Marinol gibt es klare Dosierungsrichtlinien, die einen Ausgangspunkt für andere pflanzliche Cannabis-Präparate bilden können. Eine Marinol-Dosis beginnt bei 2,5 Milligramm THC zur Appetitanregung. Bei Übelkeit aufgrund einer Chemotherapie kann die nötige Dosis über 15 Milligramm liegen, je nach Größe und Gewicht des Patienten. Psychoaktivität bemerken die meisten Patienten schon bei etwa fünf Milligramm THC. So kann eine 15-Milligramm-Dosis ein sehr hohes Psychoaktivitätslevel hervorrufen, was möglicherweise recht unangenehm sein kann. Neue Studien haben erbracht, dass Cannabis-Dosen

Was bedeutet Cannabis-Potenz, und wie hat sie sich verändert?

In den Medien werden häufig Studien zitiert, die darauf schließen lassen, dass die Wirksamkeit von Cannabis sich in den vergangenen 30 Jahren dramatisch erhöht hat. Dieser Trend soll andeuten, dass das heutige Cannabis gefährlicher ist als das der 1960er-Jahre. Aber stimmt das auch? Studien mit gerauchtem Cannabis zeigen, dass Patienten schnell ihre Dosis richtig einstellen können, unabhängig von der Potenz des verwendeten Cannabis. Der Vorteil von stärkerem Cannabis besteht darin, dass schon eine niedrigere Dosis die gewünschte Wirkung hat. Das Cannabis der 1960er-Jahre enthielt zwei bis vier Prozent THC, die heute in Kalifornien verkauften Präparate haben um die 16 Prozent THC. Wenn ein Patient Cannabis raucht, braucht er also über 87 Prozent weniger Cannabis, um die gewünschte THC-Dosis zu erreichen. Bei bestimmten Cannabis-Konzentraten macht die extrem hohe Potenz niedrige Dosierungen nahezu unmöglich. Die meisten hochwirksamen Cannabis-Blüten können jedoch mit der entsprechenden Anleitung leicht und effektiv dosiert werden.

mit 2,5 bis 10 Milligramm THC zahlreiche Symptome lindern können, ohne unangenehme psychische Folgen zu haben. Es gibt immer mehr Hinweise darauf, dass das andere primäre Cannabinoid, CBD, das in einigen Cannabis-Sorten enthalten ist, tatsächlich die Psychoaktivität des THC reduziert.

Wenn es richtig dosiert ist, kann Cannabis auch oral und sublingual wirksam eingesetzt werden. Oral verabreichtes Cannabis wirkt jedoch erst nach 45 bis 180 Minuten. Verwendet man es sublingual, wird Delta-9-THC direkt in den Blutkreislauf aufgenommen, und die Wirkung ist innerhalb von fünf Minuten zu spüren. Eine oral verabreichte Cannabis-Dosis ist zwei- bis dreimal länger wirksam als gerauchtes oder vaporisiertes pflanzliches Cannabis; deshalb muss es weniger oft verabreicht werden.

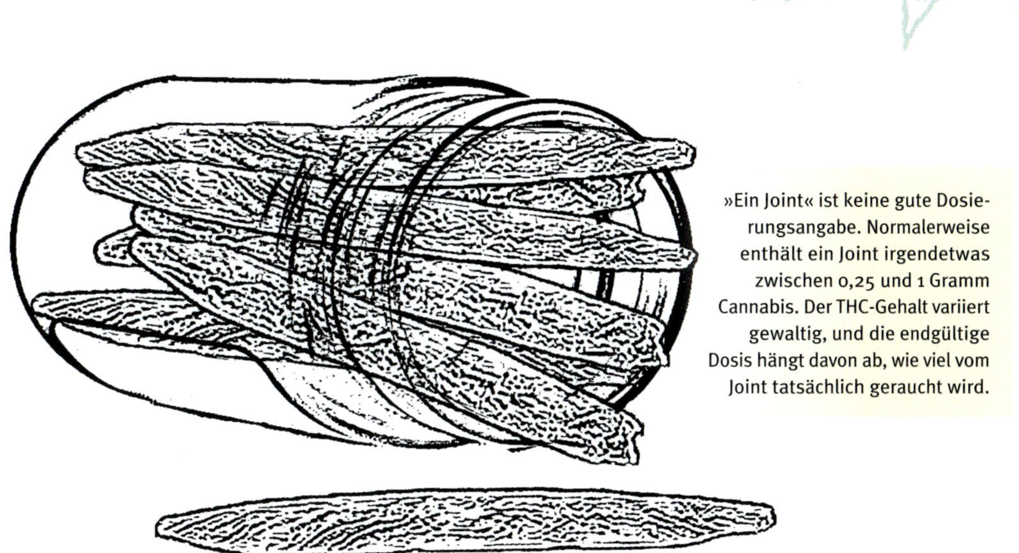

»Ein Joint« ist keine gute Dosierungsangabe. Normalerweise enthält ein Joint irgendetwas zwischen 0,25 und 1 Gramm Cannabis. Der THC-Gehalt variiert gewaltig, und die endgültige Dosis hängt davon ab, wie viel vom Joint tatsächlich geraucht wird.

Lagerung von Cannabis

Ob getrocknete Blüten, gepresstes Haschisch, Tinkturen, Öle, Wachse oder Salben – für die Lagerung von Cannabis gibt es effektive Methoden, damit es sich so lange wie möglich hält. Wie alle Naturprodukte ist Cannabis anfällig für Schäden durch Hitze, Luft, Feuchtigkeit und Licht, sodass es sich lohnt, es richtig zu lagern. Je nach Produkt – insbesondere bei Blüten – wird Cannabis auch durch Quetschen oder Kreuzkontamination geschädigt.

Cannabis ist verderblich

Um Cannabis-Blüten und -Extrakte frisch zu halten, muss man sie in einem luftdicht verschlossenen, festen Behälter an einem dunklen, kühlen Ort aufbewahren. Will man sie höchstens 90 Tage lagern, halten sie bei ca. 10 °C ihre Qualität. Bei dieser Temperatur schützt 55-prozentige Luftfeuchtigkeit das Cannabis vor dem Verderben. Will man Blüten jedoch länger lagern, empfiehlt sich eine Temperatur unter dem Gefrierpunkt – je kälter, umso besser. Aufgetaute Blüten sollten aber nicht erneut eingefroren werden. Cannabis sollte niemals bei über 27 °C aufbewahrt und auch nicht in einem sehr warmen, beengten Raum – wie einem Handschuhfach – transportiert werden. Auch im Wagen muss man es in einem gekühlten, gut isolierten Behälter lagern. Eine große Menge Cannabis

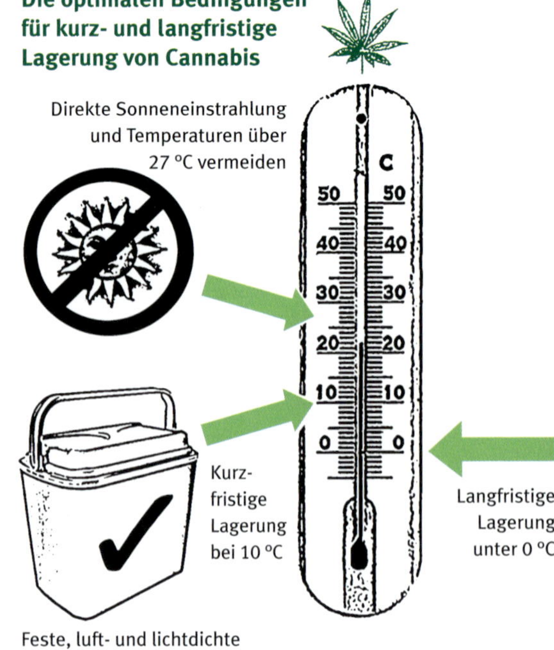

geht kaputt, weil es – wenn auch nur recht kurz – im Auto hoher Hitze ausgesetzt wird.

Chemikalienbeständiges Plastik oder Glas

Drogenhändler verpacken Cannabis zum Verkauf gern in Plastikbeutel mit Zippverschluss. Darin verdirbt es jedoch sehr schnell. Um die Qualität von medizinischem Cannabis auch über längere Zeit sicherzustellen, braucht man robustere Verpackungen.

Kunststoffe wie Polyethylen und Polypropylen sind ideale Materialien für Cannabis-Behälter. Das wichtigste Kriterium bei der Wahl des Lagergefäßes ist die Chemikalienbeständigkeit. Alle Materialien, die von *NSF International* als sicher für die Lebensmittellagerung zertifiziert wurden, eignen sich zur Aufbewahrung.

Die Behälter für Cannabis-Blüten und -Extrakte können wiederverwendet werden, müssen aber vor dem erneuten Gebrauch gesäubert werden. Um Kreuzkontaminationen zu vermeiden, sind die Gefäße gründlich mit heißem Wasser und Spülmittel zu reinigen. Niemals sollte man Cannabis in einem schmutzigen Behälter lagern. Entfernen Sie von einem gebrauchten Gefäß mit 91-prozentigem Isopropylalkohol alle Harz-

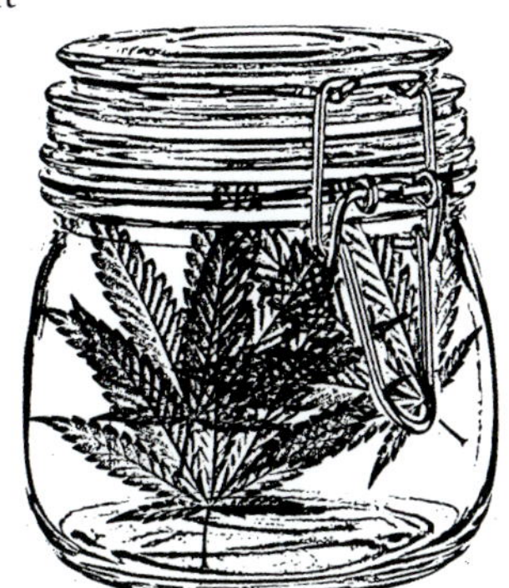

Konservengläser sind für die Lagerung von getrocknetem Cannabis mit am besten geeignet. Sie müssen absolut sauber sein und luftdicht verschlossen werden.

Was wird durch richtige Lagerung geschützt?

Die richtige Aufbewahrung von Cannabis dient weniger dem Schutz der getrockneten Blüten als dem Schutz seiner Millionen kleiner »Kissen«. Diese mikroskopisch kleinen, wachsartigen Kissen aus öligem Harz treten an den Spitzen winziger Drüsenhaare, den Trichomen, aus. In diesen unglaublich zarten Strukturen produziert und lagert das Cannabis seine Wirkstoffe. Streicht man über diese Trichom-Harzköpfchen, platzen sie auf. Dann verflüchtigen sich die darin enthaltenen Terpene, und die Cannabinoide gehen kaputt. Die wachsartige äußere Schicht der Trichomköpfchen bewahren zudem die mehrfach ungesättigten Fette im Cannabis-Öl davor, ranzig zu werden. Tatsächlich dienen getrocknete Cannabis-Blüten lediglich als Gerüst, das die Cannabis-Harzköpfchen schützt.

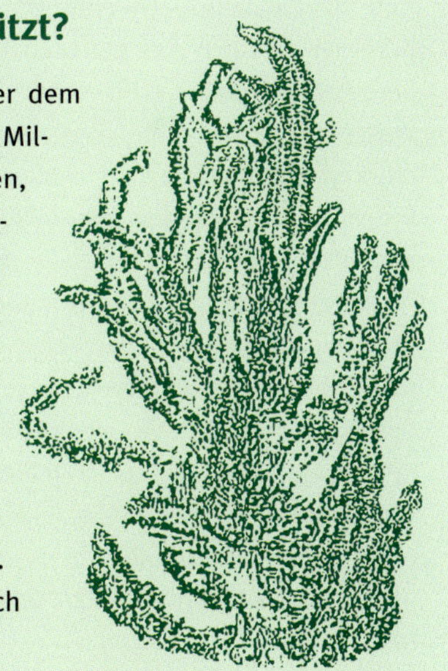

reste, spülen Sie es mit heißem Wasser aus und lassen Sie es komplett trocknen, ehe Sie es wiederverwenden. Solange das Gefäß auch nur leicht klebrig ist, ist es nicht sauber.

Ein stabiles, luftdicht verschließbares Behältnis aus Polypropylen, Polycarbonat oder Polyethylen ist ideal für die Lagerung von medizinischem Cannabis. Die luftdichte Versiegelung ist absolut wichtig, um es frisch zu halten. Auch Einmachgläser eignen sich sehr gut. Doch weder Glas noch Kunststoff kann Cannabis-Trichome schützen, wenn das Gefäß stark geschüttelt oder der Inhalt sonstwie aufgewirbelt wird. Egal ob Glas oder Kunststoff: Das Gefäß darf nicht zu groß sein, damit der Inhalt mit möglichst wenig Luft in Kontakt kommt. Die in kalifornischen Cannabis-Apotheken gebräuchlichen Kunststoffbecher mit Scharnierdeckel sind nicht luftdicht, und das darin aufbewahrte Cannabis trocknet zu schnell aus.

Sandwichbeutel und Bratbeutel

Einige kalifornische Cannabis-Apotheken verkaufen getrocknete Blüten und bestimmte Extrakte in Plastikbeuteln. Das Problem bei Weichplastik ist jedoch, dass ein paar der von der Cannabis-Pflanze produzierten Öle, etwa Limonen, Plastik auflösen können und dass das Cannabis damit verunreinigt wird. Glauben Sie mir, Sie möchten bestimmt kein Cannabis, das von Plastik durchtränkt ist. Hitze-

Der Mythos von der Rehydrierung

Meist sind die Behältnisse, die für die Lagerung von Cannabis verwendet werden, nicht luftdicht, wodurch das getrocknete Cannabis beständig Feuchtigkeit verliert. Wenn der Wassergehalt von getrocknetem Cannabis unter sieben Prozent fällt, verliert es sehr schnell seine flüchtigen Terpenöle, und sein Aroma und teilweise auch seine Wirkungskraft gehen verloren. Die Annahme, dass Cannabis rehydriert werden kann, sodass es seine ursprüngliche Kraft wiedergewinnt, ist falsch. Sind die Terpene einmal verschwunden, sind sie weg. Wasser kann die verflüchtigten aromatischen Bestandteile des Cannabis nicht zurückbringen.

Die Leute tun törichte Dinge, um Cannabis frisch zu halten. Sie besprühen das Cannabis mit Wasser oder geben Brot, Tortillas oder Orangenschalen in den Behälter. Das Besprühen mit Wasser befeuchtet die Oberfläche des Cannabis, an der dann opportunistische Schimmelpilze und Bakterien gedeihen können. Und wenn man organisches Material wie Brot oder Früchte in Kontakt mit getrocknetem Cannabis bringt, ist dies ein todsicherer Weg, das Cannabis schnellstens zu verderben. Manch einer empfiehlt zur Rehydrierung von ausgetrocknetem Cannabis, frische Cannabis-Blätter hinzuzugeben. Das klingt zwar vielversprechend und scheinbar fürsorglich, doch das frische Cannabis trocknet zu langsam, um wirklich sicher zu sein, und verfault möglicherweise sogar, wodurch es Futter für alle möglichen Mikroben und Schimmelpilze bildet.

beständige Bratbeutel sind da die bessere Wahl, weil sie recht robust und sicher sind. Cannabis-Züchter nehmen häufig truthahngroße Bratbeutel, um darin ein paar Pfund Cannabis zu lagern. Ihr größter Nachteil besteht jedoch darin, dass sie Blüten und Trichome nicht davor schützen, zerquetscht zu werden.

Verschweißen und Vakuumieren

In verschweißten Beuteln hält sich Cannabis frisch, weil diese wirklich luftdicht sind. Sie können auch nach dem Öffnen erneut verschweißt werden, um den Luftgehalt in der Packung minimal zu halten. Diese luftdichten Verpackungen sind ideal für unterwegs und zudem sehr diskret, weil kaum Cannabis-Geruch nach außen dringt – Drogenspürhunde riechen es aber trotzdem. Reisen mit medizinischem Cannabis im Gepäck ist nach wie vor eine riskante Angelegenheit, weil die Rechtssysteme häufig unterschiedliche Gesetze für medizinisches Cannabis haben und es in nur wenigen Staaten wechselseitige Abkommen bezüglich Patienten aus anderen Ländern gibt.

Cannabis in vakuumierten Plastiktüten zu verstauen ist eine schlechte Idee, weil das Vakuumieren die Trichome zerquetscht und das Cannabis schnell verdirbt, sobald die Packung geöffnet wird. Feste Vakuumverpackungen hingegen eignen sich gut – vorausgesetzt, das Cannabis hat einen sicheren Bestand an anaeroben Bakterien.

Stickstoffverpackungen

Seit Kurzem gehen Züchter in Colorado und Kalifornien dazu über, ihr medizinisches Cannabis in stickstoffgefüllten Packungen zu lagern. Das Edelgas Stickstoff verhindert die Oxidierung der Cannabis-Bestandteile.

In Plastiktüten verpacktes Cannabis (links) verliert schneller seine Wirksamkeit als Cannabis in verschweißten oder vakuumierten Beuteln (rechts). Trichomköpfchen werden leicht zerquetscht, wodurch die Oxidationsrate sowohl der Cannabinoide als auch der Terpenoide steigt. Stabile Gefäße bieten den zarten getrockneten Cannabis-Blüten mehr Schutz.

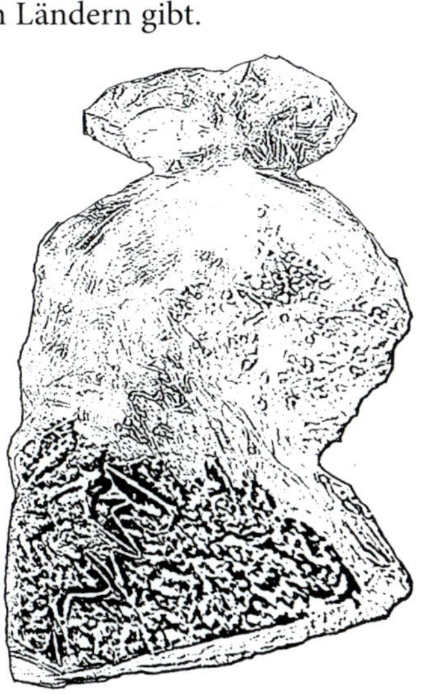

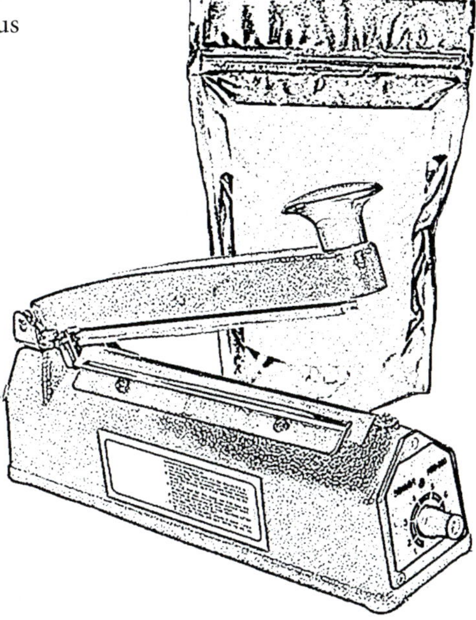

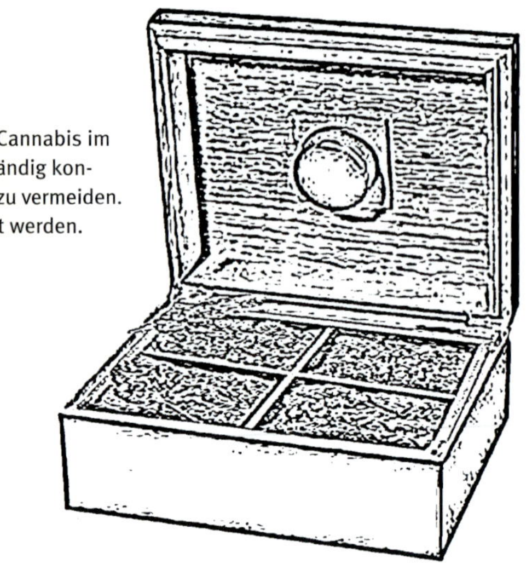

Eines der häufigsten Probleme bei der Aufbewahrung von Cannabis im Humidor ist die Schimmelbildung. Die Feuchtigkeit sollte ständig kontrolliert und konstant gehalten werden, um Enttäuschungen zu vermeiden. Cannabis, das Anzeichen von Schimmel zeigt, muss entsorgt werden.

Stickstoffverpackungen sind deshalb eine effektive Methode, medizinisches Cannabis zu lagern. Wenn allerdings das stickstoffverpackte Cannabis warm wird, können dennoch einige Komponenten Schaden nehmen. Dieses Verpacken unter Schutzatmosphäre reduziert das mikrobielle Wachstum auf frischen Pflanzen offenbar nicht, bietet aber für getrocknetes Cannabis und Cannabis-Extrakte ein paar Vorteile.

Humidor und Befeuchtungspäckchen

Da Tabak in hölzernen Humidoren und Befeuchtungspäckchen frisch gehalten wird, verwenden sie manche auch, um Cannabis zu lagern. Humidore sind jedoch nicht luftdicht, und die Feuchtigkeit muss permanent kontrolliert und angepasst werden. Zudem brauchen es Zigarren und Tabak feuchter als Cannabis. Für Cannabis muss ein Humidor etwas trockener sein, die Feuchtigkeit sollte bei etwa 60 Prozent liegen. Das Cannabis darf nicht in direkten Kontakt mit der Feuchtigkeitsquelle kommen, weil sich sonst Schimmel bilden kann.

Bei Verwendung von Befeuchtungspäckchen, zum Beispiel von *Boveda,* sollte ebenfalls längerer Kontakt zwischen dem Päckchen und dem Cannabis vermieden werden. Schweißen Sie niemals ein Befeuchtungspäckchen in einen Beutel mit Cannabis ein, denn es könnte aufreißen, wenn Druck ausgeübt wird.

Verpacktes Cannabis

Wenn man in einer Apotheke oder einem Laden abgepacktes und versiegeltes medizinisches Cannabis kauft, muss man darauf vertrauen, dass der Inhaber für die entsprechende Frische sorgt. Apotheken bieten meist Proben an, damit die Patienten es prüfen und riechen können. Gehobenere Apotheken fertigen einmal am Tag oder einmal die Woche Cannabis-Päckchen an, um die Frische sicherzustellen. In den guten Läden für medizinisches Cannabis weiß man genau, wie die Präparate zu lagern sind, um die flüchtigen Bestandteile zu schützen. Luftdichte Behältnisse sind schon mal ein gutes Zeichen. Durchsichtige Plastikbeutel, die eigentlich für Lebensmittel konzipiert sind, lassen eher nicht auf qualitätsbewusste Lagerung schließen.

Lagerung von Haschisch und Kif

Das Pressen von Cannabis-Harz zu Haschisch soll die aktiven Inhaltsstoffe vor dem Verderben schützen. Tatsächlich besteht die ideale Methode zur Erhaltung des Harzes jedoch darin, die empfindlichen Drüsenköpfchen intakt, ungepresst und sehr kalt zu lagern. Gepresstes Haschisch kann in einem lebensmittelechten, vakuumdichten Behälter im Tiefkühlgerät bei minus 20 °C mehrere Jahre lang aufbewahrt werden. Je höher der Druck, mit dem das Haschisch gepresst wird, umso länger ist es haltbar. Hochwertiges Haschisch wird mithilfe einer hydraulischen Hubpresse mit mehr als zwölf Tonnen Druck gepresst.

Ungepresstes, mit Wasser extrahiertes Haschisch oder trocken gesiebter Kif sind empfindlicher, weil die Harzdrüsen nicht vor dem Aufplatzen und Oxidieren geschützt sind. Will man wasserextrahiertes Haschisch einlagern, ist das Wichtigste, zunächst alle Wasserrückstände gründlich zu beseitigen, weil sich sonst Schimmelpilze und Bakterien bilden können. Ist alles Wasser entfernt, kann man das Wasserhasch in einem licht- und luftdichten, kühlen Behälter aufbewahren, wo es bis zur Verwendung in Ruhe gelassen wird. Immer mal wieder auf sichtbare Schimmelspuren untersuchen, weil es während des Trocknungsprozesses extrem anfällig für Schimmelpilze ist. Das Pressen von Wasserhasch oder trocken gesiebtem Kif reduziert die Oxidierung.

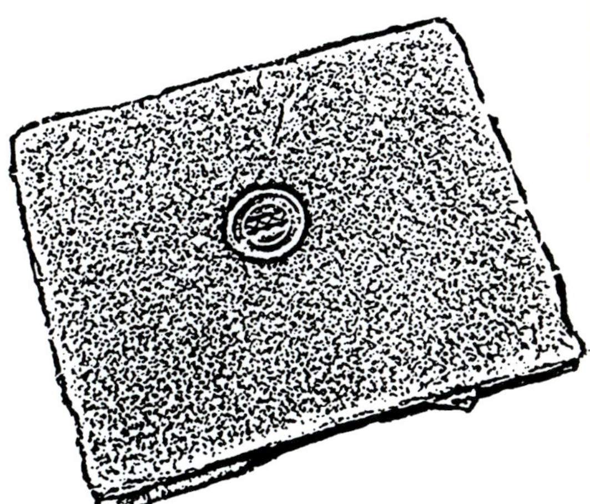

Afghan-»Primo«-Haschisch aus den frühen 1970er-Jahren mit einem charakteristischen Siegel – einer Blattgoldscheibe mit drei eingestanzten Sternen.

Lagerung von Cannabis-Tinkturen

Tinkturen sind einfache Extrakte, für die Cannabis-Pflanzen eine bestimmte Zeit lang in Ethanol (Ethylalkohol) oder Glycerin eingeweicht und anschließend die pflanzlichen Bestandteile herausgefiltert werden. Ethanol- und Glycerin-Tinkturen lagert man am besten im konventionellen Kühlschrank. Die langfristige Aufbewahrung von Tinkturen kann problematisch sein, weil es schwierig ist, die Cannabinoide im Ethanol oder Glycerin gelöst zu halten – die klebrigen Cannabinoide neigen dazu, sich aus der Lösung abzusetzen und sich an den Wänden des Gefäßes abzulagern. Diese Cannabinoide vollständig in die Tinktur zurückzubekommen, gestaltet sich zuweilen schwierig. Auf jeden Fall sollte man den Behälter vor jeder Entnahme eine Minute lang energisch schütteln. Ein Laborhomogenisator für den Handbetrieb, im Grunde ein ultraschneller Mixer, kann Cannabinoide mechanisch ins Glycerin einarbeiten, um die Tinktur länger

Die aktiven Cannabinoide und Terpenoide in Ethanol- und Glycerin-Tinkturen können sich durch direktes Licht und Wärme verflüchtigen. Deshalb lagert man die Tinkturen am besten in kleinen, dunklen Fläschchen, vorzugsweise im Kühlschrank.

stabil zu halten. Oder man gibt einen Emulgator hinzu, wodurch die Cannabinoide besser in der Ethanol- oder Glycerin-Lösung gebunden werden. Bewahrt man Cannabis-Tinkturen im Kühlschrank auf, verlangsamt sich der Abbau von THC und CBD.

Lagerung von Cannabis-Edibles (Esswaren)

Viele Patienten nehmen ihre Cannabis-Arznei mit dem täglichen Essen ein, in Form von Keksen oder Bonbons, allgemein als »Edibles« bezeichnet. Medizinische Cannabis-Edibles sind verderblich – je nach dem Lebensmittel, in das sie eingearbeitet sind –, und die langfristige Lagerung bei Zimmertemperatur ist nicht zu empfehlen.

Backwaren wie Cannabis-Kekse kann man einfrieren und vor dem Verzehr auftauen. Sie im Kühlschrank aufzubewahren ist nicht ideal, weil die dort herrschenden Temperaturen die Bildung von Schimmel begünstigen können. Cannabis-Bonbons sind lange haltbar, wenn sie vor Feuchtigkeit geschützt werden. Man kann sie gut mit kleinen feuchtigkeitsabsorbierenden Packs, wie sie für Kartoffelchips verwendet werden, lagern.

Cannabis-Schokolade hält sich am besten unter denselben Bedingungen wie ihre Hauptzutat Kakao: kühl und dunkel.

Lagerung von Cannabis-Ölen und -Wachsen

Öle und »Wachse« sind die konzentriertesten für Patienten erhältlichen Formen von medizinischem Cannabis. Sie enthalten bis zu 80 Prozent THC. Der Begriff »Cannabis-Wachs« bezieht sich auf die Konsistenz des Endprodukts, das klebrigem Wachs ähnelt. Für die Herstellung von Cannabis-Ölen und -Wachsen gibt es zwei grundlegende Methoden: Extraktion mit Lösungen wie Butan oder mit komprimierten Flüssiggasen wie Kohlendioxid. Beide Methoden isolieren effektiv Cannabinoide aus dem rohen Cannabis. Jedoch isoliert man dabei mehr als nur die Cannabinoide, und häufig entzieht man der Pflanze alle Fette. Extrahierte Cannabis-Öle und -Wachse sind sehr leicht verderblich, wenn diese mehrfach ungesättigten Pflanzenfette nicht entfernt werden, denn sie oxidieren innerhalb weniger Stunden und werden ranzig.

Cannabis-Öle und -Wachse sollten immer gekühlt werden, damit sie nicht verderben und oxidieren. Noch besser ist es, sie in zwei oder drei Chargen zu teilen und separat tiefzukühlen. Bei Bedarf taut man eine Portion im Kühlschrank auf, wo sie weiterhin aufbewahrt wird, bis sie aufgebraucht ist.

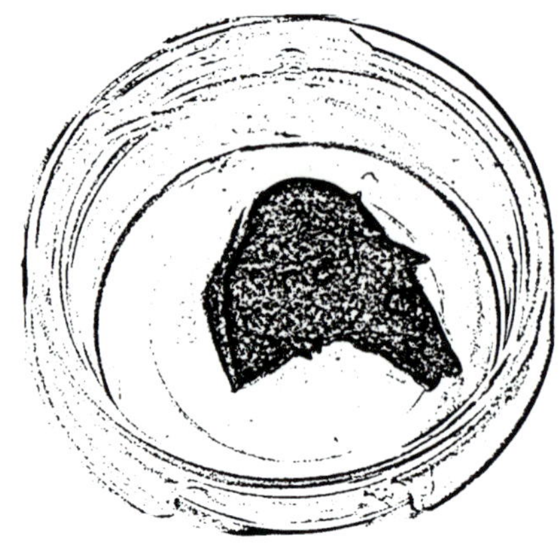

Cannabis-Öle und -Wachse bewahrt man am besten im Tiefkühlfach auf. Nach dem Auftauen jedoch nicht mehr einfrieren, weil sie sonst schnell schlecht werden.

Verunreinigungen, Pathogene, Pestizide und Verfälschungsmittel

Medizinisches Cannabis muss rein sein, um die Patienten vor unnötigem und zuweilen gefährlichem Kontakt mit Pathogenen, Pestiziden und Verfälschungsmitteln zu bewahren. Am besten vermeidet man kontaminiertes Cannabis, indem man darauf besteht, dass die Präparate in einem professionellen Labor getestet wurden, das qualifiziert ist, um mikrobiologische und chemische Verunreinigungen aufzuspüren.

Nur weil ein Labor den Cannabinoid-Gehalt bestimmen kann, bedeutet das nicht, dass es die nötige Ausrüstung oder die Erfahrung hat, um alle gefährlichen Verunreinigungen zu finden – viele Labore sind nicht entsprechend ausgestattet. Patienten müssen ihren Anbieter von medizinischem Cannabis nach dem Testplan fragen, nach dem seine Cannabis-Produkte untersucht werden. Tests und Qualitätskontrollen sind für die Sicherheit der Patienten unerlässlich.

Echter Mehltau und Grauschimmel

Echter Mehltau und Grauschimmel sind die häufigsten Pilzkrankheiten von Cannabis-Pflanzen. Beim Indoor-Anbau treten unweigerlich Probleme mit Mehltau auf, wenn nicht permanent strenge Präventivmaßnahmen befolgt werden. Und in kühlem bis gemäßigtem Klima mit Regenfällen während der Blühphase werden im Freien gezogene Pflanzen oft von Grauschimmel befallen.

Das allermeiste verunreinigte Cannabis ist das Resultat von Nachlässigkeit beim Kultivieren oder Verarbeiten, keine Arglist.

Grauschimmel liebt große Cannabis-Blütenstände und kann ein blühendes Feld innerhalb weniger Tage zerstören. Typisches Anzeichen ist grauer Flaum im Inneren der Blütentrauben, wodurch sie von innen her verfaulen können. Weder der Echte Mehltau noch Grauschimmel bedeuten ein gesundheitliches Risiko für den Patienten, nur für die Pflanze selbst. Ein Mensch könnte eine ganze Schüssel voll Grauschimmel rauchen – außer dem widerlichen Geschmack würde er nichts bemerken.

Echter Mehltau wird von zwei Pilzarten verursacht: Die eine bildet sich an den Atemöffnungen, die andere auf der Oberfläche der Pflanze. Echter Mehltau befällt häufig Indoor-Anpflanzungen, in denen die Pflanzen tendenziell eng beieinander und unter Stress stehen. Mehltau zeigt sich als weiße Fäden an den kleineren »Wasserblättern« um die Deckblätter (Sammelbegriff für die Kelchblätter, die kleinen Blätter, die die Cannabis-Blüten umhüllen) herum. Echter Mehltau ist zwar ungiftig, weist aber auf schlechte Anbaumethoden hin, und davon befallene Produkte sollte man immer ablehnen.

Pestizide

Inoffizielle Umfragen bei mehreren Sicherheitslabors lassen darauf schließen, dass ein bis zwei Prozent des medizinischen Cannabis in kalifornischen Apotheken positiv auf Pestizidrückstände getestet werden. Für ein unreguliertes Gewerbe, so der Stand Ende 2012, ist das sowohl ermutigend als auch etwas verdächtig. Positiv zu bewerten ist, dass in kalifornischem Cannabis selten Pestizidrückstände zu finden sind, aber auch nur ein paar sehr gewissenhafte Apotheken testen ihre Produkte daraufhin. Es gibt Grund zu der Annahme, dass der tatsächliche Prozentsatz der Medikamente mit inakzeptablen Mengen an Pestizidrückständen größer ist. Wenn Gesetze für medizinisches Cannabis erlassen und verfeinert werden, dann werden sicherlich auch mehr Pestizidtests angeordnet. Programme zur Schulung und Zertifizierung von Cannabis-Anbauern, wie etwa *Clean Green* in Kalifornien, können die Züchter von medizinischem Cannabis zu besseren Anbaumethoden anleiten. Und Patienten sollten nach reinen und getesteten Produkten fragen. Die auf Cannabis gefundenen Pestizidrückstände sind für Säugetiere zwar selten giftig, für Honigbienen oder Fische können sie aber verheerende Folgen haben. Organische Pestizide wie einige Pyrethrine können auf medizinischen Cannabis-Pflanzen eingesetzt werden, aber nur, wenn der Züchter tatsächlich weiß, wie viel Zeit das aktive Pestizid braucht, um die Pflanze zu säubern. Häufig rührt ein positiver Pestizidtest daher, dass der Kultivator eine eigentlich sichere Substanz erst kurz vor der Ernte einsetzt.

Synthetische Pflanzenwuchsregulatoren

Mit Pflanzenwuchsregulatoren wie Daminozid und Paclobutrazol wird Cannabis dazu gebracht, schneller zu blühen und größere, dichtere Blütenstände zu bilden. Diese Chemikalien sind in den USA für Pflanzen, die für den menschlichen Verzehr bestimmt sind, verboten. Daminozid gilt laut der US-Regierung sogar als möglicherweise krebserregend für den Menschen. Ein paar skrupellose Hersteller von Cannabis-Düngern haben diese Wachstumsregulatoren dennoch in ihre Produkte gemischt, ohne sie auf den Etiketten zu erwähnen. Bei sehr großen Blütenständen von Cannabis aus Indoor-Anbau sollte man immer misstrauisch sein, weil sie häufig das Resultat dieser illegalen »Pflanzensteroide« sind. Wenn ein Blütenstand aus dem Gewächshaus zu groß wirkt, um normal zu sein, ist die Blüte womöglich giftig.

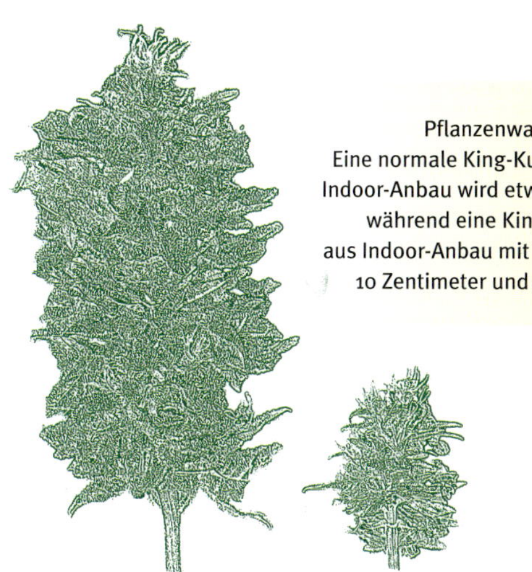

Pflanzenwachstumsregulatoren: Eine normale King-Kush-Blütentraube aus Indoor-Anbau wird etwa 4 Zentimeter groß, während eine King-Kush-Blütentraube aus Indoor-Anbau mit Wachstumsregulator 10 Zentimeter und größer werden kann.

Pathogene Schimmelpilze und Bakterien

Im Gegensatz zu Echtem Mehltau und Grauschimmel sind die gefährlichen Schimmelpilze, die Cannabis befallen können, mit dem bloßen Auge kaum zu erkennen. Um *Aspergillus, Fusarium* oder *Penicillium* zu finden, bedarf es laborchemischer Tests. Alle diese gefährlichen Schimmelpilze entstehen durch falsches Trocknen, nicht durch schlechte Anbaubedingungen. Die bedrohlichen, krankheitserregenden Schimmelpilze befallen das feuchte, frisch geerntete Cannabis. Sie werden als opportunistische Pilze bezeichnet, weil sie vermoderndes Pflanzenmaterial angreifen. Insbesondere befallen sie Cannabis, das während des Trocknungsprozesses zu lange feucht bleibt. Diese pathogenen Pilze greifen normalerweise Cannabis mit 15- bis 22-prozentigem Wassergehalt an. Richtig getrocknetes Cannabis enthält zwischen acht und zwölf Gewichtsprozent Wasser. Um den Befall mit diesem Lagerungsschimmel zu vermeiden, ist es am wichtigsten, geerntetes Cannabis schnell genug zu trocknen, sodass es möglichst kurz in der feuchten »Gefahrenzone« – die Zeit, die die Pflanze braucht, um 15 Prozent Wassergehalt zu erreichen – verbleibt. Die größte Gefahr, die von pathogenen Schimmelpilzen ausgeht, ist Aflatoxin, ein von bestimmten *Aspergillus*-Pilzen produziertes Gift. Aflatoxine sind nicht nur toxisch, sondern auch in hohem Maße krebserregend. Auf Cannabis sind sie sehr selten und durch gewissenhaftes Trocknen und Lagern leicht zu vermeiden.

Gefährliche Bakterien wie *Staphylococcus* und *E. coli* finden sich ebenfalls gelegentlich auf Cannabis. Sie gelangen durch Kontakt mit dem Menschen auf die Pflanzen. Einfaches, aber gründliches Händewaschen ist alles, was erforderlich ist, um diese gefährlichen Bakterien in Schach zu halten.

Anaerobe Bakterien sind auf Cannabis sehr selten, weil sich die Pflanzen kaum unter sauerstoffarmen Bedingungen befinden, in denen diese Bakterien gedeihen. Es gibt aber auch hier Ausnahmen. Olivenöl, das mit ganzen, rohen Cannabis-Blütentrauben versetzt ist, kann ein anaerobes Klima schaffen, das zur Botulismus-Vergiftung führen könnte.

Ungeziefer

Sichtbare Schädlinge auf getrockneten Cannabis-Blüten deuten auf schlechte Anbautechniken und in der Folge auf Präparate minderer Qualität hin. Diese Schädlinge können Cannabis-Pflanzen schwächen, töten und die Wirkung des Endprodukts mindern.

Konventionelle versus biologische Produktion von medizinischem Cannabis

Beim konventionellen Cannabis-Anbau werden chemische Düngemittel und synthetische Pestizide eingesetzt. Die biologische Herstellung hingegen verwendet Mist und Kompost zum Düngen sowie Pflanzenextrakte und nützliche Insekten gegen Schädlinge. Die konventionelle Landwirtschaft setzt auf synthetische Herbizide zur Unkrautbekämpfung, während man im biologischen Anbau durch Fruchtwechsel, Fräsen und Mulchen sowie die wohlüberlegte Ausbringung von pflanzlichen Herbiziden dem Unkrautwachstum vorbeugt. Üblicherweise wird angenommen, dass die organische Produktion von pflanzlichen Heilmitteln, darunter auch Cannabis, die bessere Wahl ist.

In letzter Zeit gewinnen bei der Kultivierung von medizinischem Cannabis andere Ansätze der biologischen Landwirtschaft an Akzeptanz. Beim veganen Anbau (»Veganics« genannt) werden ausschließlich pflanzliche Nährstoffe und Schädlingsbekämpfungsmittel verwendet. Bei der nichttoxischen Kultivierung von Cannabis werden keinerlei Toxine, weder synthetische noch organische, benutzt. Die ideale Methode, medizinisches Cannabis zu produzieren, ist jene, bei der das Endprodukt keinerlei Spuren von irgendetwas außer Cannabis aufweist: keine Nährstoffrückstände, keine Zusätze und keine Reste von was auch immer.

Die Bekämpfung von Spinnmilben, den häufigsten Schädlingen auf Cannabis aus dem Indoor-Anbau, kann sehr schwierig sein, wenn sie sich einmal eingenistet haben. Die meisten Züchter, die Cannabis in Innenräumen oder Gewächshäusern anbauen, haben irgendwann einmal mit Spinnmilben zu tun. Sie mindern die Qualität der Wirkstoffe, weil sie die Pflanze schwächen, indem sie ihre Fähigkeit, medizinisches Harz zu bilden, beeinträchtigen. Spinnmilben pflanzen sich derart schnell fort, dass ihre Population innerhalb weniger Wochen geradezu explodiert, bis auf jeder Pflanze Tausende von Milben sitzen.

In den 1970er-Jahren kursierte unter Cannabis-Anbauern der Mythos, dass Spinnmilben schon beim Schlüpfen lebensfähige Eier in sich tragen. Heute weiß man mehr über diese Milben, und einem Befall kann durch Hygienemaßnahmen vorgebeugt werden.

Weichhautmilben sind extrem kleine Milben, gerade einmal 0,3 Millimeter groß. Sie befallen über 60 Pflanzenarten, darunter auch Cannabis. Da sie so winzig sind, werden sie manchmal von Cannabis-Züchtern übersehen, wenn diese die Pflanzen untersuchen, und schreiben die entstandenen Schäden fälschlicherweise einem Virus zu.

Ungeziefer wie Trauermücken produzieren Larven, die die Cannabis-Wurzeln angreifen und die Pflanze schwächen können. Ausgewachsene Exemplare bleiben am Trichomharz kleben und haften an der fertig ausgebildeten Blüte. Thripse sind hüpfende Insekten, die den Pflanzensaft aufsaugen und die Cannabis-Pflanze schwächen. Es gibt nicht weniger als fünf unterschiedliche Arten von Thripse, die Cannabis angreifen können.

Die vier wichtigsten Schädlinge, die Cannabis-Züchtern Probleme bereiten können, sind Spinnmilbe, Thrips, Weichhautmilbe und Trauermücke mit ihrer Larve. Alle in Innenräumen gezogenen Pflanzen laufen Gefahr, von mindestens einem dieser Ungeziefer befallen zu werden. Cannabis-Pflanzen, die längere Zeit von diesen Schädlingen befallen sind, werden erheblich geschwächt, und ihre Blüten verlieren an Potenz. Pflanzen aus dem Freiluftanbau können von Schnecken, Blattläusen, Raupen und Mottenschildläusen heimgesucht werden.

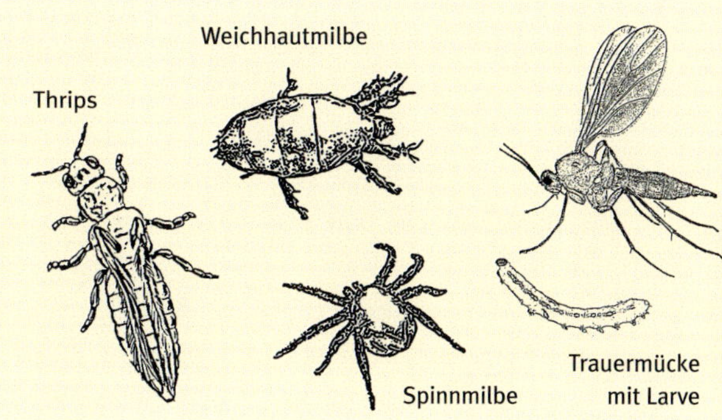

Eine von Schädlingen befallene Anpflanzung kann die Züchter dazu verleiten, Toxine einzusetzen, die für medizinisches Cannabis nicht verwendet werden sollten. Es empfiehlt sich, Cannabis-Präparate von Züchtern zu beziehen, die wissen, dass zu einer vernünftigen Schädlingskontrolle Präventivmaßnahmen gehören, um Ungeziefer zu eliminieren, ehe sie zum ernsten Problem werden.

Haare

Die häufigsten Verfälschungsmittel in medizinischem Cannabis sind Tierhaare, die an den harzigen Blütenständen kleben bleiben, an zweiter Stelle im Verfälschungs-Derby stehen Menschenhaare. Weil manche Züchter ihre Haustiere in der Nähe herumlaufen lassen, wo sie das geerntete Cannabis trimmen (beschneiden) und verarbeiten, stellen Haare nach wie vor ein Problem dar. Patienten sollten Präparate mit Tierhaaren rundweg ablehnen, denn wenn sie diese annehmen, übermittelt dies den Händlern die falsche Botschaft. Jeder, der Cannabis trimmt, sollte ein Haarnetz und langärmelige Kleidung tragen, um die Kontamination der Präparate mit seinen Haaren zu vermeiden.

Ausgefallene Verfälschungsmittel

Es kursieren zahlreiche Geschichten über seltsame Dinge, die in Tüten mit medizinischem Cannabis gefunden wurden, von der beängstigenden Rasierklinge in einer 1-Pfund-Packung, die wohl ein unvorsichtiger Beschneider vergessen hatte, bis zu einem kleinen Brokkoliröschen, das irgendwie ins 1-Unze-Päckchen eines Patienten geraten war. Bei Fundstücken wie lebendigen Spinnen oder Schrotkugeln wird deutlich, dass das Gewerbe für medizinisches Cannabis noch immer keine reglementierende Aufsicht hat wie andere landwirtschaftliche Betriebe. Das heißt, dass auch künftig wohl hie und da mit unwillkommenen Überraschungen zu rechnen ist.

Verderb und ungenaue Etikettierung von Edibles

Essbare Cannabis-Produkte wie Kekse und Schokolade können verderben, und die meisten tun dies auch, wenn man ihnen genügend Zeit lässt. Achten Sie bei diesen Produkten auf Herstellungs- und Verfallsdatum. Und setzen Sie Ihren gesunden Menschenverstand ein: Wenn sich ein selbst gebackener Keks nur eine Woche hält, warum sollte das bei einem Cannabis-Keks anders sein? Das häufigste Problem bei Edibles ist die trügerische Etikettierung, die zur Überdosierung verleiten kann. Wenn auf dem Etikett steht: »4 ×«, nimmt man an, dass »×« einer Dosis entspricht. Aber was ist eine Cannabis-Dosis? Die Antwort lautet: Es gibt keine Standarddosis. Einige Hersteller von Cannabis-Esswaren geben als Dosis 50 oder 25 oder aber zehn Milligramm THC an. Tatsächlich variiert jedoch die Dosierung von Patient zu Patient, und man kann sie nicht verallgemeinern. 50 Milligramm können für den einen eine einzelne Dosis sein, für einen anderen aber vielleicht nur zehn. Unterstützen Sie die Fabrikanten, die auf ihren Etiketten detaillierte Informationen über die Menge an Cannabinoiden im Produkt angeben. Am sichersten ist es, aus den Angaben die Menge zu berechnen, die fünf Milligramm THC enthält, und mit dieser Dosis zu beginnen. Fünf Milligramm ist eine gute Ausgangsmenge, weil diese Dosis THC als untere Grenze der Psychoaktivität gilt und für kaum einen Patienten zu viel ist. Weiß der Patient erst mal, was mit einer Fünf-Milligramm-Dosis auf ihn zukommt, kann er die Dosierung nach und nach anpassen, um seine Beschwerden zu lindern.

Fälschungen und Nachbildungen

In den Cannabis-Apotheken in Kalifornien und Colorado sind nicht viele unverblümte Fälschungen zu finden. Häufiger sind hingegen falsch etikettierte Cannabis-Arten; meist geschieht dies aus Unkenntnis, aber manchmal auch in trügerischer Absicht, um minderwertige Sorten als bessere zu verkaufen. Synthetische Cannabis-Produkte indes sind in den USA und in Europa seit etwa zehn Jahren mehr und mehr im Kommen. Ein paar waren in den USA sogar für kurze Zeit legal, bis der freie Ladenverkauf dieser Waren zu ernsten Nebenwirkungen bei jungen Leuten führte, die mal »legal high« sein wollten. Ursprünglich wurden synthetische Cannabinoide in den 1990er-Jahren entwickelt – im Zuge der seriösen Bemühungen mehrerer Universitäten, Moleküle zu produzieren, die eine andere Wirkung hatten als die klassischen Cannabinoide der Cannabis-Pflanze. Die Forscher erkannten bald die drohenden Probleme, falls die Drogen unreguliert blieben, und warnten vor möglicherweise gefährlichen Nebenwirkungen. Bis 2010 gingen in den USA mehr als 10 000 Besuche in Notaufnahmen auf den Konsum dieser synthetischen Cannabinoide zurück. Anders als natürliche Cannabinoide werden nur sehr wenige dieser synthetischen Cannabinoide in größerem Rahmen von Menschen konsumiert, und sie wurden nicht auf ihre Sicherheit hin untersucht. Wahrscheinlich werden

Cannabinoide werden mittels der Chromatografie identifiziert (qualifiziert) und mithilfe eines Massenspektrometers gemessen (quantifiziert).

Cannabinoid-Potenz

Die gängigste Form der analytischen Untersuchung von Cannabis richtet sich auf die Wirksamkeit der Cannabinoide. Diese Potenztests tragen dazu bei, dass Ärzte und Patienten die individuelle Dosierung berechnen können. Nahezu alle Labortests werden mit chromatografischen Instrumenten durchgeführt. Mittels der Chromatografie wird die Auftrennung der Moleküle, basierend auf Unterschieden in ihrer Struktur und Zusammensetzung, untersucht. Stellen Sie sicher, dass Ihr Testlabor unabhängig kontrollierte Testmethoden verwendet.

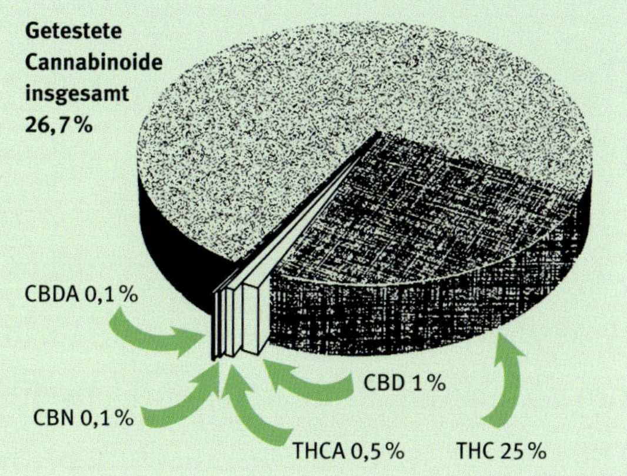

angesichts der bereits beobachteten Nebenwirkungen auch keine klinischen Studien am Menschen durchgeführt.

Qualitätssicherung von medizinischem Cannabis – analytische Tests

Die gängigste Form analytischer Untersuchungen von Cannabis bezieht sich auf die Wirksamkeit seiner Cannabinoide, die mittels eines Verfahrens namens Chromatografie analysiert wird. Dabei wird ein Stoffgemisch aufgetrennt, indem eine präparierte Materialprobe in Form einer Flüssigkeit oder eines Gases in ein Medium eingebracht wird, in dem sich die chemischen Komponenten in der Mischung unterschiedlich bewegen. Anhand ihrer Bewegungsart werden sie dann identifiziert. Die Moleküle interagieren unterschiedlich mit dem Medium, das die verschiedenen Moleküle separiert und sie aufgrund ihrer Interaktionen mit dem Medium separiert. Die Moleküle, die stärker mit dem Medium interagieren, neigen dazu, es langsamer zu passieren als jene mit schwächeren Interaktionen. Auf diese Weise können verschiedene Molekülarten in der Lösung separiert werden. Chromatografische Auftrennungen können mit unterschiedlichen Medien durchgeführt werden, zum Beispiel mit Siliziumdioxid auf Glasträgern, flüchtigen Gasen, Papier und Flüssigkeiten. In letzter Zeit verwenden die Cannabis-Labors am häufigsten Gase und Flüssigkeiten für die Chromatografie.

Mit der Chromatografie kann man testen, welche Cannabinoide und Terpenoide, beispielsweise THC oder CBD, in einer Cannabis-Probe vorhanden sind. Mithilfe eines anderen Instruments wie etwa eines Massenspektrometers wird ermittelt, wie viel von einer bestimmten Substanz enthalten ist.

Der wichtigste Test von medizinischem Cannabis ist die Sicherheitskontrolle auf pathogene Pilze, Bakterien und Pestizidrückstände. Um Pilze und Bakterien aufzuspüren, setzt man häufig Kulturplatten ein, die mit Cannabis-Proben geimpft werden, während Pestizide mittels Chromatografie zu finden sind.

Formen von Cannabis

In ariden Klimazonen wie Afghanistan und der Bekaa-Ebene im Libanon wird das geerntete Cannabis seit Jahrhunderten getrocknet und gesiebt, um die Cannabinoid-reichen Drüsenköpfchen zu gewinnen. Dieses Harzpulver wird zu Haschisch gepresst. In Indien werden ganze Felder von unbestäubten weiblichen Cannabis-Blüten kultiviert, um daraus *Ganja,* ein starkes Marihuana-Präparat aus getrockneten Blüten, herzustellen. In den 1960er-Jahren brachten Hippies, die aus Indien zurück nach Kalifornien kamen, diese indische Produktionsmethode von samenlosem Cannabis mit und nannten sie *Sinsemilla* (siehe S. 26 ff.).

Von *Ganja* bis *Sinsemilla* – von Indien bis ins Humboldt County

Alle medizinischen Cannabis-Pflanzen in den USA, Europa und Israel sind samenlose weibliche Exemplare. Unbestäubt produzieren samenlose Blüten der weiblichen Cannabis-Pflanze viel mehr medizinisches Harz. Weibliche Blüten, die mit dieser Technologie produziert werden, werden *Sinsemilla* genannt beziehungsweise *Ganja* in Südasien, wo die Methode herkommt. Das Verfahren, die weibliche Bestäubung zu verhindern, die im frühen 19. Jahrhundert in Indien entwickelt wurde, besteht darin, alle männlichen Pflanzen auszusortieren, ehe sie Pollen freisetzen. In den USA wurde die Methode Ende der 1960er-Jahre eingeführt, und in den späten 1970er-Jahren war sie in allen Ländern des Westens weitverbreitet. Auch heute wird die Technik, samenloses Cannabis zu produzieren, eingesetzt – vom Manali-Hochland in Nordindien bis zu den Hightech-Gewächshäusern von *GW Pharmaceuticals* in einer militärischen Forschungseinrichtung in Großbritannien.

Trichom-beladene weibliche Blüte

Die relativen Wuchshöhen der beiden Cannabis-Arten bei den drei unterschiedlichen Anbaumethoden. Da die Höhe von vielen Faktoren abhängt, sind hier Durchschnittswerte angegeben.

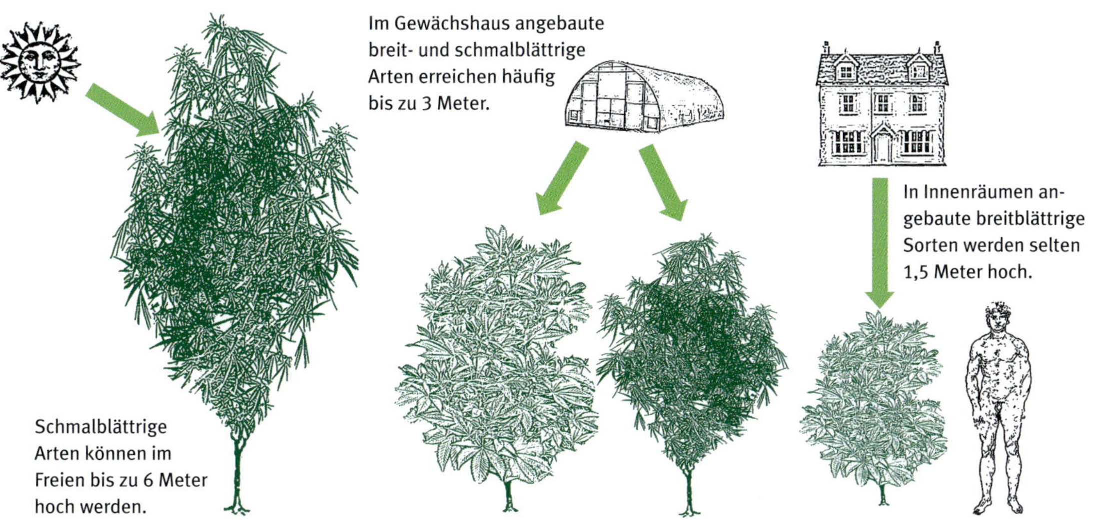

In Afghanistan wandte in den frühen 1970er-Jahren die *Brotherhood of Eternal Love,* eine Gruppe von Schmugglern, ursprünglich Surfer aus dem kalifornischen Huntington Beach, in Kalifornien entwickelte Extraktionstechniken an, um aus afghanischem Haschisch hochkonzentriertes Öl zu gewinnen. Da es höher konzentriert war, konnte man Haschisch-Öl leichter schmuggeln als konventionelles Haschisch. 40 Jahre später sollte diese Innovation unter den Cannabis-Patienten an der Westküste den »Dabbing«-Boom – Dabbing ist das Inhalieren von verdampfendem Cannabis-Öl – auslösen.

Blüten

In Kalifornien werden viele im Freien angebaute Cannabis-Sorten im September und Oktober geerntet, manche tropische Arten blühen sogar erst zur Wintersonnenwende. Nach der Ernte werden die Blüten sorgfältig getrocknet und manikürt, wobei die überflüssigen Blätter abgeschnitten werden. Was nun aber »überflüssig« ist, ist umstritten – manche Patienten wollen, dass alle Blätter entfernt werden, andere beharren darauf, dass die Blätter intakt bleiben, weil dies die empfindlichen Trichome schütze. Die »richtige« Vorgehensweise hängt davon ab, ob die Kosten für die Bewahrung dieser Blätter ein Problem darstellen. Wenn Geld keine Rolle spielt, werden die kleineren Blätter drangelassen, um die Blüten zu schützen. Bleiben diese Blätter intakt, ist es unwahrscheinlicher, dass die Trichome an der getrockneten Blüte aufbrechen, wodurch sie schneller verderben würde.

Freilandkulturen

Cannabis liebt die Sonne. Die Cannabis-Pflanze gedeiht im Freien von Alaska bis Brasilien, von Vietnam bis Ost-Turkestan und bis ins Humboldt County in Kalifornien. Zahlreiche indigene Cannabis-Arten, *landraces* (»Landsorten«) genannt, haben sich in vielen Ländern der Erde an die jeweiligen klimatischen Bedingungen angepasst. Diese Arten haben eine weit größere Bandbreite an Charakteristika als die gewöhnlichen medizinischen Sorten, die zurzeit in den USA angebaut werden. Einige tropische Cannabis-Arten, etwa thailändische oder kolumbianische, sind erst Wochen nach der Wintersonnenwende erntereif. Diese tropischen Sorten sind zur Erntezeit häufig extrem hoch, was den Indoor-Anbau zumindest problematisch, im schlimmsten Fall unmöglich macht. Das Verbot von Cannabis sorgte dafür, dass kleinere Arten mit kürzeren Reifezeiten populärer wurden, ganz einfach, weil sie sicherer anzubauen waren als ihre tropischen Verwandten. Darüber hinaus können diese schnell blühenden Cannabis-Sorten in viel höheren Lagen gezüchtet werden, weil sie vor dem ersten Frost erntereif sind.

Im Freien können Cannabis-Pflanzen über sechs Meter hoch werden, und eine Pflanze kann in einer einzigen jährlichen Ernte über 2,3 Kilogramm Blüten erbringen. Es wird vermutet, dass ein Vorteil der Outdoor-Kultivierung gegenüber dem Anbau in Innenräumen darin besteht, dass sie das ganze Spektrum des Sonnenlichts abbekommen und deshalb ganz bestimmte Terpene und vielleicht sogar seltene Cannabinoide produzieren. An den Outdoor-Cannabis-Pflanzen leben zwar durchweg mehr Bakterien und Schimmelpilze als an Indoor-Pflanzen, aber sie sind normalerweise auch gesünder und robuster. Zurzeit geht der Trend in den USA dahin, große Freilandkulturen in abgelegene Bergregionen oder Täler zu verbannen, wo die notwendige Diskretion die Größe der Pflanzen limitiert.

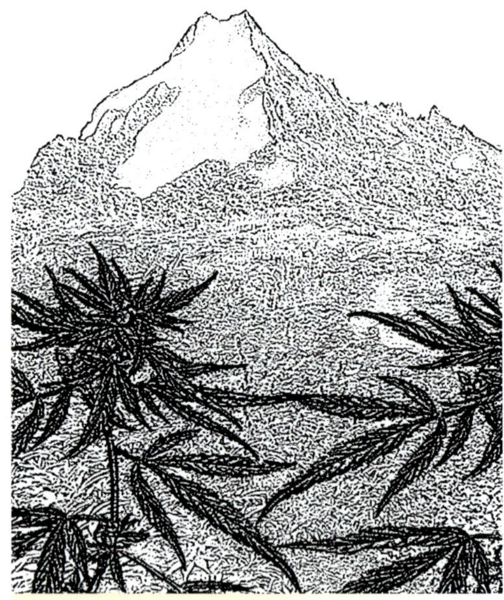

Einige Länder haben zu bestimmten Zeiten immense Cannabis-Mengen im Freien angebaut. An manchen Orten in entlegenen nepalesischen Tälern beispielsweise bedeckten in den frühen 1970er-Jahren Cannabis-Anbauflächen Hunderte von Hektar – die Pflanzen erstreckten sich, so weit das Auge reichte.

Freiland- und billigeres Cannabis werden zwar häufig in einen Topf geworfen, in Wahrheit ist jedoch das qualitativ hochwertigste Freiland-Cannabis den meisten Indoor-Kulturen ebenbürtig. Da jedoch das unter freiem Himmel gewachsene Cannabis von Natur aus mehr Mikroben und Pilze aufweist, ist Patienten mit Immunschwäche zu empfehlen, ausschließlich laborgetestete Cannabis-Präparate zu verwenden.

Gewächshauskulturen

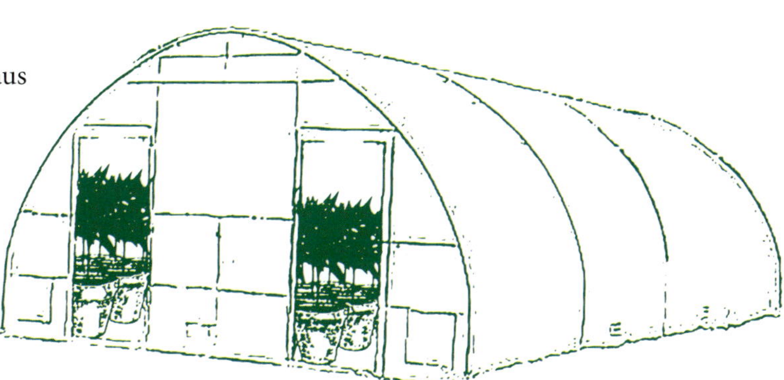

In einem sicheren Gewächshaus in der militärischen Forschungseinrichtung *Porton Down* im britischen Wiltshire kultiviert das Unternehmen *GW Pharmaceuticals* über 10 000 medizinische Cannabis-Pflanzen, aus denen *Sativex,* ein verschreibungspflichtiges sublinguales Spray, hergestellt wird, das in Europa und Kanada auf den Markt kommt. Ein Gewächshaus bietet mit seinen kontrollierten Anbaubedingungen den goldenen Mittelweg zwischen Indoor- und Outdoor-Kultivierung. Durch die zusätzliche elektrische Beleuchtung im Gewächshaus kann dort in den kurzen Tagen des englischen gemäßigten Winters selbst die am längsten blühende tropische Cannabis-Art gedeihen. In einem Gewächshaus können im Jahr bis zu drei Ernten eingefahren werden: eine konventionelle Freilandernte sowie zwei Indoor-Ernten aus kleineren Pflanzen, die mithilfe einer Kombination aus Wintersonne und zusätzlichem Licht produziert werden. Diese Vorgehensweise wird in den Niederlanden und in Kanada erfolgreich angewandt.

Anbau im Gewächshaus (oben): Diese Kultivierungsmethode könnte die Zukunft der Kultivierung von Cannabis-Blüten – wie von vielen anderen blühenden Pflanzen – bedeuten.

Indoor-Kultivierung (unten): Es ist nicht leicht abzuschätzen, wie viel hochwertiges Cannabis in den USA jährlich in Innenräumen produziert wird, die Menge könnte jedoch 1500 Tonnen übersteigen.

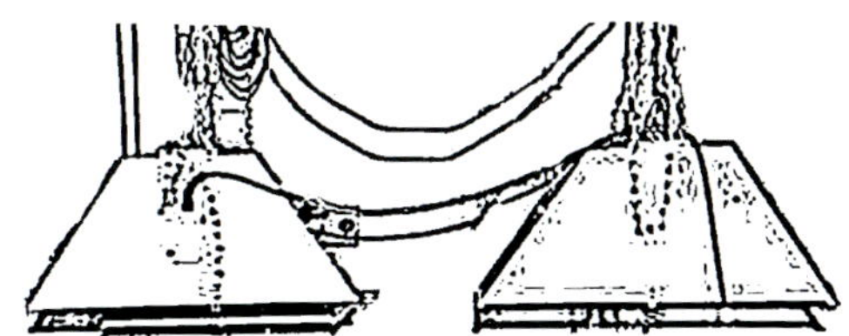

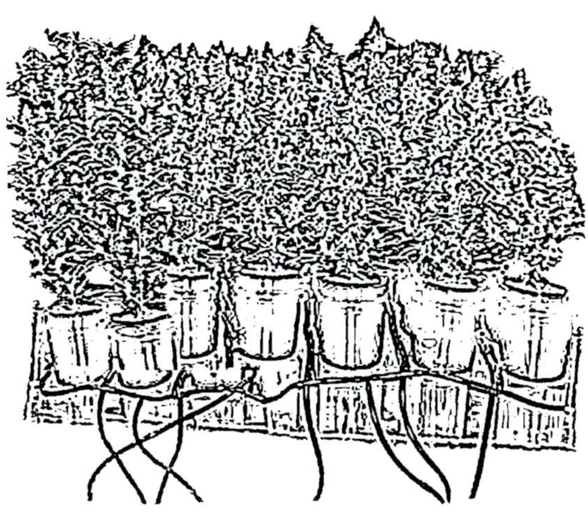

Indoor-Kultivierung

Der Indoor-Anbau wurde hauptsächlich des Cannabis-Verbots wegen entwickelt, weil es einfach viel schwieriger ist, in Häusern versteckte Kulturen zu entdecken als Outdoor- oder Gewächshaus-Anpflanzungen. Der Cannabis-Anbau im Haus ist zu einem gewaltigen Schwarzmarkt geworden. Läden für

Hydrokulturen findet man in jeder nordamerikanischen und europäischen Stadt. Dort gibt es Hunderte von Cannabis-spezifischen Nährstoffrezepturen zu kaufen. Der größte Vorteil der Indoor-Kultivierung besteht darin, dass die Cannabis-Blüten und ihre harzgefüllten Trichome geschützt werden können. In Innenräumen können die unverdorbensten Cannabis-Blüten gezüchtet werden, wenngleich nicht unbedingt die besten. Die konventionelle Indoor-Gartenbeleuchtung produziert ein eingeschränktes Lichtspektrum, das nicht an das des Sonnenlichts herankommt. Dieser Mangel wird für die limitierte Anzahl an chemischen Komponenten, die die Pflanzen unter künstlichen Bedingungen produziert, verantwortlich gemacht. Inzwischen gibt es Leuchtdioden (LEDs) und Plasmalampen, die das Spektrum der Indoor-Beleuchtung für die Cannabis-Kultivierung erweitern und das Sonnenlicht besser imitieren. Zudem sparen LED-Systeme Energie.

Klassifizierung von Cannabis-Blüten

Die Einteilung von Cannabis-Blüten ist recht einfach. Zuerst geht es um den Geruch. Hochwertiges Cannabis hat ein kräftiges Aroma: Es riecht selten grasartig, im besten Fall nach

Veredelung von Cannabis-Strains – die Natur optimieren

Kombiniert man zwei oder mehr Cannabis-Sorten, gewinnt man zuweilen interessante Mischungen, wodurch die medizinischen und psychoaktiven Effekte der einzelnen Sorten erheblich erweitert werden können. Das Cannabis-Verbot hat zu weniger Vielfalt geführt, da für den Indoor-Anbau geeignete Arten, die schnell blühen und klein bleiben, bevorzugt werden. Einige dieser Indoor-Pflanzen enthalten nach wie vor die chemischen Komponenten ihrer größeren tropischen Vorgänger. Schmalblättrige Varianten können beträchtliche Mengen an Terpinolen, einem nach Zitrusfrüchten duftenden Terpen, bilden, während breitblättrige Arten Ocimene produzieren. Indem man nun terpinolen- und ocimenreiche Sorten kombiniert, hat die daraus resultierende Mischung die medizinischen Charakteristika beider Varianten, kann aber synergistische Terpen-Cannabinoid-Effekte hervorrufen, die die beiden Strains für sich nicht auslösen können. Durch solcherlei Veredelung kann man einen Chemotyp von Cannabis produzieren, der in der Natur nicht vorkommt.

Für die Veredelung benötigt man zwei oder drei Sorten von ölhaltigen, gut getrockneten Blüten. Für die Berechnung der genauen Rezeptur können Laboranalysen hilfreiche Richtlinien bieten. Vor dem Verschneiden können die Mischungen mit einer Hand- oder Gewürzmühle grob zermahlen werden, sie dürfen jedoch nicht zu sehr bearbeitet werden. Durch das Mahlen kann Cannabis zwar schneller verderben, aber zerkleinerte Mischungen von sauberem Cannabis können in einen kleinen, luftdichten Behälter gepresst und bis zu einer Woche an einem dunklen, kühlen Platz aufbewahrt werden.

Ein paar Cannabis-Arten produzieren Phänotypen, deren Trichomspitzen kein Öl absondern. Diese Phänotypen tragen einen genetischen Defekt in sich, der sie daran hindert, funktionierende sekretorische Zellen zu bilden, um Cannabinoide und Terpene abzusondern.

einer Mischung aus Früchten, Gewürzen und – einzigartig bei hochwertigem Cannabis – ein bisschen nach Stinktier. Während Bier, das nach Stinktier riecht, verdorben ist, ist das bei Cannabis nicht der Fall, sondern es wird sogar besonders geschätzt. Dieses Aroma wird mit breitblättrigem *Indica*-Cannabis und Hybridformen dieser Art assoziiert. Sogar Faser-Cannabis-Züchtungen, die wegen ihres CBD-Gehalts von medizinischem Interesse sind, haben einen beißenden, grasigen Geruch. Cannabis, das wie frisch gemähter Rasen riecht, ist nicht gut getrocknet. Cannabis mit schwachem Duft ist alt oder war zu lange Hitze ausgesetzt, wodurch sich die Terpene verflüchtigt haben. Cannabis ganz ohne Geruch kann dennoch recht wirksam sein, weil Cannabinoide nicht riechen – haben sich die Terpene jedoch erst einmal verflüchtigt, geht auch ihr synergistisches Zusammenspiel mit den Cannabinoiden verloren. Kaum duftendes Cannabis hat eher generische, eintönige Effekte und ist selten medizinisch interessant.

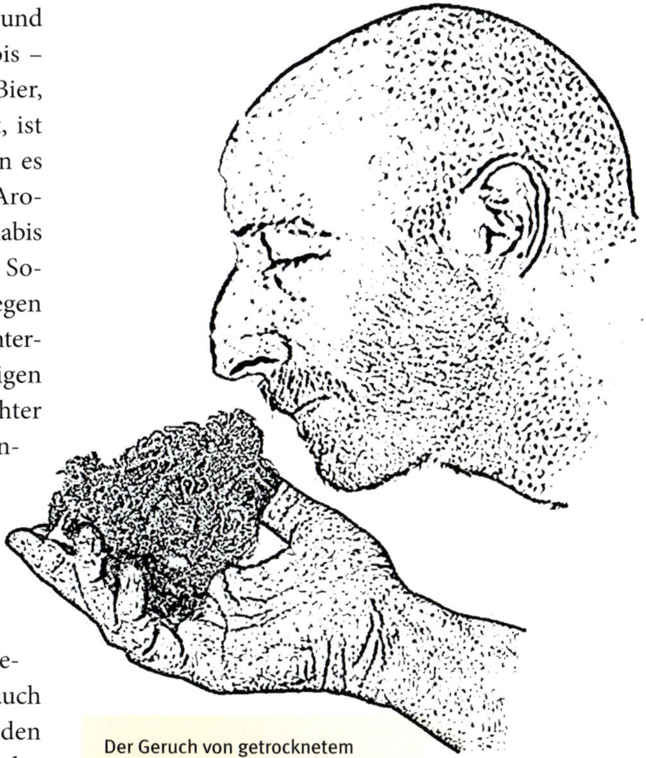

Der Geruch von getrocknetem Cannabis kann viel über die Qualität und insbesondere die zu erwartende Wirkung aussagen. Generell lässt sich sagen: Je stärker das Aroma, umso besser das Cannabis und desto spezifischer die Wirkung. Der Geruch verblasst im Lauf der Zeit, weil die Terpene verdunsten, und die Effekte werden generisch.

Die zweite Möglichkeit, Cannabis zu klassifizieren, betrifft äußere Kennzeichen. Für die visuelle Untersuchung braucht man allerdings eine 10- bis 20-fach vergrößernde Linse oder Lupe. Sonnenlicht ist die beste Lichtquelle, weil es jede Einfärbung sichtbar macht. Die Farbe des Pflanzenmaterials variiert von Dunkel- bis Hellgrün, mit Gold-, Gelb- und selten Rotstichen. Ein paar Cannabis-Sorten produzieren Anthocyane, das sind Pigmente, die für eine Violett- oder Blaufärbung sorgen. Eigentümliche Verfärbungen oder eine Braunfärbung können darauf hinweisen, dass das Cannabis verdorben ist.

Die Sichtprüfung kann Sicherheitstests im Labor nicht ersetzen, sie kann aber grundsätzliche Fehler beim Anbau erkennen.

Indikatoren für hochwertiges Cannabis sind die Größe und die Dichte der Trichom-Drüsenköpfchen. Die Trichome sollten kleine Köpfchen mit Cannabinoid- und Terpenoid-Öl haben, die von speziellen Zellen an der Spitze der Trichome abgesondert werden. Achten Sie auf große, intakte Trichomköpfchen – je mehr davon vorhanden sind, umso besser. Die meisten dieser Köpfchen sollten klar sein, einige aber auch milchig. Bernsteinfarbene Köpfchen weisen darauf hin, dass das Cannabis vermutlich erst nach der Reife geerntet wurde. Helle, weiße Ranken auf den Zuckerblättern, den winzigen, von Trichomen überkrusteten Blättern rund um die Blüten, sind normalerweise Anzeichen von Echtem Mehltau, und grauer Flaum weist auf Grauschimmel an den Blütenständen hin. Brechen Sie nach Möglichkeit einen Blütenstand auf, um ihn nach sichtbarem Schimmel zu untersuchen. Klopfen Sie ihn auf ein weißes Blatt Papier, um eventuell vorhandene andere Schimmelsporen herauszulösen, die auf dem weißen Papier besser zu sehen sind. Auch mit der Lupe können einige Schädlinge erkannt werden, da sich Blattläuse, Milben und Mücken leicht im klebrigen Trichomharz verfangen.

In richtig getrocknetem und bearbeitetem Cannabis sollten die kleineren Stängel der Pflanze, die vom Hauptstängel abzweigen – manchmal »Grätenstängel« genannt –, glatt durchbrechen, wenn man sie abknickt.

Die dritte Möglichkeit, Cannabis zu beschreiben, betrifft seine Konsistenz, wie es sich also *anfühlt*. Hierfür ist das Aushärten entscheidend, womit das richtige Trocknen des geernteten Cannabis gemeint ist, um Chlorophyll, Carotinoide und andere chemische Komponenten aufzuspalten. Die Technik des Aushärtens wurde an anderen Pflanzen, beispielsweise Tabak, entwickelt. Bei Cannabis verbessert es das Aroma beim Rauchen entscheidend. Das Wichtigste beim richtigen Aushärten ist das Motto *»low and slow«* (»ruhig und langsam«). Der erste Trocknungsprozess sollte relativ schnell vonstatten gehen, um den Wassergehalt der Pflanze unter 15 Prozent zu bekommen. Danach beginnt das Aushärten mit dem Ziel, den Wassergehalt auf acht bis neun Prozent zu reduzieren, dabei aber so viel essenzielles Öl wie möglich zu erhalten. Bestimmte Cannabis-Sorten wie OG Kush profitieren von einem Monat langsamen Aushärtens erheb-

Weisheiten und Unsinniges aus dem Cannabis-Untergrund

Im Marihuana-Untergrund gibt es unterschiedlichste Auffassungen davon, was hoch- beziehungsweise minderwertiges Cannabis ausmacht. In den 1970er-Jahren, als den Cannabis-Züchtern noch keine Laboruntersuchungen zur Verfügung standen, lautete eine Daumenregel, dass ein pfeffriges Aroma auf hochwirksames Cannabis schließen ließ. Legendäre Sorten wie Punta Roja aus Kolumbien und Panama Red dufteten intensiv nach Pfeffer. Heute wissen wir, dass der Pfeffergeruch in Wahrheit von Beta-Caryophyllen, dem Hauptbestandteil des Öls in schwarzem Pfeffer, herrührt.

Während des Vietnamkriegs wurde angenommen, dass Thai Sticks – Cannabis-Blüten aus Südostasien, die zusammen mit Faserfäden an einen kurzen Bambusstab gebunden wurden – in Opium getaucht würden, was ihre hohe Wirkstärke erklären könnte. Es ist zwar möglich, dass einige thailändische Marihuana-Sorten mit Nebenprodukten der Opium- oder Heroin-Produktion im Goldenen Dreieck aus Thailand, Burma und Laos eingesprüht wurden, wahrscheinlicher ist es jedoch, dass Leute, die dieses hochwirksame thailändische Cannabis konsumierten, nur dachten, es sei verfälscht worden. Tatsächlich war thailändisches Cannabis einfach stärker als alles, was diese Leute je ausprobiert hatten. Tropisches schmalblättriges Cannabis ist extrem psychoaktiv und häufig fünf- bis zehnmal stärker als kommerzielles mexikanisches Cannabis, das während dieses Krieges am weitesten verbreitet war. Eine Variante dieses Irrglaubens betraf schwarzes Haschisch, das manchmal eine weiße Schicht aufwies, die angeblich aus Opium bestand. In Wahrheit war diese weiße Substanz Schimmel, der sich auf minderwertigem, von Hand geriebenem Haschisch bildet. Opium brennt nicht wie Haschisch und wird nur höchst selten damit kombiniert.

In seinen Charakterisierungen von hochwertigem Cannabis hatte der Untergrund aber recht. Hohe Trichomdichte wurde als »kristallreich« bezeichnet – ein exzellenter Indikator für hochwertiges Cannabis. Andere, mit dem Geschmack verbundene Assoziationen waren »Harz«, »Zitrusfrucht« und »Mango«, womit Pinen, Limonen oder Terpinolen beziehungsweise Myrcen umschrieben wurden (siehe S. 58 ff.). Und diese Beschreibungen entstanden Jahrzehnte vor Einführung der Headspace-Analyse (Dampfraumanalyse), mit der diese Terpene ermittelt werden konnten.

lich. Hochwertiges, gut ausgehärtetes Cannabis ist ölig, knackt aber beim Zerbrechen. Der Geruch von zerbrochenem Cannabis sollte intensiv und schwer sein.

Das vierte Charakteristikum ist der Geschmack des Rauchs. Beim ersten Inhalieren sollte das Cannabis blumig und würzig schmecken, ohne bitteren oder »chemischen« Nachgeschmack. Ein seltsamer Nachgeschmack weist normalerweise auf Nährstoffrückstände hin. Bei hochwertigen Cannabis-Blüten werden diese Inhaltsstoffe bereits vor der Ernte entfernt. Ein guter Trick, um den Geschmack des Rauchs zu beurteilen, besteht darin, in eine saubere Glaspfeife so viel Cannabis zu geben, wie für zwei Inhalationen reicht. Inhalieren Sie einmal, atmen Sie aus und spüren Sie nach, wie lange der blumige Geschmack anhält. Der Rauch von gutem Cannabis bleibt über 15 Minuten am Gaumen. Aber hervorragendes Cannabis erkennt man daran, dass auch beim zweiten Inhalieren der blumige Geschmack dominiert. Die meisten mittelklassigen Cannabis-Sorten schmecken beim zweiten Inhalieren verbrannt.

Auch mit einem Vaporizer kann man die Cannabis-Qualität beurteilen. Der Dampf von getrockneten Cannabis-Blüten sollte ausgiebig sein und sehr blumig schmecken, ohne jede Spur von Strenge oder »chemischem« Nachgeschmack.

Laboranalysen auf den Terpenoid- und Cannabinoid-Gehalt sind der letzte Schritt bei der Einschätzung der Cannabis-Qualität. Es empfiehlt sich immer, Laborergebnisse der jeweiligen Sorte mit direktem Augenschein und der eigenen Erfahrung zu vergleichen.

Haschisch und Kif – Trocken- oder Wasserextrakte

Das hochwertigste Haschisch kann bis zu 55 Prozent THC (Trockengewicht) enthalten. Viele Länder, die traditionell im großen Rahmen Cannabis anbauen, wie der Libanon oder Marokko, verarbeiten weniger die getrockneten Blüten, sondern produzieren Extrakte aus ihren Cannabis-Ernten. Mit diesen Extrakten werden Cannabinoide und Terpene von weniger potenten Sorten angereichert, wodurch sehr starkes Haschisch entsteht. In westlichen Ländern werden in Zukunft wohl ebenfalls weniger Trockenblüten und mehr Extrakte verarbeitet werden. Der Vorteil richtig produzierter Cannabis-Extrakte ist der reine, reichhaltige Geschmack beim Rauchen oder Vaporisieren. Noch haben, wie Robert Connell Clarke in seinem Buch *Hashish!*[1] schreibt, nur wenige Menschen Weltklasse-Cannabis-Extrakte probiert, weil diese sehr schwierig herzustellen sind. In vielen Regionen mit Traditionen in der Haschisch-Produktion werden verschiedene Cannabis-Sorten in großer Menge zusammengefasst, um daraus Haschisch zu produzieren. Mit dem Aufkommen der Indoor-Kultivierung haben sich kleinere Produzenten auf Haschisch aus einer einzigen Cannabis-Art spezialisiert. In diesen sortenreinen Extrakten verdichten sich die individuellen Merkmale des jeweiligen Cannabis-Chemotyps. Die Sorten können auch gemischt werden, um vielfältigere Effekte hervorzurufen – ähnlich den Mischungen aus getrockneten und gemahlenen Cannabis-Blüten. Haschisch muss immer unter hygienischen Bedingungen hergestellt und sorgfältig gelagert werden, um Schimmelbildung und Fäulnis zu vermeiden.

Laut Clarke galt »schlaggepresstes« (»bat-pressed«) Primo-Haschisch, das in den frühen 1970er-Jahren in Afghanistan produziert wurde, als das feinstgesiebte Haschisch.[2] Dafür wird das Harz mit Cricket-Schlägern zu feinstem Pulver gepresst.

In Nepal und Indien werden die blühenden Spitzen der Cannabis-Pflanzen zwischen den Handflächen gerollt, um ihr Harz herauszureiben. Durch die Reibung und die entstehende Wärme bleibt das Harz an den Händen kleben. Es wird dann gerollt und in Kügelchen aus duftendem Haschisch von den Handflächen gekratzt.

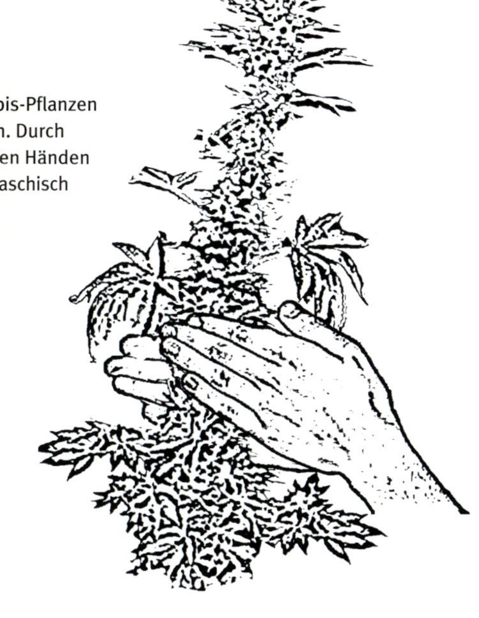

Gerolltes Haschisch

In feuchtwarmem Klima angebautes Cannabis wird niemals so trocken, dass man gesiebtes Haschisch herstellen könnte. Deshalb werden in Ländern wie Indien und Nepal in kleinem Rahmen Cannabis-Extrakte durch das Reiben von Hand produziert, wobei das Harz an den Händen kleben bleibt. Im Westen wird Haschisch trocken gesiebt, nicht mit den Händen gerieben – hauptsächlich weil dort kaum jemand gewillt ist, seine Hände so abzuhärten, dass das Harz nach dem Reiben von den Handflächen gekratzt werden kann.

Rollt man die reifen Blüten von frischen Cannabis-Pflanzen, sind die Handflächen schnell von Harz überzogen. In Indien wurde mit dieser Technik das erste konzentrierte Cannabis, *Charas,* hergestellt. In den Himalaya-Ausläufern von Indien und Nepal wird *Charas* zu Haschisch-Kugeln namens Manali Temple Balls und Nepal Temple Balls geformt. Im Westen kratzt man beim Trimmen der Cannabis-Blüten das Harz von den Werkzeugen und den Fingern, um daraus eine Art gerolltes Haschisch, *scissor hash* genannt, zu produzieren.

Gesiebtes Haschisch

Sehr trockene Cannabis-Blüten können durch ein feines Netz gesiebt werden, um Harzpulver zu gewinnen, das in Kaschmir *garda* oder *gurda* genannt wird. Die Trichom-Drüsenköpfchen fallen durch die Löcher, während die Stängel und anderes pflanzliches Material im Sieb verbleiben. Die

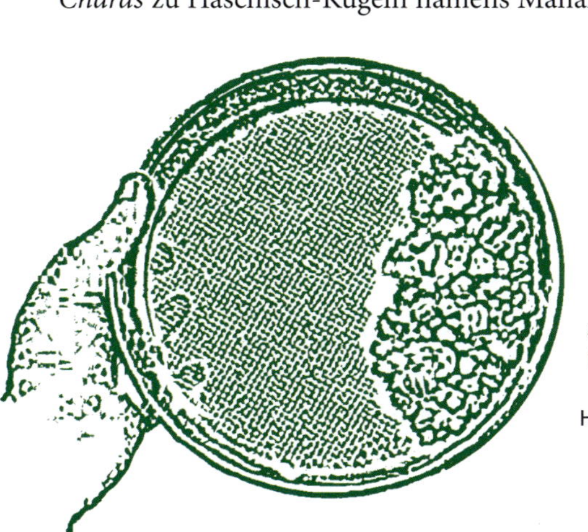

Für das beste Ergebnis müssen die Cannabis-Pflanzen vor dem Sieben sehr gut getrocknet werden. Dann werden sie zunächst zerstoßen und die gröberen Stiele und Stängel entfernt. Jede Portion kann dann mehrere Dutzend Male gesiebt werden, um das feinste Harzpulver zu gewinnen. Das ideale Harzpulver beinhaltet ausschließlich Trichom-Harzköpfchen.

Drüsenköpfe bilden den Hauptanteil von hochwertigem Cannabis-Harzpulver. Für das Sieben eignet sich kühles, trockenes Klima am besten, weshalb gesiebtes Haschisch in den Hochtälern Pakistans, Afghanistans, des Libanon und Marokkos produziert wird. Die Siebung ist eine besonders gute Methode, um Haschisch herzustellen, weil dabei die Cannabis-Drüsenköpfchen intakt bleiben und die Cannabinoide und Terpenoide vor dem Oxidieren oder Verflüchtigen geschützt sind. Danach wird das Harzpulver (Kif) normalerweise sanft erhitzt und sofort zu Haschisch-Blöcken gepresst. Für die meisten Haschisch-Liebhaber ist fein gesiebtes Haschisch die ultimative Cannabis-Form.

Wasser- und Eis-Haschisch

In den 1970er-Jahren entstand eine Technik, die Drüsenköpfchen und Harz mithilfe von kaltem Wasser und/oder Eis aus dem Cannabis herauszieht. Getrocknetes Cannabis wird in sehr kaltes Wasser getaucht, wodurch die Trichomstängel und Harzköpfchen spröde werden. Wird die Wasser-Cannabis-Mischung umgerührt, trennen sich die Trichome und Drüsenköpfchen und können durch ein Nylonsieb aus der Flüssigkeit gesiebt werden. Der daraus resultierende Extrakt wird Wasser-Haschisch genannt. Die Siebe für die Herstellung von Wasser-Haschisch haben normalerweise eine Maschenweite von 60 bis 150 Mikrometern. Die optimale Weite richtet sich nach der Cannabis-Sorte. Nach der Extraktion muss Wasser-Haschisch sorgfältig, aber gründlich getrocknet werden, um Schimmelbildung zu vermeiden. Wasser-Haschisch kann zur Lagerung gepresst werden, jedoch erst dann, wenn es absolut trocken ist, sonst verdirbt es sehr schnell. Der Nachteil der Wasserextraktion ist, dass kalte Drüsenköpfchen beim Rühren leicht aufbrechen und die leichteren Monoterpene ins Wasser absondern. Diese Terpene bilden auf dem Wasser einen Film und sind kaum mehr zu retten. Nur die kälteste Extraktion bei minimalen Rührbewegungen kann diese Terpene schützen.

Bubble- und Melt-Haschisch

Das hochwertigste Haschisch besteht wohl ausschließlich aus Drüsenköpfchen, ganz ohne Trichomstängel oder pflanzliches Material. Dieses Haschisch erreicht man durch beständiges Sieben von trockenem Harzpulver, aber die dadurch gewonnene Menge ist minimal. G. W. Guy, der Gründer von *GW Pharmaceuticals,* bezeichnet dieses Extraktionslevel als »100-Meter-Hasch«, weil es ein derart außergewöhnliches Produkt ist, das immer im Umkreis von 100 Metern vom Herstellungsort aufgebraucht wird.[3] Da pure Drüsenköpfe so rar sind, ist das reinste erhältliche Haschisch das Bubble-Hasch oder Full-Melt-Hasch. Wenn man es richtig gut macht, dann bestehen Full-Melt-Extrakte aus Cannabis-Öl, Pflanzenwachs und Trichomstängeln, normalerweise mit Eiswasser extrahiert und durch gut gewählte Siebe gefiltert. Es ist zwar möglich, Wasser-Haschisch zu extrahieren, das einzig aus Trichomköpfchen und keinen Stängeln besteht, in der Praxis ist dies jedoch extrem schwierig.

Beim Erhitzen bildet Full-Melt-Hasch Blasen *(bubbles).* Zum Teil geht dies auf die Decarboxylierung zurück, bei der die rohen aziden Cannabinoide Kohlendioxidbläschen freisetzen, wenn sie in ihre biologisch verfügbare neutrale Form umgewandelt werden. Full-Melt-Wasser-Haschisch ist begrenzt haltbar und sollte nicht direktem Licht ausgesetzt werden. Idealerweise wird es bis zum Verbrauch bei minus 4 °C tiefgekühlt.

Kif

In den USA ist mit Kif normalerweise das ungepresste Harzpulver gemeint, das durch die Siebung von Cannabis gewonnen wird. In den Niederlanden heißt dieses Pulver Polm. Kif wird häufig mithilfe einer mechanischen Siebdruckschleuder produziert. Diese Technik wurde in den Niederlanden erfunden, und das erste entsprechende Gerät war unter dem Namen »Pollinator« erhältlich. Das getrocknete Cannabis wird in eine 120- oder 150-Mikrometer-Trommel mit einem Sieb rundum gegeben und sanft geschleudert. Das Harzpulver fällt durch das feine Sieb und landet auf einer Glas- oder Metallplatte, auf der es zusammengekratzt wird. Wie alle trocken gesiebten Produkte kann Kif reich an aromatischen Terpenen sein, wenn er jedoch nicht gepresst wird, verdunsten oder oxidieren diese schnell.

Klassifizierung von Haschisch

Bis vor Kurzem war es eher selten, dass man unter mehreren Varianten oder Klassen von Haschisch wählen konnte – außer in holländischen Coffee Shops. In den Niederlanden wird Haschisch nach dem Herkunftsland und der Herstellungsmethode eingeteilt. In Kalifornien sortiert man es nach dem Anbau im Haus, im Gewächshaus oder im Freien. In den Apotheken an der Westküste gilt die Regel: Je heller die Farbe und je intensiver der Duft, umso besser ist das Haschisch. Die Wasser-Haschisch-Technik ist in der Community des medizinischen Cannabis weit vorangeschritten, und inzwischen ist qualitativ

Ist der Konsum von Cannabis-Blüten bald Geschichte?

Blüten versus Haschisch-Kulturen

Die meisten Indoor-Cannabis-Anbauflächen in den USA sind zu klein, um Haschisch im größeren Rahmen zu produzieren. Doch da im ganzen Land die Legalisierung und die Regulierung von Cannabis auf dem Vormarsch sind, werden sich die Anbauflächen ausdehnen. Im Zuge dessen wird auch die Produktion von Cannabis-Extrakten wie Haschisch steigen. Hightech-Methoden werden die Gewinnung der Trichomköpfchen, der reinsten Form von Haschisch, erleichtern. Und gut gemachte Extrakte sind länger haltbar als getrocknete Cannabis-Blüten. Solche Extrakte haben auch bessere sensorische Eigenschaften – laienhaft ausgedrückt: Sie schmecken und riechen besser. Unter Cannabis-Kennern gilt Haschisch von jeher als Krone aller Cannabis-Formen. Es ist wahrscheinlich, dass die USA einen allmählichen Anstieg der Popularität von hochwertigem Haschisch als Medikament erleben wird, der die getrockneten Blüten schließlich überholt – falls nicht elektrische Haschisch-Öl-Zigaretten beide in der Beliebtheit überflügeln werden.

hochwertiges Haschisch erhältlich. Gutes Haschisch, ob trocken gesiebt oder durch Wasserextraktion hergestellt, sollte nach der Cannabis-Sorte riechen, aus der es gemacht wurde, jedoch weniger »grasig«.

Liquide Extrakte – Öl, Butter und Wachs

Seit in den 1970er-Jahren in Südkalifornien die ersten Haschisch-Öle hergestellt wurden, werden sie kontrovers diskutiert. Hauptsächlich dreht sich die Diskussion um die Verwendung industrieller Lösungsmittel wie Rohbenzin für die Extraktion. Inzwischen wird hauptsächlich Butan-Gas für die Gewinnung von Cannabis-Öl eingesetzt. Die Verwendung brennbarer Flüssigkeiten für die Herstellung von Cannabis-Extrakten führt gelegentlich zu Explosionen, bei denen auch schon Personen verletzt wurden. Aus diesem Grund ist die Cannabis-Extraktion mit Lösungen in den USA umstritten. Zwar kann man mit Flüssigextraktion Cannabis-Präparate mit der höchsten Potenz gewinnen, doch die Verwendung solcher Lösungsmittel macht Herstellungsmethoden nötig, bei der Menschen ernsthaft verletzt oder gar getötet werden können. Während viele Lösungsmittel wie etwa Butan sehr leicht entzündlich sind, bergen andere wie etwa flüssiges Kohlendioxid die Gefahr des Erstickens sowie die bekannten Risiken beim Arbeiten mit komprimiertem Gas. Ein paar Lösungsmittel wiederum sind giftig, zum Beispiel Hexan. Die Herstellung dieser Extrakte ist also ein riskantes Unterfangen, und das kalifornische Gerichtswesen hat die liquide Extraktion von Cannabis als illegale Form der Drogengewinnung eingestuft, auch wenn sie medizinischen Zwecken dient.

Mit Flüssigextraktion von Cannabis wurde in den 1970er-Jahren in Afghanistan erstmals Haschisch-Öl produziert. Dieses rohe Öl wurde gelegentlich verfeinert, um konzentrierteres rotes Öl zu gewinnen. Als Kalifornien Mitte der 1990er-Jahre seine Gesetze für medizinisches Cannabis verabschiedete, deckten sich die ersten Apotheken mit Haschisch-Ölen ein. Sie blieben jedoch ein Nischenprodukt, bis 2010 Geräte entwickelt wurden, mit denen diese Öle und andere Flüssigextrakte effektiv verdampft werden konnten und die das »Dabbing« in Mode brachten. Diese ultrahoch konzentrierten Cannabis-Extrakte sind nach wie vor in manchen Belangen gröber als die durch traditionelle Extraktionsmethoden gewonnenen. Bei Laboruntersuchungen von flüssig extrahierten Cannabis-Konzentraten mit hochempfindlichen »Elektronische Nasen«-Analysegeräten findet man sehr oft flüssige Rückstände in diesen Extrakten.

Extraktion mit überkritischem Kohlenstoffdioxid

Bei der Extraktion mit überkritischem Kohlenstoffdioxid wird flüssiges, hochkomprimiertes CO_2 durch Cannabis gepumpt. Der Extrakt wird vom CO_2 getrennt, das CO_2 wird rückgewonnen und mehrmals wieder durch das Cannabis gepumpt, bis die Extraktion abgeschlossen ist. Der Druck und die Temperatur des Gases können manipuliert werden, um sein Verhalten als Liquid zu verändern. Der Nachteil dieses Verfahrens besteht darin, dass der Druck und die Temperatur, die dafür nötig sind, empfindliche Molekülverbin-

dungen aufbrechen können, wodurch die Wirksamkeit des Cannabis-Medikaments beeinträchtigt wird. Der größte Vorteil der CO_2-Extraktion ist, dass im Endprodukt keine schädlichen Rückstände verbleiben. In der Hand von Experten kann man mit der CO_2-Extraktion sehr hochwertige Cannabis-Extrakte herstellen.

Butan- und Kohlenwasserstoff-Extraktion

Butan-Honigöl (BHO) ist seit einigen Jahren äußerst umstritten, weil es bei der illegalen, unreglementierten Herstellung zu Explosionen kam, bei denen auch schon Arbeiter verletzt wurden. Fachgerecht in geschlossenen Regelkreissystemen durchgeführt, ist die Butan-Extraktion eine sichere und absolut saubere Methode, um aus Pflanzen, auch aus Cannabis, Heilmittel zu gewinnen. Butan ist ein relativ ungiftiges Gas, aber es ist schwierig, es komplett aus Cannabis-Extrakten zu entfernen. Neben Cannabinoiden und Terpenen entzieht Butan der Pflanze auch Fette, die schnell oxidieren und den Extrakt ranzig machen können.

Andere Kohlenwasserstoffe eignen sich für Cannabis-Extraktionen. Hexan etwa ist beim Herauslösen von Cannabinoiden sehr effektiv, Rückstände davon sind jedoch neurotoxisch. Aufgrund seiner Toxizität wird Hexan selten für Cannabis-Extrakte verwendet, außer in professionellen Laboren, die das nötige Equipment haben, um die Rückstände zu entfernen. Manchmal wird Cannabis-Öl mithilfe von Propan und Pentan extrahiert, weil diese Lösungsmittel billig sind. Sie sind aber extrem leicht brennbar und bergen bei falscher Handhabung ein signifikantes Verletzungsrisiko.

Rick-Simpson-Öl oder Phoenix Tears

Der Cannabis-Patient Rick Simpson aus Kanada vertritt eine Methode der Flüssigextraktion eines Öls, das er »Phoenix Tears« nennt. Simpson berichtet, dass seine Phoenix Tears schon bei vielen Menschen Krebs geheilt hätten. Seine Behauptungen sind lediglich anekdotische Aussagen, und sie für alle Formen von Krebs zu verallgemeinern wäre unklug. Zwar werden Cannabinoide auf ihre Anti-Tumor-Wirkung bei vielen Krebsarten untersucht, doch es gibt kaum klinische Beweise, die Simpsons generelle Behauptungen untermauern. Es gibt Fallberichte, dass »Phoenix Tears« bei manchen Krebsarten helfen können, aber noch ist ihr Wirkmechanismus nicht gründlich erforscht. Simpson verwendet als Lösungsmittel leichtes Rohbenzin, das häufig als Farbverdünner zum Einsatz kommt. Leichtes Rohbenzin eignet sich hervorragend zur Cannabis-Extraktion, ist aber nur schwer aus dem Endprodukt herauszubekommen. Simpson behauptet, die Heilkraft seines Öls hebe das Risiko der Lösungsrückstände auf. Jeder, der Simpsons Empfehlung nachkommen möchte, sollte alle Rückstände entfernen und die Reinheit des Öls in einem renommierten Labor prüfen lassen.

»Lösungsmittelfreie« Extrakte

2012 kam in Kalifornien eine neue Klasse von Extrakten auf den Markt, die ohne Lösungsmittel in einer Hochdruckkammer pro-

Die Flüssigextraktion von Cannabis muss nicht gefährlich sein, sofern man die nötige professionelle Ausrüstung und genügend Erfahrung hat.

duziert werden. Sie sehen aus wie Butan-Honig-Öl oder Wachs, aber Labortests haben ergeben, dass sie völlig frei von Fluidrückständen sind. Die Extrakte sind sehr leicht verderblich und sollten bis zum Gebrauch im Kühl- oder Gefrierschrank gelagert werden.

Einteilung von liquiden Extrakten

Für die Bewertung dieser Art von Extrakten sollte immer eine Laboranalyse herangezogen werden. Jedes Ultrakonzentrat sollte getestet werden, um sicherzustellen, dass es keine Lösungsmittelrückstände enthält. Da diese Arten von Extraktionen auch Pestizide und Schimmelgifte extrahieren und konzentrieren können, empfiehlt es sich, sie einem kompletten Sicherheits-Screening im Labor zu unterziehen. Der wichtigste Rat bei liquiden Extrakten: Versuchen Sie niemals, sie selbst herzustellen. Extraktions-Chemie ist nichts für die Wohnung oder den Hinterhof.

Synthetika und Pharmazeutika

Marinol

Marinol ist der in den USA gängige Markenname für Dronabinol, ein verschreibungspflichtiges synthetisches THC-Medikament. Es war das erste von der FDA zugelassene Cannabinoid in den USA. Marinol ist che-

Marinol ist nicht Cannabis

Marinol ist die synthetische Form von THC, einem einzelnen Inhaltsstoff von pflanzlichem Cannabis. Marinol repräsentiert das Arzneimitteldesign nach dem Motto »Ein Wirkstoff, ein Target«, das für den FDA-Genehmigungsprozess optimiert wurde. Seit den 1980er-Jahren kombinieren die Medikamentendesigner im Zuge dessen nicht wie bisher mehrere Wirkstoffe miteinander. Die »Ein Wirkstoff ein Ziel«-Taktik umgeht das Problem, die komplexen Mixturen und Wechselwirkungen von pflanzlichen Produkten wie Cannabis zu ergründen. Pflanzliches Cannabis hat zahlreiche aktive Inhaltsstoffe, die auf viele Stellen im Körper wirken. Neuerdings fordern jedoch einige Forscher Studien mit »Multi Target«-Medikamenten bei Krebs und Stoffwechselerkrankungen, weil diesen Krankheiten ein ganzes Netzwerk von Prozessen zugrunde liegt.

Terpene in pflanzlichem Cannabis können einige der THC-Nebenwirkungen (siehe S. 42 ff.) reduzieren. In manchen Ländern, in denen Cannabis als Heilmittel eingesetzt wird – beispielsweise Indien –, wird Cannabis gezüchtet, das signifikante Mengen sowohl an THC als auch an CBD beinhaltet. CBD reduziert nicht nur die Nebenwirkungen von THC, sondern wirkt auch der THC-Toleranz entgegen. Studien von Klinikärzten, die sowohl mit pflanzlichem Cannabis als auch mit Marinol arbeiten, belegen, dass pflanzliches Cannabis weniger Nebenwirkungen hervorruft. Und beim Vaporisieren ist die richtige Cannabis-Dosierung leichter zu erreichen als mit oral verabreichtem Marinol.

misch identisch mit dem von Cannabis gebildeten THC, wird aber nicht von der Pflanze extrahiert, sondern künstlich im Labor hergestellt. Das THC in Marinol wird in Gelkapseln in Sesamöl aufgelöst. Verschrieben wird es hauptsächlich bei hartnäckiger Übelkeit als Folge von Chemotherapien sowie bei Gewichtsverlust (Kachexie) bei HIV-/AIDS-Patienten. Da Marinol ausschließlich THC enthält, kann es in höheren Dosierungen eine Reihe von Nebenwirkungen haben, etwa beschleunigten Herzschlag, Gedächtnisprobleme, Ängstlichkeit und Panikattacken. Viele Patienten, die sowohl pflanzliches Cannabis als auch Marinol probiert haben, sagen, pflanzliches Cannabis verursache weniger und schwächere Nebenwirkungen. Inzwischen sind in den USA auch Generika von Marinol im Handel, in 2,5-, 5- sowie 10-Milligramm-Dosierungen.

Sativex

Im Gegensatz zu Marinol ist *Sativex* ein pharmazeutisches Cannabinoid-Medikament, das aus der ganzen Cannabis-Pflanze gewonnen wird. Das Medikament wird als Spray auf der Mundschleimhaut angewandt und wird unter die Zunge oder auf die Innenseite der Wange gesprüht. Es enthält nahezu gleiche Mengen von THC und CBD, und laut Patientenberichten hat es weniger Nebenwirkungen als Marinol.

Sativex ist in vielen europäischen Ländern sowie in Kanada und Neuseeland zugelassen und unterläuft zurzeit Tests für die Zulassung in den USA. Damit behandelt werden spastische Lähmungen bei Multipler Sklerose sowie Schmerzen bei Neuropathie und Krebs.

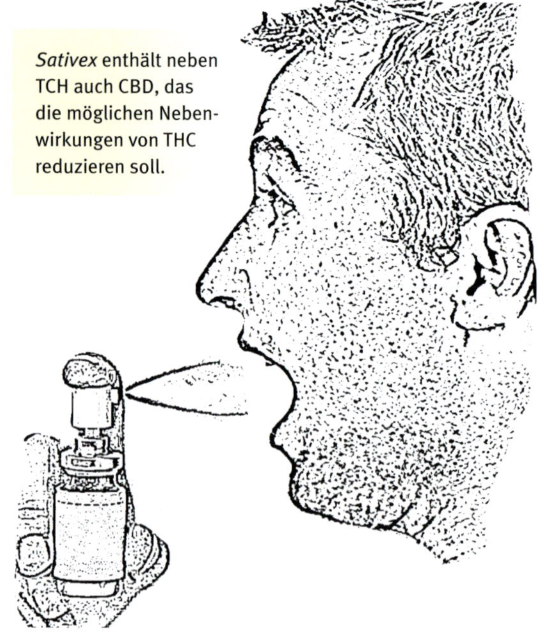

Sativex enthält neben TCH auch CBD, das die möglichen Nebenwirkungen von THC reduzieren soll.

Hersteller von *Sativex* ist die 1998 gegründete Firma *GW Pharmaceuticals,* die nun seit vielen Jahren Cannabinoid-Medikamente erforscht. Das Unternehmen stellt *Sativex* her, indem es eigenentwickelte Cannabis-Sorten – eine THC-reiche und eine CBD-reiche Variante – mit flüssigem CO_2 extrahiert und diese beiden Extrakte zu *Sativex* kombiniert. Ein Sprühstoß von *Sativex* liefert 2,7 Milligramm THC und 2,5 Milligramm CBD.

Nabilon

Das in den USA unter dem Markennamen Cesamet erhältliche Nabilon ist ein synthetisches Cannabinoid, das Erbrechen vorbeugt und Schmerzen lindert. Als Schedule-II-Droge (nach dem US-amerikanischen Suchtmittelgesetz) ist seine Anwendung in den USA streng reglementiert.

Rimonabant

Rimonabant ist ein synthetischer Cannabinoid-Arzneistoff, der als Mittel gegen Fettleibigkeit entwickelt wurde. Dies war die erste freigegebene Droge, die die Aktivität eines Cannabinoid-Rezeptors blockierte. Einst war Rimonabant in mehr als 50 Ländern als Diätmittel erhältlich. Doch nachdem Studien es mit Fällen akuter Depression und Suizidgefährdung in Zusammenhang brachten, wurde es 2009 vom Markt genommen.

Künftige Formen von Cannabis-Präparaten

Die meisten heute erhältlichen Cannabis-Züchtungen enthalten reichlich THC sowie ein paar Terpene, sonst kaum etwas. Cannabis kann Dutzende verschiedener Cannabinoide bilden, und der medizinische Einsatz von Cannabis regt zur Suche nach Alternativen zu THC an. Inzwischen sind Cannabis-Arten, die Cannabinoide wie CBD beinhalten, erhältlich, und THCV-, CBDV-, CBC- und CBG-Varianten werden wohl in Zukunft mehr und mehr verfügbar.

Gesiebte Cannabis-Konzentrate gibt es bereits seit dem 19. Jahrhundert, doch in letzter Zeit wurden Hightech-Geräte – wie Ultraschallwandler und gestaffelte Siebe – entwickelt, die die Effizienz des Herstellungsprozesses erhöhen. Haschisch der legendären »100 Meter«-Qualität sollte schon bald eine weitere Verbreitung finden.

Zurzeit ist die Herstellung von hochkonzentriertem Cannabis riskant und die Dosierung schwierig. Wenn das Cannabis-Verbot langsam gelockert wird, können hochwertigere Extrakte ohne flüssige Rückstände entwickelt werden, die der komplexen chemischen Zusammensetzung der besten Cannabis-Varietäten entsprechen.

Die Zukunft der Cannabis-Arzneimittel könnten äußerliche und transdermale Verabreichungsformen sein. Innovative Technologien, mit denen Cannabinoide und Terpenoide schneller durch die Haut aufgenommen werden, könnten die Art und Weise revolutionieren, wie Cannabis zur Behandlung vielerlei Krankheiten – von Kopfschmerzen bis Krebs – eingesetzt wird.

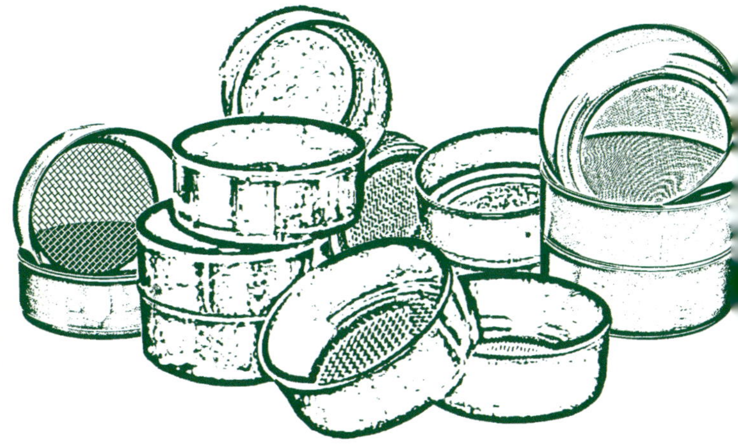

Handtellergroße stapelbare Siebe, bei denen die Siebweiten nach oben hin immer größer werden. Mit diesen Siebsets kann man feinstes Haschisch-Pulver gewinnen, das fast ausschließlich aus Harzdrüsen besteht.

Darreichungsarten und Dosierung

Es gibt Hunderte von Arten, wie Cannabis in den Körper gelangt – von tönernen Shillum-Pfeifen im indischen Goa bis zu elektrischen Vaporizern im Miniaturformat. Für medizinische Zwecke ist jene Darreichungsform am besten geeignet, die die genaueste Dosierung für die anberaumte Zeit in der passenden Form mit den wenigsten Nebenwirkungen liefert. All diese Faktoren zu berücksichtigen ist nicht immer leicht. Jede Darreichungsform hat ihre eigenen Vor- und Nachteile. Beim Rauchen etwa gelangen viele der Cannabis-Inhaltsstoffe innerhalb von Sekunden in den Blutkreislauf. Die richtige Dosierung lernen die meisten Patienten schnell, der größte Nachteil besteht jedoch darin, dass beim Verbrennen Gifte entstehen, die das empfindliche Lungengewebe schädigen können.

Vaporizer und E-Zigaretten sind recht neue Geräte zur Verabreichung von Cannabis-Medizin, mit denen man einige Nachteile, die das Rauchen mit sich bringt, umgeht, indem sie die Temperatur des Cannabis unterhalb der Verbrennungsgrenze halten. Beim Verdampfen wird der Arzneistoff zum inhalierbaren Dampf verwandelt. Die meisten Patienten, die Vaporizer verwenden, wissen jedoch nicht, dass die verschiedenen aktiven Inhaltsstoffe von Cannabis in unterschiedlichen Phasen des Verdampfungsprozesses kochen. Die Methode ist nur dann wirklich effektiv, wenn der Patient diesen Prozess versteht.

Schon Jahrtausende bevor man Cannabis-Heilmittel rauchte oder ihren Dampf einatmete, gab es essbare Cannabis-Produkte. Oral konsumiert wirken Cannabis-Präparate bis zu doppelt so lange wie geraucht oder verdampft. Weil geschlucktes Cannabis in der Leber umgewandelt wird, tritt die Wirkung verzögert ein, und die Dauer dieser Effekte kann individuell sehr unterschiedlich sein.

Rauchen

Rauchen ist die gängigste Methode, um eine Dosis pflanzliches Cannabis zu konsumieren.

Das Rauchen von Cannabis wird in der Popularität sinken, wenn Verdampfungsgeräte handlicher, effizienter und erschwinglicher werden.

Beim Rauchen gelangt das THC schnell in den Blutkreislauf, schon fünf Sekunden nach der Inhalierung ist es messbar. Die höchste Konzentration von Cannabinoiden im Blut ist nach fünf bis zehn Minuten zu verzeichnen. Aufgrund der schnellen Aufnahme lernen Patienten leicht und schnell, die Dosierung beim Rauchen von Cannabis zu kontrollieren. Sie können dazu einfach jeweils die Dosis einer Inhalation abschätzen und zwischen den Inhalationen ein paar Minuten warten.

Beim Rauchen wird das Cannabis auf Verbrennungstemperatur erhitzt, dann werden die festen und flüssigen Bestandteile und Gase, die beim Verbrennen entstehen, eingeatmet. Nicht erhitztes Cannabis enthält über 700 verschiedene Komponenten, beim Rauchen werden diese rohen Inhaltsstoffe in Tausende von Verbrennungskomponenten des Cannabis-Rauchs umgewandelt. Es mag so scheinen, als sei das Rauchen von Cannabis eine uralte Tradition, tatsächlich ist es relativ neu und stammt aus dem 15. Jahrhundert, als Europäer die Neue Welt (Amerika) entdeckten und erforschten. Robert Clarke und Mark Merlin glauben, dass in Europa das Rauchen nach Kolumbus' Transatlantikfahrt im Jahr 1492 eingeführt wurde. Die Taino, Ureinwohner von Kuba, machten Kolumbus' Seemänner mit dem Tabakrauchen bekannt. Zigarren waren in Mittelamerika schon mindestens seit dem 9. Jahrhundert geraucht worden. Ein paar Männer aus Kolumbus' Crew wurden süchtig nach Tabak und brachten ihre neue Gewohnheit mit in die Alte Welt. In den 50 Jahren nach ihrer Rückkehr entwickelte sich in Europa ein wahrer Tabakrausch. Zunächst war das Rauchen jedoch ein derart ungewöhnlicher Anblick, dass man es als »Rauchtrinken« bezeichnete. Das Rauchen von Cannabis wurde wohl erst nach dem Einführen des Tabakrauchens populär.

Manche Forscher behaupten, es gebe archäologische Beweisstücke dafür, dass in Äthiopien bereits im 13. Jahrhundert Cannabis geraucht wurde, nämlich in Pfeifen mit Cannabis-Resten, doch dieser Anspruch ist umstritten. Mitte des 15. Jahrhunderts wurde Cannabis-Harz (in Form von Haschisch) im Nahen Osten geraucht. Häufig wurde Tabak daruntergemischt, manchmal jedoch nicht.

Eine umstrittene Form der Verabreichung

Das Rauchen von medizinischem Cannabis wird nach wie vor kontrovers diskutiert, weil der Rauch schädliche Substanzen enthält, von denen einige mit Lungenkrankheiten und Krebs bei Tabakrauchern in Verbindung gebracht werden. Forscher der *University of Mississippi* zählten in Cannabis-Rauch 1500 verschiedene Chemikalien, darunter auch krebserregende. Eine Studie an der UCLA unter Leitung von Donald Tashkin ergab jedoch, dass chronische Cannabis-Raucher

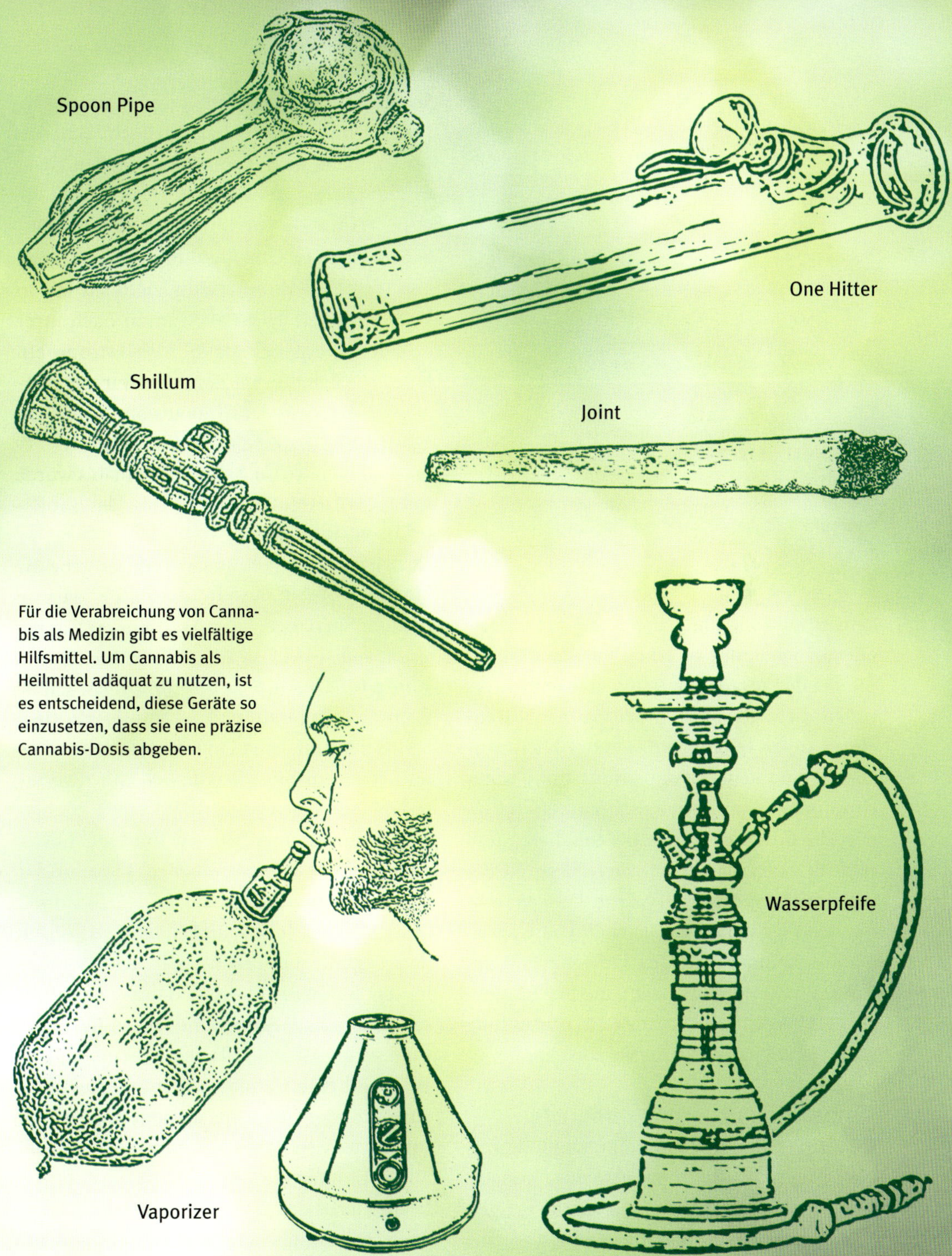

Für die Verabreichung von Cannabis als Medizin gibt es vielfältige Hilfsmittel. Um Cannabis als Heilmittel adäquat zu nutzen, ist es entscheidend, diese Geräte so einzusetzen, dass sie eine präzise Cannabis-Dosis abgeben.

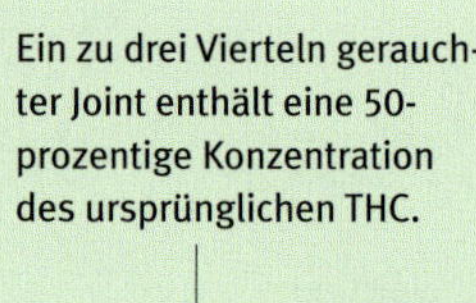

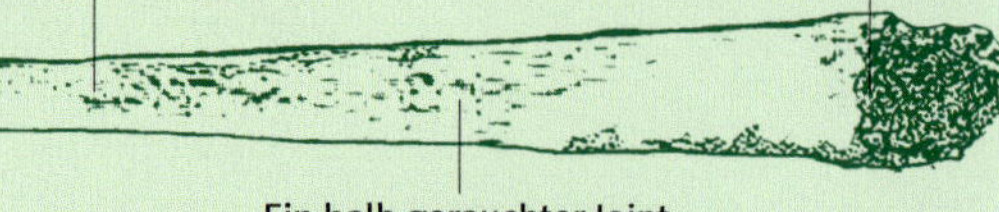

Das Cannabis in einem Joint wirkt während des Rauchens immer stärker, weil der Cannabinoid-reiche Teer im übrigen Teil des Joints kondensiert. Dies macht die Dosierung bei einem Joint schwierig, da jede Inhalation effektiver als die vorhergehende ist.

kein erhöhtes Risiko haben, an Kopf-, Hals- oder Lungenkrebs zu erkranken. In der Studie, bei der kein Tabak untergemischt wurde, traten diese Krebsarten bei Cannabis-Rauchern sogar seltener auf als bei Nichtrauchern. Eine neuere Populationsstudie unter chronischen Cannabis-Rauchern weist bei jenen, die Cannabis-Rauch tief inhalieren und in den Lungen halten, auf ein höheres Risiko auf einen bestimmten Typ von Lungenkrebs hin. Und während das Rauchen von Cannabis anscheinend mit den Gewebeveränderungen in Verbindung steht, die mit Emphysem einhergehen, scheint es die Ausbildung dieser Krankheit nicht hervorzurufen.

Cannabis fürs Rauchen vorbereiten

Cannabis sollte für einen Joint sorgfältig zerkleinert werden. Zerbricht man das Cannabis mit den Händen, wird von hochwertigen Blüten zu viel Harz entfernt; deshalb ist eine Schere zu empfehlen. Die ungewöhnlichsten (und atemberaubend kostspieligen) Scheren für Cannabis sind die kleinen, stabilen japanischen Scheren Masakuni Typ C aus Stahl zum Trimmen von Bonsai-Bäumen. Die Schere sollte regelmäßig mit 91-prozentigem Isopropyl-Alkohol gereinigt und anschließend abgetrocknet werden.

Wer keine Zeit fürs Schneiden mit der Schere hat, kann auf die Titanmühlen von *Space Case* zurückgreifen, die das Cannabis schnell und sorgfältig zerkleinern. Meiden Sie Mühlen, die Kif herausfiltern, denn es ist immer vorzuziehen, den Kif im Mahlgut zu belassen. Falls der Kif vom Mahlwerk separiert wird, trocknet er ziemlich sicher aus, lange bevor Sie eine lohnenswerte Menge beisammen haben.

Joints und Spliffs – Cannabis-Zigaretten

Cannabis-Zigaretten, auch als Joints und Spliffs bekannt, haben mit der steigenden Potenz von Cannabis etwas an Beliebtheit verloren. Nur wenige Cannabis-Patienten können oder müssen einen ganzen Joint aus hochwirksamem Cannabis rauchen. Da man dafür außer einem Feuerzeug keine Hilfsmittel braucht, sind Joints und Spliffs als Multidosissysteme sehr praktisch. In den USA enthalten medizinische Cannabis-Zigaretten selten Tabak, in Europa indes grassiert die – ungesunde – Sitte, Tabak beizumischen. Während eine Cannabis-Zigarette geraucht wird, kondensieren permanent die aktiven Inhaltsstoffe in dem noch ungerauchten Teil. Diese Kondensierung führt dazu, dass das letzte Viertel der Zigarette noch gut die Hälfte der ursprünglichen Cannabinoide enthält.

Wie dreht man eine Cannabis-Zigarette?

Vier einfache Schritte zu Ihrem eigenen Joint

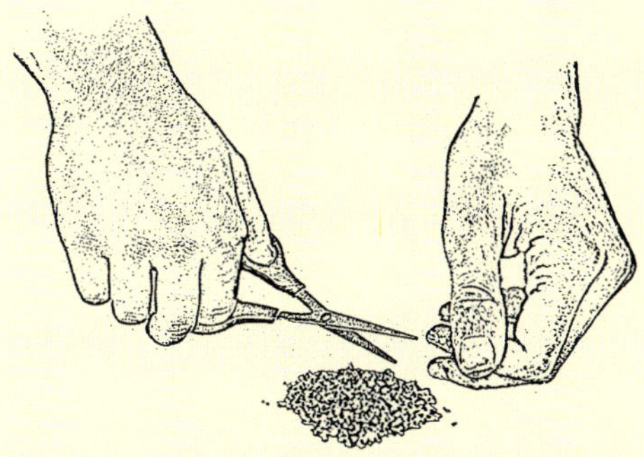

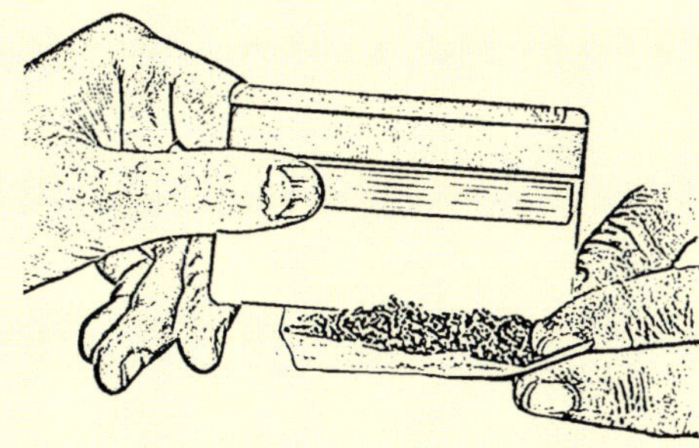

1. Schneiden Sie ein halbes Gramm Cannabis-Blüten klein. Nehmen Sie ein normales Zigarettenblättchen mit Gummierung, legen Sie es längs auf Ihren Zeigefinger und fixieren es mit dem Daumen. Verteilen Sie das Cannabis gleichmäßig auf dem Papierchen.

2. Schieben Sie eine Kreditkarte zwischen Cannabis und Papierchen auf der Fingerseite. Pressen Sie mit dem Daumen das Cannabis gegen die Karte, um das Cannabis gleichmäßig über die ganze Papierchenlänge zu verteilen.

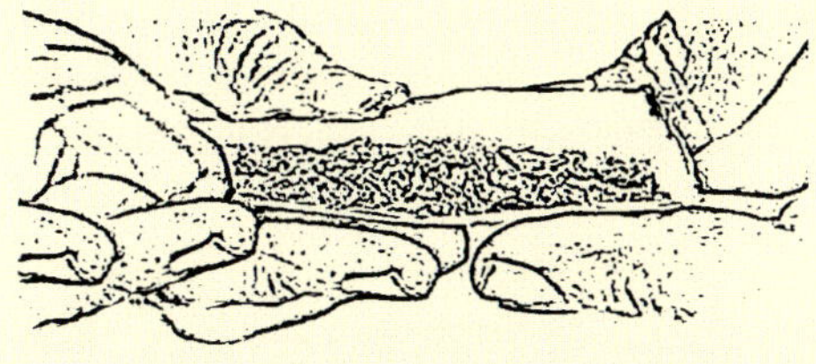

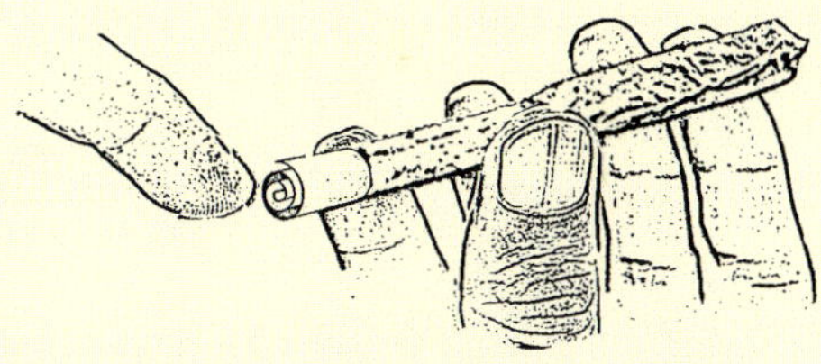

3. Nehmen Sie die Kreditkarte weg, befeuchten Sie die Gummierung mit der Zunge und rollen Sie die Zigarette längs, bis die Gummierung sie zuklebt. Drücken Sie beide Enden des Joints zusammen. Zünden Sie ein Ende an und atmen Sie am anderen Ende leicht den Rauch ein.

4. Häufig wird als Mundstück an einem Ende ein zusammengerolltes Stück Karton in den Joint gesteckt. Erfahrene Zigarettendreher rollen ihre Joints oft mit ungummierten Club-Blättchen.

Cannabis-Pfeifen – Von One Hitters zu Megabongs

Cannabis-Pfeifen gibt es in vielerlei Größen und Formen, von winzigen One Hitters bis zu gigantischen Wasserpfeifen mit mehreren Filter- und Kühlstufen. Je nach Design sind Pfeifen häufiger effizienter für die Aufnahme von Cannabinoiden als Zigaretten. Moderne Cannabis-Pfeifen werden meist aus feuerfestem Glas gefertigt, es gibt aber auch welche aus Metall, Ton oder Holz. Einige der exotischsten Cannabis-Pfeifen beinhalten ein Wassersystem, um den Rauch zu kühlen und zu filtern.

Wasserpfeifen wurden vor über 400 Jahren in der Provinz Gansu im Nordwesten Chinas erfunden, kurz nachdem über die Seidenstraße in Ostasien der Tabak eingeführt worden war. Später hat man die ausgeklügelten chinesischen Wasserpfeifen zu Bambuskonstruktionen vereinfacht, die von der Landbevölkerung in ganz Südostasien benutzt wurden. Laut Alfred Dunhill jedoch ist die Wasserpfeife von den San, der ältesten Bevölkerungsgruppe Südafrikas, erfunden worden, noch ehe Tabak in China Einzug gehalten hatte.

Der Inbegriff moderner Cannabis-Pfeifen sind die ihre Farbe wechselnden Glaspfeifen. Diesen Trend dokumentiert der Film *Degenerate Art: The Art and Culture of Glass Pipes*. Er erzählt, wie ein Hippie-Glasbläser namens Bob Snodgrass Silbermetall auf eine Glaspfeife dampfte und so Glas erfand, das beim Rauchen von Cannabis die Farbe änderte. Snodgrass verkaufte seine Glaspfeifen auf Grateful-Dead-Konzerten und begründete damit eine ganze Subkultur der modernen künstlerischen Glaspfeifenherstellung.

Heute wird zwischen künstlerischen und wissenschaftlichen Glaspfeifen unterschieden. Die Kunstdesigns stellen Glasbläsertechnik, Farben, Finish und Form in den Vordergrund. Die wissenschaftlich interessanten Pfeifen haben ausgeklügelte Formen

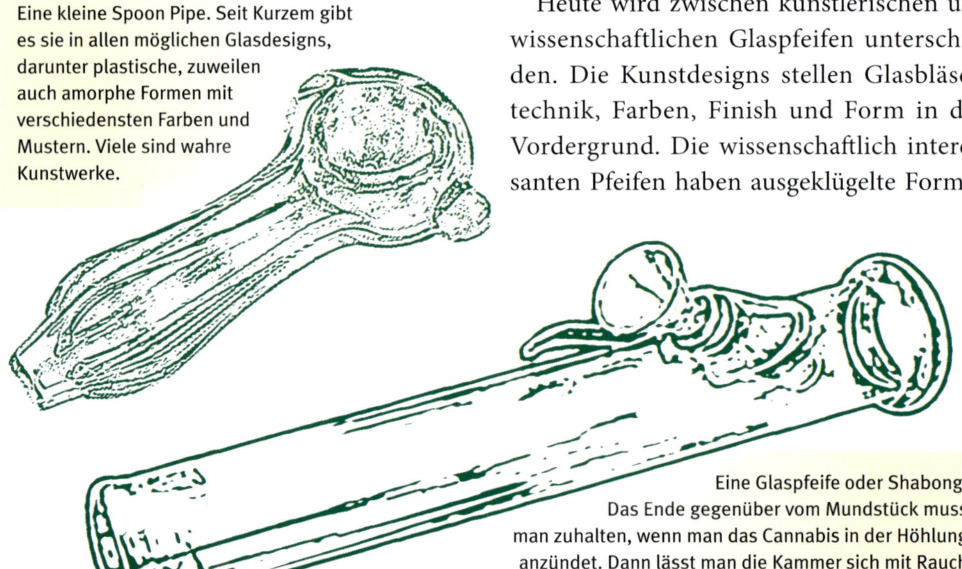

Eine kleine Spoon Pipe. Seit Kurzem gibt es sie in allen möglichen Glasdesigns, darunter plastische, zuweilen auch amorphe Formen mit verschiedensten Farben und Mustern. Viele sind wahre Kunstwerke.

Eine Glaspfeife oder Shabong. Das Ende gegenüber vom Mundstück muss man zuhalten, wenn man das Cannabis in der Höhlung anzündet. Dann lässt man die Kammer sich mit Rauch füllen, nimmt die Hand weg und atmet den Rauch ein.

und Funktionen, beispielsweise Aschenfänger und komplizierte Filtersysteme. Viele Cannabis-Patienten mögen den ästhetischen Anblick der kunstvoll gestalteten Glaspfeifen, andere ziehen die technologischen Innovationen der wissenschaftlichen Pfeifen vor. Einige Glasmanufakturen wie *Illadelph* kombinieren beide Designs zu außergewöhnlich komplexen Wasserpfeifen mit gekühlten Kondensatorspulen, kunstvollen Perkolatoren, die Hunderttausende von kleinen Bläschen produzieren und den Rauch kühlen, während er durch den Wasserbehälter strömt, sowie exotisch geformten Ornamenten. Andere Unternehmen wie *RooR, Mobius, Salt* und *Dave Goldstein* gehen bis an die Grenzen des Glasdesigns.

Die einfachsten Glaspfeifen sind One Hitters und Spoons. Erstere sind für eine einzige Inhalation gedacht, mit ihnen lässt sich die Dosierung sehr gut kontrollieren, und sie sind ideal für Patienten, die erstmals Cannabis rauchen wollen. Zudem sind sie sehr preisgünstig. Spoon Pipes sind die gängigsten Cannabis-Pfeifen. Sie sind größer als One Hitters und kühlen deshalb den Rauch besser.

Die Reinigung von Pfeifen

Glaspfeifen sollten immer makellos sauber gehalten werden. Im Handel sind viele Produkte zur Reinigung von Glaspfeifen erhältlich, eine einfache Alternative ist koscheres Salz in 91-prozentigem Isopropyl-Alkohol. Da sich das Salz darin nicht auflöst, fungiert es als sanftes Scheuermittel, das Teerrückstände entfernt. Alkohol ist leicht entflammbar, also immer vorsichtig vorgehen. Für kleine Pfeifen oder One Hitters geben Sie in einen verschließbaren Gefrierbeutel so viel Alkohol und Salz, dass die Pfeife darin vollständig bedeckt ist. Dann lassen Sie sie einweichen und schütteln den Beutel hin und wieder, bis die Pfeife sauber ist. Mit Pfeifenreinigern erreichen Sie auch die schmalen Öffnungen unter der Brennkammer. Ist die Pfeife blitzblank, spülen Sie sie gründlich mit warmem Wasser. Lassen Sie sie vor dem neuerlichen Gebrauch vollständig trocknen.

Das Anzünden des Pfeifenkopfes

Zunächst erhitzen Sie mit der Flamme das Cannabis in dem Pfeifenkopf (der Brennkammer), am besten am Rand des Kopfes beziehungsweise der Kammer, bis die leichteren Terpen-Moleküle zu verdampfen beginnen. Mit dieser Methode erhält man die beste und am wenigsten reizende Inhalation. Achten Sie darauf, dass Sie das Cannabis nicht wirklich anzünden, denn wenn es mit einer sichtbaren Flamme brennt, verbrennen die Terpene

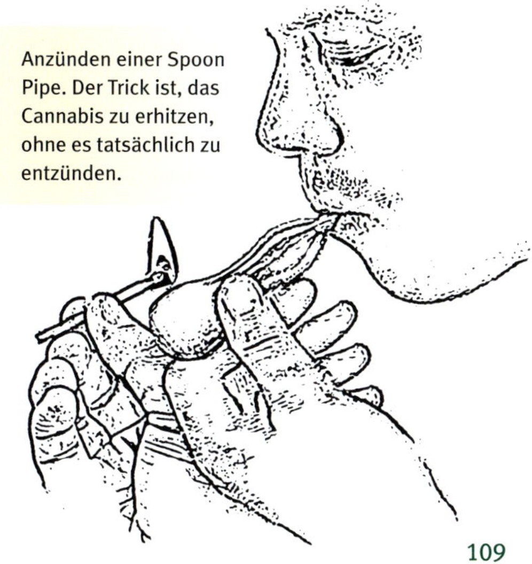

Anzünden einer Spoon Pipe. Der Trick ist, das Cannabis zu erhitzen, ohne es tatsächlich zu entzünden.

und einige Cannabinoide. Ölige Cannabis-Blüten fangen schnell Feuer. Ersticken Sie jede Flamme sofort. Lassen Sie sich Zeit. Geht man beim Anzünden zu schnell vor, zerstört das Feuer zu viele aktive Inhaltsstoffe. Verwendet man billige Butan-Feuerzeuge, schmeckt der Cannabis-Rauch oft schrecklich. Eine bessere Wahl sind Gasfeuerzeuge, die für Zigarren entwickelt wurden, aber sie brennen derart heiß, dass man damit leicht das Cannabis entzündet. Der Umgang damit muss also geübt werden. Eine Alternative zur echten Flamme sind Keramiklötkolben, wie sie in der Elektronik verwendet werden. Der Hakko 15-Watt N452 erhitzt das Cannabis auf ca. 370 °C – bei dieser Temperatur verdampft das Cannabis und verbrennt nicht. Doch derlei Geräte bergen immer ein Feuerrisiko, und bei ihrem Einsatz ist absolute Vorsicht anzuraten.

Eine Dosis Cannabis-Rauch berechnen

Unterschiedliche Arten zu rauchen sind verschieden effektiv bei der Abgabe einer Cannabis-Dosis. Eine Studie von Dale Gieringer von der Non-Profit-Organisation *California NORML* wies darauf hin, dass eine Cannabis-Zigarette nur etwa 27 Prozent des verfügbaren THC abgibt. Glaspfeifen sind effektiver. Wenn man eine Pfeife vorsichtig anzündet und darauf achtet, das Cannabis nicht zu entzünden, sind über 50 Prozent Effizienz zu erreichen. Beginnen Sie mit einer Dosis in der Größe eines Streichholzkopfs, das reicht für eine Inhalation. Hat ein verlässliches Labor die Potenz des Cannabis getestet, kann man die gerauchte Dosis anhand des Gewichts und der Effektivität der Rauchmethode ermitteln. Ein Dreizehntel (1/13) Gramm Cannabis mit 15 Prozent THC-Gehalt enthält fünf Milligramm THC. In einer Glaspfeife mit 50-prozentiger Effektivität liefert diese Dosis 2,5 Milligramm THC – dies ist die Schwelle, ab der die meisten Patienten eine Wirkung spüren. Beachten Sie, dass tiefes Inhalieren und das Halten des Cannabis-Rauchs in den Lungen im Lauf der Zeit Schäden hervorrufen können. Atmen Sie also ein und den Rauch schnell wieder aus.

Rauchen von Cannabis-Extrakten

Beim Rauchen konzentrierter Cannabis-Extrakte wie Haschisch ist die Belastung durch Verbrennungsnebenprodukte, die das brennende Pflanzenmaterial bildet, reduziert. Die Nachteile des Rauchens von Extrakten sind die schwierigere Dosierung und somit leichtere Überdosierung, vor allem bei Neulingen. Besonders wichtig für die Berechnung der Dosis ist es, die genaue Potenz des Extrakts zu kennen. Gepresstes, trockenes oder gesiebtes Haschisch muss man vor dem Rauchen vorsichtig vom Rand her erhitzen. Dadurch wird das Harz weich und kann sich wieder zu seiner vorgepressten Kif-Form auflösen. Geben Sie ein kleines Stück dieses Harzpulvers in ein kleines Glasgefäß auf einer Stahl- oder Glasfläche. Halten Sie eine Flamme vorsichtig an den Rand des Pulvers, ohne es anzuzünden. Wenn das Pulver zu brennen anfängt, löschen Sie es umgehend. Idealerweise glimmt das Pulver wie Weihrauch und brennt nicht wie ein Kaminfeuer. Da Haschisch viel wirksamer ist als Cannabis-Blüten, ist es wichtig, nur ganz wenig Rauch einzuatmen und den Effekt gründlich einzuschätzen, ehe man erneut inhaliert.

Wasserpfeife, Shillum und Sebsi haben ihre Ursprünge in Indien, im Nahen Osten bzw. in Nordafrika, wo sie nach wie vor zum Rauchen von Cannabis und aromatisiertem Tabak, *shisha,* verwendet werden.

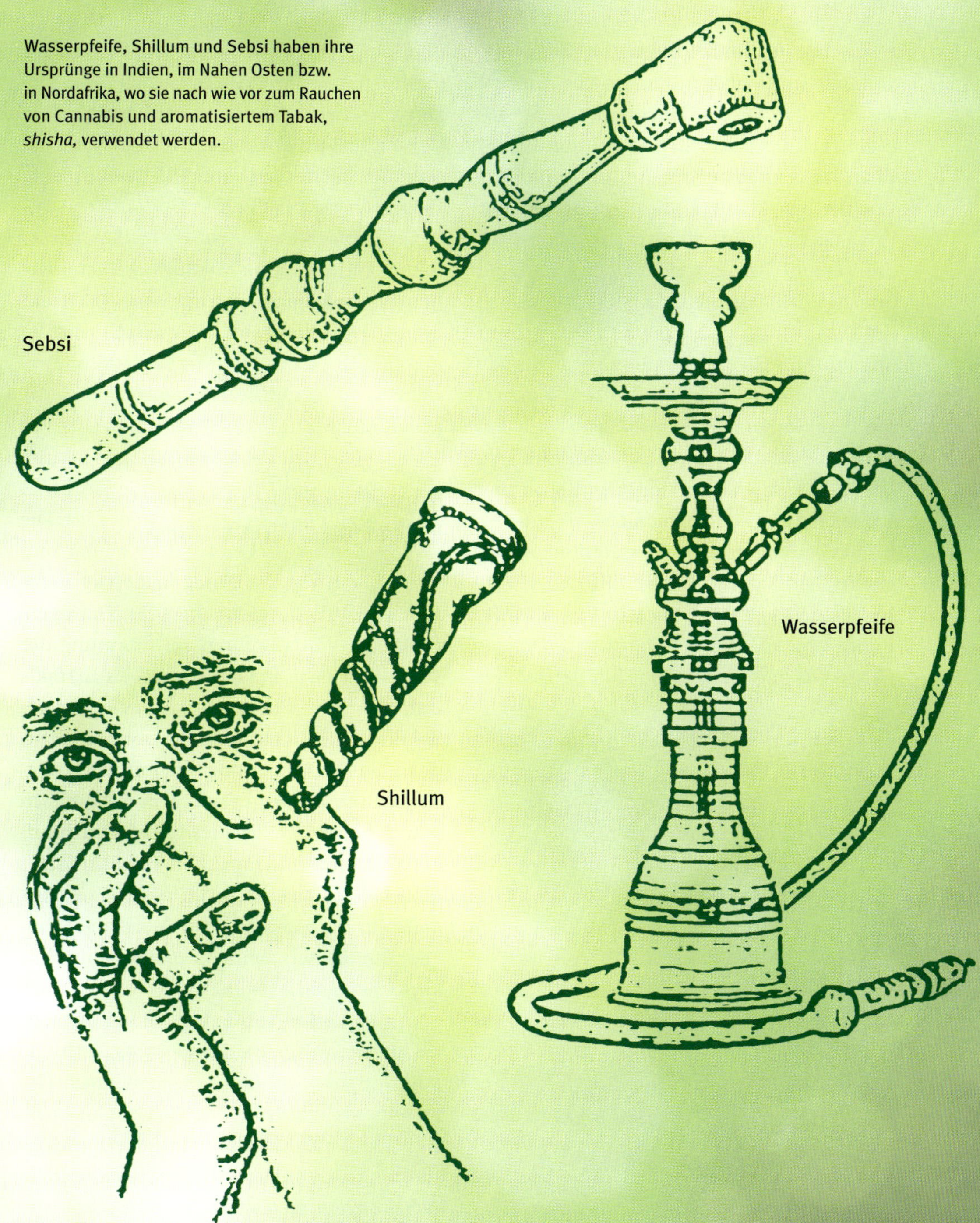

Shillums, Hubble Bubbles und Sebsis

Shillums sind für das Rauchen von Charas, das in Indien und im Himalaya beliebte gerollte Haschisch, konstruiert. Shillums und Charas werden mit den Sadhus assoziiert; das sind heilige Männer, die dem Hindugott Shiva nachfolgen. Shillums werden meist aus gebranntem Ton, zuweilen auch aus Metall gefertigt. Das Rauchen damit ist traditionell ein Zweipersonenjob: Eine hält das Shillum und raucht, während die andere es anzündet. Der Mund sollte nicht in direkten Kontakt mit dem Shillum geraten; deshalb wird um das Mundstück ein feuchtes Tuch gewickelt. Dieser feuchte Lappen kühlt den Rauch und schützt davor, Glut einzuatmen.

Hubble Bubbles sind die traditionellen afghanischen Wasserpfeifen, mit denen Haschisch geraucht wird. Sie erzeugen sehr viel Rauch und können bei arglosen Benutzern Hustenkrämpfe auslösen. Hubble Bubbles und ihre persischen Pendants, die Shishas (oder Hookahs), werden nur selten für medizinisches Cannabis verwendet, weil die Dosierung schwer zu kontrollieren ist. Von *Porsche Design* stammt eine Hightech-Shisha. Ihr Kaufpreis: 1550 Euro …

Die populärsten Haschisch-Pfeifen in Marokko sind die Sebsis. Sie haben einen kleinen Pfeifenkopf aus Metall oder Keramik, der die Dosierung einfacher macht, und einen langen Holm. Der Metall- beziehungsweise Keramikkopf und der lange Holm kühlen den Rauch.

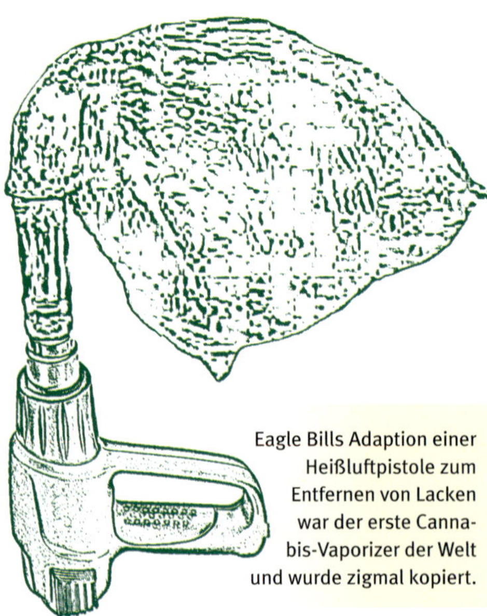

Eagle Bills Adaption einer Heißluftpistole zum Entfernen von Lacken war der erste Cannabis-Vaporizer der Welt und wurde zigmal kopiert.

Vaporizer und die E-Zigaretten-Revolution

Eagle Bill, ein in den Niederlanden lebender Indianer, erfand Anfang der 1990er-Jahre die Cannabis-Verdampfung. Ein Freund hatte vorgeschlagen, Cannabis mithilfe einer Heißluftpistole auf eine Temperatur zu erhitzen, bei der die aktiven Inhaltsstoffe verdampfen, das Cannabis aber noch nicht verbrennt. Eagle Bill fing den entstandenen Dampf in einem Gefäß auf. Sein Heißluftpistolentrick erstaunte jeden, dem er ihn vorführte. Der Cannabis-Dampf schmeckte nicht wie Rauch, vielmehr nach Blumen. Die Wirkungen waren ähnlich wie beim Cannabis-Rauchen, aber irgendwie auch *anders.*

Die Vaporizer-Technologie entwickelt sich rasant weiter. Heute werden bereits Dutzende von Designs produziert, von Heißluftgebläsesystemen, die direkte Nachfolger von Eagle Bills Erfindung sind, bis zu kleinen, von Lithium-Akkus betriebenen E-Zigaretten, die ultrakonzentriertes Cannabis-Haschöl verdampfen. Schon in wenigen Jahren könnten E-Vaporizer die beliebteste Form des Cannabis-Konsums sein.

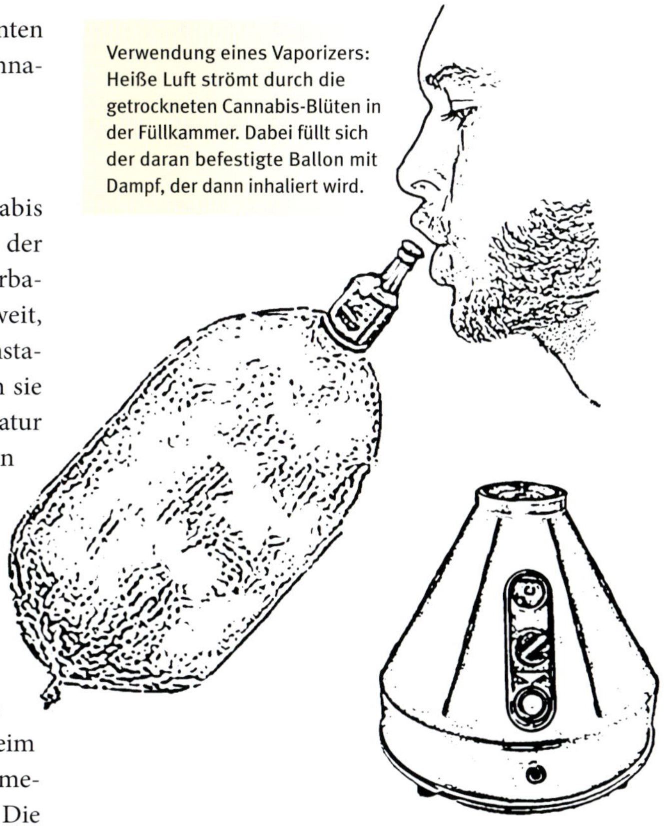

Verwendung eines Vaporizers: Heiße Luft strömt durch die getrockneten Cannabis-Blüten in der Füllkammer. Dabei füllt sich der daran befestigte Ballon mit Dampf, der dann inhaliert wird.

Was passiert bei der Verdampfung?

Vaporizer erhitzen pflanzliches Cannabis oder Extrakte auf eine Temperatur, bei der die aktiven Inhaltsstoffe zu einem inhalierbaren Dampf verkochen, aber nicht so weit, dass sie das Vorbrenn- oder gar Verbrennstadium erreichen. Normalerweise erhitzen sie nicht über 220 °C, da bei dieser Temperatur die zwei Cannabinoide mit den höchsten Siedepunkten, CBD und THCV, verdampfen. Wenn Cannabis verbrennt, bilden sich Tausende von Komponenten, darunter Benzen, polyzyklische aromatische Kohlenwasserstoffe und Kohlenmonoxid. Durch Verdampfung gelangen Terpene und Cannabinoide ebenso schnell in den Blutkreislauf wie beim Rauchen. Mit etwas Übung ist eine Dosis medizinisches Cannabis leicht zu ermitteln. Die Verdampfung läuft in Phasen ab: Zuerst verdampfen die leichteren Monoterpene, dann die Sesquiterpene, in der Folge Cannabinoide wie Alpha-Pinene und THC, dann die Limonene und Myrcene, gefolgt von den Cannabinoiden CBD und CBN, und schließlich die Cannabinoide THCV und CBD. Kohlenmonoxid entsteht im Vorverbrennungsstadium bei 231 °C. Das Problem, wenn man Cannabis über den Siedepunkt von THCV und CBD – 220 °C – erhitzt, ist, dass das Toxin Naphthalen bei 217 °C verdampft.

Aufgrund der unterschiedlichsten Siedepunkte der Cannabis-Komponenten ist die präzise Temperaturkontrolle so wichtig. Arno Hazekamp von der Universität Leiden in den Niederlanden führte für den Hersteller des populären Vaporizers Volcano eine Studie durch. Ziel war es, die optimale Temperatur für die Verdampfung der Cannabis-Sorte Jack Herer herauszufinden. Hazekamp gelangte zu dem Ergebnis, dass die optimale Extraktion bei einer Temperatur von 201 °C stattfand, die hoch genug war, um alle Terpenoide und Cannabinoide – außer CBC und THCV – zu verdampfen. Keines dieser Cannabinoide war in gängigen medizinischen Cannabis-Sorten verfügbar, als Hazekamp seine Studie durchführte.

Optimierung des Verdampfungsprozesses

Die Verwendung eines Vaporizers ist einfach: einatmen, den Atem drei Sekunden anhalten, dann ausatmen. Falls der Patient hustet, ist das häufig ein Anzeichen dafür, dass die Temperatur zu hoch und der Dampf zu dicht ist. Da die Vaporisation stufenweise erfolgt, können drei oder vier Inhalationen nötig sein, um die Cannabinoide und Terpenoide einer einzigen Ladung zerkleinerten Cannabis aufzubrauchen. Die Cannabinoide sind beim Verdampfen geschmacklos, aber die floralen Terpene, die zu schmecken sind, sind pharmakologisch aktiv.

Dosisberechnung beim Vaporizer

Studien mit dem Volcano-Vaporizer weisen darauf hin, dass idealerweise 0,25 Gramm Cannabis in die Füllkammer gegeben werden. Bei Cannabis mit 15 Prozent THC-Gehalt entspricht dies 37,5 Milligramm THC. Die ersten vier Volcano-Ballons mit dieser Füllmenge enthalten jeweils weniger als sechs Milligramm THC im Dampf, mit Ausnahme des dritten Ballons, der fast sieben Milligramm enthält. Für einen Vaporizer-Neuling bedeutet dies, dass drei Viertel des ersten Ballons eine ausreichend hohe Dosis darstellen. Wenn der Patient alle vier Ballons einer 250-Milligramm-Ladung Cannabis inhalieren würde, bekäme er eine Dosis von fast 22 Milligramm THC ab, die zu unvorhersehbar starken psychoaktiven Wirkungen führen könnte.

Vaporizer-Typen

Die ersten Vaporizer, wie etwa der von Eagle Bill, basierten auf Heißluftpistolen beziehungsweise -föhns, mit denen man Farben

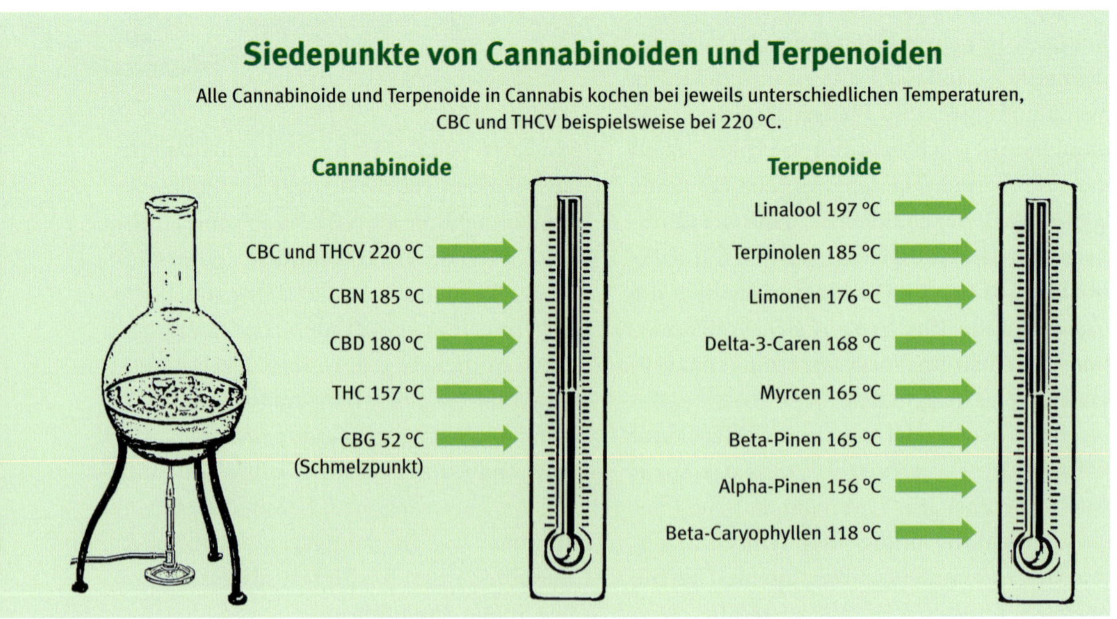

und Lacke entfernt, zum Beispiel von Steinel Professional mit LCD-Temperaturanzeigen und präzisen Einstellungsmöglichkeiten. Zum Vaporizer-Design gehörte eine Glas-Bong, die an eine modifizierte Glaskammer montiert war, die breit genug für die Luftdüse des Föhns war. Der Föhn wurde an die Kammer gehalten, eingeschaltet, und die heiße Luft strömte durch das zerkleinerte Cannabis in der Kammer, bis die Siedepunkte der aktiven Inhaltsstoffe erreicht waren. Diese Heißluftgebläse-Vaporizer funktionierten zwar präzise, doch da bei vielen irrelevantes Zubehör nötig war, waren sie sehr sperrig.

Designer suchten nach Möglichkeiten, Vaporizer mit integrierten Heizelementen ohne unnötiges Drumherum zu produzieren. Die nächste Vaporizer-Generation, die bei Patienten beliebt war, waren Geräte im »Whip«-Stil. Ein Whip ist ein biegsamer Schlauch, der an eine Glaskammer geschraubt ist, in die das Cannabis gegeben wird; dann platziert man sie über einem Heizelement. Der Patient lässt heiße Luft durch das Cannabis strömen, und der daraus resultierende Dampf wird aus dem Schlauch eingeatmet. Solche Vaporizer gibt es ab circa 100 Euro. Da die meisten analoge Temperaturregler haben, ist für die effiziente Nutzung etwas Übung nötig. Ein Vorteil von Whip-Vaporizern ist ihr einfacher Mechanismus, weshalb sie zuverlässig funktionieren und lange halten.

Der Volcano

Storz & Bickel, ein Hersteller für medizinische Geräte im baden-württembergischen Tuttlingen, wurde im Jahr 2000 gegründet, um den Volcano, einen nach seiner konischen Form benannten Verdampfer, zu entwickeln. Der Volcano füllt einen Ballon mit Cannabis-Dampf. Dann wird der Ballon abgenommen, und der Patient atmet daraus den Dampf ein.

Der Volcano ist zurzeit der am besten studierte Vaporizer am Markt. Er wird in Europa und in den USA für klinische Studien verwendet. Der Vorteil all dieser Forschungsarbeiten besteht darin, dass man inzwischen

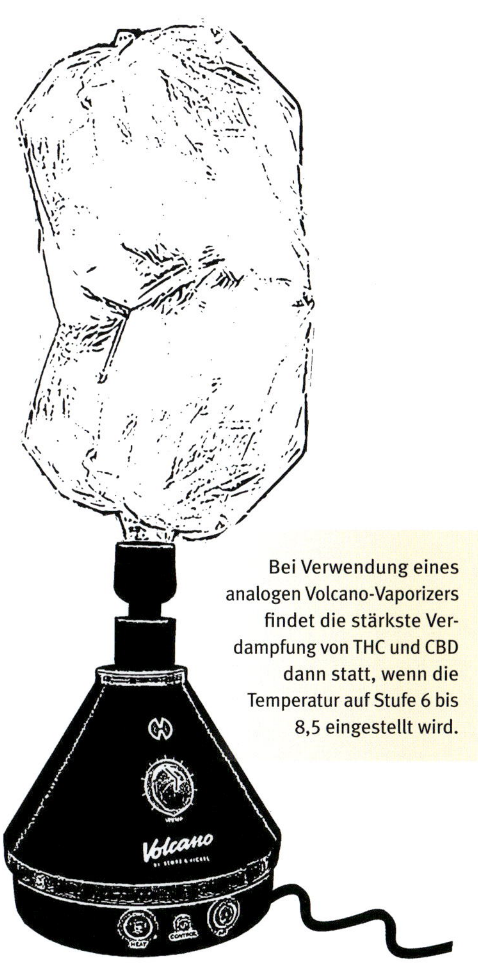

Bei Verwendung eines analogen Volcano-Vaporizers findet die stärkste Verdampfung von THC und CBD dann statt, wenn die Temperatur auf Stufe 6 bis 8,5 eingestellt wird.

weiß, wie der Verdampfer präzise eingesetzt werden kann. Das erste Volcano-Modell hatte ein analoges Einstellrad für die Temperaturregelung. Das Nachfolgemodell, der Volcano Digit, hatte bereits ein LED-Display für die gewählte Temperatur sowie die aktuelle Output-Temperatur. Zurzeit gibt es in Europa und Kanada ein neueres Modell, den Volcano Medic, der neben pflanzlichem Cannabis auch Cannabinoid-Lösungen verdampfen kann. Solcherlei Technologie ist nicht eben günstig – das Spitzenmodell Volcano Digit kostet circa 500 Euro.

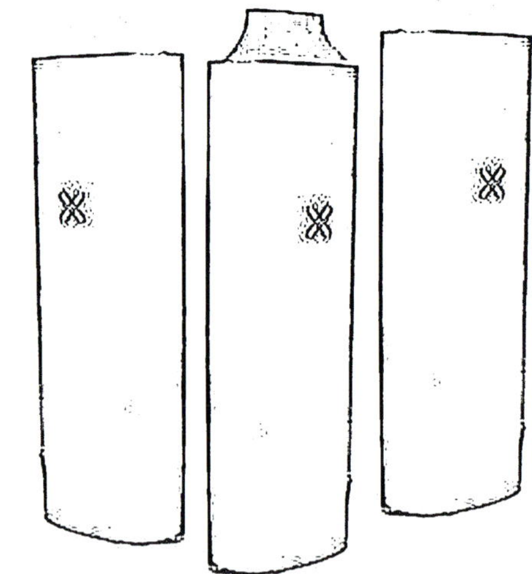

Tragbare Vaporizer und E-Zigaretten

Weil die Heizelemente viel Strom schlucken, benötigten die ersten Vaporizer Wechselstrom. In den vergangenen fünf Jahren ermöglichten jedoch Lithium-Ionen-Akkus die Entwicklung von portablen Vaporizern. Und bei der irischen Firma *Iolite* entstanden tragbare Vaporizer mit Butan-Heizelementen. Die *Iolite*-Verdampfer gehörten zu den ersten portablen Vaporizern für zerkleinerte Cannabis-Blüten. Der neueste Trend für Verdampfer von medizinischem Cannabis wurde vom E-Zigaretten-Markt übernommen.

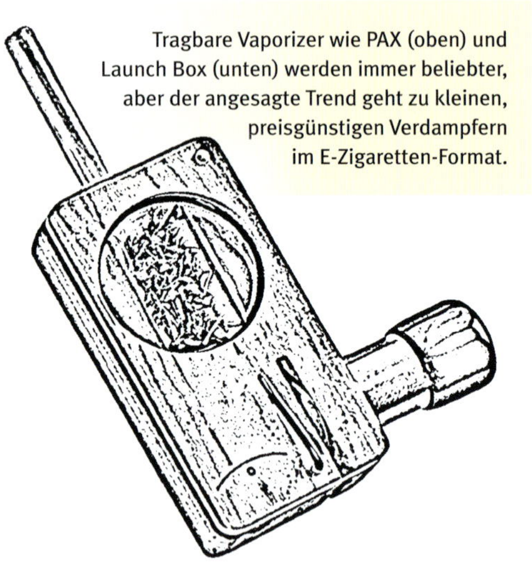

Tragbare Vaporizer wie PAX (oben) und Launch Box (unten) werden immer beliebter, aber der angesagte Trend geht zu kleinen, preisgünstigen Verdampfern im E-Zigaretten-Format.

Die Idee für elektrische Zigaretten entstand bereits Mitte der 1960er-Jahre, in den Handel kamen sie jedoch erst 35 Jahre später. 2003 ließ sich ein chinesischer Pharmazeut ein Gerät patentieren, das mit Ultraschall einen Nebel aus in einem Trägermittel (üblicherweise Propylenglykol) aufgelösten Nikotin erzeugte, der dann inhaliert werden konnte. Die Verwendung von Propylenglykol in E-Zigaretten ist umstritten, da bisher nur wenige Studien dazu vorliegen, ob das Einatmen dieses Erdölderivats gesundheitsschädlich ist. In den ersten Cannabis-E-Zigaretten wurde Haschisch-Öl in Propylenglycol/Glycerin aufgelöst. Neuere Modelle sollen Haschisch-Öl allein verdampfen können. Seit 2013 ist der PAX-Vaporizer von *Ploom* auf dem Markt, der für zerkleinertes pflanzliches Cannabis entwickelt wurde. Er hat vier unter-

Das Problem bei Verdampfern ist die Dosierung

Das größte Risiko beim Vaporisieren von medizinischem Cannabis ist die Überdosierung. Der blumige Cannabis-Dampf ist bei vielen Patienten viel beliebter als Cannabis-Rauch. Weil Dampf nicht so scharf ist wie Rauch, neigt man leicht dazu, mehr zu inhalieren und den Dampf länger in den Lungen zu halten, wodurch man eine größere Cannabinoid-Dosis abbekommt als vorgesehen. Eine kleine Studie in Großbritannien zeigte, dass »Straßen-Cannabis« beim Verdampfen signifikante Stufen von Ammoniak (200 Teile pro Million) erzeugen kann. Grund dafür sind vermutlich die hohen Level von Stickstoffrückständen aufgrund schlechter Anbautechniken. Interessanterweise ergab dieselbe Studie, dass beim Verdampfen von pflanzlichem Cannabis – aus dem Cannabis-Kultivierungsprogramm der US-Regierung an der *University of Mississippi* – der Ammoniakspiegel weit unter der gesundheitlich schädlichen Grenze (zehn Teile pro Million) lag.

schiedliche Temperatureinstellungen, wodurch er für mehrere Cannabinoide und Terpene einsetzbar ist, und kostet um die 259 Euro. Die neuesten E-Zigaretten gewinnen rasch Marktanteile, weil sie diskret und leicht zu bedienen sind. Es gibt Befürchtungen, dass einige Trägermittel, in denen die Cannabinoide in E-Zigaretten aufgelöst werden, nicht fürs Einatmen geeignet sind, doch um diese zu bestätigen, sind weitere Studien nötig. Die in Kürze zu erwartenden FDA-Vorschriften für E-Zigaretten könnten auf diese Produktklasse entscheidenden Einfluss haben.

Ein preiswerter Vaporizer für Cannabis-Blüten (statt für Öle) ist die Magic Flight Launch Box. Sie sieht wie eine kleine Pfeife im Schachtelformat aus und wird von einer einzigen AA-Batterie betrieben, die in eine seitlich angebrachte Öffnung geschoben wird. Der Vaporizer-Markt entwickelt sich schnell, und ständig gibt es neue Modelle.

Dabbing

Hochkonzentrierte Cannabis-Präparate wie Haschisch-Öle und -Wachse sind leicht entflammbar, und wenn das Medikament verbrennt, ehe es inhaliert werden kann, ist es schlicht zerstört. Seit 2008 werden Methoden erforscht, um diese Konzentrate in einer modifizierten Wasserpfeife oder einer Bong zu verdampfen. Das Kernstück dieser Modifizierung ist ein Metallaufsatz, Nagel genannt, der mit einem Gasbrenner erhitzt wird. Er befindet sich an der Stelle, an der sich bei einer normalen Glaswasserpfeife die Brennkammer befindet. Mithilfe einer Nadel wird dann ein *dab* (Klecks) Öl oder Wachs auf dem heißen Nagel aufgetragen. Wenn das Öl in Kontakt mit dem heißen Nagel kommt, verdampft es augenblicklich und wird durch die Wasserpfeife inhaliert. Dieses verdampfte Öl absorbiert die Lunge unglaublich schnell. Die Wirkung ist intensiv und setzt innerhalb von

Sekunden ein. Dieser schnelle Effekt ist für einige Patienten extrem verwirrend und zuweilen übermächtig. Beim Dabbing ist die Gefahr der Übermedikation groß, was zur Ausbildung von Toleranzen gegenüber der Wirkung von Cannabis führen kann. Zudem können beim Dabbing die Nebenwirkungen von THC verstärkt werden – die genaue Dosierung ist hier besonders wichtig.

Sublinguale Tinkturen – Anwendung von Cannabis in der Mundhöhle

Vor langer Zeit bezeichnete das Wort »Tinktur« eine Substanz zum Färben. Heute bezieht es sich auf einen alkoholischen medizinischen Pflanzenextrakt. In Tinkturen lösen Flüssigkeiten wie Ethanol aktive Inhaltsstoffe medizinischer Kräuter wie Cannabis auf. Das Einweichen von Cannabis in sehr hochprozentigem Ethanol wie etwa dem Kornschnaps Everclear ist die Grundlage der meisten Cannabis-Tinkturen. Häufig liegt das Cannabis über einen Monat in diesem Alkohol, dann wird das eingeweichte Pflanzenmaterial, das Menstruum, ausgepresst und dabei die Tinktur aufgefangen. Gute Cannabis-Tinkturen können bis zu 80 Milligramm Cannabinoide pro Milliliter enthalten. Dadurch sind sie extrem potent und müssen sorgfältig dosiert werden, um eine Übermedikation zu vermeiden.

Aus der konventionellen Pflanzenmedizin stammen Hinweise, dass Terpene wie jene im Cannabis von der Mundschleimhaut effizienter aufgenommen werden als durch Rauchen oder das Inhalieren von Dampf. Das liegt darin begründet, dass die Hitze beim Rauchen und Verdampfen die Terpene aufspaltet, wodurch sie weniger wirksam werden. Viele Terpenoide können in Tinkturform sehr effektiv absorbiert werden.

Dosierung von Tinkturen

Durch die Anwendung von Tinkturen unter der Zunge oder auf den Innenseiten der Wangen gelangen Cannabinoide viel schneller in den Blutkreislauf als durch Schlucken. Die Wirkung bei sublingualer Verabreichung ähnelt eher jener beim Rauchen oder Vaporisieren als der beim Essen von Cannabis-Präparaten. Wird eine Cannabis-Tinktur unter der Zunge platziert, werden die Cannabinoide und Terpenoide durch das Epithel-Gewebe aufgenommen. Weil das Gewebe unter der Zunge viele kleine Blutgefäße enthält, verteilen sich die Cannabinoide schnell in diesen Kapillaren und im Blutstrom. Die sublinguale Verabreichung von Cannabinoiden hat Vorteile gegenüber der oralen, weil die aktiven Inhaltsstoffe schneller in den Blutkreislauf gelangen und den Verdauungstrakt umgehen, wo die Cannabis-Medizin von Magensäure, Gallenflüssigkeit und Verdauungsenzymen aufgespalten würde. Zudem umgeht man dadurch die in der Leber stattfindende Umwandlung von THC in das Stoffwechselprodukt 11-Hydroxy-THC.

Ist die Tinktur im Labor auf ihre Potenz geprüft worden, kann man als Anfangsdosis anhand der Testergebnisse 2,5 Milligramm THC rechnen. *GW Pharmaceuticals* empfiehlt Patienten, die erstmals das Mundspray *Sativex*

Herstellung einer Ethanol-Tinktur

Beginnen Sie mit 28 Gramm hochwertigen Cannabis-Blüten mit geprüfter Potenz.

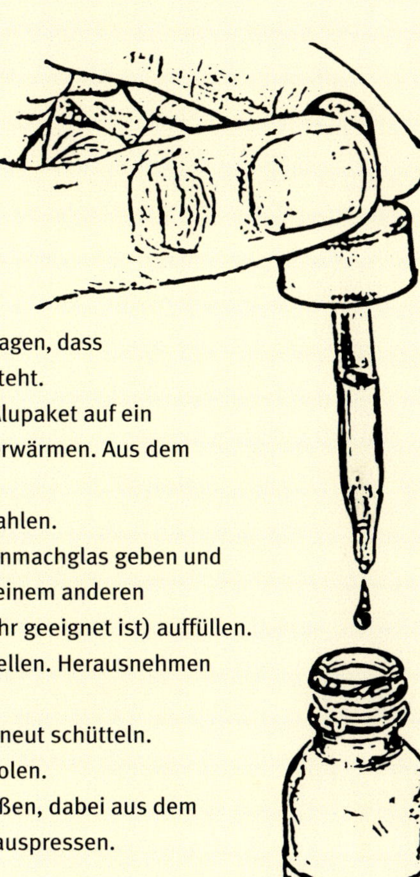

1. Das Cannabis in eine Schüssel geben und sie für 24 Stunden ins Tiefkühlgerät stellen, um das Cannabis vollständig zu trocknen.
2. Am nächsten Tag sollte das Cannabis so trocken sein, dass es beim Berühren zerkrümelt. Vorsichtig so in Alufolie einschlagen, dass ein knapp 2 Zentimeter dickes Paket entsteht.
3. Den Backofen auf 160 °C vorheizen. Das Alupaket auf ein Backblech legen und im Ofen 7 Minuten erwärmen. Aus dem Ofen nehmen und abkühlen lassen.
4. Das Cannabis in der Gewürzmühle fein mahlen.
5. Das gemahlene Cannabis in ein kleines Einmachglas geben und mit 470 Milliliter Ethanol (Everclear oder einem anderen hochprozentigen Schnaps, der zum Verzehr geeignet ist) auffüllen.
6. Das Glas für 1 Stunde ins Tiefkühlgerät stellen. Herausnehmen und 5 Minuten leicht schütteln.
7. Für weitere 3 Stunden tiefkühlen, dann erneut schütteln. Dies ein paar Tage lang tagsüber wiederholen.
8. Die Mischung durch einen Kaffeefilter gießen, dabei aus dem Cannabis so viel Ethanol wie möglich herauspressen.

Mit Cannabis, das 15 Prozent THC enthält, sollte man am Ende 470 Milliliter einer sehr potenten Tinktur erhalten. Falls sie im Mund brennt, mischen Sie 2 EL (30 Gramm) rohen Honig darunter. Beginnen Sie mit ein paar Tropfen, bis Sie eine wirksame Dosis ermittelt haben. Die Tinktur sollte in einer Glasflasche gelagert werden, da Ethanol in Kunststoff einige Chemikalien freisetzen kann.

verwenden, an den ersten zwei Tagen mit einem Sprühstoß am Abend zu beginnen, dann zwei Tage lang auf zwei Sprühstöße am Abend zu steigern und am fünften Tag das Spray auch morgens anzuwenden. Danach kann man jeden Tag einen Sprühstoß mehr veranschlagen, bis die optimale Wirkung erzielt wird. Durch diese Vorgehensweise kann der Patient das Medikament seinen Bedürfnissen anpassen und Nebenwirkungen minimieren.

Manche Tinkturen werden mit Glycerin hergestellt, obwohl Cannabinoide nicht in einer Glycerin-Lösung verbleiben, so man sie nicht mithilfe eines Labor-Homogenisators untermischt. Damit macht man das Produkt auch länger haltbar.

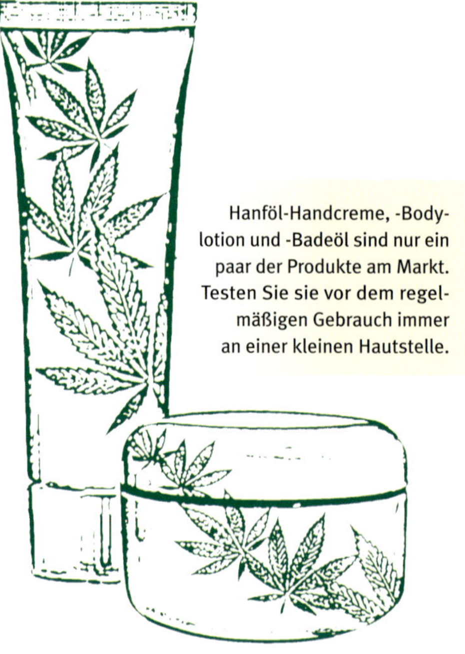

Hanföl-Handcreme, -Bodylotion und -Badeöl sind nur ein paar der Produkte am Markt. Testen Sie sie vor dem regelmäßigen Gebrauch immer an einer kleinen Hautstelle.

Da Ethanol in Tinkturen die empfindliche Mundschleimhaut reizen kann, sollte man vorsichtig vorgehen, um Irritationen oder Aphthen zu vermeiden. Zu diesem Zweck kann man die Tinktur auf die Zunge geben, den Alkohol etwas verdunsten lassen und die Flüssigkeit dann unter die Zunge rinnen lassen, wo sie absorbiert werden kann.

Cannabis-Tinkturen sollten in fest verschließbaren und lichtdichten Flaschen gelagert werden, am besten im Kühlschrank.

Äußerliche Anwendung von Cannabis und Cannabinoiden

Cannabinoide können über die Haut aufgenommen werden und zeigten dort in Tierversuchen entzündungshemmende Wirkung.[4] Zudem hat die Haut viele Cannabinoid-Rezeptoren, und die äußerliche Anwendung kann Hautkrankheiten wie Ekzeme und Schuppenflechte lindern. Mit Cannabinoiden und Terpenen angereicherte Hanfölsalben können eine signifikante heilende Wirkung haben. Dennoch sollte man auf Cannabis basierende Produkte auf der Haut mit Vorsicht anwenden, denn einige wenige Patienten reagieren darauf allergisch. Es empfiehlt sich, zunächst eine kleine Menge aufzutragen und etwa einen Tag abzuwarten, um zu testen, ob die Haut beispielsweise mit Ausschlag reagiert. Die meisten Patienten vertragen jedoch Cannabis-Produkte zur äußeren Anwendung sehr gut. Sie wirken selten, wenn überhaupt, psychoaktiv, aber sehr hohe Dosierungen können durchaus psychoaktive Effekte hervorrufen. Der berühmte Onkologe

Donald Abrams sagt, er verwende konzentriertes Cannabis-Öl zur Behandlung einer zuweilen auftretenden präkanzeriösen Läsion an sich selbst.[5] Viele Menschen, die Cannabis-Öl benutzen, bestätigen seine positive Wirkung bei unterschiedlichen Hautflecken und Läsionen.

Endocannabinoide stehen mit der Regulierung der Fettproduktion in der Haut in Verbindung. Laut Ethan Russo könnte das Cannabinoid CBD in Kombination mit den Cannabis-Terpenen Limonen, Linalool und Pinen die Basis für eine neue äußerliche Aknetherapie bilden.[6] CBD wird durch die Haut aufgenommen und reduziert die übermäßige Produktion von Talg – einer schmierigen Substanz, die die Fettdrüsen der Haut abgeben –, die mit Akne einhergeht. Die drei von Russo genannten Terpene sind auch wirksame Antibiotika gegen die wichtigsten an Akne beteiligten Bakterien.

Orale Verabreichung von Cannabis

Oral eingenommenes Cannabis hat mehrere Vorteile gegenüber gerauchtem oder vaporisiertem Cannabis, der größte ist die länger anhaltende Wirkung. Die Reaktion auf geschlucktes Cannabis variiert jedoch erheblich. Patienten, die allesamt 20 Milligramm Cannabis oral zu sich genommen haben, absorbieren es unterschiedlich schnell und verstoffwechseln es auch unterschiedlich effektiv.[7]

Risiken von oralem Cannabis

Eine Daumenregel: Oral verabreichtes Cannabis wirkt doppelt so lange wie gerauchtes. Die Aufnahme von geschlucktem Cannabis läuft langsam und ungleichmäßig ab. Die Wirkung schwankt von Patient zu Patient und kann zwischen 15 und 180 Minuten andauern. Die höchste Konzentration im Blutplasma variiert zwischen 75 Minuten bis zu sieben Stunden nach der Einnahme. Verglichen mit der Inhalation dauert die Wirkung von oral verabreichtem Cannabis länger an und geht langsamer – innerhalb von fünf bis acht Stunden – zurück. Das größte Risiko bei oralen pflanzlichen Cannabis-Produkten ist die Übermedikation, die zu beängstigend ausgeprägter Psychoaktivität und Panik führen kann. Zwar lassen diese Symptome innerhalb weniger Stunden nach, sie sind aber möglicherweise überaus belastend.

Die älteste Form von medizinischem Cannabis

Die orale Verabreichung von medizinischem Cannabis reicht mindestens 2500 Jahre ins antike China, möglicherweise sogar noch weiter, zurück. Ma-fên, »zerkleinerter Hanf« aus weiblichen Cannabis-Blüten, wurde im ersten bekannten chinesischen Kräuterbuch als Mittel gegen Malaria, Rheuma und Menstruationsschmerzen empfohlen. Dasselbe Kräuterbuch warnt, dass derjenige, der Hanfsamen isst, möglicherweise Dämonen sieht.

Cannabis ist ein Eckpfeiler der traditionellen indischen Medizin. G. K. Sharma nennt es »das Penicillin der Ayurvedischen Medizin«.[8] *Bhang Lassi,* das traditionelle indische Cannabis-Getränk, wird in ganz Indien als allgemeines Stärkungsmittel getrunken (siehe nächste Seite).

Bhang herstellen

2 Tassen (237 Milliliter) Wasser zum Kochen bringen. 28 Gramm frische, nicht getrocknete Cannabis-Blüten in eine Teekanne geben und mit dem sprudelnd kochenden Wasser aufgießen.

1. Ein Handtuch um die Kanne wickeln und den Cannabis-Tee 8 Minuten ziehen lassen.
2. Den Tee durch ein feinmaschiges Sieb gießen. Das Cannabis darin gut ausdrücken, den Tee beiseitestellen.
3. Das ausgedrückte Cannabis in einen Mörser geben und 3 EL (45 Gramm) warme Milch (Voll- oder Sojamilch) dazugeben. Die Mischung mit dem Stößel pürieren.
4. Das Püree in ein Mulltuch geben und die Milch herausdrücken.
5. Das Cannabis wieder in den Mörser geben und den Prozess mehrmals mit weiterer warmer Milch (insgesamt 4 Tassen, 946 Milliliter) wiederholen, bis man eine halbe Tasse (118 Milliliter) Cannabis-Milch hergestellt hat.
6. Diese beiseitestellen.
7. Das Cannabis entsorgen.
8. 2 EL (30 Gramm) gehackte blanchierte Mandeln in den Mörser geben und mit Milch bedecken.
9. Die Mandeln mit dem Stößel zerstoßen, dann die Mandelmilch in ein frisches Mulltuch geben und die Mandeln gut ausdrücken. Mit weiterer Milch mehrmals wiederholen.
10. Alle Flüssigkeiten – den Tee, die Cannabis-Milch, die Mandelmilch und den Rest der Milch – vermischen.
11. ⅛ TL (0,6 Gramm) Garam Masala, ¼ TL (1,25 Gramm) Ingwerpulver und ½ TL (2,5 Gramm) Rosenwasser hinzufügen. Mit Zucker und Honig abschmecken.

Dieses Rezept ergibt zwölf Portionen. Das *Bhang* im Kühlschrank lagern und vor dem Servieren gut schütteln. Da die enthaltenen Cannabinoide nur leicht decarboxyliert sind, ist das Getränk nicht sehr psychoaktiv. Erwärmt man das Cannabis 7 Minuten lang bei 157 °C, decarboxyliert es, und das Getränk wird extrem wirkungsvoll.

Variationen von oralem Cannabis

Da immer mehr Cannabis-Sorten erhältlich sind, die neben THC auch andere Cannabinoide enthalten (z. B. CBD), können orale Zubereitungen mit modifizierter, reduzierter oder gar keiner Psychoaktivität hergestellt werden – je nach dem Verhältnis von CBD zu THC. Ein 8-zu-1-Verhältnis von CBD zu THC etwa verhindert die Psychoaktivität des THC gänzlich. Im Verhältnis 3 zu 1 zeigt sich eine leichte psychische Aktivität, jedoch bei eindeutig klarem Kopf.

Diese Bandbreite ist erwähnenswert, weil Patienten durchweg bestätigen, dass THC und CBD in diesen Mengenverhältnissen sehr gut gegen Angst wirken. Andere Cannabinoid-Kombinationen wie CBD und THCV könnten für Patienten von Interesse sein, für die die konventionelle THC-Psychoaktivität ein Problem darstellt. Viele Experten halten

Herstellung von Cannabis-Speiseöl

Mit Cannabis angereichertes Speiseöl ist sehr vielseitig und eignet sich für vielerlei Gerichte. Zwar können auch Cannabis-Blüten dafür verwendet werden, die bessere Wahl sind jedoch Cannabis-Extrakte.

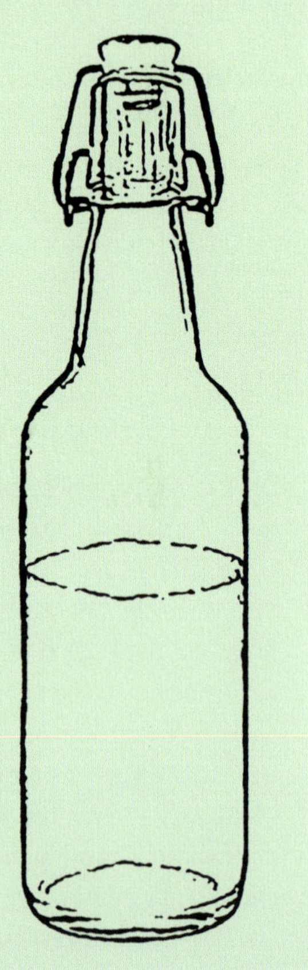

1. 57 Gramm laborgetestete getrocknete Cannabis-Blüten oder 28 Gramm Haschisch, 4 Tassen (946 Milliliter) Wasser und 1 Tasse (237 Milliliter) Raps-, Sesam- oder Olivenöl in einem Schongarer 8 Stunden lang garen.
2. Die Mischung durch einen Kaffeefilter gießen und dabei Öl und Wasser aus dem gekochten Cannabis drücken. Die Flüssigkeit in eine Schüssel gießen und über Nacht tiefkühlen. Das Cannabis-Öl steigt nach oben.
3. Handschuhe überziehen und das Öl von der Oberfläche abkratzen. Das braune gefrorene Wasser entsorgen.
4. Das Öl im Gefrierfach aufbewahren, sonst wird es schnell ranzig.

Da das Öl recht potent ist, sollte man vermeiden, es versehentlich zu konsumieren. Hat man dafür getrocknetes Cannabis mit 15 Prozent THC verwendet, kann das Öl (nach Verlusten während der Extraktion) etwa 6 Gramm THC enthalten. Nur 1 TL (5 Gramm) dieses Öls liefert 10 bis 12 Milligramm THC.

diese Alternativen für die pflanzliche Cannabis-Medizin der Zukunft.

Zäpfchen und exotische Verabreichungsformen

So seltsam es vielleicht klingt, aber ein Cannabis-Zäpfchen hat mehrere medizinische Vorteile. Die Dosis in einem Zäpfchen kann effektiv vom Körper absorbiert werden, ohne dass Cannabinoide durch Verdauungssäuren oder Enzyme zerstört werden. Außerdem umgeht diese Darreichungsform die Umwandlung der Cannabinoide in der Leber, sodass der Patient das gleiche Erlebnis hat wie beim Rauchen oder Vaporisieren von Cannabis. Es gibt auch Zäpfchen, die ihren Wirkstoff nach und nach freisetzen, wodurch die Wirkung länger anhält als bei einem Joint. Die Patente für Cannabinoid-Zäpfchen hat ein kleines Unternehmen, das mit dem der US-Regierung unterstehenden Cannabis-Kultivierungsprojekt der *University of Mississippi* zusammenarbeitet. Zurzeit sind noch keine Cannabis-Zäpfchen im Handel.

Patchtek – transdermales Cannabinoid-Pflaster

Lawrence Brook, Gründer von *General Hydroponics,* hat ein transdermales Pflaster namens Patchtek entwickelt und patentieren lassen, das Cannabinoide über die Haut abgibt. Zurzeit durchlaufen Patchtek-Pflaster vorklinische Studien zu ihrer Wirkung bei Nervenschmerzen, Übelkeit, Brechreiz, Appetitlosigkeit und spastischer Lähmung bei Multipler Sklerose. Diese Methode der Verabreichung von Cannabinoid-Medikamenten wird vermutlich vom konventionellen pharmazeutischen Lager besser akzeptiert werden.

Cannabis-Medizin und die Tageszeiten

Dass Cannabis die Zeitwahrnehmung beeinflusst, ist bekannt. Aber hat die Tageszeit auch einen Einfluss auf die Wirkweise von Cannabis? Vielleicht. Vor allem nachts. THC beeinflusst die Traum- und Schlafphasen. Um dies zu verhindern, sollte man Cannabis-Präparate spätestens fünf Stunden vor dem Schlafen einnehmen. Will man andererseits diese Wirkung verstärken – etwa bei ausgeprägten Nachtängsten oder posttraumatischer Belastungsstörung mit Albträumen –, kann die Einnahme kurz vor dem Zubettgehen hilfreich sein. Chronische Ängste können sehr ermüdend sein, und die morgendliche Einnahme von CBD kann die Angst reduzieren, die ansonsten am Nachmittag zur Erschöpfung führen würde. Das Timing der Cannabis-Verabreichung wird derzeit noch genauer erforscht, aber da Cannabinoide die körpereigenen homöostatischen Regulatoren nachahmt, lässt sich durchaus sagen, dass der richtige Zeitpunkt der Einnahme von Cannabinoiden sehr zur Stabilisierung eines aus dem Gleichgewicht geratenen Systems beitragen kann.

Namisol und das Problem mit der Löslichkeit von Cannabinoiden

Eines der größten Probleme bei der oralen Verabreichung von Cannabinoiden besteht darin, dass sie Fett lieben und Wasser hassen. Dadurch sind sie schwer und recht unberechenbar zu absorbieren (siehe S. 68). Das niederländische Unternehmen *Echo Pharmaceuticals* hat ein Verfahren für eine verbesserte Aufnahme von Cannabinoiden entwickelt, das es Alitra nennt. Mittels Alitra produziert man bei *Echo* eine THC-Tablette namens Namisol, die der Körper viel besser absorbieren kann. Finnische Forscher haben ein Cyclodextrin, einen Ring aus Zuckermolekülen, genommen und ein Cannabinoid-Molekül eingefügt, wodurch seine Löslichkeit dramatisch anstieg. Eines Tages könnte ein Cyclodextrin-Cannabinoid-Präparat es den Patienten ermöglichen, einfach einen Löffel voll Cannabis-Arznei in einem Glas Limonade aufzulösen.

Nanotechnologie und Cannabinoid-Medizin

Wissenschaftler an der Universität Complutense in Madrid haben THC und CBD in Mikropartikeln eingeschlossen, um sie in Gehirntumorzellen einzusetzen. Mithilfe dieser innovativen Technik werden beständig hochkonzentrierte Cannabinoide freigesetzt, und zwar direkt im Tumor. Cannabinoide scheinen für die Behandlung des Glioblastoma multiforme, einer der häufigsten – und tödlichsten – Arten von Gehirnkrebs, erfolgversprechend. Das größte Problem bei der Verwendung von Cannabinoiden auf diese Art ist, sie direkt in den Tumor zu bekommen und sie an Ort und Stelle freizusetzen. Erste Tierstudien mit dieser Technologie sind recht vielversprechend.[9]

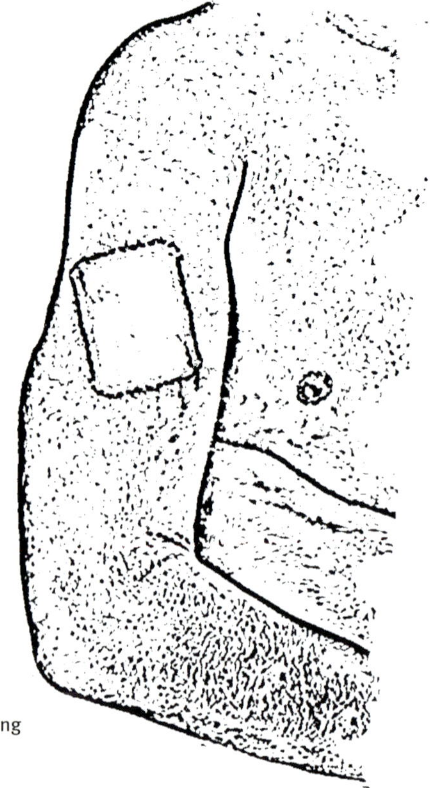

Die Entwicklung von transdermalen Pflastern für die Verabreichung von Cannabis-Arznei befindet sich noch in den Kinderschuhen.

Medizinisches Cannabis am Arbeitsplatz

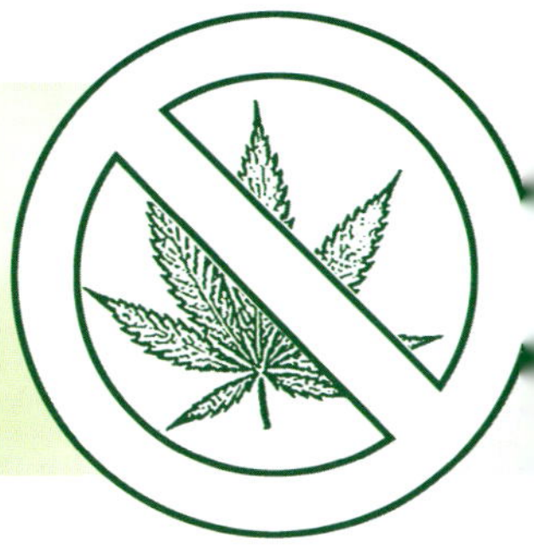

Natürlich dürfen Cannabis-Patienten die Medikamente nicht während der Arbeit nehmen und auch nicht unter ihrem Einfluss am Arbeitsplatz erscheinen, denn viele Firmen haben Nulltoleranzregelungen, die diesen Patienten in keiner Weise entgegenkommen. Sie verbieten jedwede nachweisbare Menge illegaler Drogen im Blutkreislauf ihrer Bewerber und Mitarbeiter, und dieses Verbot gilt normalerweise auch für medizinisches Cannabis. In vielen Ländern gibt es da keinerlei Kulanz, und da THC-Abbauprodukte noch lange nachgewiesen werden können, auch wenn der Konsument überhaupt keine Wirkung mehr verspürt, wird er entlassen, wenn beim obligatorischen Drogentest Cannabis gefunden wird.

Der Konsum von Cannabis am Arbeitsplatz ist kaum möglich, wenn der Arbeitgeber es verbietet. Er darf den Cannabis-Konsum am Arbeitsplatz verbieten, und bis dato haben die Gerichte in solchen Fällen immer für den Arbeitgeber entschieden. Im September 2012 schlug sich das 6. US-Bundesberufungsgericht auf die Seite von *Walmart,* als das Unternehmen in Michigan einen Gehirnkrebspatienten entlassen wollte, weil er mit dem Konsum von medizinischem Cannabis gegen die firmeninternen Vorschriften gegen Drogenmissbrauch verstoßen hatte.[10] Das Gericht befand, dass das Gesetz zu medizinischem Cannabis des Bundesstaats Michigan seinem Grundsatz, dass ein Arbeitsverhältnis jederzeit fristlos gekündigt werden kann, keineswegs entgegenstehe und es auch keine Grundlage für eine Klage wegen ungerechtfertigter Entlassung darstelle. Die Gesetze für medizinisches Cannabis in Arizona, Connecticut, Delaware, Maine und Rhode Island indes schützen Cannabis-Patienten vor Diskriminierung bei der Einstellung. Arizona und Delaware verbieten es Unternehmen sogar, aufgrund positiver Drogentests, bei denen Cannabis-Komponenten oder -Abbauprodukte nachgewiesen wurden, Bewerber abzulehnen oder Mitarbeiter zu maßregeln. Doch auch

in diesen Staaten gibt es keinen Schutz für Patienten, die wegen ihres Cannabis-Konsums »beeinträchtigt« sind. Eine allgemeingültige Definition der »Beeinträchtigung« aufgrund der Blutspiegel von THC oder anderen Cannabis-Komponenten beziehungsweise -Abbauprodukten gibt es allerdings nicht. Ausnahmen von diesen Regelungen sind also möglich, etwa wenn Mitarbeiter durch Cannabis »beeinträchtigt« sind, während sie sich auf dem Gelände des Arbeitgebers aufhalten oder während ihrer Arbeitszeit. Aber der Nachweis einer solchen Beeinträchtigung ist schwierig – außer man verhält sich offensichtlich »bekifft«.

US-Behörden wie das Ministerium für Gesundheitspflege und Soziale Dienste sowie das Verkehrsministerium fordern von den mit ihnen zusammenarbeitenden Unternehmen schriftliche Regelungen, die ihren Mitarbeitern den Konsum von medizinischem Cannabis verbieten.

Natürlich müssen Mitarbeiter sich jedweden Einflusses, den medizinisches Cannabis auf die Qualität ihrer Arbeit haben könnte, bewusst sein und wissen, ob die Sicherheit am Arbeitsplatz gefährdet sein könnte. Zudem müssen die Arbeitsgesetze revidiert werden, um den sich ändernden Status von Cannabis in der Gesellschaft und seinen Einsatz als Medikament zu reflektieren.

Unter medizinischem Cannabis ein Fahrzeug lenken: Ist das sicher?

25 Prozent der Todesfälle im motorisierten Verkehr gehen auf betrunkene Fahrer zurück, und bei vielen Unfällen sind Fahrzeuglenker beteiligt, die positiv auf Cannabis getestet werden. Es ist erwiesen, dass die Kombination von Alkohol und Cannabis das Fahrvermögen ernsthaft mindert. Die Beeinträchtigung aufgrund von Cannabis-Konsum ist von der Dosis abhängig. Bei kognitiven Tests hinsichtlich der Fahrleistung kam heraus, dass Cannabis die Fahrleistung verschlechtert. Der Grad dieser Minderung war in der Studie abhängig von der konsumierten Cannabis-Dosis. Doch ein paar Tests über akute Cannabis-Vergiftung ergaben eine nur schwache Beeinträchtigung der Fahrleistung. 2009 zitierte ein Bericht über die aktuelle Forschung zu Cannabis und Verkehrsteilnahme mehrere Studien, in denen Cannabis eine oder mehrere Fahrkompetenzen beeinflusste: »120 Studien ergaben, dass allgemein die Fahrleistung umso mehr eingeschränkt war, je höher die THC-Konzentration im Blut war, dass aber regelmäßige, daran gewohnte Cannabis-Konsumenten bei der gleichen Dosis weniger Beeinträchtigungen zeigten als unregelmäßige Konsumenten – entweder aufgrund der physiologischen Gewöhnung oder des erlernten kompensatorischen Verhaltens. Die maximale Beeinträchtigung ist 20 bis 40 Minuten nach dem Rauchen zu verzeichnen, doch schon 2,5 Stunden später ist sie vollkommen aufgehoben, jedenfalls bei jenen, die 18 Milligramm THC oder noch weniger konsumiert hatten …«[11]

Die Auswirkungen von Cannabis auf das Fahrvermögen variieren individuell, abhängig von der THC-Aufnahme und -Toleranz sowie der Rauchmethode. Interessanterweise hat Cannabis anscheinend den größten nachteiligen Einfluss auf die am meisten automatisierten Vorgänge beim Fahren, wie in der Spur zu bleiben, und weniger auf komplexere Aufgaben, wie sich in den Verkehr einzufädeln.

Medizinische Cannabis-Züchtungen

Acapulco Gold, Skunk, Thai Stick und OG Kush – diese Namen assoziieren wir mit bekannten Cannabis-Züchtungen, die seit den 1960er-Jahren aus dem Marihuana-Untergrund hochschwappten. Einige davon waren *landraces,* Landsorten, die ursprünglich nur in bestimmten Regionen wuchsen – Durban Poison aus Südafrika oder Guerrero Green aus Mexiko beispielsweise. Andere wie Haze und Blueberry wurden an der amerikanischen Westküste gezüchtet. Jede Sorte hat ihre besonderen medizinischen Effekte, die von Strain zu Strain variieren.

Deshalb kann es für die Wahl der richtigen Cannabis-Präparate bei bestimmten Krankheiten von Nutzen sein, die wichtigsten Cannabis-Arten zu kennen.

3

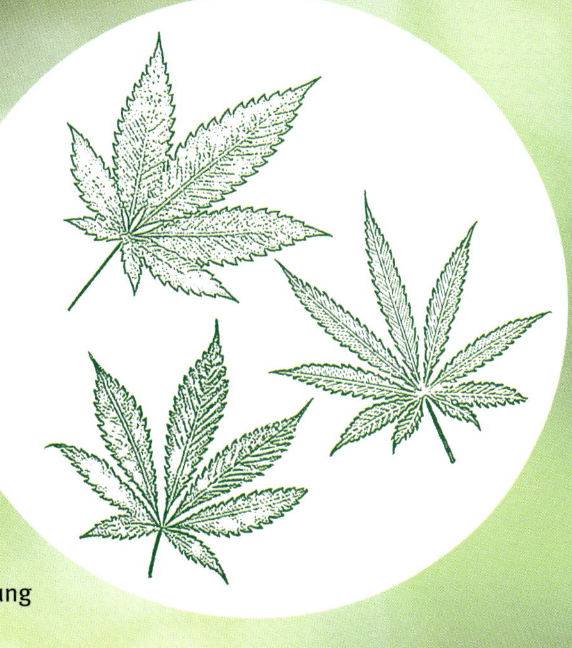

130 **Was können die verschiedenen Cannabis-Sorten?** – Als Menschen Cannabis überall auf der Welt einführten, passten sich die Pflanzen an. Heute optimieren moderne Zuchtmethoden die medizinischen Inhaltsstoffe des Cannabis. Die Besonderheiten der wichtigsten Cannabis-Varietäten zu kennen kann entscheidend für ihre effektive Anwendung als Arznei sein.

137 **Afghan** alias **Afghani #1** oder **Affie**

139 **AK-47**

141 **Blueberry**

144 **Blue Dream** alias **Blueberry Haze**

146 **Bubba Kush**

148 **Chem '91** alias **Chemdawg**

151 **Cherry Cough**

153 **G13**

155 **Grand Daddy Purple** alias **GDP**

157 **Harlequin, Cannatonic und Cannabis mit hohem CBD-Gehalt**

160 **Haze**

162 **Hindu Kush**

165 **Jack Herer**

167 **LA Confidential**

169 **Malawi Gold**

172 **Neville's Haze** alias **Nevil's Haze** (Niederlande)

174 **Northern Lights #5 x Haze**

176 **OG Kush**

181 **Pincher Creek** alias **Cush**

183 **Purple Urkle**

186 **S.A.G.E.**

188 **Sensi Star**

190 **Skunk #1** alias **The Pure**

193 **Sour Diesel** alias **Sour D**

195 **Strawberry Cough**

198 **Trainwreck**

200 **White Widow**

Was können die verschiedenen Cannabis-Sorten?

Die einzelnen Cannabis-Züchtungen haben aufgrund ihrer individuellen chemischen Zusammensetzung verschiedene medizinische Wirkungsweisen. Die medizinischen Effekte können derart unterschiedlich sein, dass jede Cannabis-Sorte zu einer anderen Arznei verarbeitet werden kann. Einige Sorten produzieren THC, andere CBD, und wieder andere bilden nahezu gleiche Mengen beider Cannabinoide. Auch der unterschiedliche Terpen-Gehalt beeinflusst die medizinischen Auswirkungen der Cannabis-Sorten in hohem Maß.

Die Pioniere von *Hortapharm*

Ende der 1980er-Jahre begann *Hortapharm,* eine von David Watson und Robert Connell Clarke gegründete niederländische Firma, die chemische Zusammensetzung von Cannabis zu erforschen. Das Hauptaugenmerk lag auf medizinisch interessanten Sorten. Die Unternehmensgründer hatten auf ihren Reisen in aller Welt Landsorten zusammengetragen, darunter auch Kulturen, die seltene Cannabinoide wie THCV produzierten. Später erwarb *GW Pharmaceuticals* die Cannabis-Genetik-Sammlung und entwickelte unter der Leitung von Etienne De Meijer eine neue Generation medizinischer Cannabis-Kultursorten.

Schmalblättrige THC-Cannabis-Arten brachten wohl indische Arbeitsverpflichtete aus Indien in den Westen, als diese von den Briten in den 1830er-Jahren nach Jamaika transportiert wurden. Doch weitere Verbreitung fanden die Cannabis-Züchtungen in der westlichen Hemisphäre erst, als in den 1960er-Jahren die Marihuana-Kultivierung ausgebaut wurde. 2009 wurden in den USA CBD-reiche Sorten identifiziert, und der Konsum dieser Cannabis-Sorten konnte schließlich eine weitere Revolution in der Kultivierung von medizinischem Cannabis auslösen.

Das Spiel mit den Namen und die Identifizierung von Züchtungen

In allen alternativen Zeitungen in San Francisco, Denver oder Los Angeles sieht man Werbung für G13 Kush, Blue Lightning, Charlie Sheen Kush, Obama Cookies usw. Hunderte von medizinischen Marihuana-Sorten werden von Apotheken und Lieferdiensten angeboten. Und Otto Normalverbraucher denkt sich: Wie kommen sie nur zu diesen lächerlichen Namen? Nun, jemand hat sie sich ausgedacht. Den Namen Google hat ja auch jemand erfunden.

Die wichtigere Frage bezüglich dieser medizinischen Marihuana-Sorten lautet: Wenn die Namen reine Erfindung sind, was macht diese chemisch einzigartigen Varietäten aus, die diese Firmen angeblich verkaufen? Tatsache ist, dass das niemand wirklich weiß, nicht einmal die Leute, die sie verkaufen. Diese Ignoranz hat normalerweise gar keinen böswilligen Hintergrund, und die Züchter versuchen durchaus, sich über die Charakteristika der Cannabis-Sorten zu informieren, die sie anbieten. Aber in Kalifornien und Colorado gibt es (noch) nicht viele Standards oder Zertifizierungsvorschriften – allerdings ändert sich dies zurzeit.

2013 wurden in Connecticut Gesetze für die Regulierung von medizinischem Cannabis eingeführt, und die Präparate müssen Markennamen tragen. In der Folge muss jede Charge eines bestimmten Cannabis-Produkts innerhalb einer strengen chemischen Toleranzgrenze liegen, basierend auf der ursprünglichen, staatlich registrierten Produktbeschreibung, oder es verliert das Recht am Markennamen.

Cannabis-Sorten können mit chemischen und genetischen »Fingerabdrücken« gekennzeichnet werden, um sie präzise zu identifizieren. Chemische Fingerabdrücke bestimmen die Menge an Terpenoiden und Cannabinoiden, die ein spezieller Phänotyp einer Cannabis-Sorte normalerweise produziert. Ein Phänotyp von OG Kush (siehe S. 176 ff.) beispielsweise, der unter gleichmäßigen Bedingungen kultiviert wird, produziert immer 24 Prozent THCA, 0,8 Prozent CBD, 1,6 Prozent Myrcen, 0,9 Prozent Alpha-Pinen, 0,7 Prozent Limonen und 0,8 Prozent Beta-Caryophyllen. Diese Zahlen machen den pharmakologisch aktiven chemischen Fingerabdruck dieses OG-Kush-Phänotyps aus. Der genetische Fingerabdruck desselben OG Kush könnten die Gene darstellen, die die Erzeugung dieser pharmakologisch aktiven Substanzen kontrollieren. Jede Cannabis-Art besitzt Gene, die ihre spezifische chemische Zusammensetzung bestimmen. Die Produktion jedes essenziellen Öls und jedes Cannabinoids wird von der Expression der pflanzeneigenen Gene gesteuert.

Will man die Fähigkeit einer Cannabis-Sorte, pharmakologisch interessante Substanzen zu produzieren, optimieren, braucht man diese Fingerabdrücke, um zu verstehen, was diese Sorte überhaupt produzieren kann. Diese Art von Know-how und Präzision wird auf alle Kräuter, Gewürze und andere Pflanzenprodukte angewandt, vermutlich auch bald auf medizinisches Cannabis. Mit einheitlichen Produktnamen werden gleichbleibende Zusammensetzungen und Produktionsverfahren für pflanzliche Cannabis-Präparate einhergehen. Die nächste Charge von

Charlie Sheen Kush wird ganz genauso sein wie die letzte … und der echte Charlie Sheen müsste eigentlich Tantiemen bekommen, wenn er seinen Namen dafür zur Verfügung stellt. Das Spiel um die fantasievollsten Namen von medizinischem Cannabis wird – zumindest zum Teil – ein Ende haben. Andere werden bleiben.

Das größte Mysterium um modernes Cannabis ist die Frage, warum die einzelnen Sorten unterschiedliche medizinische oder psychische Wirkungen haben. Man weiß zwar, dass diese Effekte hauptsächlich von den Mengenverhältnissen der Cannabinoide und Terpenoide beeinflusst werden, die in jeder Sorte anders sind – doch die Interaktionen zwischen diesen Terpenoiden und Cannabinoiden sind extrem komplex und noch nicht gänzlich erforscht. Neue Verfahren, etwa die Hauptkomponentenanalyse – eine wissenschaftliche Methode der Datenanalyse, mit der Forscher die komplexen Interaktionen der vielen Pflanzenkomponenten untersuchen –, ermöglichen es, die Wirkungsweisen einer Cannabis-Sorte präziser vorherzusagen, indem sie ihre chemische Zusammensetzung genauestens ausarbeiten und die Interaktionen, die aufgrund dieser Zusammensetzung entstehen, erfassen.

Von verschiedenen Landsorten, deren Adaptation (Bearbeitung) bis zu modernen Züchtungen

Von Korea bis Mexiko, von Uruguay bis Malawi gibt es Tausende von Cannabis-Sorten. In ganz Russland, Kasachstan, Nepal … Cannabis ist überall, und überall sind die einzelnen Strains anders, weil sie sich etwas an die Gegebenheiten vor Ort angepasst haben. Einzelne Sorten werden *landraces,* Landsorten, genannt – damit gemeint sind die regionalen Varianten der Cannabis-Pflanze. Und aus diesen Landsorten hat man die modernen medizinischen Cannabis-Sorten gezüchtet. In ein paar wenigen Fällen, wie etwa bei Malawi Gold, wurde die Landsorte nicht mit einer anderen Sorte gekreuzt. In diesem einzigartigen Strain sind die Pflanzen überall genauso wie in ihrer Heimat am Lake Malawi in Afrika.

In den 1960er-Jahren, als in den westlichen Ländern der illegale Cannabis-Konsum florierte, reisten Hippies in Länder, in denen Cannabis beheimatet war. In Mexiko, Jamaika, Kolumbien, Marokko, dem südlichen Afrika, im Libanon, in der Türkei, in Afghanistan, Pakistan, Nepal, Indien und Thailand wuchsen jene Landsorten, die die Reisenden mit in ihre Heimat brachten und die den genetischen Pool für moderne Cannabis-Sorten bildeten. Diese illegale »biologische Schatzsuche« – die Suche nach lokalen Pflanzenarten von medizinischem Wert – ist heute in vielen dieser Länder verboten, weil die Landsorten-Pflanzen inzwischen als strategische nationale Vermögenswerte gelten.

Die meisten heute verwendeten medizinischen Cannabis-Sorten entstanden durch Kreuzungen, um neue Varietäten zu erzeugen. Sie stammen natürlich von den Landsorten ab, aber die meisten haben mit ihren Vorläufern nur noch wenig Ähnlichkeit. Entscheidend für die Auswahl und die Züchtung dieser neuen Sorten ist nur eins: ihre Fähigkeit, THC zu produzieren. Dies führt zwar zu

Es kann durchaus der Fall sein, dass eine Cannabis-Sorte so gezüchtet wird, dass sie gut duftet oder schön aussieht – am Ende aber kommt es immer auf den Cannabinoid- und Terpen-Gehalt sowie die Reinheit der Züchtung an.

einigen ungewöhnlich psychoaktiven Varietäten, aber auch zur Inzucht. Marihuana aus verschiedenen Teilen der Welt ist faszinierend vielfältig, doch die modernen, medizinisch genutzten Cannabis-Sorten haben nur noch wenig Einzigartiges, dafür aber viel Identisches. Anders gesagt: Diese Varietäten sind alle aus demselben Holz geschnitzt.

Das Verbot von Cannabis führte dazu, dass wir über die Zusammensetzung oder Abstammung vieler Sorten, die es vor 1965 gab, kaum etwas wissen. Und das, was wir darüber zu wissen glauben, ist häufig reine Mutmaßung. Da spielen viele Egos und geschönte Erinnerungen sowie mehr als nur etwas Arroganz eine Rolle. Nehmen wir etwa die legendäre Sorte aus Santa Cruz namens Haze (siehe S. 160 f.) – eine der Varietäten, aus denen Dutzende, wenn nicht Hunderte von modernen Cannabis-Züchtungen hervorgingen. David Paul Watson alias Sam the Skunkman oder auch Jingles behauptet, in den 1980er-Jahren Haze in den Niederlanden eingeführt zu haben, und dieser Anspruch findet viel Unterstützung. Der australische Cannabis-Züchter Neville Schoenmakers alias Nevil sagt, er habe selbst Santa Cruz besucht und dort die legendären Haze-Brüder kennengelernt, die ihm das Cannabis persönlich übergeben hätten. Was nun die wahre Geschichte von Haze, der Grundlage moderner Cannabis-Züchtungen, ist, bleibt obskur. Kenner glauben, dass Haze mehr dem Glück als dem Verstand zu verdanken ist. Der einzige noch verfügbare Beweis für das Haze-Projekt ist ein 1976 in Santa Cruz gedrucktes Poster, gezeichnet mit »R. L.«, mit Anbautipps aus dieser Züchtung. In all den Legenden die Wahrheit herauszufinden ist unmöglich.

Was die Genetik einer bestimmten Sorte anbelangt, wissen wir häufig nicht, welche Landsorten für ihre Zucht verwendet wurden oder ob die Art nicht nur ein Inzuchtprodukt mit hohem THC-Potenzial ist. Moderne wissenschaftliche Tests beginnen nun, die Mysterien, wie Cannabis seine Inhaltsstoffe bildet und welche Gene diesen Prozess steuern, zu entwirren. Vermutlich sind wir schon bald in der Lage, Cannabis zu züchten, das ganz unserem Geschmack und dem medizinischen Zweck entspricht. Das Chaos von heute wird sich allmählich lichten. Und aus den verbliebenen Land- und hochwertigen Sorten werden wir die nächste Generation von medizinischem Cannabis erzeugen. Seit Jahrzehnten mühen sich Züchter ab, um die Fähigkeit der Cannabis-Pflanze, Medizin zu produzieren, zu verbessern. Hier folgen nun einige der erfolgreichsten Ansätze.

Wahl einer medizinischen Cannabis-Sorte

Die gängigen Bezeichnungen in Apotheken, *indica* und *sativa,* weisen eigentlich nur auf die grundlegendsten medizinischen Effekte

Moderne Cannabis-Sorten

Auf den nachfolgenden Seiten werden 27 moderne Cannabis-Sorten und ihre medizinischen Eigenarten vorgestellt. Die Regionen, in denen sie gezüchtet werden, sind in dieser Karte verzeichnet; zudem wird angegeben, zu welcher Art die jeweilige Sorte gehört: *indica, sativa* oder Hybrid.

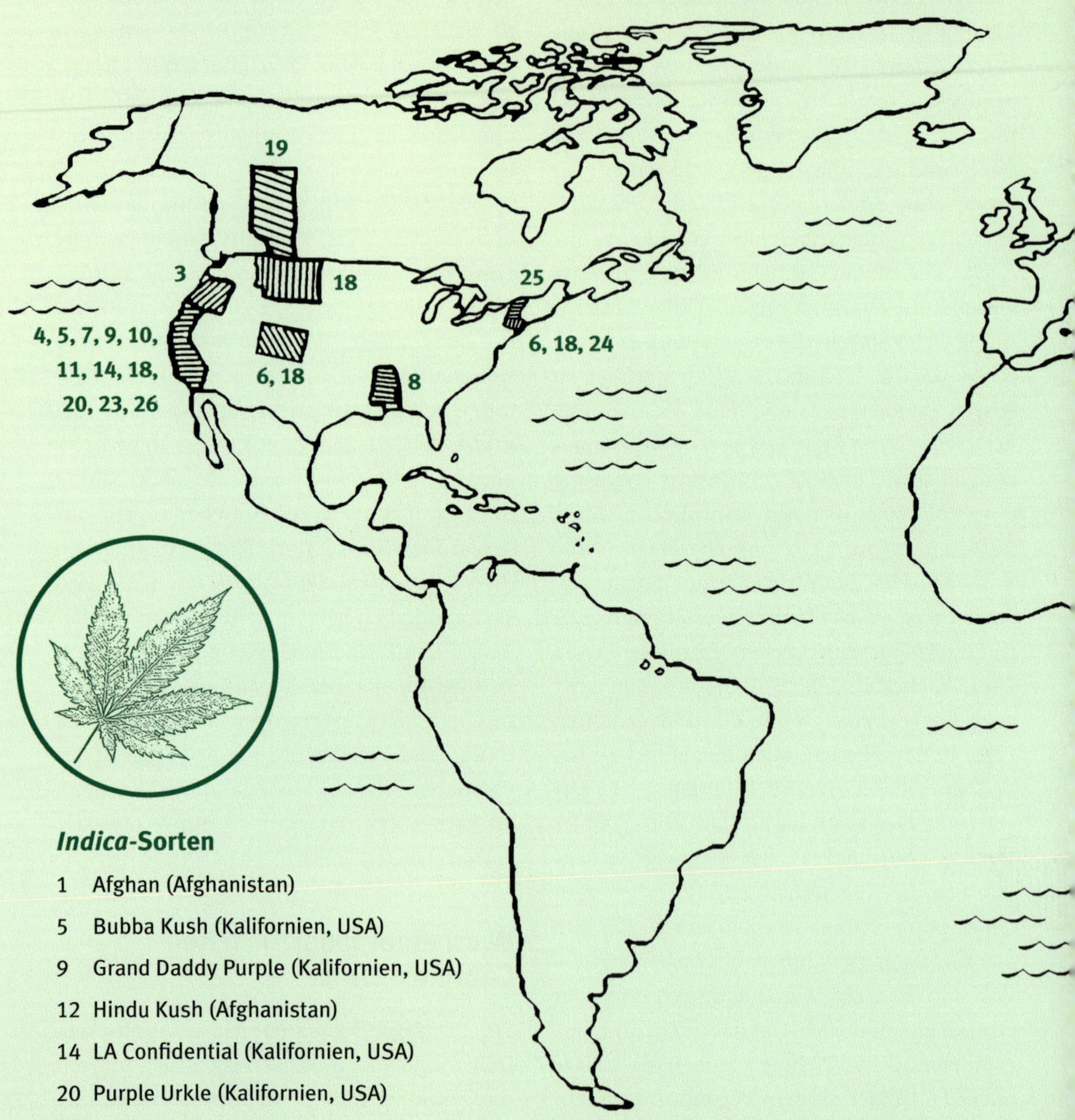

Indica-Sorten

1 Afghan (Afghanistan)

5 Bubba Kush (Kalifornien, USA)

9 Grand Daddy Purple (Kalifornien, USA)

12 Hindu Kush (Afghanistan)

14 LA Confidential (Kalifornien, USA)

20 Purple Urkle (Kalifornien, USA)

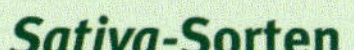

Sativa-Sorten

11 Haze (Kalifornien, USA)

15 Malawi Gold (Malawi)

16 Neville's Haze (Niederlande)

26 Trainwreck (Kalifornien, USA)

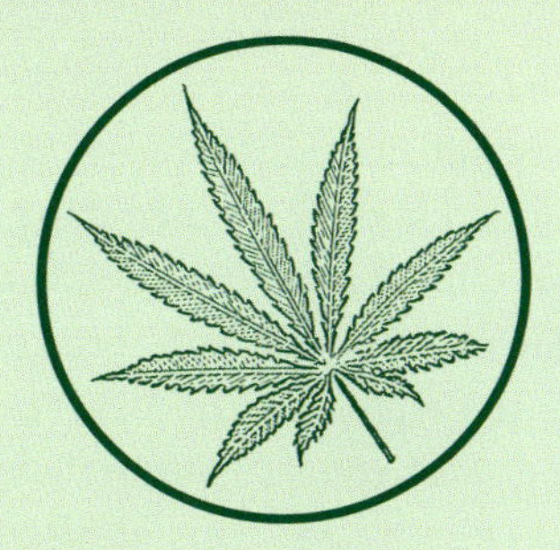

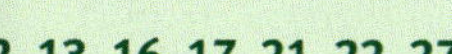

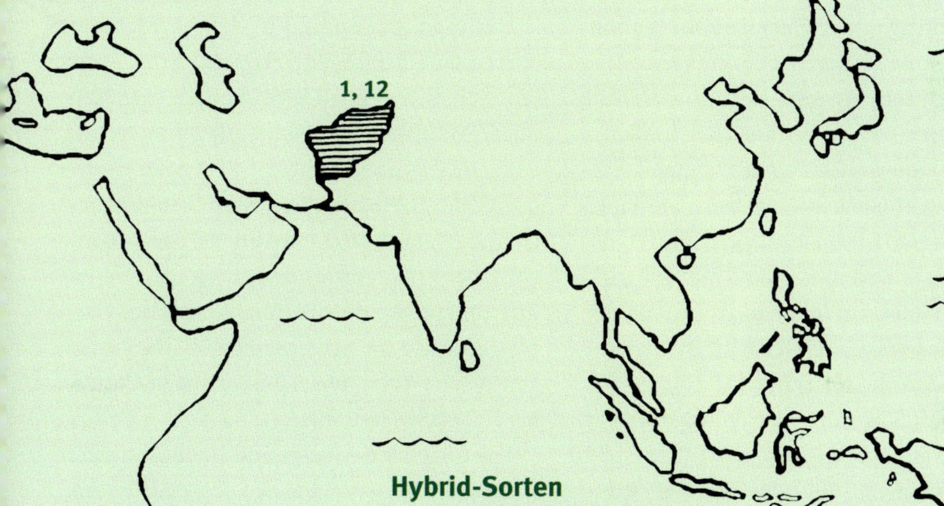

Hybrid-Sorten

2 AK-47 (Niederlande)

3 Blueberry (Oregon, USA)

4 Blue Dream (Kalifornien, USA)

6 Chem '91 (Colorado, Massachusetts, USA)

7 Cherry Cough (Kalifornien, USA)

8 G-13 (Mississippi, USA)

10 Harlequin (Kalifornien, USA)

13 Jack Herer (Niederlande)

17 Northern Lights #5 x Haze (Niederlande)

18 OG Kush (Kalifornien, Montana, Colorado, Massachusetts, USA)

19 Pincher Creek (Alberta, Kanada)

21 S.A.G.E. (Niederlande)

22 Sensi Star (Niederlande)

23 Skunk #1 (Kalifornien, USA)

24 Sour Diesel (Massachusetts, USA)

25 Strawberry Cough (Vermont, USA)

27 White Widow (Niederlande)

hin. *Indica* sind normalerweise breitblättrige Sorten, die Terpene wie Myrcen und Linalool produzieren. Sie betäuben stärker und bilden eher das lethargische »Stoned«-Gefühl. *Sativa* sind schmalblättrige Sorten, die Terpene wie etwa Caryophyllene und Pinene produzieren, die stimulierend wirken und zum zerebralen »High«-Gefühl führen. Für die Wahl der präzise passenden medizinischen Cannabis-Art muss man aber die grundlegenden Erbanlagen und chemischen Zusammensetzungen kennen, und das geht über die stark vereinfachte Aufteilung in *indica* und *sativa* hinaus.

Die Grundlagen der Chemie einer Cannabis-Pflanze manifestieren sich in ihrem Aussehen und ihrem Aroma. Bestimmte Düfte sind ein überraschend verlässlicher Indikator für die Wirkungsweisen einer Cannabis-Sorte. Ein harziger Geruch etwa weist auf einen stimulierenden Effekt hin, und duftet das Cannabis nach Lavendel oder Trauben, wirkt es normalerweise beruhigend. Wenn Sie den Duft mit der Wirkungsweise zu assoziieren lernen, werden Sie sehr schnell zum Experten.

Doch Cannabis nur nach dem Namen zu beurteilen ist nach wie vor ein Glücksspiel. Es gibt einfach zu viel Schwindelei – und noch mehr unbedarfte Ignoranz. Beispielsweise weiß niemand genau, aus welchen Arten OG Kush gezüchtet wurde. Was also ist echtes OG Kush? Und, noch wichtiger, welche Erbanlagen und chemischen Inhaltsstoffe machen OG Kush zur wirksamen Arznei? Die kursierenden Geschichten um die Herkunft von OG können wahr sein oder auch nicht, aber allen fehlt irgendwie der letzte Schluss. Die einen sagen, dass die Vorläufer von OG Kush erstmals auf einem Grateful-Dead-Konzert als Samen in einer Packung Chemdawg-Cannabis auftauchte. Okay, aber aus welchen Sorten war das Cannabis in dieser Tüte gezüchtet worden? Keine Antwort. Ist dieses Chem '91 eine Variante irgendeiner wunderlichen Colorado-Varietät? Oder eine nepalesisch-thailändische Kreuzung? Oder eine Landsorte aus Afghanistan? Das weiß niemand. Was wir wissen, ist, dass OG Kush eine hoch wachsende, breitblättrige Kreuzung ist, die normalerweise über 20 Prozent THC enthält und intensiv nach Pinie, Zitrusfrucht und Benzin riecht.

Hat man erst einmal in den verfügbaren Sorten eine Konsistenz erreicht, ist es leichter, sich für eine zu entscheiden. Einfach, oder? Man muss nur jemanden finden, der auf sein Cannabis achtgibt und nach reproduzierbaren Mustern in dessen Struktur und chemischem Aufbau sucht. Solche Muster sind definitiv vorhanden, und mit Laborinstrumenten – die die Inhaltsstoffe des Cannabis präzise messen – kann die Einzigartigkeit des bevorzugten medizinischen Cannabis aufgezeigt werden.

Die folgenden Muster und Beobachtungen können dazu beitragen, die passendste Cannabis-Sorte für die von Ihrem Arzt empfohlene Behandlung auszuwählen.

Afghan alias Afghani #1 oder Affie

Afghan ist eine breitblättrige *Indica*-Landsorte, die in den 1970er-Jahren aus dem nordwestlichen Afghanistan nach Kalifornien und in die Niederlande gelangte. In Afghanistan werden diese Sorten gezüchtet, um Haschisch zu gewinnen. Als Hippies sie aus Asien nach Kalifornien brachten, lösten sie damit die nordamerikanische »*Indica*-Invasion« aus. Afghan wurde eine der Grundlagensorten für modernes Cannabis, und heutige *indicas* haben fast alle Affies in ihren Ahnenreihen.

Afghan-Cannabis – eine gedrungene, bis zu 2,50 Meter hohe, buschige Pflanze, die unzählige harzige Blütentrauben produziert – wird erst Mitte Oktober geerntet. Im Süden Kaliforniens gibt es einen sehr seltenen, nur als Stecklinge erhältlichen Phänotyp namens »The Affie«, aus dem die Saatgutfirma *DNA Genetics* ihr LA Confidential (siehe S. 167 ff.) züchtete. Affie gehört zu den weltweit berühmtesten Cannabis-Züchtungen und zu den wenigen echten Kush-Sorten.

Bemerkungen

Wie jede echte Haschisch-Pflanze zeichnet auch hochwertiges Afghan-Cannabis die Eigenschaft aus, große Mengen an psychoaktivem Harz zu produzieren. Ein echter Afghan bildet schwere, übel riechende, schmierige Trockenblütenbüschel aus. Selbst die kleineren Blätter sollten dicht von Trichomen bedeckt sein. Aufgrund dieser Trichomendichte werden Affies normalerweise nicht so straff manikürt wie andere Cannabis-Sorten – dadurch bleiben diese Trichome intakt. In Afghanistan wird Cannabis meist durch Hubble Bubbles, große Wasserpfeifen, geraucht. Die

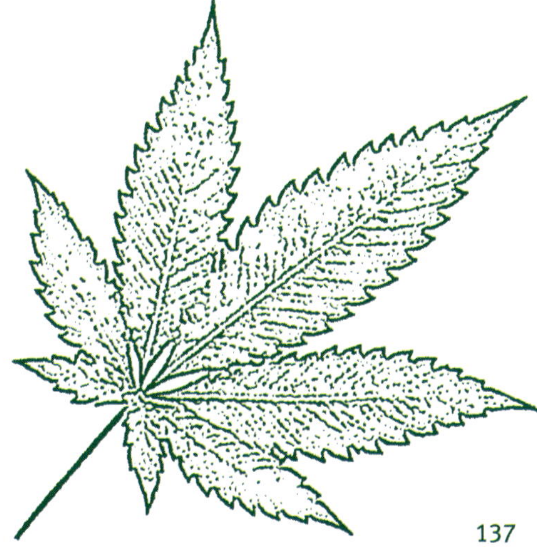

Afghanen nehmen anfangs einen tiefen Zug vom Haschisch, um die Lunge zu reinigen und die Bronchien zu weiten. Neulinge bekommen davon häufig Hustenkrämpfe. Diese Methode vergrößert wahrscheinlich die Oberfläche des Lungengewebes, durch das die Droge absorbiert wird. Mit dem zweiten Inhalieren ist die komplette Dosis aufgenommen. Die kommerzielle Produktion von Haschisch-Öl wurde in Afghanistan Mitte der 1970er-Jahre mit dieser Züchtung entwickelt.

Art: reines breitblättriges *indica.*

Gattung: *Cannabis indica ssp. afghanica.*

Erste Züchtungen: Die Landsorte Afghan wurde vermutlich im 19. Jahrhundert gezüchtet. Afghani #1, #2 (und eine violette Variante) und #3 erschienen im Februar 1981 in der *High Times* in einer Anzeige für die Saatgutbank *Sacred Seeds,* einem der ersten kommerziellen Cannabis-Saatunternehmen.

Abstammung: Landsorte, die seit ihrer Einführung im Westen Ende der 1970er-Jahre im kalifornischen Vacaville jedoch mehrfach gekreuzt wurde.

Medizinische Anwendung

Affies wirken schmerzstillend und entspannend. Auch Patienten mit Magen-Darm-Beschwerden, Appetitmangel und Übelkeit wissen sie zu schätzen.

Ähnliche Sorten: LA Confidential, Bubba Kush (siehe S. 146 f.), Hindu Kush (siehe S. 162 f.), Purple Afghani, AfPak.

Bezugsquellen: Afghani #1 ist bei der Saatgutbank *Sensi Seeds* erhältlich. Das Unternehmen hat jedoch in den letzten Jahrzehnten seine Version mit anderen Afghan-Cannabis-Erbanlagen verfeinert. »Affie«, ein ganz besonderer Afghan-Phänotyp, existiert nach wie vor in Kalifornien, ist aber nicht weitverbreitet.

Anbau: ziemlich einfach. Da Afghan-Züchtungen aber anfällig für Schimmelpilze sind, sind Wärmeregelung und niedrige Feuchtigkeit nötig, um Afghan-Cannabis, das an das semiaride Klima Zentralasiens gewöhnt ist, erfolgreich anzubauen. Afghani #1 ist im Freien in der dritten Oktoberwoche erntereif. In Innenräumen blüht es 55 Tage lang.

Geruch: Afghan-Blüten riechen intensiv nach Stinktier und Gewürzen, einige Phänotypen auch nach frisch geröstetem Kaffee. Affies sind normalerweise reich an den Terpenen Linalool und Alpha-Humulen, die beide in Cannabis recht selten vorkommen.

Geschmack: Afghani #1 hat einen scharfen, haschisch-typischen Rauch, der beim Einatmen eindeutig würzig, blumig und leicht säuerlich schmeckt, niemals subtil.

Potenz: rund 17 Prozent THC, manche Phänotypen über 20 Prozent THC. Sehr niedriger CBD-Gehalt. Manche Phänotypen produzieren neben THC auch THCV.

Dauer der Wirkung: Die Wirkung hält – außer bei THCV-Phänotypen – lange an.

Psychoaktivität: Dieses breitblättrige Cannabis hat eine betäubende, stark körperlich zu spürende Wirkung und war für die Einführung des Begriffs *stony* beziehungsweise *stoned* (versteinert) verantwortlich. Allerdings produziert Affie viel weniger betäubendes Myrcen als viele der heutigen sogenannten *indicas*. Ehe diese Afghan-Züchtungen im Westen eingeführt wurden, nahm man allgemein an, dass Cannabis eher für zerebrale »High«-Gefühle sorgt, die man mit den Sorten aus Mexiko, Thailand, Jamaika und Kolumbien assoziierte.

Schmerzlinderung: exzellent, schon bei mäßiger Dosierung hat es betäubende Wirkung.

Muskelentspannung: exzellent.

Dissoziation: stark.

Stimulierung: kaum stimulierend, außer bei Mikrodosierung.

Beruhigung: stark.

AK-47

Die Cannabis-Sorte AK-47 ist angeblich nicht nach dem Sturmgewehr benannt, sondern nach der schnell einsetzenden psychoaktiven Wirkung. AK könnte auch für »Afghanisches Kush« stehen. Ironischerweise überfluteten AK-47-Gewehre Afghanistan während der sowjetischen Belagerung in den 1970er-Jahren – zur selben Zeit, als die Afghan-Vorläufer dieser Varietät aus ihrer Heimat nach Amsterdam gelangten. Wahrscheinlich wurde der breitblättrige Afghan-Vorgänger mit niederländischen schmalblättrigen Sorten gekreuzt – dies würde erklären, warum AK-47 aus seinen Samen so viele verschiedene Phänotypen produzieren kann.

Medizinische Anwendung

AK-47 ist eine klassische, hochwirksame THC-Sorte und bei niedriger Dosierung ein exzellentes Medikament. In höherer Dosierung kann es Patienten mit seiner intensiven Psychoaktivität überfordern. Sehr gut zur Appetitanregung und Magenberuhigung geeignet.

Bemerkungen

Simon, Züchter von AK-47 und Gründer von Amsterdams *Serious Seeds,* arbeitete als Biologielehrer, ehe er sich mit Alan Dronkers, Betreiber von Amsterdams *Hash Marihuana Hemp Museum* und Miteigentümer von *Sensi Seeds,* zusammentat. Bis er 25 Jahre alt war, hatte Simon kein Cannabis geraucht, weil er die in Holland übliche Gewohnheit, es mit Tabak zu mischen, verabscheute. Pures Cannabis wurde ihm erst während seines Studiums in Afrika angeboten, wo er sich denn auch in die Pflanze verliebte.

Unter den Züchtungen von AK-47 gibt es vermutlich einen seltenen, hoch geschätzten Phänotyp: Cherry AK, der wohl in einem von hundert gekeimten Samen zu finden ist. Dieser Phänotyp soll geschmacklich an reife schwarze Kirschen erinnern. Simon bestreitet dies, denn viele AK-Phänotypen seien zwar fruchtig, aber einen, der eindeutig nach Kirschen rieche, habe er noch nicht gefunden. Ungeachtet seiner Worte ist Cherry AK nach wie vor eine der gefragtesten Sorten in kalifornischen Apotheken. Cherry AK duftet definitiv fruchtig, aber nicht wirklich nach Kirschen. Dies könnte ein Beispiel für »Priming« sein: Die Erwartungshaltung einer Person beeinflusst die Erfahrung. Im Fall von Cherry AK hieße das, dass man Kirscharoma wahrnimmt, einfach weil man es wegen der zwar vorhandenen, aber undeutlichen Fruchtigkeit erwartet. Aber vielleicht gibt es ja auch irgendwo da draußen echtes Cherry AK.

Art: AK-47-Samen produzieren sowohl breit- als auch schmalblättrige Phänotypen. Aufgrund dieser natürlichen Variationen und der hohen Wirksamkeit ist dies das einzige Cannabis, das mehrere Cannabis Cups als beste *Indica*- und beste *Sativa*-Sorte gewonnen hat.

Gattung: *Cannabis indica ssp. indica × Cannabis indica spp. afghanica.*

Erste Züchtungen: ca. 1994.

Abstammung: (thailändisch × brasilianisch) × Afghan.

Ähnliche Sorten: Ole-47, White Russian, AK-47 × White Widow (siehe S. 200 f.).

Bezugsquellen: erhältlich bei *Serious Seeds Amsterdam* und vielen anderen Samen-Shops in Europa und Kanada.

Anbau: einfach, beliebt bei Anfängern. AK-47 kann sehr große Blüten und umfangreiche Erträge produzieren.

Geruch: AK-47 gilt als eine der am intensivsten riechenden Cannabis-Sorten. Es riecht nach Stinktier, mit einem Hauch verfaulendem Obst.

Geschmack: AK-47 ist nicht jedermanns Geschmack, aber sein strenges Aroma hat eine fruchtige Note. Manch einer klagt, die Sorte schmecke sauer – ein Kennzeichen einiger Afghan-Varietäten.

Potenz: sehr hoch, bei Indoor-Anbau durchweg rund 20 Prozent THC. Etwas berüchtigt.

Dauer der Wirkung: Die meisten Patienten beteuern, AK-47 verursache längere »High«-Gefühle als andere Sorten.

Psychoaktivität: intensiv psychoaktiv mit einer interessanten Kombination aus Momenten von »High«-Gefühl bei klarem Verstand und tief greifendem, verwirrtem »Stoned«-Feeling, wenn die Terpene (Myrcen und Beta-Caryophyllen) gegeneinander kämpfen.

Schmerzlinderung: exzellent und lang anhaltend.

Muskelentspannung: gut.

Dissoziation: AK-47 kann zur Zerstreutheit führen und trägt wohl dazu bei, dass viele Besucher des Cannabis Cup in Amsterdam die Orientierung verlieren.

Stimulierung: eher verwirrend als stimulierend.

Beruhigung: AK-47 ist nicht besonders sedierend, aber so stark, dass es den Patienten durchaus mehrere Stunden vom Aufstehen abhalten kann.

Blueberry

Blueberry tauchte Ende der 1990er-Jahre als eine der klassischen Hybrid-*indica*-Sorten auf. In der Folge entstand eine ganze Reihe von Blue Strains, die die Amsterdamer Saatgutbank *Dutch Passion* in den Handel brachte – mit Sorten wie dem außergewöhnlichen Blue Moonshine, Flo und Blue Velvet, um nur ein paar zu nennen. Im Jahr 2000 gewann Blueberry den Cannabis Cup von *High Times*.

Entwickelt und verfeinert wurde die Blue-Familie ursprünglich von DJ Short, einem Cannabis-Züchter aus Oregon, der in den 1970er-Jahren mit mexikanischen und thailändischen Landsorten zu experimentieren begann. Mit ihrem ausgeprägt süßlichen, fruchtigen Aroma und nur einem Hauch Stinktier beruhigte die Blueberry-Züchtung die Kritiker, die behaupteten, dass Afghan-dominante Varietäten ausschließlich vulgär und sauer riechendes Cannabis produzieren könnten.

Bemerkungen

Heute ist Blueberry von bester Qualität schwer zu finden, aber nach wie vor leicht zu erkennen, weil es stark nach seinem Namensgeber, der Blaubeere, duftet. Einer der Gründe dafür, dass Blueberry nur schwer anzubauen ist, betrifft alle modernen Cannabis-Züchtungen: Es ist schwierig, bei Saatgut die genetischen Linien stabil zu halten. Eine stabile, echte Zuchtsorte zu schaffen ist extrem zeit- und arbeitsaufwendig. Tausende von Pflanzen wachsen zu lassen, um daraus eine Auswahl zu treffen, ist nicht eben ein diskretes Unterfangen, und der Züchter trägt ein hohes Risiko. Nachdem Oregon sein Gesetz für medizinisches Marihuana erlassen hatte, tat sich DJ Short mit seinem Sohn zusammen, um die Zuchtverfahren, mit denen Original-Blueberry produziert worden war, nachzubilden. Sie hofften, damit die Magie früherer DJ-Short-Kreuzungen wieder aufleben zu lassen. Das Ergebnis war Whitaker Blues, eine Sorte, die für viele dem Original-Blueberry ebenbürtig ist.

Art: 75 Prozent *indica.*

Gattung: *Cannabis indica ssp. afghanica* × *Cannabis indica ssp. indica.*

Erste Züchtungen: 1980er-Jahre.

Abstammung: »Juicy Fruit« Thai (Landsorte) × »Purple Thai« (Highland Oaxacan × Chocolate Thai) × Afghan. Blueberry hat den tollen Thai-Stick-Sorten des Vietnamkrieges viel zu verdanken. Die älteren Thai-Genotypen von Mitte der 1960er-Jahre hatten häufig zitroniges oder fruchtiges Aroma, die späteren dufteten nach Kakao. Diese Sorten waren reine tropische *sativas,* die im Goldenen Dreieck – einer für ihre Opium-Produktion bekannte Region in Südostasien – kultiviert wurden. In Burma, Kambodscha, Laos und Vietnam wurde bis in die 1970er-Jahre ungewöhnlich hochwertiges Cannabis produziert. Aus dem mexikanischen Bundesstaat Oaxaca kamen Acapulco Gold und einige schmalblättrige Cannabis-Sorten, die zu den ersten violetten Sorten gehörten, die in die USA gelangten.

Medizinische Anwendung

Weil Blueberry potent, aber nicht übermächtig ist, wird es von unerfahrenen Cannabis-Patienten häufig gut vertragen. Geschätzt ist auch seine Fähigkeit, bei Krankheit die Stimmung zu heben. Patienten merken an, dass Blueberry Ängste reduziert, vor allem unter Menschen.

Ähnliche Sorten: Blue Dream (siehe S. 144 f.), Blueberry Sativa, Flo, Blue Velvet, Blue Moonshine, Whitaker Blues.

Bezugsquellen: Blueberry kann man auf seinen Kursen über den Anbau von medizinischem Cannabis bei DJ Short direkt kaufen. *Dutch Passion* vertreibt seine eigene Version von Blueberry.

Anbau: mittelschwer – braucht sieben bis acht Wochen bis zur Blüte.

Geruch: Blaubeere mit einer würzigen Note.

Geschmack: würzig, fruchtig.

Potenz: 14 bis 16 Prozent THC.

Dauer der Wirkung: lang anhaltend.

Psychoaktivität: Alle Züchtungen von DJ Short haben beachtliche psychoaktive Wirkungen. Blueberry liefert den Inbegriff des »funktionellen High-Seins«, und die Wirkung hält lange an. Obwohl in der Morphologie der Pflanze eindeutig Afghan dominiert, bietet es auch die Limonen-Effekte, die man mit den Blueberry-Vorläufern aus Thailand und Oaxaca assoziiert, und etwas entspannendes *Indica*-Myrcen.

Schmerzlinderung: moderat.

Muskelentspannung: signifikant.

Dissoziation: keine.

Stimulierung: Die meisten Patienten fühlen sich durch diese Sorte in ihrer Kreativität stimuliert, ohne angetrieben zu sein. In niedriger Dosierung super zur Appetitanregung.

Beruhigung: vor dem Schlafengehen leicht beruhigend.

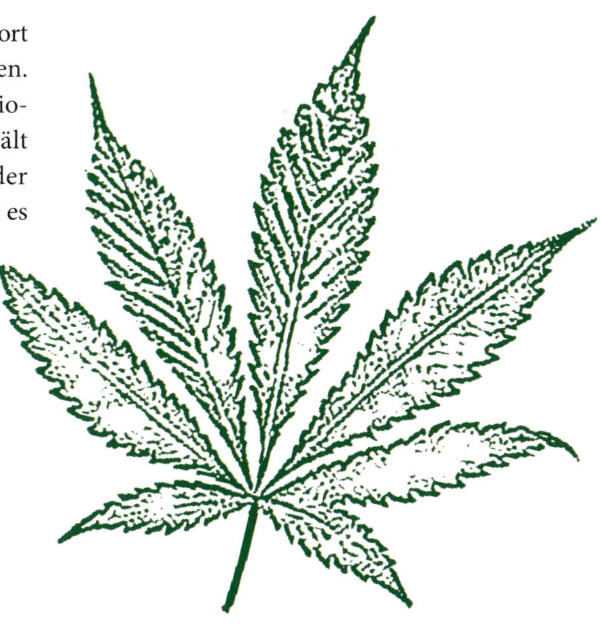

Blue Dream alias Blueberry Haze

Zwei großartige Cannabis-Sorten, Blueberry und Haze, wurden gekreuzt, um diese herausragende Hybrid-Züchtung zu gewinnen. Blue Dream ist unter Cannabis-Patienten für seine starke und vielseitige Wirkung bekannt – und unter Züchtern für seine großen Blüten und hohen Erträge. Fast alle Cannabis-Apotheken an der amerikanischen Westküste führen Blue Dream. Die Sorte produziert Trichome und Harz im Übermaß und ist eine der wenigen Varietäten, die sowohl neue als auch erfahrene Cannabis-Patienten ansprechen.

Bemerkungen

Unter Patienten, die Kush-Sorten bevorzugen, ist Blue Dream das beliebteste Nicht-Kush-Cannabis. Warum? Vermutlich weil Blue Dream zahlreiche Terpene besitzt, die einen ähnlichen »Entourage-Effekt« haben wie OG Kush (siehe S. 176 ff.). Es ist zwar noch nicht bewiesen, aber es gibt Hinweise darauf, dass diese Terpen-Entouragen die Gewöhnung an THC verhindern, sodass regelmäßige Konsumenten diese sehr wirkungsvolle Sorte über längere Zeit anwenden können. Interessanterweise ließ die Beliebtheit von Blue Dream nie nach und ist inzwischen sehr gefragt. Hin und wieder taucht ein Blue-Dream-Phänotyp mit seinem typischen hohen THC-Gehalt und dem zusätzlichen Bonus von bis zu zwei Prozent CBD in den Regalen der Apotheken auf – ein echter Fund!

Art: breit- und schmalblättrige Kreuzung – ein echter Hybrid.

Gattung: *Cannabis indica ssp. indica × ssp. afghanica.*

Erste Züchtungen: vermutlich 2003 in der Nähe von Santa Cruz, Kalifornien; nicht bestätigt.

Abstammung: Als Kreuzung zwischen Blueberry und Haze bringt Blue Dream thailändische, kolumbianische, indische und mexikanische Gene zusammen – mit eindrucksvollen Effekten.

Ähnliche Sorten: Blueberry Sativa, Blue Dragon.

Bezugsquellen: vielerorts als Ableger erhältlich.

Anbau: Die ertragreiche und robuste Pflanze ist für geschickte Neulinge geeignet.

Geruch: häufig »blaubeeriger« als Blueberry, mit einem einzigartigen würzigen Hauch von Pfeffer und Pinie.

Geschmack: Blue Dream ist eine klassische Kombination aus Frucht und Gewürz mit einem verschleierten Aroma beim Rauchen. Beim Verdampfen zeigt sich reiner blumiger, fruchtiger Geschmack. Dies ist eine der wohlschmeckendsten Cannabis-Sorten, wenn die Pflanzen von Nährstoffrückständen gereinigt und richtig getrocknet wurden.

Potenz: Blue Dream kann bis zu 25 Prozent THC enthalten und gehört zu den potentesten erhältlichen Cannabis-Sorten.

Dauer der Wirkung: lang anhaltende, über zwei Stunden andauernde Wirkung auf Körper und Geist.

Medizinische Anwendung

Gute Wahl für niedrige und Mikrodosierungen. In höheren Dosen kann es jedoch fast jeden Patienten ans Sofa fesseln (»Couchlock«-Effekt). Effektiv, um die Stimmung zu heben, und exzellente Wahl für den Mehrzweckeinsatz – beispielsweise bei Schmerzen und Übelkeit oder Schmerzen und Schlafstörungen. Blue Dream ist eine ausgezeichnete medizinische Sorte, die es bezüglich der vielfältigen medizinischen Anwendungsgebiete mit Jack Herer (siehe S. 165 f.) aufnehmen kann. Patienten mit Magen-Darm-Beschwerden loben immer wieder die hohe Effektivität. Selten findet man ein hochpotentes Medikament, das die Patienten in niedriger Dosierung anwenden können, ohne davon ständig übermannt zu werden. Da es zur Entspannung beiträgt – ohne dabei zu betäuben –, ist es sehr gut für den Einsatz am Tag geeignet.

Psychoaktivität: Bei mittlerer Dosierung liefert Blue Dream dank seiner vielen Myrcene, die von Beta-Caryophyllenen und Pinenen ausgeglichen werden, eine sehr wirkungsvolle Kombination aus zerebralem »High«-Gefühl und relaxtem »Stoned«-Sein.

Schmerzlinderung: sehr gut zur Ablenkung von Schmerzen und schmerzhaften Behandlungen geeignet. Sein Haze-Vorläufer trägt dazu bei, dass die Schmerzlinderung mit Wachheit ausgeglichen wird.

Muskelentspannung: sehr entspannend; Multiple-Sklerose-Patienten berichten, dass Blue Dream sehr effektiv darin ist, spastische Lähmungen und Steifigkeit besser zu ertragen.

Dissoziation: In hoher Dosierung nimmt der *Indica*-Stamm überhand, dadurch fühlt sich der Konsument sehr »stoned«.

Stimulierung: Aufgrund der Haze-Abstammung ist Blue Dream ein mildes Stimulans. Ängstlichkeit ruft es fast ausschließlich in hohen Dosen hervor.

Beruhigung: Als sehr entspannendes Sedativum ist Blue Dream das Mittel der Wahl für viele Patienten mit Schlafstörungen. Sowohl für abends als auch für tagsüber geeignet.

Bubba Kush

Bubba Kush ist eine schmalblättrige kleine *Indica*-Züchtung, die Anfang der 2000er-Jahre in Kalifornien zu einer der beliebtesten medizinischen Cannabis-Sorten wurde. Trotz nur moderater Potenz hat Bubba Kush eine betäubende Wirkung und ähnelt in vielen Belangen den Afghan-Züchtungen. In vielerlei Hinsicht ist es so nahe dran, ein Musterexemplar für Kush darzustellen, wie jede andere heute weitverbreitete Varietät. Bubba ist raffinierter als die frühen Afghan-Sorten und sorgt für interessantere psychische Effekte.

Bemerkungen

Bubba Kush steht häufig im Schatten von OG Kush (siehe S. 176 ff.), tatsächlich handelt es sich um zwei sehr unterschiedliche Sorten. OG Kush ist kein echtes Kush, während Bubba eher ein Idealbild von Kush darstellt, da es wenig Ähnlichkeit mit authentischen Kush-Landsorten hat. Bubba ist ein perfektes Beispiel für eine Cannabis-Züchtung mit *bag appeal,* das heißt, sowohl sein Aussehen als auch sein Aroma sprechen den medizinischen oder Freizeitkonsumenten an. Bubba Kush guter Qualität ist derart mit Trichomen bedeckt, dass man manchmal kaum mehr die Pflanze darunter erkennen kann und es aussieht, als seien die Bubba-Blüten über und über mit Diamanten aus Harz besetzt. Hochwertiges Bubba ist leicht zu erkennen: Es sieht toll aus und duftet auch so. Doch vor Bubba, bei dem Nährstoffrückstände nicht richtig entfernt wurden, sollte man sich hüten. Zu erkennen ist dies am »chemischen« Nachgeschmack. Idealerweise ist er blumig-würzig.

Art: 100 Prozent *indica.*

Gattung: *Cannabis indica ssp. afghanica.*

Erste Züchtungen: ca. 1996.

Abstammung: unbekannt, aber vermutlich afghanische/pakistanische Herkunft.

Ähnliche Sorten: In der Cannabis-Gemeinde sind Dutzende guter Bubba-Stecklinge im Umlauf: Bomb Threat, Pre-98, Platinum, Presidential etc.

Medizinische Anwendung

Bubba Kush ist hervorragend gegen Schmerzen und Übelkeit geeignet. Deshalb ist Bubba das Cannabis der Wahl für viele Chemotherapiepatienten. Es kann schwierig sein, die richtige Bubba-Kush-Dosis für tagsüber herauszufinden, die noch effektiv wirkt, aber nicht müde macht. Die Wirkungen vertragen die meisten Patienten mit Cannabis-Erfahrung gut, aber Neulinge empfinden sie zuweilen als zu stark.

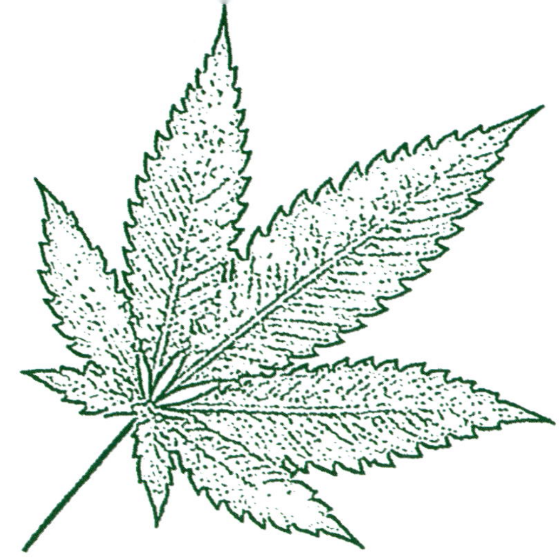

Bezugsquellen: ausschließlich Stecklinge; erhältlich im Westen der USA.

Anbau: nicht einfach! Bubba wird häufig mit »Bonsai«-Methoden in Innenräumen gezüchtet, das heißt, die Pflanzen werden nach einer minimalen Wachstumsphase zur Blüte gebracht, wodurch sie sehr klein bleiben. Bis zur Blüte dauert es 60 Tage.

Geruch: Sandelholz, Pfeffer, Balsam, Zitrusfrucht, Kaffee, Gewürze, sauer – niemals muffig.

Geschmack: beim Rauchen sehr würziger, saurer Geschmack. Starker floraler Haschisch-Nachgeschmack mit einem Hauch B-Vitaminen.

Potenz: extrem hohe Trichomendichte, doch die Größe der Drüsenköpfchen variiert. Bei fachkundigem Anbau kann der THC-Gehalt zwischen 14 und 20 Prozent liegen.

Dauer der Wirkung: lang anhaltend mit kaum Obergrenzen. Das heißt, mit jeder weiteren Dosis erreicht man mehr Wirkung (im Gegensatz zum »Plateauing«, bei dem die Wirkung auf einem bestimmten Niveau bleibt). Gute Wahl für langfristige Behandlungen, eventuell verlangsamt das Terpenoid-Profil auch die Gewöhnung an THC.

Psychoaktivität: Bubba Kush gilt als die Cannabis-Sorte mit den stärksten psychoaktiven »Stoned«-Effekten. Sie ist mental stimulierend, während sie den Körper nahezu lähmt. Eine verzerrte Zeitwahrnehmung ist ganz normal: ein Hyperfokuseffekt, der sich mit dem Gefühl, durch die Wolken zu schweben, abwechselt. Bubba Kush löst sehr komplexe Reaktionen aus und sorgt durch seine Entourage aus Beta-Caryophyllen, Limonen und Myrcen für eine »schwebende«, narkotisierende Erfahrung. Es gilt als *creeper*, »Schleicher«, da sich die Wirkung im Lauf der Zeit verstärkt. Dies wurde früher fälschlicherweise dem CBD zugeschrieben, doch es stellte sich heraus, dass Bubba Kush tatsächlich gar kein CBD enthält. Wahrscheinlich sorgen Terpenoide oder Flavonoide (Antioxidantien) für den schleichenden Effekt, aber um diese These zu bestätigen, ist noch mehr Forschungsarbeit nötig.

Schmerzlinderung: sehr stark.

Muskelentspannung: sehr entspannend, nahezu bis zur Lethargie.

Dissoziation: selten.

Stimulierung: mental stimulierend, körperlich weniger. Kann in hoher Dosierung Ängste auslösen.

Beruhigung: stark.

Chem ’91 alias Chemdawg

Woher rührt das Interesse an der Herkunft von Chem ’91? Nun, es heißt, es sei die letzte Vorstufe sowohl von OG Kush als auch von Sour Diesel, zwei der beliebtesten Cannabis-Sorten in den letzten 20 Jahren. Die Legende um die Herkunft von Chem ’91 ist kompliziert und beginnt in Montana, wo es in den 1980er-Jahren erstmals auftauchte, vermutlich unter dem Namen Chemdawg.

Chemdawg war in Montana wegen seines einzigartigen Aromas und der unzähligen Trichome populär. Ein Züchter brachte es nach Colorado, wo es in denselben Kreisen gefragt war wie eine andere Colorado-Züchtung: Paonia Purple Paralyzer alias P Bud. Bei einer Razzia in Montana wurde Chemdawg sehr wahrscheinlich beschlagnahmt, und es überlebte angeblich bei ein paar wenigen Züchtern in Colorado. 1988 besuchten zwei Mitglieder der Chemdawg-Gemeinde aus Colorado ein Grateful-Dead-Konzert in Noblesville im Bundesstaat Indiana. Dort lernten sie einen Cannabis-Fan aus Massachusetts kennen, der von Chemdawg extrem angetan war und den Colorado-Boys für sagenhafte 500 Dollar eine Unze abkaufte. Der Typ mochte Chemdawg so sehr, dass er sich später mehr davon nach Hause schicken ließ. Im Päckchen waren 13 Samen. Drei Jahre später waren vier davon ausgekeimt, darunter drei weibliche: Chemdawg '91, die »Sister« und eine dritte Sorte, die nicht mehr existiert. Chem '91 und die Sister dienten dann als Brutstock für über ein Dutzend Varietäten. Anfangs dachte man, OG Kush (siehe S. 176 ff.) sei aus Chem '91-Samen gezüchtet worden, die 1996 im kalifornischen Lake Tahoe in einer Tüte Chemdawg-Blütenstände gefunden worden waren. Sour Diesel (siehe S. 193 f.) entstand vermutlich, als eine Kreuzung aus Northern Lights (siehe S. 174 f.) und Hawaiian versehentlich eine Kreuzung aus Chem '91 und Massachusetts Super Skunk bestäubte. Für ein ultrastarkes Marihuana, das die Erinnerung eigentlich ziemlich beeinträchtigt, ist diese Geschichte erstaunlich komplex.

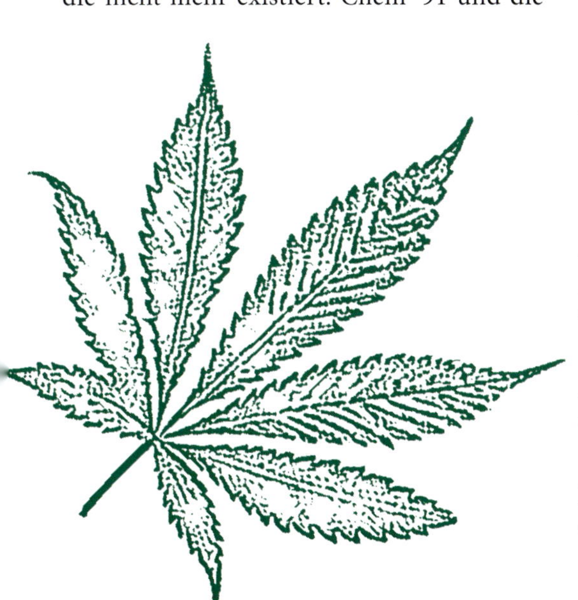

Art: Chem '91 ist ein recht zartes Pflänzchen mit mittelbreiten Blättern, die die Hybrid-Abstammung unterstreichen.

Gattung: *Cannabis indica ssp. afghanica* × *Cannabis indica ssp. indica.*

Erste Züchtungen: irgendwann in den 1980er-Jahren, vermutlich in Montana.

Abstammung: unbekannt. Die Landsorten, aus denen Chem '91 gezüchtet wurde, sind nach wie vor unbekannt, angeblich gehören zu den Vorgängern Skunk (siehe S. 190 ff.), Afghan (siehe S. 137 f.), Thai und Northern Lights. Sorten mit Benzin- oder Dieselgeruch wie Chemdawg hat man in Nepal gefunden.

Ähnliche Sorten: OG Kush, Sour Diesel, Chem D, Double Dawg, Chem 4, Snowdawg.

Bezugsquellen: nur als Stecklinge; nicht weitverbreitet.

Anbau: schwierig. Chem '91 ist kniffelig anzubauen, weil es anfällig für Schimmel- und Insektenbefall ist.

Geruch: Chem '91 hat ein unverkennbares – nicht eben angenehmes – Aroma, eine Mischung aus Diesel und Mundgeruch mit einem Hauch Fäulnis, der vermutlich einem ungewöhnlichen Sesquiterpen zu verdanken ist. Für den Benzingeruch sorgen Beta-Caryophyllen und Limonen sowie der hohe Myrcen-Gehalt.

Geschmack: toller Mix aus floralem Haschisch und saurer Zitrone.

Potenz: nicht ganz so stark wie viele seiner Nachkommen wie OG Kush und Sour Diesel, aber wenn das Myrcen anfängt zu wirken, kann man sich nicht mehr von der Stelle rühren.

Medizinische Anwendung

Da Chem '91 so selten ist, haben es bislang so wenige Patienten ausprobiert, dass nur wenige medizinische Einsatzgebiete ermittelt wurden.

Dauer der Wirkung: schnell einsetzende Wirkung, die nachfolgenden Effekte halten mehrere Stunden an.

Psychoaktivität: Die psychoaktive Wirkung ist sehr komplex und geht weit über den THC-Gehalt hinaus, weil Chem '91 verschiedene synergistische Terpene produziert.

Schmerzlinderung: klassisch betäubend, fast wie ein Narkotikum.

Muskelentspannung: nur mäßig entspannend.

Dissoziation: Bei höherer Dosierung kann einen Chem '91 auf den Mars oder eine plausible Entsprechung schicken.

Stimulierung: stimulierend bis zu einem Grad, der für manche Patienten beängstigend ist.

Beruhigung: Die Wirkung von Chem '91 neigt zum »crash«, das heißt, das anfängliche euphorische »High«-Sein kann nach 90 Minuten in ein leicht betäubtes »Stoned«-Gefühl übergehen.

Cherry Cough

Cherry Cough, eine Kreuzung aus breitblättrigem Afghan und schmalblättrigem Strawberry Cough, ist ein Neuzugang in der medizinischen Cannabis-Szene. Solche Kreuzungen neigen dazu, einem Vorläufer nachzueifern. Im Fall von Cherry Cough vererbte der beerige Elternteil zwar durchaus seine glücklich machende, stimmungsaufhellende Wirkung, aber der schmerzlindernde und entspannende Effekt des Afghan überwiegt. In Zukunft werden sicherlich immer mehr Varietäten entwickelt, um medizinische Lücken zu schließen. Cherry Cough etwa soll die Stimmung heben und gleichzeitig den Schlaf fördern. Dies ist freilich ein bisschen viel verlangt, da diese Charakteristika selten in einer Cannabis-Pflanze vereint sind.

Bemerkungen

Interessant ist die Gegenüberstellung mit Strawberry Cough (siehe S. 195 ff.). Strawberry hat mehr THC, aber Cherry Cough hat eine deutlich stärkere sedierende und intensivere »Couchlock«-Wirkung. Strawberry Cough beeinflusst das Gedächtnis nicht, bei Cherry Cough hingegen ist es nahezu garantiert, dass man vorübergehend irgendetwas verlegt. Cannabis mit Kirscharomen wurde 2010 erstmals entdeckt. Es scheint sich um eine Kombination aus Myrcen, Terpinolen und Linalool zu handeln. Dieser Terpen-Mix ist häufig im viel würzigeren und weniger fruchtigen Bubba Kush (siehe S. 146 f.) zu finden, jedoch in völlig anderen Proportionen. Einige Patienten sagen, Cherry Cough mache es fast unmöglich fernzusehen, weil man dabei schnell einschläft.

Art: breitblättriger Hybrid.

Gattung: *Cannabis indica ssp. indica × ssp. afghanica.*

Erste Züchtungen: 2010.

Abstammung: breitblättriges Afghan *indica* mit schmalblättrigem Strawberry Cough.

Ähnliche Sorten: Strawberry Cough, Cherry Pie, Grape Ape.

Bezugsquellen: zurzeit nur in ein paar kalifornischen Apotheken erhältlich.

Anbau: nicht für Anfänger geeignet, aber ein gutes Langzeitprojekt für erfahrenere Enthusiasten. Hoher Ertrag und leicht zu pflegen.

Geruch: sehr angenehmer Duft nach würzigen Kirsch-Hustenbonbons mit einem Hauch Olivenölseife.

Geschmack: Kirsche mit Haschisch-Note beim Ausatmen.

Potenz: moderat. Cherry Cough ist gut für tagsüber geeignet; breitblättrige, nicht allzu starke Sorte. Enthält normalerweise rund 16 Prozent THC.

Dauer der Wirkung: Die Wirkung scheint ewig anzuhalten. Das kann für Patienten, die nicht häufig Medikamente einnehmen können, praktisch sein. Die lang andauernde Wirkung könnte dem Terpen Linalool zu verdanken sein, das ein starkes Muskelrelaxans ist.

Medizinische Anwendung

Bei diversen Beschwerden – von posttraumatischer Belastungsstörung bis zu akuten Nervenschmerzen – fördert Cherry Cough die Entspannung. Auch bei älteren Patienten mit chronischen Schmerzen ist es beliebt, weil es längere Zeit davor schützt, sich darauf zu konzentrieren. Cherry Cough ist ideal für Personen, die unter Schlafstörungen leiden und/oder sich von einer Operation erholen müssen.

Psychoaktivität: Cherry Cough sorgt für einen schwebenden, träumerischen Zustand, der einen ständig lächeln lässt. Es hat keinen starken »Stoned«-Effekt wie die violetten Varietäten, und Patienten mit leichten Depressionen berichten von sanfter Stimmungsaufhellung.

Schmerzlinderung: exzellente Ablenkung von Schmerzen, ideal bei schmerzhaften ambulanten Behandlungen.

Muskelentspannung: großartige Wahl zur Entspannung verkrampfter Muskeln sowie bei Zerrungen oder Rückenschmerzen.

Dissoziation: nicht eben konzentrationsfördernd, führt zur Zerstreutheit.

Stimulierung: nicht stimulierend, wirkt eher wie eine Beruhigungspille.

Beruhigung: ideal für ein Nickerchen oder einen langen Schlaf.

G13

Dies ist eine Cannabis-Sorte mit Filmstargeschichte. Wahrscheinlich entstand G13 in den 1970er-Jahren in den Räumlichkeiten einer streng geheimen, abgeschirmten Cannabis-Forschungseinrichtung der US-Regierung. Diese spezielle Varietät enthielt angeblich über 29 Prozent THC. Die Regierung hat tatsächlich eine abgesicherte Marihuana-Plantage, und zwar im *National Center for Natural Products Research* (NCNPR) der *University of Mississippi.* G13 wurde dort vermutlich entwickelt und gelangte als Steckling auf unbekannten Wegen heraus. Irgendjemand übergab ihn an den holländischen Züchter Neville, und die Legende war entstanden. Heute wird G13 hauptsächlich zur Zucht verwendet, ist aber auch in Apotheken erhältlich.

Bemerkungen

In dem Kinofilm *American Beauty* (1999) spielt Schauspieler Wes Bentley einen jungen Marihuana-Dealer, der auf G13 spezialisiert ist, das er für 2000 Dollar die Unze verkauft – ein irrsinnig hoher Preis. Diese Nebenrolle in einem Oscar-gekrönten Film hat die Legende um die Cannabis-Sorte noch einmal zementiert.

Seit 1968 nimmt die US-Regierung ihr Monopol auf die Produktion von Cannabis für ernährungswissenschaftliche und medizinische Zwecke mit einem Vertrag mit der *University of Mississippi* wahr. Die Auflagen

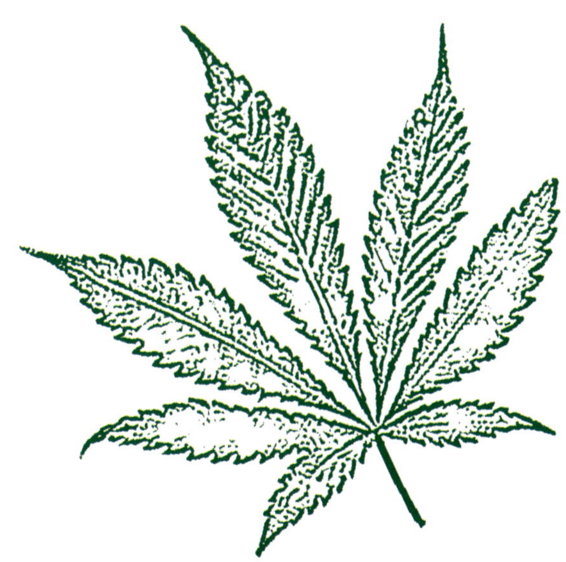

der *Drug Enforcement Administration* (DEA; Drogenbehörde) genehmigen ein paar Forschern jedes Jahr kleine Mengen dieses Cannabis, hauptsächlich für Studien, die mögliche Risiken des Marihuana-Konsums hervorheben sollen. Im Lauf der Jahre hat das NCNPR eine ansehnliche Sammlung von Saatgut – aus Beschlagnahmungen durch den Zoll und DEA-Razzien – zusammengetragen. Das Zentrum pflanzt diese Samen an und analysiert die Resultate, indem es die Pflanzen grundlegend auf ihren Stoffwechsel und ihre chemische Zusammensetzung hin untersucht. Das *NCNPR Marijuana Project* produziert zudem fertig gedrehte Cannabis-Zigaretten für das *Compassionate Investigational New Drug Program* (IND), das Cannabis zu medizinischen Zwecken testet. Das IND wurde zwar während der Regierungszeit von Präsident George H. W. Bush beendet, doch noch immer erhalten vier Cannabis-Patienten monatlich eine Dose mit 300 Marihuana-Zigaretten, und sie werden sie auch künftig gemäß dem Programm bekommen.

Könnte also G13 tatsächlich von der US-Regierung stammen? Die kurze Antwort lautet: Ja. Es muss ja nicht eben die 29-Prozent-THC-Variante gewesen sein. Mitte der 1970er-Jahre waren Afghan-Sorten sehr selten, und es ist nicht abwegig anzunehmen, dass ein Doktorand angeworben wurde, um einen Steckling herauszuschmuggeln. Wir werden es niemals mit Sicherheit wissen, aber die Geschichte ist fantastisch, und G13 ist eine wirksame Medizin.

Medizinische Anwendung

G13 ist eine gute Myrcen-dominante, entspannende *Indica*-Arznei. Auch Migränepatienten sind damit gut beraten – sowohl zur Vorbeugung als auch bei akuten Anfällen, aber eine Überdosierung kann zu medikamenteninduzierten »Rebound«-Kopfschmerzen führen.

Art: breitblättriges *indica.*

Gattung: *Cannabis indica ssp. afghanica.*

Erste Züchtungen: ca. 1970er-Jahre.

Abstammung: unbekannt, vermutlich Afghan.

Ähnliche Sorten: G13 Haze, Amnesia G13.

Bezugsquellen: Als Steckling ist G13 in einigen Cannabis-Apotheken erhältlich. Als Saatgut ist es selten zu finden – häufiger in Hybriden.

Anbau: leicht.

Geruch: riecht nach Stinktier und schwer nach aromatischem Myrcen.

Geschmack: laut vielen Patienten eher durchschnittlich.

Potenz: hoch, aber nicht so stark, wie die G13-Legende verspricht. Doch 21 Prozent THC werden häufig überstiegen.

Dauer der Wirkung: lang andauernd, bis zu drei Stunden.

Psychoaktivität: wirkt hauptsächlich körperlich, betäubend und »stoned«.

Schmerzlinderung: sehr gut, vor allem bei Übelkeit.

Muskelentspannung: bekannt für die entspannende Wirkung.

Dissoziation: macht benommen und vergesslich.

Stimulierung: kaum.

Beruhigung: gut bei Schlafstörungen.

Grand Daddy Purple alias GDP

Grand Daddy Purple ist eine der besten violetten medizinischen Cannabis-Sorten an der amerikanischen Westküste und besonders in der San Francisco Bay Area beliebt. Die Züchtung ist seit Anfang der 2000er-Jahre im Umlauf, die hochwertigste Variante ist für viele »Ken's GDP«. Heute streiten andere Sorten wie Purple Urkle und Girl Scout Cookies mit GDP um die Schärpe als bestes violettes Cannabis. Viele Erstbesuche in Cannabis-Apotheken enden mit dem Erwerb von Grand Daddy Purple – den unwiderstehlichen Reiz von violettem Cannabis macht sein überirdischer Anblick aus. GDP ist dunkellila mit hellorangen weiblichen Härchen, die von glitzernden klaren und trüben Trichomen bedeckt sind.

Bemerkungen

Manche Cannabis-Strains werden aufgrund eines Reizes violett. Dieser Reiz kann Kälte, Stress oder Schädlingsbefall sein. Meistens sind niedrige Temperaturen der Stressor. Für die violette Färbung ist das gleiche Pigment verantwortlich, das auch Blaubeeren, Äpfel und Trauben produzieren: Anthocyanin. Wenn man sie in Ruhe lässt, färben sich jedoch violette Cannabis-Sorten nicht lila, können aber noch immer ihr potenzielles Leistungsvermögen erreichen oder sogar übertreffen.

Das erste violette Cannabis gelangte Mitte der 1960er-Jahre aus den Bergen des mexikanischen Bundesstaates Zacatecas nach Kalifornien. Es heißt, ein amerikanischer Schmuggler brachte 50 Kilogramm violettes Cannabis in seinem Kofferraum von Mexiko nach San Francisco. Mitten am Nachmittag hatte er auf der dortigen Market Street eine Panne. Er schob den Wagen an eine Parkuhr, und in den folgenden fünf Stunden verkaufte er mittels einer Telefonzelle in der Nähe die gesamten 50 Kilogramm direkt aus dem Kofferraum, während er ständig nach Polizisten Ausschau hielt. Nie zuvor war violettes Cannabis gesehen worden, und die Liebesgeschichte zwischen der Bay Area und diesem einzigartigen Cannabis dauert bis heute an.

Art: breitblättriges *indica* (80 Prozent).

Gattung: *Cannabis indica ssp. indica var. afghanica × var. mexicana.*

Erste Züchtungen: ca. 2000.

Medizinische Anwendung

Purples sind sehr gut für Bettruhe und Rekonvaleszenz geeignet. Sie sind zu stark, um irgendetwas außer gesundheitsfördernder Müdigkeit zu produzieren. Weil die meisten Purple-Sorten die Patienten ein bisschen vergesslich machen, wird GDP häufig bei Posttraumatischen Belastungsstörungen empfohlen. Außerdem wirken sie bei Chemotherapien gut gegen Übelkeit und Beschwerden wie Nervenschmerzen. Auch bei jeder schweren Krankheit, bei der unter anderem »einfach abwarten« angesagt ist, sind sie effektiv.

Abstammung: Purple Urkle × Salmon Creek Big Bud.

Ähnliche Sorten: Purple Urkle, Girl Scout Cookies, Kryptonite.

Bezugsquellen: in Apotheken in Kalifornien, Colorado und Washington nur Stecklinge.

Anbau: gutes Ein-Pflanzen-Projekt für Anfänger.

Geruch: Traube, Pfeffer und Stinktier durch eine Mischung aus Myrcen und Beta-Caryophyllen, mit einem Hauch Ocimen und Linalool.

Geschmack: würzig und haschisch-typisch mit einer Nuance Wein.

Potenz: meist über 20 Prozent THC-Gehalt.

Dauer der Wirkung: lang andauernd.

Psychoaktivität: Violette *indicas* haben die stärksten psychoaktiven Effekte aller Cannabis-Sorten. Beim ersten Mal unbedingt vorsichtig sein, denn danach ist man meist alles andere als funktionsfähig. Unter Einwirkung von GDP sollte man kein Fahrzeug lenken, keine Maschinen bedienen und einfach nichts tun, was komplizierter ist, als eine Banane zu essen und zufrieden an die Wand zu starren.

Schmerzlinderung: exzellent bei moderater Dosierung; bei niedrigerer Dosierung betäubend.

Muskelentspannung: exzellent. GDP wirkt gut synergistisch mit anderen Schmerzmitteln.

Dissoziation: Für die Wirkung von GDP gibt es spezielle Bezeichnungen wie *couchlock* (»ans Sofa gefesselt«) und *stuck* (»festgeklebt«), denn diese Sorte fixiert den Konsumenten genau dort, wo sie ihn aufgefunden hat.

Stimulierung: nur bei einsetzender Wirkung.

Beruhigung: super zum Schlafen und Entspannen.

Harlequin, Cannatonic und Cannabis mit hohem CBD-Gehalt

Cannabidiol (CBD) ist das zweithäufigste von der Cannabis-Pflanze produzierte Cannabinoid. CBD wirkt nicht psychoaktiv, hat aber zahlreiche medizinische Effekte. Bis vor Kurzem war CBD in den USA in medizinischen Cannabis-Sorten so gut wie nicht vorhanden. In Europa erkannten jedoch das *Hortapharm*-Team und später *GW Pharmaceuticals* den unglaublich hohen Wert von CBD. In den USA suchten Martin Lee, Fred Gardner und Sarah Russo nach CBD-reichen Züchtungen und förderten mit ihrem *Project CBD* deren Anwendung. Lee und Gardner hatten diese Non-Profit-Organisation extra gegründet, um die Verbreitung von CBD-Züchtungen zu fördern.

Innerhalb eines Jahres hatte man über ein Dutzend Sorten identifiziert. Und vor Ablauf von zwei Jahren waren Harlequin, Sour Tsunami, Omrita Rx, Cannatonic und andere CBD-reiche Cannabis-Sorten in ein paar Apotheken in Kalifornien und Colorado erhältlich. Von Harlequin und Cannatonic gab es auch Stecklinge zu kaufen. Ende 2012 tauchten die ersten reinen CBD-Züchtungen auf, darunter ein Cannatonic C6 mit einem CBD-THC-Verhältnis von 35 zu 1; die Sorte erhielt den Spitznamen AC/DC.

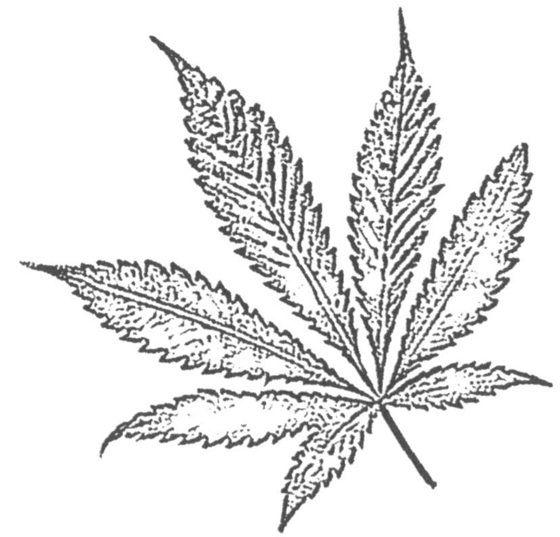

Bemerkungen

Lassen Sie sich von jeder angeblich CBD-reichen Sorte die Testergebnisse eines renommierten Labors zeigen.

Art: schmalblättriger Hanf mit schmal- und breitblättrigen Cannabis-Sorten gekreuzt.

Gattung: *Cannabis sativa* × *Cannabis indica.*

Erste Züchtungen: CBD-reiche Sorten werden seit 2009 in Laboren identifiziert.

Abstammung: Alle CBD-reichen Züchtungen stammen zum Teil von Hanffaser-Cannabis ab, da diese Pflanzen das Enzym bilden, das CBGA in CBDA, die azide Vorstufe von CBD, verwandelt.

Ähnliche Sorten (laut *Project CBD*)**:** Sour Tsunami, Harlequin, Omrita Rx3, Jamaican Lion, Cannatonic, Sugaree × Blue Diesel, Poison OG, Granny Durkel.

Bezugsquellen: nur Stecklinge; Cannatonic gibt es bei *Resin Seeds* in Spanien jedoch auch als Saatgut.

Anbau: leicht anzubauen, die Optimierung der CBD-Produktion ist aber ein bisschen knifflig.

Geruch: Dies sind nicht eben die wohlduftendsten Sorten, weil sie ursprünglich für Seile, nicht für Drogen ausgewählt worden waren. Aber das ändert sich nun. Harlequin etwa, die am weitesten verbreitete CBD-Varietät, hat aufgrund seiner Pinene und Myrcene einen netten minzigen Geruch, wenn es gut angebaut ist.

Geschmack: Der Geschmack variiert zwischen den einzelnen Sorten enorm. Generell sind sie jedoch nicht so aromatisch wie die THC-reichen Gegenstücke.

Potenz: 2013 hatte ein Cannatonic mit 22 Prozent den höchsten CBD-Gehalt. Harlequin erreicht bis zu 15 Prozent CBD bei fünf Prozent THC. Sour Tsunami weist dasselbe Drei-zu-Eins-Verhältnis auf. Die Potenz ist bei CBD-Sorten weniger wichtig als das Verhältnis von CBD zu THC. Ein Phänotyp von Cannatonic kam in einem Test auf 18,5 Prozent CBD und 0,6 Prozent THC – ein Verhältnis von über 30 zu eins.

Dauer der Wirkung: Die meisten CBD-Sorten mit wenig THC sorgen für den typischen CBD-Effekt, der mehrere Stunden anhält.

Psychoaktivität: Wenn so gut wie kein THC vorhanden ist, kommt es auch zu keiner Psychoaktivität. Das Verhältnis von CBD und THC scheint die Wirkung des THC zu mindern. Doch CBD-Sorten bilden eine andere Art von Psychoaktivität. Möglicherweise ist nur der CBD-Drogeneffekt zu spüren.

Schmerzlinderung: effektiv, es ist aber zu früh, um zu sagen, ob es ein besseres Analgetikum als THC ist.

Muskelentspannung: sehr entspannend.

Dissoziation: Am ehesten trifft die Beschreibung zu, dass der Patient sich wie in einem Schlafsack geborgen fühlt. Leichte Dissoziation.

Stimulierung: nicht einschläfernd, aber auch nicht wirklich stimulierend.

Beruhigung: Laut einiger Studien sorgt CBD bei hoher Dosierung für mentale Sedierung, die als »dämpfend« beschrieben wird. Bei vernünftiger Dosierung (unter 20 Milligramm) scheint CBD die Wahrnehmung nicht zu beeinflussen, dafür sind aber genauere Tests erforderlich.

Medizinische Anwendung

Potenziell vielfältige medizinische Anwendungsgebiete, aber die effektive Dosierung bei einzelnen Beschwerden beim Menschen ist noch nicht gut erforscht. Vorläufige Berichte von Patienten, die damit Ängste behandeln, weisen darauf hin, dass CBD bei niedriger Dosierung effektiver ist als THC, bei rund 2,5 Milligramm. Von dieser Richtlinie hochzurechnen ist schwierig. Da CBD ungiftig ist, werden höhere Dosen ohne THC vermutlich gut vertragen. Ist jedoch THC enthalten, muss die Dosierung bei unerfahrenen Patienten vorsichtig vorgenommen werden.

Haze

Ende der 1960er- und Anfang der 1970er-Jahre führten zwei Freunde aus Santa Cruz ein recht kurzlebiges Cannabis-Anbauexperiment im Freien durch, das alle Marihuana-Züchtungen der folgenden 40 Jahre beeinflussen sollte. Ihre Cannabis-Sorte namens Haze war eine Mischung der besten schmalblättrigen *sativas* aus Mexiko, Thailand, Indien und Kolumbien und entwickelte sich zum ersten Superstar-Cannabis. Schnell galt es als das beste Cannabis der Welt. Jede einzelne Unze wurde in einer Redwood-Schachtel mit einem selbst gemachten Etikett geliefert. Jede Saison gab es eine neue Haze-Version: Magenta, Gold, Silver, Purple und Blue.

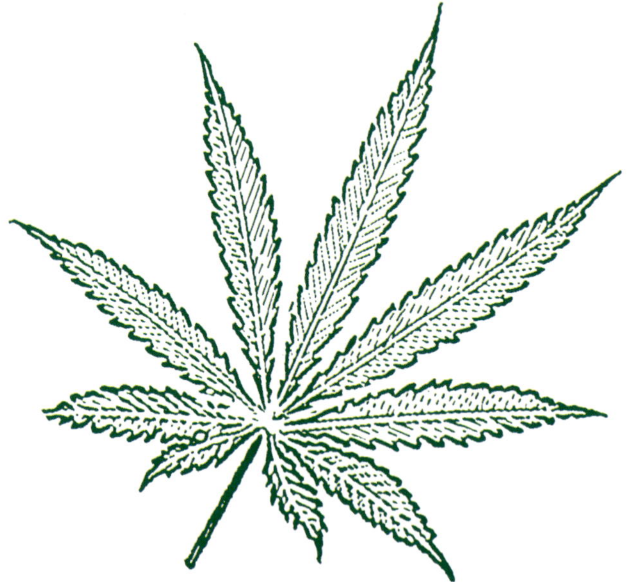

Als Sorten aus tropischem Klima standen die Hazes in Gewächshäusern nicht vor Mitte Dezember in Blüte. Eine Variante blühte bis Mitte Januar. Diese lange Zeit bis zur Entfaltung ihrer vollen Pracht sorgte für phänomenale Psychoaktivität, brachte den Züchter aber auch in Gefahr. Ab Ende der 1970er-Jahre machten die Kahlschlagprogramme für Marihuana den Anbau lang blühender tropischer Sorten in größerem Rahmen nahezu unmöglich. Für Haze, neben Kona Gold die beständig beste Cannabis-Sorte aller Zeiten, sprechen aber besonders gute Argumente.

Medizinische Anwendung

Haze ist (bei niedriger Dosierung) gut für die Anwendung am Tag geeignet, weil es die Wahrnehmung kaum beeinträchtigt. Eine hervorragende Wahl bei Aufmerksamkeitsdefizit-Hyperaktivitätsstörung (ADHS), da es in niedriger Dosis die Hyperfokussierung anregt. Sein Ruf als »Hausputz«-Medikament ist gerechtfertigt. Haze ist eine nahezu perfekte Mikrodosis-Cannabis-Arznei, weil es anscheinend bei niedrigster Dosierung die Sinne schärft, anstatt sie zu vernebeln. In hohen Dosen jedoch kann Haze zu tief greifenden, auch unangenehmen Erfahrungen führen.

Bemerkungen

Haze, eine Züchtung aus der Vergangenheit, könnte die Grundlage unseres künftigen Cannabis bilden. Da das Cannabis-Verbot bröckelt, werden tropische Sorten, die man unmöglich heimlich anbauen kann, wieder auf den Markt kommen. In den USA werden vielleicht schon in fünf Jahren Haze-Varietäten für den Handel im Treibhaus angebaut.

Art: reines schmalblättriges *sativa.*

Gattung: *Cannabis indica ssp. indica.*

Züchtungen: 1971 bis 1976.

Abstammung: kolumbianische, thailändische, indische und mexikanische Vorläufer.

Ähnliche Sorten: Die Haze-Sorten hatten großen Einfluss auf die in den 1980er-Jahren aufkommende holländische Cannabis-Szene. Der berühmte Züchter Neville entwickelte aus Original-Haze sein Neville's Haze (siehe S. 172 f.). Super Silver Haze gewann dreimal hintereinander den Cannabis Cup der *High Times*. Seit Kurzem ist an der amerikanischen Westküste Lemon Haze populär.

Bezugsquellen: Mehrere niederländische Saatgutbanken behaupten, Keimplasma des Original-Haze zu besitzen, das David Watson in den Niederlanden eingeführt hatte – ob das stimmt, ist fraglich. Laut Watson war sein Haze eher als genetischer Zuchtbestand geeignet denn zur tatsächlichen Kultivierung. Vor Kurzem tauchten sowohl in Santa Cruz als auch in Oakland alte Haze-Samen auf. Mithilfe von Gewebekulturmethoden wird versucht, aus diesen sehr alten Samen ein paar lebensfähige Pflanzenembryos zu gewinnen. Experten für medizinisches Cannabis haben ein großes Interesse an dieser Sorte und möchten sie in die nächste Generation des medizinischen Cannabis in der Zeit nach dem Verbot integrieren.

Anbau: Weil Haze sehr hoch wird und lange zum Blühen braucht, eignet es sich nur für erfahrene Züchter. Je näher am Äquator, umso besser die Ergebnisse. Das beste Haze in letzter Zeit stammte von einer abgelegenen Insel des Hawaii-Archipels.

Geruch: Beim Verbrennen hat Haze einen einzigartigen, unverwechselbaren würzigen Charakter. Es riecht nicht wie Marihuana, sondern schlicht nach Haze.

Geschmack: sehr komplex, mit Noten von Lakritz, Pfeffer, Seife, Zitrusfrucht und Kakao. Keine Süße, Raffinesse pur.

Potenz: in seiner Zeit ohnegleichen. Im Schnitt 20 Prozent THC und bis zu zwei Prozent CBD.

Dauer der Wirkung: extrem lang anhaltend. Die Wirkung lässt nahezu unmerklich nach, wodurch der »crash« anderer stimulierender Cannabis-Sorten vermieden wird.

Psychoaktivität: bei höheren Dosierungen bewusstseinserweiternd. Dadurch ist Haze potenziell als »Erkenntnisdroge« für Hospizpatienten am Lebensende von Interesse.

Schmerzlinderung: mittel.

Muskelentspannung: mild.

Dissoziation: bei mittlerer bis hoher Dosierung stark.

Stimulierung: sehr stimulierend; kann bei anfälligen Patienten Ängste hervorrufen.

Beruhigung: kaum.

Hindu Kush

Hindu Kush ist ein echtes Kush-Cannabis, das sich vom Top-»Kush«, dem momentanen Kassenschlager in den amerikanischen Apotheken, deutlich unterscheidet. In vielerlei Hinsicht ähnelt es mehr einer althergebrachten Afghan-Landsorte als sogar Afghani #1 (siehe S. 137 f.). Echte Kush-Sorten wurden nicht gezüchtet, um die Blüten zu rauchen, sie sind vielmehr Haschisch-Pflanzen, die getrocknet und gesiebt werden, um ihre Trichomköpfchen zu gewinnen. Während also Hindu Kush ein authentisches Beispiel dafür darstellt, was in Zentralasien geraucht wird, rauchen wir es im Westen nicht auf die gleiche Weise.

Für uns im Westen ist Hindu Kush etwas derb und grob, ganz einfach, weil es normalerweise erst durch Extraktion verfeinert wird. Das Rauchen von Hindu-Kush-Blüten ist ein bisschen, wie rohen Knoblauch zu essen – und sich dann zu beschweren, er sei zu scharf. Fast alle zentralasiatischen Cannabis-Sorten werden einzig für die Extrahierung angebaut.

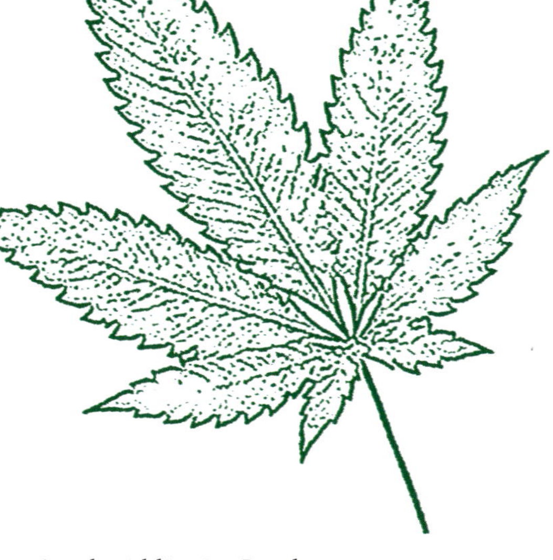

Bemerkungen

Da Hindu Kush und seine Brüder entwickelt wurden, um daraus Haschisch zu machen, kann dies ein amüsantes Projekt sein, so man Zugriff auf eine kleine Ernte hat. In Zentralasien wird das Haschisch trocken durch Tücher gesiebt. Das Cannabis wird zuvor sorgfältig und gründlich getrocknet, damit sich die Trichome leichter von der Pflanze lösen. Nach dem ersten Sieben wird das gewonnene Harzpulver wiederholt gesiebt, bis nur noch ganz wenig Pflanzenmaterial am Pulver haftet. Idealerweise erhält man ausschließlich Drüsenköpfe. Wer sich einmal im Extrahieren versucht hat, wird die Arbeit des Haschisch-Siebens viel mehr zu schätzen wissen.

Es gibt nicht nur eine Hindu-Kush-Variante. In den 1970er-Jahren waren von der Grenze Kaschmirs über Pakistan bis nach Afghanistan vermutlich Dutzende akklimatisierter Landsorten verteilt. Fromme Anhänger von Fatwas, die den Konsum von Cannabis-Harz verurteilen, haben vermutlich viele dieser Sorten zerstört, dennoch konnten wohl ein paar echte Kush-Varianten überdauern.

Art: breitblättrige Landsorte.

Gattung: *Cannabis indica ssp. afghanica.*

Erste Züchtungen: vermutlich im 13. Jahrhundert.

Abstammung: afghanische oder pakistanische Hanfpflanze.

Ähnliche Sorten: Afghan, AfPak, Hindu Skunk.

Bezugsquellen: als Saatgut und Setzlinge erhältlich.

Anbau: leicht, aber um Schimmelbildung zu vermeiden, muss die Feuchtigkeit ständig reguliert werden.

Geruch: subtiler Geruch nach Weihrauch und Gewürzen, hauptsächlich aber nach frischem Haschisch. Zu den Terpenen gehören

Myrcen und Beta-Caryophyllen mit einem Hauch Limonen. Diese Sorten wurden nie wegen des tollen fruchtigen Aromas ausgewählt, aber ein paar echte Kush-Landsorten haben einen leichten Dieselgeruch.

Geschmack: nach Hasch, erdig und ein bisschen herb.

Potenz: Bestimmte Phänotypen enthalten über 20 Prozent THC, die authentischsten Exemplare jedoch zwischen 12 und 16 Prozent.

Dauer der Wirkung: sehr lang.

Psychoaktivität: nicht eben subtil – ein *indica*-typisches »Stoned«-Gefühl. Hindu Kush soll den Patienten lediglich ein bisschen »versteinern«. In Asien ist dies der tägliche Joint in rauen Gefilden, und es stumpft ab, ohne große psychedelische Erkenntnisse zu liefern.

Schmerzlinderung: perfekt zum Beruhigen der Muskeln, wenn man etwa den Chaiber-Pass hochsteigt. Das mag witzig klingen, doch genau dafür wurde diese Pflanze ausgewählt: um schwere körperliche Arbeit besser auszuhalten.

Muskelentspannung: gut.

Dissoziation: kaum, außer einem allgemeinen trägen Gedankengang.

Stimulierung: unbedeutend.

Beruhigung: sehr gut für die Nacht geeignet.

Medizinische Anwendung

Hindu Kush wird für die Basics – Rückenschmerzen, Schlafstörungen und Appetitanregung – verwendet. Manches ändert sich auch nicht nach Jahrhunderten. Manchmal produzieren Hindu-Kush-Versionen seltene Cannabinoide wie CDBV und THCV. Diese Strains sind in Nordamerika und Europa derart selten, dass es tatsächlich kein Labor gibt, das die für ihren Nachweis nötigen Tests durchführen kann. Falls es doch einmal möglich sein wird, sie in Hindu-Kush-Cannabis nachzuweisen, wird das den medizinischen Wert für Patienten dramatisch steigern.

Jack Herer

Der Cannabis-Cup-Gewinner der *High Times* von 1994 wurde von der Amsterdamer Saatgutbank *Sensi Seeds* entwickelt und als Saatgutsorte verkauft. Benannt ist dieses Cannabis nach Jack Herer (1939–2010), einem bekannten Cannabis-Aktivisten und Autor der klassischen Hanfgeschichte *The Emperor Wears No Clothes* (1985; deutscher Titel: »Die Wiederentdeckung der Nutzpflanze Hanf«). Jack-Herer-Cannabis, von der niederländischen Firma *Bedrocan* als pflanzliches Cannabis-Produkt vertrieben, ist in den Niederlanden auf ärztliches Rezept erhältlich.

Jack-Herer-Samen produzieren normalerweise einen von vier verschiedenen Phänotypen: drei schmalblättrige und eine mit breiteren Blättern. Das *Bedrocan*-Jack ist der Phänotyp »Lemon«. Bei Indoor-Anbau kann Jack recht große, über sieben Gramm schwere Blütenbüschel bilden. In mancher Hinsicht ist Jack Herer das Gegenteil der stereotypen Marihuana-Arten mit »Stoned«-Effekt, da es die Stimmung sehr aufhellt und leistungsfähig macht.

Bemerkungen

Bei Patienten in aller Welt ist dies eine der beliebtesten Sorten und wohl das populärste Cannabis für den Konsum am Tage. Jack Herer ist eine Art echter Elite in der Cannabis-Genetik. Um die Zitruskomponenten zu bewahren, muss man es vor Hitze schützen; man kann aber daraus auch hervorragende Extrakte gewinnen. Als Alternative zum Rauchen förderte die niederländische Regierung die Herstellung eines Tees, der häufig mit *Bedrocan*-Jack zubereitet wird. Die Zutaten:

- 1 Gramm Jack Herer
- 1 Liter Wasser
- Topf mit Deckel
- Sieb
- Kaffeesahne oder Vollmilch

Die Sahne ist wichtig, weil sie als Emulgator dient und dazu beiträgt, dass die Cannabinoide im Wasser gebunden bleiben und sich nicht absetzen.

Die Zubereitung: Das Wasser im Topf zum Kochen bringen. Das Cannabis hinzufügen, die Hitze reduzieren und den Deckel auf den Topf legen. Den Tee 15 Minuten sieden lassen (nicht mehr kochen). Dann den Tee durch ein Sieb in eine Kanne gießen und sofort die Sahne hinzufügen und gut einrühren. Minze, Zitrone oder Honig können den Geschmack etwas aufbessern. Die Standarddosis in den Niederlanden ist eine Tasse. Im Kühlschrank hält sich der Tee drei bis fünf Tage. Weil Cannabis-Tee nicht auf Temperaturen erhitzt wird, bei denen die THC-Säure in THC umgewandelt wird, ist er weniger psychoaktiv. Trotzdem kann er ganz schön reinhauen – man sollte ihn also nicht wie normalen Tee, sondern wie Medizin zu sich nehmen.

Art: schmalblättriger *Indica*-Hybrid.

Gattung: *Cannabis indica var. indica × var. afghanica.*

Erste Züchtungen: 1994, im Umlauf seit 1995.

Abstammung: Die Sorte wurde aus *Sensi Seeds*- und holländischen Cannabis-Klassikern gezüchtet: Northern Lights #5, Haze und Skunk #1, was aber von *Sensi Seeds* nicht bestätigt ist. Der Phänotyp erinnert stärker an Shiva Skunk (NL#5 × Skunk), vielleicht Jack Herers Vorstufe.

Ähnliche Sorten: Jack Flash, Shiva Skunk.

Medizinische Anwendung

Gut geeignet für die niedrig dosierte Verabreichung am Tage, sowohl als Joint als auch als Dampf. Exzellente Ablenkung von Schmerzen und Übelkeit.

Bezugsquellen: Jack Herer ist über mehrere Quellen zu beziehen, sowohl als Samen als auch als Setzlinge. In allen US-amerikanischen Regionen mit Gesetzen zu medizinischem Cannabis wird es gezüchtet.

Anbau: Jack Herer ist für Neulinge nicht die leichteste Sorte, aber viele schaffen den Anbau. Die Indoor-Zucht der Phänotypen kann schwierig sein.

Geruch: Die Aromen der unterschiedlichen Phänotypen reichen von Zitrusfrucht bis zu süßlichem Stinktier. Der Zitrusduft stammt teilweise vom hohen Terpinolen-Gehalt.

Geschmack: Der Zitrus-Phänotyp wird wegen seines säuerlich fruchtigen Geschmacks besonders geschätzt.

Potenz: hoch – meist über 20 Prozent THC-Gehalt.

Dauer der Wirkung: mittel.

Psychoaktivität: Jack Herer ruft dank des hohen Terpinolen- und dem niedrigen Myrcen-Gehalts starke Hochgefühle hervor mit klaren, reinen zerebralen Effekten, bis an die Grenze zum Spannungsgeladenen.

Schmerzlinderung: bei moderater Dosierung gut für die Schmerzbehandlung tagsüber.

Muskelentspannung: zu temperamentvoll, um als entspannend gelten zu können; der Patient wird aber auch selten zappelig.

Dissoziation: Bei höherer Dosierung schickt einen Jack Herer frohen Sinnes auf den Mars.

Stimulierung: Die stimmungsaufhellende Wirkung macht geradezu euphorisch. Übermedikation mit Jack-Herer-*sativa*-Phänotypen kann bei anfälligen Patienten Ängste auslösen.

Beruhigung: Jack Herer wirkt nicht beruhigend, stört aber beim Relaxen kaum.

LA Confidential

Don und Aaron, zwei Freunde aus Los Angeles, zogen Anfang der 2000er-Jahre nach Amsterdam, um eine Saatbank zu gründen und aus den südkalifornischen Elite-Kush-Klonen medizinisches Cannabis zu züchten. Im Gepäck hatten sie viele der besten Sorten ihrer Heimatstadt LA, darunter Affie, mehrere Varianten von OG Kush, Master Kush und Bubba Kush. Es war eine brillante Idee genau zur rechten Zeit. Die kalifornische medizinische Cannabis-Szene fing gerade an, mit ihren außergewöhnlichen Kreationen Aufmerksamkeit zu erregen. Apotheken in West Hollywood verlangten 125 Dollar für 3,5 Gramm ihres besten Pure Kush. Doch es war nur eine Blase – noch dazu eine recht kurze.

Aber der Hype dieser Blase überstand den Crash. Und die Varietäten, die berühmt geworden waren, blieben auch berühmt, zum Teil dank der Hip-Hop-Hymnen auf OG Kush (siehe S. 176 ff.) und Sour Diesel (siehe S. 193 f.). Dons und Aarons erstes großes Projekt war der Versuch, Affie für den Saatgutmarkt nachzubilden – in einer Zeit, als es die robusteste Klonsorte in ganz Los Angeles war. Heraus kam eine Kreuzung zwischen Affie und Afghani, die sie LA Confidential nannten. 2004 errangen sie damit beim Cannabis Cup der *High Times* den dritten Platz in der *Indica*-Sparte. Dies war für viele Jahre die höchste Auszeichnung für ein neues Saatunternehmen. Im Jahr darauf wurde LA Con Zweiter beim *Indica Cup.*

Bemerkungen

Der medizinische Nutzen der Elite-*indicas* wie LA Confidential (LA Con) geht über ihre starke Psychoaktivität hinaus. Die meisten produzieren signifikante Mengen von Terpenen, wodurch sich ihre Wirksamkeit natürlich erhöht. Patienten, die solche terpenoidreichen Elitegenotypen anwenden, verzeichnen zudem weniger THC-Gewöhnung.

Viele Jahre lang bildeten die in den Niederlanden entwickelten Genotypen die Krone in Sachen Cannabis-Wirkstärke. Seit Mitte der 2000er-Jahre entstanden dann auch in den USA und Kanada ultrapotente Medikamente. Gut kultiviertes LA Confidential ist vom Affie kaum noch zu unterscheiden, bis hin zur Violettfärbung, die die Blütentrauben beider Sorten wie ein Heiligenschein umgibt. Als Don und Aaron 2004 Affie in Amsterdam einführten, brachte es in Los Angeles ganze 6400 Dollar pro Pfund ein.

Bis heute wurde Dons und Aarons Unternehmen, *DNA Genetics,* bei jedem Cannabis Cup ausgezeichnet, seit sie sich erstmals mit LA Confidential bewarben. Mehrmals bekamen sie einen Preis für Haschisch – eine Ehre, die selten Ausländern zuteil wird. Zehn Jahre nach ihrem Wegzug aus Los Angeles stellten sie Samen des derzeitigen LA Affie vor.

Medizinische Anwendung

LA Confidential ist eines der besten Cannabis-Medikamente gegen Schmerzen. Patienten berichten, dass es auch bei akuten Schüben von Morbus Crohn und Reizdarmsyndrom hilft. Mit niedrigen Dosen werden Ängste behandelt, etwas höhere werden bei Agoraphobie angewandt. Wegen seines hohen Myrcen- und Linalool-Gehalts wird LA Con auch bei Krampfanfällen und Migräne verordnet.

Art: reine breitblättrige *Indica*-Kreuzung.

Gattung: *Cannabis indica ssp. afghanica.*

Erste Züchtungen: 2003.

Abstammung: Affie × Afghani.

Ähnliche Sorten: Afghan (siehe S. 137 f.), Afghani, Bubba Kush (siehe S. 146 f.), Hindu Kush (siehe S. 162 ff.), Master Kush, Purple Master.

Bezugsquellen: Samen über *DNA Genetics,* Setzlinge in Kalifornien und Colorado.

Anbau: Laut den Züchtern bei *DNA Genetics* gibt es bei der Züchtung mit Samen zwei Phänotypen von LA Confidential. Beliebter ist der etwas höher wachsende Phänotyp mit stärkerem Aroma. LA Confidential profitiert vom »ScrOG«-(Screen of Green-)Anbau, bei dem mithilfe eines Netzes die Höhe und die Form der blühenden Pflanze reguliert werden.

Geruch: Kaffee und Gewürze, von Linalool und vielleicht Humulen.

Geschmack: Sandelholz mit einem säuerlichen Hauch Zitrone.

Potenz: über 22 Prozent THC.

Dauer der Wirkung: drei bis fünf Stunden.

Psychoaktivität: LA Confidential wirkt intensiv und introspektiv. Für die hohe Potenz bleibt der Patient jedoch recht klar.

Schmerzlinderung: exzellent.

Muskelentspannung: sehr gut.

Dissoziation: kaum, außer in hohen Dosierungen.

Stimulierung: leichter draufgängerischer Touch.

Beruhigung: stark.

Malawi Gold

Malawi ist ein kleines Binnenland im südöstlichen Afrika und trägt den schönen Spitznamen »Warmes Herz Afrikas«. Wer Malawi Gold – eine Cannabis-Sorte, die dort seit Jahrhunderten angebaut wird – kennt, kann sich vorstellen, dass für diesen Beinamen die außerordentlich hohe Qualität dieser Landsorte verantwortlich ist. Malawi Gold ist medizinisch besonders interessant, weil ein Teil seines THC in

Form seines selteneren Cousins, THCV, produziert wird. THCV wird zurzeit als mögliches Mittel bei Lebererkrankungen sowie bei mit Entzündungen verknüpfter Adipositas getestet. In Malawi wird die Sorte überall angebaut, sie ist der drittgrößte Exportposten des Landes.

Bemerkungen

Landsorten werden unter Anhängern in der ganzen Welt – diskret – gehandelt. Für die Cannabis-Forschung sind sie von großer Bedeutung, und sie sorgen für die dringend benötigte genetische Abwechslung in unserem von Inzucht bestimmten Cannabis-Genpool. In Nepal, Kaschmir, Brasilien, China und Korea werden Landsorten produziert, die vielleicht die nächste Generation des medizinischen Cannabis bilden werden. Das THCV in Malawi Gold ist in Cannabis derart selten, dass in einer 2013 durchgeführten Umfrage bei kalifornischen Cannabis-Apotheken keine einzige Sorte erwähnt wurde, die es enthalten hätte. Ein Kollektiv in Santa Cruz, WAAM, züchtet – ausschließlich für ihre Gemeinschaft aus schwer kranken Personen – eine Malawi-Gold-Kreuzung.

Warum THCV-Medikamente derart selten sind, hat mit dem langsamen Fortschritt der kalifornischen Cannabis-Labors zu tun. Die THCV-Sorten sind da, sie wurden nur in den Labors noch nicht gefunden. Viele testen noch gar nicht auf THCV. Aber der Druck, Patienten THCV und andere seltene Cannabinoide verfügbar zu machen, ist so groß, dass 2014 THCV-Varietäten so leicht zu finden sein werden wie heute CBD-Sorten – es ist eine schwierige, aber nicht unlösbare Aufgabe.

Medizinische Anwendung

THCV-Sorten könnten bald bei Migräne, Adipositas und Stoffwechselstörungen eingesetzt werden. Ihre Wirkung setzt häufig schneller ein und klingt auch schneller ab als bei THC- oder CBD-Cannabis.

Art: afrikanisches schmalblättriges Cannabis.

Gattung: *Cannabis indica var. africana.*

Erste Züchtungen: in Malawi seit dem 15. Jahrhundert angebaut, vermutlich von Sklavenhändlern aus Indien dorthin gebracht.

Abstammung: reine afrikanische Landsorte.

Ähnliche Sorten: Durban Poison (Südafrika), Piggs Peak Swazi, Malagasy Black, Nigerian – anscheinend hat jedes afrikanische Land seine eigenen Cannabis-Sorten.

Bezugsquellen: selten.

Anbau: Die Kultivierung ist schwierig, weil die Pflanze an die Tropen angepasst ist und für den Indoor-Anbau zu hoch, zu schnell und zu lange wächst.

Geruch: Frucht- und Mandelduft von Pinen, Beta-Caryophyllen und Humulen.

Geschmack: süß, mit leichtem Ananasnachgeschmack.

Potenz: Wie viele Landsorten hat Malawi Gold selten mehr als zwölf Prozent Cannabinoide. Aber alle Zahlen zur Potenz sind irreführend, weil sie nur einen Bruchteil der tatsächlichen Qualität der medizinischen Wirkung wiedergeben. Jeder Patient, der Malawi Gold probiert hat, kann bestätigen, dass seine Potenz die Testergebnisse übersteigt.

Dauer der Wirkung: relativ kurz, vielleicht wegen des THCV-Gehalts. Malawi Gold ist ideal für den zeitweiligen Einsatz zur Symptomlinderung.

Psychoaktivität: Malawi Gold ist elektrisierend und dynamisch mit schneller Wirkung. Bei höherer Dosierung führt es zu milden optischen Täuschungen. Das »High«-Gefühl wird häufig als *glow* (»Glühen«) beschrieben.

Schmerzlinderung: leichte Betäubung von Extremitäten, Gesicht und Mund.

Muskelentspannung: mittel bis niedrig.

Dissoziation: sehr hoch. Patienten mit Posttraumatischer Belastungsstörung berichten, dass THCV-Medikamente effektiv wirken.

Stimulierung: Malawi Gold ist sehr stimulierend, kann aber bei manchen Patienten zu Ängsten führen. Nicht stimuliert wird jedoch der Appetit. THCV-Strains wirken sogar gegen Heißhunger, wodurch sie zum Retter all jener werden, bei denen Cannabis Fressattacken auslöst.

Beruhigung: kaum.

Neville's Haze alias **Nevil's Haze** (Niederlande)

Anfang der 1980er-Jahre zog David Watson auf der Suche nach einem toleranteren Umfeld für seine Arbeit mit Cannabis in die Niederlande, im Gepäck ein paar Original-Haze-Samen und andere Sorten aus Kalifornien, und gründete die Saatgutbank *Cultivator's Choice.* Einige von Watsons kalifornischen Samen (darunter Skunk #1 und Haze) verkaufte er zu Zuchtzwecken an einen in den Niederlanden lebenden Australier: Neville Schoenmakers, der zunächst Vögel gezüchtet und später die *Seed Bank,* eine der ersten Saatgutbanken Amsterdams, gegründet hatte.

Neville begann, bei Watsons Hazes die immense Höhe und die langen Blütezyklen zu zähmen. Vermutlich kreuzte er sie dafür mit seinem Northern Lights Afghan. Das Ergebnis war Neville's Haze, die erste in einer langen Reihe niederländischer Haze-Varianten. Neville's Haze ist heute selten, steht aber für einen Schnappschuss in unsere Vergangenheit und ein Versprechen auf die Zukunft. Sorten wie Neville's Haze verkörpern exzellente Aussichten für die nächste Generation der Cannabis-Therapie mit Mikrodosierungen.

Bemerkungen

Ein klein wenig Neville's Haze kann den meisten Patienten anderes Cannabis vergällen, wie alle seltenen aus tropischen schmalblättrigen Genotypen gezüchteten Sorten.

Art: nahezu reines schmalblättriges tropisches *sativa.*

Gattung: *Cannabis indica ssp. indica × Cannabis afghanica* (90 zu 10).

Erste Züchtungen: Mitte der 1980er-Jahre.

Abstammung: Haze mit einem Schuss Northern Lights.

Ähnliche Sorten: Haze (siehe S. 160 f.), Thai Haze, Thai Haze × Skunk und viele moderne niederländische Hazes. Besondere Erwähnung verdient Super Silver Haze (SSH), von Scott Blakey Mitte der 1980er-Jahre für *Green House Seeds* gezüchtet. SSH, eine sehr robuste Kreuzung von Haze, Northern Lights und Skunk, gewann mehrmals in Folge den *High Times Cannabis Cup.* SSH hatte die buschigere Gestalt von Northern Lights, lieferte aber alle typischen Effekte schmalblättriger *sativas.* Super Silver Haze ist eine der gängigsten Haze-Kreuzungen am Markt und ein gut kultiviertes Exemplar in der Weltelite von medizinischem Cannabis.

Bezugsquellen: zu erstehen über die Saatbanken *Mr. Nice* und *Green House,* in Kalifornien kursieren zuweilen Stecklinge.

Anbau: Der Indoor-Anbau von Neville's Haze ist sehr schwierig und erfordert Geduld, da die Pflanzen bis zu 16 Wochen zum Blühen brauchen. Manche behaupten, dass diese Sorte häufig erst nach 22 Wochen blüht, was je nach Blickwinkel geradezu sadistisch beziehungsweise masochistisch scheint. In Innenräumen unter elektrischer Beleuchtung sind die Stromkosten exorbitant. Im kontrollierten Klima eines Gewächshauses ist der Anbau möglich.

Medizinische Anwendung

Neville's Haze ist vielleicht ein besseres Medikament für tagsüber als Jack Herer, ist aber schwierig – und noch seltener wirklich gut angebaut – zu finden. In niedriger Dosierung schärft Neville's die Sinne bei minimaler Psychoaktivität. In mittlerer Dosierung gegen Schmerzen kann der Patient, so er nicht daran gewöhnt ist, verwirrt werden. Patienten berichten, dass kleine Dosen Neville's aufgrund der stimmungsaufhellenden Wirkung gut gegen Ängste und Depression helfen. Manche Phänotypen von Neville's können bis zu ein Prozent CBD enthalten, das einige THC-Nebenwirkungen mildert.

Geruch: Anis und Käse. Beim Rauchen ist Neville's Haze leicht zu erkennen und nicht säuerlich.

Geschmack: Gewürze, Lakritze und Schokolade.

Potenz: kann leicht über 21 Prozent THC und häufig über ein Prozent CBD enthalten.

Dauer der Wirkung: schnell einsetzende, sanft ansteigende Wirkung, gefolgt von einem mehrstündigen sanften Hochgefühl.

Psychoaktivität: In geringen Dosen wirkt Neville's Haze wie Kaffee, aber ohne zittrig zu machen. Es sorgt für mehrschichtige Fokussierung. Bei moderater Dosierung kommt das »High«-Feeling durch. Erhöht man die Dosis, nimmt die Psychoaktivität psychedelische Formen an, besonders wenn die Blüten in voller Reife stehen.

Schmerzlinderung: bei mittlerer bis hoher Dosierung hervorragend.

Muskelentspannung: eher betäubend als entspannend.

Dissoziation: bei mittlerer Dosierung mild. In hoher Dosis muss man sich darauf einstellen, in der Stratosphäre zu verschwinden.

Stimulierung: in hoher Dosierung extreme klare Stimulierung und psychedelische Wirkung.

Beruhigung: selten.

Northern Lights #5 x Haze

Vor ein paar Jahren fand bei *Sensi Seeds* in Amsterdam eine informelle Abstimmung statt. Das Personal wurde gefragt, welche Cannabis-Sorte wohl die potenteste sei, die jemals bei *Sensi* entwickelt wurde. Die Antwort war fast einstimmig: Northern Lights #5 × Haze. Die legendären Sorten Haze und Skunk #1 sind beide in dieser kleinen Strains-Liste gut vertreten, aber Northern Lights (NL) hat in modernem Cannabis für eine ganz gewaltige Hinterlassenschaft gesorgt.

Northern Lights entstand in den USA, und es gibt vermutlich elf verschiedene Phänotypen. NL #1 ist eine breitblättrige Cannabis-Pflanze, die sich für den Indoor-Anbau nahezu perfekt eignet, weil sie robust ist, riesige, breite Blätter hat und erstaunlich viel Harz produziert. Selbst in den Händen eines Neulings kann sie eine große Ernte hochwertigen Cannabis einfahren. Unter all den Phänotypen wird besonders Northern Lights #5 für seine Potenz geschätzt. Es verströmt das für die ganze NL-Familie typische Kakao-Blaubeere-

Moschus-Aroma. Als NL #5 und Haze gekreuzt wurden, bildeten die beiden Genpools zusammen eine unglaubliche Kraft. Das Ergebnis, NL #5 × Haze, stand bald im Ruf, für die meisten Cannabis-Raucher »zu viel« zu sein. Und noch immer wird es für seine ganz besondere Art der Potenz hoch geschätzt.

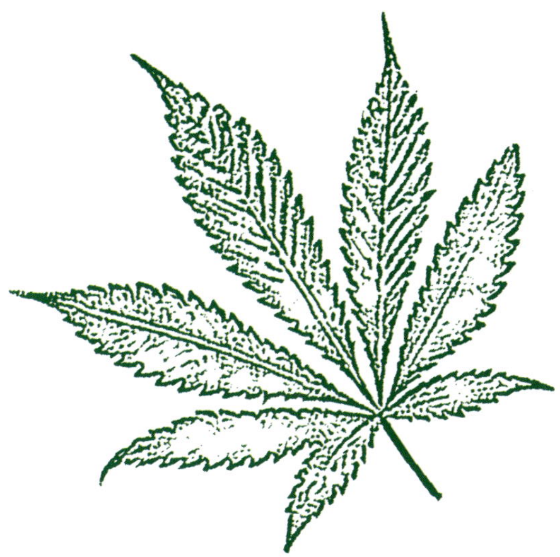

Bemerkungen

In den Jahrzehnten nach dem Erscheinen dieser Sorte kamen viele stärkere Cannabis-Produkte auf den Markt, und NL #5 × Haze ist inzwischen kein glaubhafter Kandidat auf den Titel »schrecklichstes Cannabis der Welt« mehr – falls es das jemals war. Ein Wissenschaftler fand heraus, dass dieses Cannabis viel Beta-Caryophyllene produziert, das bei empfindlichen Personen möglicherweise Ängste und Panik auslösen kann. Es scheint perfekt geeignet für eine Kreuzung mit CBD-reichen Sorten in der Hoffnung, sie ein bisschen zu »beruhigen«. Irgendwie ist NL #5 × Haze wie ein halbwildes Pferd, das selten geritten wird – es weiß einfach nicht, was es tun soll, außer auszuschlagen.

Die meisten Menschen, die kein Cannabis rauchen, sind besorgt, »dass Pot heutzutage gefährlich ist«. Schuld daran sind Cannabis-Sorten wie diese, selbst wenn ihr Ruf reichlich übertrieben ist.

Die Frage, warum dieses Cannabis für manche Patienten die falsche Wahl darstellt, ist wichtig, und die Antwort darauf kann dazu beitragen, dass in naher Zukunft bessere Sorten entwickelt werden.

Medizinische Anwendung

Jahrelang galt NL#5 x Haze eher als harte Prüfung denn als Medizin. Doch niedrige und Mikrodosierungen machen diese Sorte viel patientenfreundlicher. Eine Dosis in der Größe eines Streichholzkopfs ist noch immer hochgradig wirksam, führt aber nicht unweigerlich zu Angst. Die Eigenschaft, von Schmerzen abzulenken, scheint bei dieser niedrigen Dosierung zu steigen. Es ist noch immer zu feurig, als dass der Patient schlafen könnte, aber tagsüber lassen sich damit Schmerzen aushalten, ohne dass man schläfrig wird.

Art: Hybrid.

Gattung: schmalblättriges Drogen-Cannabis × breitblättriges Drogen-Cannabis.

Erste Züchtungen: ca. 1980er-Jahre.

Abstammung: Northern Lights #5 × Haze ist ein schmalblättriger (70 Prozent) Hybrid.

Ähnliche Sorten: Haze Skunk, Thai Haze × Skunk #1 (siehe S. 190 ff.), NL #5 × Skunk #2.

Bezugsquellen: Samen bei *Sensi Seeds* und Stecklinge.

Anbau: für Anfänger schwierig.

Geruch: Kakao und Gewürze mit einem Hauch Stinktier. Starke Expression von Myrcen, Pinen und Beta-Caryophyllen.

Geschmack: wie süßlicher Weihrauch mit dem speziellen Northern-Lights-Einschlag.

Potenz: rund 20 Prozent THC, aber die Sorte hat etwas an sich, wodurch diese Zahl nicht auf die tatsächliche Wirkungskraft schließen lässt.

Dauer der Wirkung: lang und intensiv.

Psychoaktivität: feurig und bewusstseinserweiternd, doch bei niedriger Dosierung viel weniger bedrohlich, als es klingt. Northern Lights #5 × Haze ist definitiv nicht geeignet, um jemanden an medizinisches Cannabis heranzuführen.

Schmerzlinderung: betäubt und lenkt ab.

Muskelentspannung: kaum.

Dissoziation: stark, mit Anflügen von Verwirrtheit und Panik.

Stimulierung: sehr energiegeladen. Niemals ahnungslosen Patienten verabreichen.

Beruhigung: Viele sagen, unter Einwirkung dieses Cannabis sei an Schlaf nicht zu denken.

OG Kush

OG Kush ist die unter Cannabis-Patienten in Südkalifornien beliebteste Züchtung. Auch Testlabors bestätigen, dass es das wirksamste Cannabis ist, das zurzeit an der amerikanischen Westküste erhältlich ist, und unerfahrene Patienten sollten damit vorsichtig umgehen. Die Züchtung, die für ihren auffälligen Geschmack beim Rauchen oder Vaporisieren bekannt ist, ist in den USA das teuerste Cannabis auf dem Markt; 2011 kostete ein Gramm bis zu 35 Dollar.

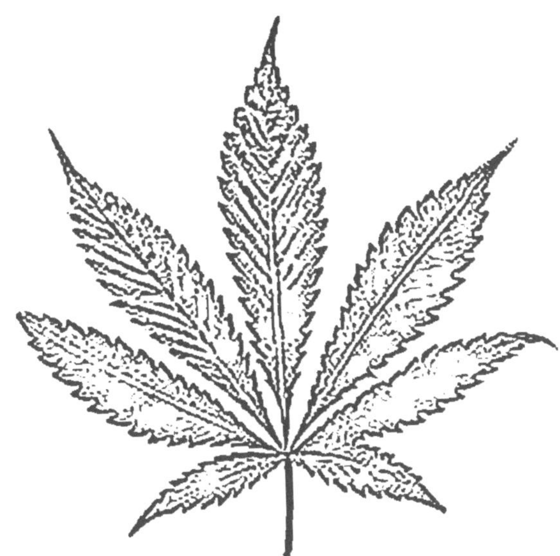

Bemerkungen

Angesichts der großen Popularität umgeben OG Kush auch weit mehr Mythen als andere Cannabis-Sorten. Den Stammbaum von OG Kush aufsagen zu können ist für kalifornische Cannabis-Experten *de rigueur* – und jeder erzählt eine andere Version. Während es heißt, dass es viele verschiedene *cuts* von OG Kush gibt, weiß man jedoch über deren tatsächliche genetische Unterschiede recht wenig.

In Kalifornien regiert OG Kush die medizinische Cannabis-Szene. Die Popularität dieser Züchtung ist leicht zu erklären, denn sie hat einfach alles: Potenz, gutes Aussehen sowie einen unglaublichen Geruch und Geschmack. Der einzigartige Duft ist das wichtigste Kennzeichen von richtig getrocknetem und gehärtetem OG Kush. Das Aroma ist leicht von dem anderer Kush-Genotypen zu unterscheiden, denn OG Kush hat weder die Vanillenote eines Pure Kush noch den Hauch Sandelholz eines Bubba Kush (siehe S. 146 f.).

Die neongrüne Blüte hat ebenfalls ein OG-Charakteristikum: Die Deckblätter sind rosenförmig angeordnet, und dazwischen ragen in unregelmäßigen Abständen orangefarbene Stempel auf. Die Blüten bedecken Trichome mit vorstehenden Drüsenköpfchen, die den Blütentrauben einen funkelnden Schein und ein »kandiertes« Aussehen verleihen. Die Pflanzen haben keine langen Stängel. OG Kush ist unglaublich potent, es wirkt stimulierend, berauschend, erbauend und euphorisierend – mit absolut umwerfender Psychoaktivität. Das Ergebnis sind die stärksten und beglückendsten Effekte aller heute erhältlichen Cannabis-Züchtungen. Wegen der großen Beliebtheit und des hohen Preises ist viel nachgemachtes und minderwertiges OG Kush im Umlauf.

Art: Hybrid.

Gattung: *Cannabis indica ssp. kafiristanical ssp. indica hybrid.* Afghanische, nepalesische und thailändische Landsorten haben wohl zu den genetischen Kennzeichen dieses exemplarischen Hybrids beigetragen.

Erste Züchtungen: ungewiss. Je nachdem, welcher Entstehungsgeschichte man glaubt, tauchte OG Kush entweder 1978 in Los Angeles oder 1985 in Colorado oder aber 1991 an der US-Ostküste erstmals auf.

Abstammung: Jene, die OG Kush als Erste in Los Angeles anbauten, sagen, die Züchtung entstamme einer Kreuzung von Northern Lights (siehe S. 174 f.) und einer mexikanischen kommerziellen Marihuana Bagseed. Nach einer anderen populären Legende ist OG Kush ein Nachkomme von Chemdawg (siehe S. 148 ff.), einer Montana-/Colorado-Züchtung. Es heißt, 1993 habe ein Züchter in

Medizinische Anwendung

Patienten, die die stärkste Gesamtwirkung wollen, mögen OG Kush. Entsprechend ist es vor allem bei chronischen und neuropathischen Schmerzen beliebt. Die Dosierung ist aufgrund der hohen Potenz knifflig. Wegen der unterschiedlichen Terpene und deren Zusammenspiel mit dem hohen THC-Gehalt ist OG Kush ein sehr wirkungsvolles Cannabis-Medikament. Laut zahlreichen Patientenaussagen ist es viel schwieriger, eine Gewöhnung an OG Kush zu entwickeln als an andere Cannabis-Sorten, doch erwiesen ist diese Behauptung nicht.

den Ausläufern der Sierra Nevada in Nordkalifornien den Chemdawg-Ableger bekommen. Ein anderer Züchter, mit dem er das Chemdawg teilte, lebte am Meer in Sunset Beach. Dieser kreuzte das Chemdawg mit seiner maskulinen »geheimen Zutat«: Lemon Thai × Old World Paki Kush. Diese Kreuzung wurde Mitte der 1990er-Jahre in den Expertenkreisen von Los Angeles legendär. Irgendjemand sagte nun zum Züchter aus der Sierra, dass sein Kush sicherlich deshalb so gut sei, weil es *mountain grown* (in den Bergen gezüchtet) war. Der Züchter jedoch erwiderte: »Nee, Freund, es ist *ocean grown.*« Somit stand die Bezeichnung Ocean Grown fest, die bald zu OG abgekürzt wurde.

Es heißt, der OG-Züchter sei Anfang 1996 nach Neuseeland gezogen. Ehe er die USA verließ, schenkte er ein paar Freunden OG-Setzlinge. Zudem verkaufte er ein paar Samen, und aus einem wurde die bekannte San-Fernando-Valley-Variante gezüchtet, die mehr Kennzeichen schmalblättriger *sativas* aufweist. Andernorts wuchs aus einem Ableger des Original-OG Kush, die Larry-OG-Variante, die heute im Orange County beliebt ist. In der nachfolgenden Liste sind ein paar populäre OGs beschrieben, die zurzeit im Westen der USA am Markt sind.

Ghost OG: Das mit einem bekannten Mitglied der Online Community *Overgrow* verbundene Ghost erinnert mit seinem intensiven Zitrus-Pinien-Aroma und seiner ungewöhnlich hohen Potenz an die frühesten OG-Züchtungen.

Abusive OG: Dieser Strain ist für seine Potenz bekannt und ähnelt in der Wirkung eher *indicas* als klassischem OG.

Diablo OG: Sehr schnell einsetzende Wirkung und »das Gesicht betäubende« Schmerzlosigkeit charakterisieren diesen Strain, der mit dem *Reseda Discount Center* im San Fernando Valley bei Los Angeles assoziiert wird.

HA OG Kush: Diese Sorte entstand vermutlich in der Gegend um den Lake Tahoe und steht mit dem Motorradclub *Hells Angels* in Verbindung. Sie war eine der ersten Züchtungen im Orange County südlich von Los Angeles und wird von den gleichen Züchtern angebaut wie Larry OG. Ihre außergewöhnliche Trichom-Produktion reicht von den Blüten bis zu den Rändern der umliegenden Wasserblätter.

Skywalker OG: von 2008 bis 2010 sehr beliebte typische *sativa*-dominante OG-Variante mit intensiver bewusstseinserweiternder Psychoaktivität.

Purple OG Kush: Dieses nach den violetten Stängeln benannte OG Kush war in der Gegend um Santa Barbara populär. Experten loben es als die beste aller OG-Züchtungen.

Soul Assassin OG: wurde lange Zeit mit der Band Cypress Hill assoziiert. Es wird für sein Aroma und die besonders berauschende Psychoaktivität geschätzt.

Tahoe OG: Diese Sorte stammt von einem Züchter der Saatbank *The Cali Connection,* der unter dem Namen Swerve bekannt ist.

Blood OG: Diese spezielle Version von OG Kush wurde vermutlich in Florida gezüchtet. Es ist nicht eben unwahrscheinlich, dass Kreuzungen mit afghanischen, nepalesischen und thailändischen Genotypen auch unabhängig von kalifornischen Zuchtversuchen Cannabis-Sorten erbrachten, die dem klassischen OG Kush ähnelten.

Ähnliche Sorten: Pure Kush, Orange Master Kush, Kosher Kush *(DNA Genetics).*

Bezugsquellen: OG Kush ist normalerweise nur in Form von Setzlingen erhältlich, *DNA Genetics* in den Niederlanden und *Cali Connection* in den USA bieten inzwischen aber auch Saatgut an.

Anbau: schwierig. Die Pflanze wächst schnell und hoch, ist anfällig für Schädlinge und recht mäkelig bezüglich der Nährstoffe.

Geruch: intensiver, deutlicher Zitrus- und Benzingeruch mit klaren Rohbenzin-, Orange-, Balsam-, Pinie- und Erdnoten. OG Kush hat je nach Anbau- und Trockenmethode ein anderes Aroma. Schlecht getrocknetes OG riecht nach Rosen und gemähtem Rasen. Um den besten Geruch aus OG Kush herauszukitzeln, bedarf es vierwöchiger sorgfältiger Trocknung unter ständiger Feuchtigkeits- und Temperaturkontrolle. Die immense Terpen-Entourage besteht aus Limonen, Beta-Caryophyllen, Myrcen, Linalool und Alpha-Humulen.

Geschmack: Beim Rauchen offenbart sich süßlicher, blumiger Haschisch-Geschmack mit einem herben Zitruston. Beim Verdampfen schmeckt OG Kush nach Orangenblüten, mit einem intensiven Nachgeschmack nach Haschisch-Öl. Gut ausgebautes OG empfindet man beim Ausatmen zuweilen als stark mentholhaltig.

Potenz: Gut angebautes OG Kush wird regelmäßig auf über 20 Prozent THC-Gehalt und weniger als ein Prozent CBD getestet, Sondervarianten können sogar 25 Prozent THC erreichen. Bei der Dosierung ist vor allem am Anfang Vorsicht geboten. Es kann bei unerfahrenen Personen Verwirrung, Angst und lagerungsbedingten Blutdruckabfall auslösen.

Dauer der Wirkung: beim Rauchen ein bis drei Stunden.

Psychoaktivität: Beim Rauchen verursacht der hohe THC-Gehalt zunächst massive Dissoziation, erhöhten Hirndruck und Konzentrationsstörungen. Da OG Kush viel Limonen und Myrcen enthält, sorgt es für vielerlei Terpen-Effekte. Nach 10 bis 20 Sekunden geht diese Wirkungsspitze in sehr intensive Psychoaktivität über. Normalerweise fühlen sich die Patienten stark berauscht und »stoned«, aber auch recht euphorisch und fröhlich. Ein hoher THC-Spiegel wirkt zwar generell stimulierend, führt aber häufig auch zu Verwirrtheit, »Couchlocked«-Gefühl und Lethargie. Zudem ist das periphere Sehen leicht eingeschränkt.

Schmerzlinderung: stark, sowohl sehr gute Ablenkung als auch körperlich betäubende, beruhigende Wirkung.

Muskelentspannung: moderat.

Dissoziation: hoch.

Stimulierung: moderat, bei niedriger Dosierung kann OG Kush jedoch am Anfang recht stimulierend wirken.

Beruhigung: am Anfang gering, doch wenn sich THC-Abbauprodukte bilden, kann OG Kush effektiv gegen Schlafstörungen helfen.

Nebenbei bemerkt: OG Kush ist zwar auch bei Patienten beliebt, aber unter Hip-Hop-Musikern hat es geradezu mythischen Status. Snoop Dogg, Dr. Dre, Cypress Hill, Madlib und andere singen wahre Lobeslieder auf dieses Cannabis. Vor rund zehn Jahren kostete OG Kush auf dem Schwarzmarkt bis zu 8000 Dollar das Pfund. Auch heute ist es das teuerste Cannabis aus Indoor-Anbau, jedoch wird es diese Stellung wohl an noch arbeitsintensivere tropische, schmalblättrige Sorten mit extrem langen Blütezyklen abgeben müssen.

Die Suche nach der Wahrheit über Cannabis

David Watson und Robert Connell Clarke sind Naturforscher in der Tradition des 19. Jahrhunderts, die eine Facette der Welt begreifbar machen möchten, die aus einer modernen wissenschaftlichen Perspektive niemand versteht: die Welt des Cannabis. Dieselbe Passion trieb Ethan Russo, Mel Frank, Jorge Cervantes, Jack Herer, Arno Hazekamp, Martin Lee, Fred Gardner und viele andere an. Cannabis ist von so vielen Mythen umgeben, dass der Wunsch nach wahrhaftigen Tatsachen an diesen Personen nagte, bis sie einfach die Risiken ignorieren und die Wahrheit selbst herausfinden mussten. Viele von ihnen suchen noch immer danach. Das Cannabis-Verbot stützt sich auf eine Lüge, die von vielen anderen Lügen umgeben ist. Diese Lügen bilden den Stoff, aus dem die offizielle Wahrheit über Cannabis gewebt ist. Niemand weiß, woher OG Kush einst kam. Aus Thailand? Hawaii? Nepal? Afghanistan? Keiner weiß es. Das Verbot stellt sicher, dass die Geheimnisse seiner Herkunft geheim bleiben. Bis jetzt. Irgendwann wird die DNA von Cannabis-Züchtungen wie OG Kush untersucht werden, und deren Muster werden die Geheimnisse um diese Züchtung – woher sie kam und was sie so besonders macht – preisgeben.

Pincher Creek alias Cush

Diese überaus interessante medizinische Cannabis-Sorte wurde Ende der 1980er-Jahre in Pincher Creek in der kanadischen Provinz Alberta gezüchtet. Obwohl sie von recht gängigen Sorten – Skunk und Afghani – abstammt, war das Ergebnis doch einzigartig: ein sehr schnell blühender Strain mit einer unverwechselbaren chemischen Zusammenstellung und einer ganzen Reihe von Wirkungsweisen. Als Pincher Creek in den späten 1990er-Jahren nach Südkalifornien gelangte, wurde es dort wegen seiner angeblichen Fähigkeit, Gedankenassoziationen sowie das Komponieren und Improvisieren zu fördern, in der Kreativszene extrem populär.

Pincher Creek ist eine der beliebtesten medizinischen Cannabis-Sorten, weil es von Schmerzen ablenkt und den Patienten entspannt, ohne ihn zu sedieren. Viele Patienten haben es mit Pincher Creek geschafft, »über den Tellerrand zu schauen«, und bezeichnen es als Sprungbrett, um neue Behandlungsmethoden auszuprobieren und mit chronischen Krankheiten zu leben.

Bemerkungen

Für die Patienten, die in der Vergangenheit schlechte Erfahrungen mit Cannabis gemacht haben, eignet sich Pincher Creek, um einen neuerlichen Versuch zu wagen. Zuvor gilt es zwar genau abzuwägen, ob der Patient überhaupt von medizinischem Cannabis profitieren könnte – aber wenn die Antwort Ja lautet, ist diese Sorte ideal für die ersten Versuche. Pincher Creek war die Cannabis-Sorte, die zum Konzept der Mikrodosierung anregte:

Dabei wird eine Dosis an der Grenze zur Psychoaktivität eingesetzt, normalerweise entspricht dies zwei bis vier Milligramm THC. Man beginnt mit einer streichholzkopfgroßen Menge Cannabis und erhöht die Dosis erst, wenn nach der Selbstbeurteilung jeder potenziell erreichbare Nutzen ausgemacht worden ist. Da Cannabis nicht toxisch ist, konsumieren Patienten allzu häufig eine zu große Menge. Mit der Mikrodosis-Methode jedoch erlangt der Patient wieder die Kontrolle über die Dosierung, anstatt sich von der Dosis kontrollieren zu lassen.

Art: 50/50-Hybrid aus breit- und schmalblättrigem Cannabis.

Gattung: *Cannabis indica var. afghanica* × *var. indica.*

Erste Züchtungen: ca. 1989.

Abstammung: Sweet Afghani × Skunk #1.

Ähnliche Sorten: Green Skunk, Green Ribbon, Green Crack.

Bezugsquellen: an der US-Westküste in Form von Setzlingen erhältlich.

Anbau: Pincher Creek ist eine der am schnellsten, schon nach sechs bis sieben Wochen blühenden Cannabis-Sorten. Liefert hohe Erträge, braucht aber eine erfahrene Hand.

Geruch: komplex mit Frucht-, Basilikum-, Karamell- und Stinktiernoten aufgrund der zahlreichen Terpene – hauptsächlich das seltene Ocimen sowie Myrcen, Pinen und Limonen. Diese sind für einen synergistischen »Entourage-Effekt« mit THC verantwortlich, bei dem die Terpene miteinander und mit Cannabinoiden zusammenwirken. Pincher Creek und OG Kush gehören zu den wenigen Cannabis-Sorten, die einen solchen Entourage-Effekt hervorrufen können.

Geschmack: Banane, Honig und Zitrusfrüchte.

Potenz: sehr potent und eine hervorragende Wahl für Mikrodosierungen. Pincher Creek produziert normalerweise ein Prozent CBD und ist dadurch ein wirksames Analgetikum.

Dauer der Wirkung: kurz, ca. 90 Minuten.

Psychoaktivität: beachtlich. Die Psychoaktivität ist erheblich von der Dosis abhängig.

Medizinische Anwendung

Pincher Creek ist das Schweizer Taschenmesser unter den Cannabis-Sorten, weil es bei so vielen verschiedenen Beschwerden eingesetzt werden kann. Von Migräne bis Übelkeit, von Angst bis spastischer Lähmung – bei vielerlei Symptomen wirkt Pincher Creek effektiv. Für die richtige Dosierung wählt man zunächst eine normale Dosis und teilt diese dann durch zwei. Bei dieser Sorte funktioniert das Motto »Weniger ist mehr« für die meisten Patienten sehr gut.

In höherer Dosierung machen Patienten Erkenntnis- und Jenseitserfahrungen, bei minimaler Dosis wirkt es so entspannend wie ein Glas Wein. In mittlerer Dosierung kann Pincher Creek zur Konzentrationssteigerung und Schmerzablenkung sowie für die Verringerung konventioneller Schmerzmittel eingesetzt werden.

Schmerzlinderung: sehr gut, vor allem bei niedriger und mittlerer Dosierung.

Muskelentspannung: gut, mit leichter Beruhigung.

Dissoziation: meist nur in hoher Dosierung.

Stimulierung: mild.

Beruhigung: minimal, außer bei längerfristiger Anwendung moderater Dosen.

Purple Urkle

Purple Urkle ist eine kaum ergiebige violette, breitblättrige Cannabis-Sorte, die für ihren hohen THC-Spiegel, ihren angenehmen Duft und Geschmack sowie ihre beruhigende Wirkung bekannt ist. Purple Urkle gilt als das sedative breitblättrige *Indica*-Cannabis schlechthin und ist einer der Favoriten von Patienten, die unter Schlaflosigkeit leiden.

Bemerkungen

Purple Urkle ist nach Steven Urkel, einer Figur aus der amerikanischen TV-Sitcom *Family Matters* (deutscher Titel: *Alle unter einem Dach*), benannt, die wiederum nach dem echten Autor und Regisseur Steven Erkel benannt wurde. Purple Urkle war eine der ersten Cannabis-Sorten, die den Namen eines Prominenten bekamen. Der *Cannabis Buyers' Club of West Hollywood* (CBCWH), wo Purple Urkle angeblich entstand, war eine der ersten Einrichtungen für medizinisches Cannabis in Kalifornien. 1996 war er zudem einer der ersten kalifornischen Cannabis-Clubs, in denen Razzien durchgeführt und die von den Behörden geschlossen wurden. Obwohl die Stadt West Hollywood dem CBCWH einst sein Gebäude bereitgestellt hatte, beschlagnahmte die Regierung den Bau. In der Folge

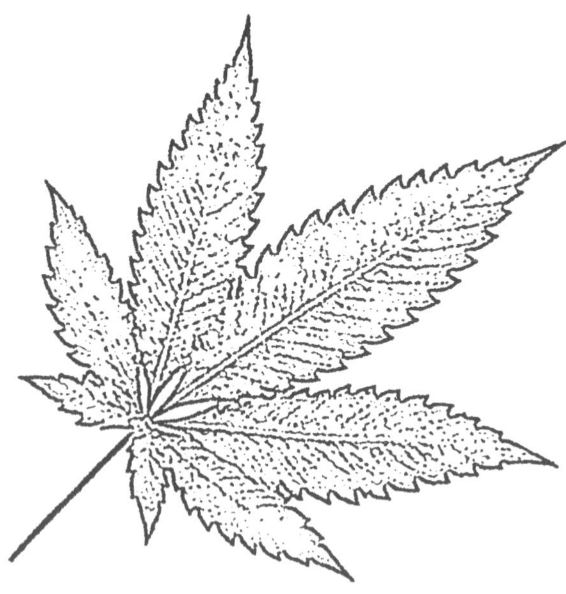

gab es in Kalifornien 15 Jahre lang kaum bis gar keine Kooperation mehr zwischen der Stadt und den Cannabis-Apotheken.

Art: breitblättriges *Indica*-Cannabis (100 Prozent).

Gattung: *Cannabis indica var. afghanica.*

Erste Züchtungen: ca. 1996 im kalifornischen West Hollywood, Vorläufer ab Anfang der 1980er-Jahre in Mendocino. Obwohl es in Südkalifornien entstand, war Purple Urkle hauptsächlich in den East-Bay-Städten Berkeley und Oakland beliebt, wo violettes Cannabis hoch im Kurs stand.

Abstammung: unbekannt, aber vermutlich ein Nachfahre von Purple Afghan. Mit Sicherheit verwandt mit Grape Ape und Grand Daddy Purple. Purple Urkle soll im *Cannabis Buyers' Club of West Hollywood* gezüchtet worden sein.

Ähnliche Sorten: Grand Daddy Purple (siehe S. 155 f.), Girl Scout Cookies, Mendo Purps, Grand Ape.

Bezugsquellen: Klone sind in Apotheken in Kalifornien, Colorado und Washington erhältlich.

Anbau: keine ertragreiche Sorte, hat aber hochwirksame Blüten.

Geruch: Traube, Pfeffer und andere Gewürze mit einem Hauch Stinktier. Weil violettes Cannabis weniger aromatische Terpene als andere Sorten produziert, muss es vor Wärme und Oxidierung geschützt werden.

Geschmack: würzig und Haschisch-typisch mit leichter Weinnote. Diese würzig-fruchtige Kombination macht Urkle so beliebt.

Potenz: gut angebautes Purple Urkle erreicht häufig 24 Prozent THC, enthält aber weder CBD noch andere Cannabinoide. Die sedative Wirkung kommt vom Myrcen-/Caryophyllen-Gehalt mit einem Hauch Ocimen.

Dauer der Wirkung: 90 Minuten, das Nachlassen der Wirkung dauert Stunden.

Psychoaktivität: Purple Urkle ist definitiv ein »Couchlocker«, der einen an Ort und Stelle festnagelt. Es sorgt für das typische »Stoned«-Gefühl von *indicas* und löst bisweilen auch bei vernünftiger Dosierung Angst aus. Beim erstmaligen Probieren ist Vorsicht angesagt, weil Purple Urkle extrem sediert und man unter seinem Einfluss nicht mehr funktionstüchtig ist. Purple Urkle ist eine hervorragende Wahl, wenn man sich von einem medizinischen Eingriff erholen will.

Schmerzlinderung: bei moderater Dosierung exzellente und umfassende Ablenkung von Schmerzen.

Muskelentspannung: sehr gut. Manche Patienten vergleichen die Wirkung mit dem Gefühl, »entbeint« zu sein.

Dissoziation: mild, aber unter dem Einfluss von Purple Urkle verlieren sich Patienten zuweilen in langsam dahinschwebenden Gedankenwolken, verbunden mit zeitweiliger Vergesslichkeit.

Stimulierung: Purple Urkle sorgt für geringe Stimulation, und auch nur in den ersten paar Minuten.

Beruhigung: Nummer eins unter den medizinischen Cannabis-Chemotypen bei Schlafstörungen und Bettruhe.

Medizinische Anwendung

Violette *indicas* wie Purple Urkle und Grand Daddy Purple sind ideal bei Bettruhe und um sich von einer Krankheit zu erholen. Sie sind zu potent, um unter ihrem Einfluss noch gut zu funktionieren. Aufgrund des hohen THC-Gehalts ist Purple Urkle auch bei Posttraumatischer Belastungsstörung gut geeignet. Purples sind zudem bei durch Chemotherapien verursachter Übelkeit und Beschwerden wie Nervenschmerzen beliebt. Und Purple Urkle galt in der Zeit, als HIV erstmals in West Hollywood auftrat, als wirksames Mittel gegen dadurch bedingte neuropathische Schmerzen. Bei Schlafstörungen empfiehlt es sich, Purple Urkle spätestens eine Stunde vor dem Schlafengehen zu rauchen oder zu vaporisieren, damit die THC-Abbauprodukte ihren beruhigenden Zauber entfalten können.

S.A.G.E.

S.A.G.E., kurz für Sativa Afghani Genetic Equilibrium, belegte beim *High Times Cannabis Cup* von 2001 den zweiten Platz. 2000 hatte S.A.G.E.-Haschisch den Cup gewonnen. Aus S.A.G.E.-Cannabis entstanden auch mehrere hervorragende Kreuzungen, darunter S.A.G.E. 'n' Sour und Zeta. Das exzellente Beispiel für moderne Cannabis-Züchtungen weist viele der besten Kennzeichen von Haze auf, trägt aber auch die Last der Haze-typischen zwölfwöchigen Wachstumsphase. Und wie Haze ist S.A.G.E. sehr gut als Grundlage für die Züchtung neuer Arten geeignet.

Medizinische Anwendung

S.A.G.E. ist eine effektive Sorte für den Gebrauch am Tag, dann kann die Kombination aus Stimulation und Schmerzlinderung bei den unterschiedlichsten Patienten voll zur Wirkung kommen. Da die starke Psychoaktivität bei manchen Patienten Ängste auslösen kann, sollte die Dosierung sorgfältig kontrolliert werden.

Bemerkungen

Der New Yorker Adam Dunn, Gründer von *TH Seeds,* zog Ende der 1980er-Jahre nach Amsterdam, um im *Hash Marihuana and Hemp Museum* zu arbeiten. Das Museum zog viele holländische Cannabis-Züchter der zweiten Generation an, die Adam zur Gründung seiner ersten Saatgutbank, CIA *(Cannabis in Amsterdam),* inspirierten. Adam und CIA waren ab dem fünften Wettbewerb im Jahr 1992 bei der Organisation des *High Times Cannabis Cup* beteiligt. Und knapp zehn Jahre später sollte Adam mit seiner Kreation S.A.G.E. den Cup gewinnen.

Während die Herkunft von Haze und Afghan weithin akzeptiert wird, behaupten manche Züchter, S.A.G.E. habe viel Ähnlichkeit mit Big Sur Holy Weed, einer in den späten 1970er-Jahren sehr beliebten seltenen Cannabis-Züchtung von Kaliforniens zentraler Küste. Die Legende um Holy Weed ist kompliziert und soll mit einem geheimen Zuchtprojekt der amerikanischen buddhistischen Mönche in Verbindung stehen, die oberhalb von Big Sur lebten. Holy Weed soll extrem widerstandsfähig gegen den Schimmel gewesen sein, den der an der Küste typische Morgentau verursacht. Manch einer behauptet, Holy Weed sei mit Afghan-Cannabis gezüchtet worden, andere meinen, es stammte aus dem Hochland Mexikos.

Art: breitblättriger Hybrid.

Gattung: *Cannabis indica ssp. indica* × *Cannabis indica ssp. afghanica.*

Erste Züchtungen: 1999.

Abstammung: Haze × Afghan, es gibt aber auch Gerüchte über eine Abstammung von Big Sur Holy Weed.

Ähnliche Sorten: S.A.G.E. 'n' Sour, Zeta, Super Silver Haze.

Bezugsquellen: gezüchtet und vertrieben von *TH Seeds* in Amsterdam.

Anbau: Weil S.A.G.E. recht hoch wird, kann es als erstmaliges Indoor-Projekt eine Herausforderung bedeuten. Wie viele Züchtungen gedeiht S.A.G.E. am besten in Erde statt in Hydrokulturen. Im Gegensatz zu Haze ist S.A.G.E. sehr ergiebig und kann umfangreiche Ernten großer Blüten produzieren.

Geruch: süßes Sandelholz und Kokos mit einem Hauch Minze.

Geschmack: würzig mit Pfeffer- und Mentholnoten. Viel »mentholiger« als Haze.

Potenz: moderat, zwischen 15 und 18 Prozent THC. S.A.G.E. wird oft zu Haschisch verarbeitet und hat in dieser Kategorie mehrmals den Cannabis Cup gewonnen.

Dauer der Wirkung: lang anhaltend.

Psychoaktivität: S.A.G.E. ist eine typische THC-dominante Sorte mit stimulierender, zerebral wirkender Psychoaktivität. Wie viele THC-pur-Varietäten kann es bei höherer Dosierung gerötete Augen und Mundtrockenheit hervorrufen.

Schmerzlinderung: effektiv bei niedriger Dosierung.

Muskelentspannung: mild.

Dissoziation: In höherer Dosis kann S.A.G.E. vergesslich und benommen machen.

Stimulierung: moderat.

Beruhigung: kaum.

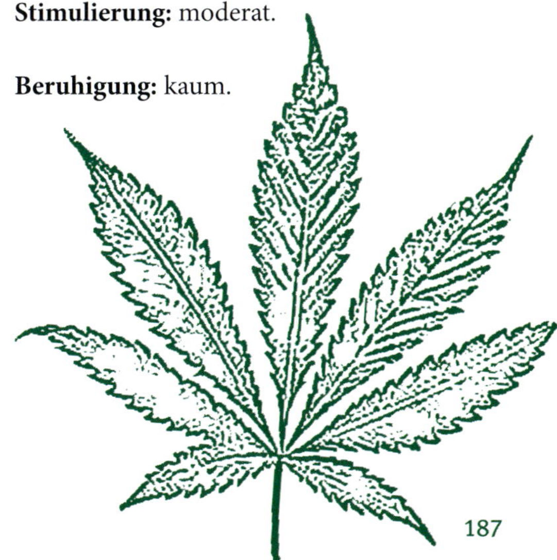

Sensi Star

Sensi Star, Anfang der 1990er-Jahre bei *Paradise Seeds* in den Niederlanden von Luc Krol entwickelt, hat sich bei vielen Cannabis-Wettbewerben hervorgetan, unter anderem gewann es 1999 den *High Times Cannabis Cup* als beste *Indica*-Züchtung. Sensi Star hat in Kalifornien und Colorado Kultstatus, und seine Anhänger schnappen sich schnell jedes im Umlauf befindliche Gramm.

Bemerkungen

Sensi Star steht im Ruf einer wahrhaft klassischen Cannabis-Sorte mit unvergleichlicher Psychoaktivität, die selbst den abgebrühtesten Cannabis-Konsumenten beeindruckt. In den vergangenen Jahren hat man bei *Paradise Seeds* Sensi Star durch eine neue »feminisierte« Version ersetzt. Feminisieren heißt, eine weibliche Cannabis-Pflanze durch Stress so zu manipulieren, dass sie männliche Blüten produziert. Befruchtet eine weibliche Pflanze sich durch diese Methode selbst, produziert sie Samen, die beim Keimen weit mehr weibliche als männliche Nachkommen hervorbringen. Leider neigt diese feminisierte Nachzucht dazu, männliche Blüten zu bilden und in der Folge die nächste Ernte zu befruchten, wenn eigentlich keine Befruchtung gewünscht ist.

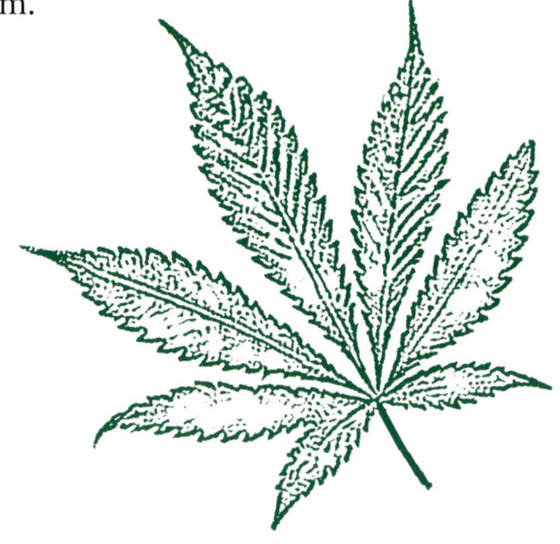

Art: Sensi Star gibt es sowohl als *Sativa*-dominanten, schmalblättrigen Phänotyp als auch als breitblättrigen *Indica*-Phänotyp mit unterschiedlichen Wirkungsweisen. Der *Indica*-Typ ist jedoch weiter verbreitet.

Gattung: *Cannabis indica ssp. afghanica* × *Cannabis indica ssp. indica.*

Erste Züchtungen: 1994 eingeführt.

Abstammung: unbekannt, angeblich stammt Sensi Star jedoch von Big Sur Holy Weed, einer legendären kalifornischen Sorte, ab. Eine andere Version lautet, Luc Krol habe *Sensi Seeds* von Neville Schoenmakers als Setzling bekommen.

Ähnliche Sorten: S.A.G.E. (siehe S. 186 f.), White Widow (siehe S. 200 f.).

Bezugsquellen: bei *Paradise Seeds* in den Niederlanden erhältlich.

Anbau: leicht anzubauen und ertragreich. Der Nachteil ist, dass die Pflanzen extrem stinken können und dadurch alles andere als diskret sind.

Geruch: Der *Sativa*-Phänotyp riecht eindeutig nach Zitrusfrucht und Stinktier. Der *Indica*-Phänotyp verströmt einen unverwechselbaren intensiven minzig-metallischen Stinktiergestank.

Geschmack: Der *Sativa*-Phänotyp schmeckt mild mit Zitrusnoten. Der *Indica*-Phänotyp hat einen intensiven Zitronen-Menthol-Geschmack mit erstaunlich angenehmem metallischem Nachgeschmack. Beim Rauchen erweitert Sensi Star die Atemwege, wodurch man meint, die Lunge wachse rapide an, was zu Hustenanfällen führen kann.

Potenz: hoch, für viele Patienten ein *one hitter quitter.* Der *Indica*-Phänotyp kann bis zu 20 Prozent THC enthalten.

Medizinische Anwendung

Patienten erachten Sensi Star als eine der nachhaltig effektivsten medizinischen Cannabis-Sorten. Manche berichten, dass der *Indica*-Phänotyp von Sensi Star die Symptome von Magen-Darm-Erkrankungen wie Morbus Crohn zuverlässig lindert. Der *Indica*-Phänotyp ist auch bei gelegentlicher Schlaflosigkeit wirkungsvoll.

Dauer der Wirkung: Der *Indica*-Phänotyp sorgt für eine tief gehende, mehrere Stunden anhaltende Wirkung, die den Patienten häufig einschlafen lässt. Die *Sativa*-Version zeichnet ähnlich lang andauernde, aber mehr zerebral wirkende Psychoaktivität aus und ist entsprechend besser für die Anwendung bei Tage geeignet.

Psychoaktivität: Der *Indica*-Phänotyp macht extrem »stoned« bis hin zur Lethargie. Der *Sativa*-Phänotyp ist viel dynamischer, macht bessere Laune und ist bekannt dafür, leichte optische Täuschungen hervorzurufen. Empfindliche Patienten können Ängste und sogar leichte Paranoia entwickeln. Da beide Phänotypen die Körperfunktionen beeinträchtigen können, sollten komplizierte Tätigkeiten unter dem Einfluss von Sensi Star besser gemieden werden. Alles in allem übertrifft die Psychoaktivität alle Erwartungen an THC-reiches Cannabis. Schuld daran sind wahrscheinlich die enthaltenen Terpene.

Schmerzlinderung: bei beiden Phänotypen beachtlich. Dem *Indica*-Phänotyp wird häufig betäubende Wirkung zugeschrieben.

Muskelentspannung: Die *Indica*-Version entspannt die Muskeln extrem und macht den Konsumenten zum »Slinky«.

Dissoziation: Beide Phänotypen hüllen den Konsumenten in einen Kokon aus Tagträumen und dahintreibenden Gedanken. Musik empfindet man unter dem Einfluss von Sensi Star als extrem angenehm.

Stimulierung: anfangs milde Stimulation, die schnell in absolute Entspannung übergeht.

Beruhigung: Der *Indica*-Phänotyp ist für seinen »Couchlock«-Effekt berüchtigt.

Skunk #1 alias The Pure

Skunk #1 ist ein berüchtigter Marihuana Strain, der an einem der ersten modernen Cannabis-Medikamente beteiligt war. Ohne Skunk #1 und seinen Schöpfer hätte es eine Revolution in der Cannabis-Medizin vielleicht gar nicht gegeben. David Watson entwickelte in den späten 1970er-Jahren in Kalifornien Skunk #1, und in den 1980ern brachte er es in die Niederlande, wo es die frühe holländische Cannabis-Szene mit prägte.

Dieses Cannabis vereinte die frühesten Afghan-Genotypen in einer Pflanze, die die besten Merkmale tropischer *sativas* aufwies, jedoch ohne deren Nachteile wie die späte Erntereife (nach Weihnachten). Heute steht in Großbritannien und anderswo der Name Skunk für hochwirksames Drogen-Cannabis. Als *GW Pharmaceuticals* Ende der 1980er-Jahre mit David Watsons Unternehmen *Hortapharm* fusionierte, erhielt *GW* das Recht, Skunk für seine neuen medizinischen Cannabis-Extrakte zu verwenden. Auf Vorträgen in Großbritannien präsentieren *GW*-Repräsentanten stolz ihre neue Errungenschaft. Auch die Saatgutbank *Sensi Seeds* besitzt eine Trademark auf Skunk #1 und verkauft eine Variante.

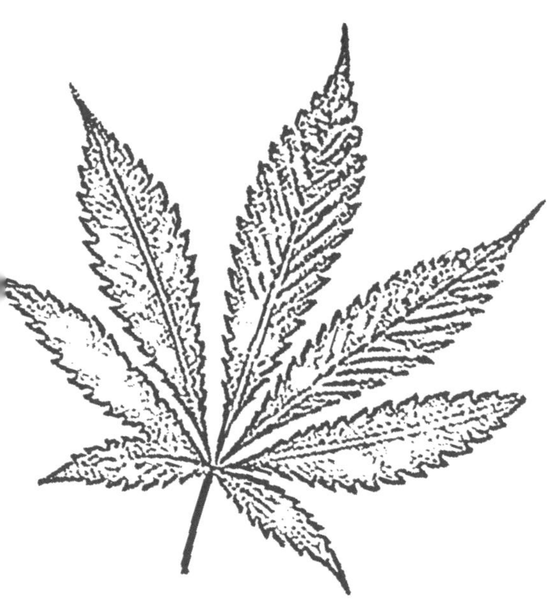

Bemerkungen

David Watsons Kreis von Cannabis-Züchtern zur Zeit der Entwicklung von Skunk #1 hatte gewaltigen Einfluss auf das moderne medizinische Cannabis in den USA, Kanada und Europa. Diese kalifornischen Züchter produzierten selbst viele bahnbrechende Sorten und regten zu anderen an. Zu diesen Pionieren gehörten unter anderem Mendocino Jo, der mit Romulan Berühmtheit erlangte, James Goodwin, Robert Connell Clarke, Ed Rosenthal und Jerry Kamstra. Sie waren sicherlich die Besten und Klügsten auf ihrem Gebiet. Man muss sich vor Augen halten, dass sie ihre Heldentaten in der Cannabis-Züchtung zu einer Zeit vollführten, als Cannabis unter den ersten Salven von Richard Nixons und Gerald Fords Krieg gegen die Drogen taumelte.

David Watson floh nach etlichen Schwierigkeiten in Kalifornien nach Europa und brachte Skunk- und Haze-Samen mit, die glücklicherweise die Schikanen überlebt hatten. Die Niederlande erwiesen sich damals, als Ronald Reagan ins Weiße Haus einzog, als ein der Cannabis-Forschung aufgeschlosseneres Land.

Art: Hybrid.

Gattung: *Cannabis indica ssp. afghanica* × *Cannabis indica ssp. indica.*

Erste Züchtungen: Mitte der 1970er-Jahre.

Abstammung: Colombian Gold × Acapulco Gold × Afghan.

Ähnliche Sorten: Island Sweet Skunk, Sensi Skunk. Für die Züchtung von Skunk gab es zwei Methoden: Die »Sweet«-Technik brachte zum Beispiel Island Sweet Skunk heraus und die »Roadkill«-Technik, die Scott Blakey von *Mr. Nice* vertrat. Die Vorlieben der Patienten sind recht gleichmäßig auf die beiden Varianten verteilt, aber viele meinen, die Psychoaktivität der süßlicheren Skunks sei raffinierter.

Bezugsquellen: Es ist fraglich, ob Skunk #1 außerhalb von *GW Pharmaceuticals'* abgesichertem Gewächshaus in Porton Down oder David Watsons Tiefkühltruhe noch im Umlauf ist. Seit Kurzem arbeitet Scott Blakey von *Mr. Nice Seedbank and Research* daran, eine stärker riechende Skunk-Variante nachzubilden. Auch *Dutch Passion* besitzt eine eigene Version: SK1.

Anbau: für Anfänger geeignet. Die besten Phänotypen sind nach rund 60 Tagen erntereif.

Geruch: Das ursprüngliche Skunk #1 war angeblich süßlich, während andere Varietäten stechend scharf und fast abstoßend rochen. Es mag sich ekelig anhören, aber genau dieser Geruch brachte das moderne Cannabis im Westen voran. Es ist interessant, wie etwas so Abstoßendes wie Stinktiergeruch plötzlich positiv bewertet werden kann, wenn es mit etwas anderem wie eben intensiver Psychoaktivität assoziiert wird.

Geschmack: Skunk #1 schmeckt besser, als man angesichts des Namens erwarten würde. Der Rauch ist sanft und dicht, nicht derb, und hat einen süßlichen Nachgeschmack.

Potenz: hoch, häufig bis zu 20 Prozent THC.

Dauer der Wirkung: lang anhaltend.

Psychoaktivität: potent, wird aber von fast allen Patienten gut vertragen. Die spezifischen Wirkungsweisen unterscheiden sich von den »bissigeren« Haze-Psychoeffekten derselben Zeit.

Medizinische Anwendung

Aufgrund des hohen THC-Gehalts in Kombination mit Myrcen ist Skunk bei zahlreichen Beschwerden nützlich, von Kopfschmerzen bis hin zu starker Übelkeit bei Chemotherapien.

Schmerzlinderung: Skunk #1 sorgt für sehr gute Ablenkung von Schmerzen, wirkt aber nicht so betäubend wie einige Afghan-dominante Sorten.

Muskelentspannung: exzellent. Patienten mit spastischen Lähmungen berichten von intensiver Entspannung dank Skunk.

Dissoziation: kaum.

Stimulierung: am Anfang, macht aber niemals zittrig.

Beruhigung: in höherer Dosierung.

Sour Diesel alias Sour D

Sour Diesel gehört zu einer eigenen Cannabis-Kategorie mit besonders stimulierender Wirkung, die manchmal als Kreuzung von Cannabis und Koffein bezeichnet wird. Diese Sorten sind Hybride, die ein ganz spezielles Benzin-Zitrus-Aroma verströmen. Eventuell besitzen sie ein Gen bestimmter Cannabis-Landsorten aus Nepal, Kaschmir und Ostpakistan, die ebenfalls stark nach Benzin riechen. Für unerfahrene Patienten klingen die Effekte und die damit verbundenen Warnungen etwas ominös.

Mit Sorgfalt und wohlüberlegter Dosierung angewandt, ist Sour Diesel eine exzellente medizinische Cannabis-Sorte. 2004 war es das vermutlich teuerste Cannabis der Welt und wurde an der Wall Street mit 1000 Dollar pro Unze gehandelt – zu einer Zeit, als der Goldpreis unter 400 Dollar fiel.

Bemerkungen

Sour Diesel wird mit einer Gruppe von Cannabis-Genotypen assoziiert, die angeblich von einer einzigen Züchterkooperative an der US-Ostküste angebaut wird. Die Samen sollen aus einer einzigen Tüte mit dem legendären, im Juli 1990 auf einem Grateful-Dead-Konzert in Indiana verkauften Cannabis stammen. Zu den Genotypen aus dieser Tüte sollen Chemdawg (siehe S. 148 f.), Sour Diesel, OG Kush (siehe S. 176 ff.), Headband und ein paar andere populäre medizinische Cannabis-Sorten gehören. Falls das stimmt, verdient dieser Schatz bestehend aus Bagseed einen Preis als Cannabis-Goldader. Mit Ausnahme von OG Kush sind alle diese Sorten hochgradig stimulierend. Irrtümlich bezeichnen Apotheken und Patienten die anregende Wirkung häufig als *Sativa*-Effekt. Die Wirkung von Sour Diesel ähnelt jedoch nicht im Entferntesten der eines echten Haze (siehe S. 160 f.) oder Trainwreck (siehe S. 198 f.). Man sollte sie also besser als »Diesel«-Effekt bezeichnen, um Verwechslungen auszuschließen. Viele Patienten, die Diesel nicht vertragen, meiden aufgrund dieser weitverbreiteten Verwechslung alle *Sativas.*

Art: breitblättriger Hybrid.

Gattung: *Cannabis indica var. kafiristanica* × *var. afghanica.*

Erste Züchtungen: Mitte der 1990er-Jahre.

Abstammung: [(Chem '91 × Massachusetts Super Skunk) × Northern Lights)] × (Northern Lights/Shiva × Hawaiian).

Ähnliche Sorten: East Coast Sour Diesel, New York City Diesel, Chemdawg, Headband, Chem 4, AlienDawg.

Bezugsquellen: nur Setzlinge.

Anbau: In erfahrenen Händen liefert Sour Diesel hohe Erträge, die bis zur Blüte allerdings 14 Wochen brauchen. Die Unterstützung eines erfahrenen Züchters ist sehr zu empfehlen.

Geruch: Benzin mit einem Hauch Zitrusfrucht über einer Basis klassischen Stinktiers.

Geschmack: saures Haschisch.

Potenz: wird aufgrund der intensiven Psychoaktivität (hervorgerufen von Beta-Caryophyllen) subjektiv als sehr potent empfunden. Im Labor werden häufig bis zu 24 Prozent THC gemessen.

Dauer der Wirkung: 90 Minuten, ansteigend wie beim Zünden einer Rakete.

Psychoaktivität: Sour Diesel ist hochgradig stimulierend und »feurig«. Für Patienten mit Angststörungen definitiv nicht zu empfehlen, außer in Mikrodosierung, und auch dann nur sehr vorsichtig. Empfindliche Patienten können Panikattacken bekommen. Sour Diesel kann sehr stimulierend wirken, das heißt aber nicht, dass der Verstand schärfer wird. Vielmehr wird alles irgendwie schneller, dabei verliert man aber Details aus den Augen.

Medizinische Anwendung

Sour Diesel eignet sich hervorragend für Patienten, die keine sedierende Wirkung möchten. Wenn man es gut verträgt, lenkt es tagsüber sehr gut von Schmerzen und anderen Beschwerden ab. Mit Sour Diesel kann man die Einnahme anderer verschreibungspflichtiger Schmerzmittel reduzieren, und bei vielen Patienten wirkt es stimmungsaufhellend. Personen, die an Schizophrenie oder bipolarer Störung leiden, dürfen Sour Diesel jedoch nicht anwenden, weil die hervorgerufene Stimulation diese Patienten bis hin zur Krise desorientieren kann.

Schmerzlinderung: betäubend. Die mentale Stimulation trägt zur Ablenkung von Beschwerden bei.

Muskelentspannung: angesichts der intensiven Wirkung überraschend entspannend.

Dissoziation: kaum, nur in hoher Dosierung, bei der Patienten sich auch überstimuliert fühlen können.

Stimulierung: sehr hoch.

Beruhigung: Die Wirkung baut sich auf, bis sie schließlich zusammenfällt – Beruhigung ist nur am bitteren Ende in Sicht.

Strawberry Cough

Wenn Lachen die beste Medizin ist, kann Strawberry Cough Sie von allem heilen. Strawberry Fields war eine Cannabis-Sorte von der US-Ostküste, die toll nach Erdbeeren und nichts anderem duftete. Kyle Kushman, ein begabter Cannabis-Züchter, fand heraus, dass der Besitzer von Strawberry Fields es mit Haze gekreuzt hatte – und Kushman erkannte einen Sieger, wenn er ihn sah. Die Haze-Kreuzung, ein einzigartiger schmalblättriger Hybrid, bekam den Namen Strawberry Cough.

Strawberry Cough ist eine der wenigen Cannabis-Sorten, die man einfach nur genießen kann. Es ist ein »Kicher-Gras« wie Trainwreck (siehe S. 198 f.), lässt aber alles noch ein bisschen alberner wirken. Strawberry Cough führen die allermeisten Cannabis-Apotheken, wirklich gute Versionen sind aber etwas schwieriger aufzutreiben.

Bemerkungen

Strawberry Cough ist die Cannabis-Sorte, die Michael Caine als Jasper in dem Science-Fiction-Thriller *Children of Men* anbaut. Das »Cough« (Husten) im Namen verdankt es seinem dicken, dichten Rauch. Strawberry Cough ist ein guter Kandidat für künftige

Weiterentwicklungen, weil seine chemische Zusammensetzung offensichtlich etwas sehr Spezielles und Interessantes hat. Sicherlich wird bald feststehen, ob es irgendwelche seltenen Cannabinoide oder Terpenoide enthält. Viele dieser neueren Cannabis-Sorten sind noch nicht gänzlich untersucht, aber das ändert sich sehr schnell. Kyle Kushman, der Entdecker von Strawberry Cough, ist auch einer der Ersten, die eine Anbaumethode namens Veganics anwenden, bei der alle tierischen Produkte als Pflanzennährstoffe abgelehnt werden. Die Ergebnisse sehen recht vielversprechend aus.

Art: schmalblättriger Hybrid.

Gattung: *Cannabis indica ssp indica.*

Erste Züchtungen: Anfang der 2000er-Jahre.

Abstammung: Strawberry Fields × Haze.

Ähnliche Sorten: Hawaiian Timewarp, Timewreck, Sweet Tooth, Lemon Thai, Lemon Haze.

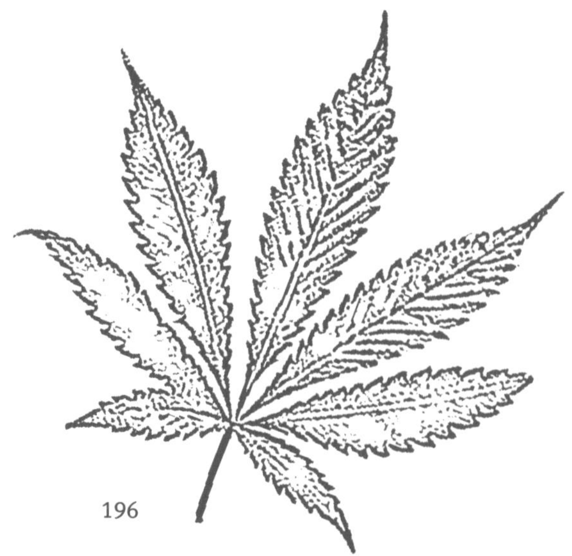

Bezugsquellen: als Samen bei *Dutch Passion* erhältlich; Setzlinge gibt es in den USA vielerorts.

Anbau: sehr gut für Neulinge für den Outdoor-Anbau geeignet, jedoch mit gewissenhafter und präventiver Schädlingskontrolle. Raupen lieben dieses Cannabis, und gegen ihren Befall muss Vorsorge getroffen werden. Indoor-Anbau ist möglich, aber nicht für Anfänger. Um das Aroma zu schützen und zur Geltung zu bringen, muss Strawberry Cough sorgfältig getrocknet werden.

Geruch: Diese Sorte sollte eindeutig nach Erdbeeren duften. Vertrauen Sie ihm nicht, wenn es irgendwie anders riecht! Den Rauch vertragen viele Nichtraucher besser als den anderer Cannabis-Sorten. Hitze tötet das Aroma sehr, sehr schnell ab, weshalb sorgsame Lagerung angesagt ist.

Geschmack: würzig mit einer feinen fruchtigen Note, ähnlich einer mit Rum getränkten Zigarre. Beim Verdampfen bleibt der leckere Erdbeergeschmack erhalten.

Potenz: ziemlich potent, aber seltsamerweise auch recht zart. Einige Chargen wurden auf über 19 Prozent THC getestet. Sogar auf diesem Level ist Strawberry Cough selten übermächtig.

Dauer der Wirkung: mittel.

Psychoaktivität: Die psychoaktiven Effekte sind glockenklar und lassen einen unweigerlich lächeln. Strawberry Cough sorgt für eines der angenehmsten Gefühle im Cannabis-

Sensorium. Empfehlenswert für alle, die mit Krankheiten zu kämpfen haben, weil es die Stimmung hebt. Am Ende gibt es auch keinen Crash, sondern nur ein sanftes Zurückgleiten auf die Erde.

Schmerzlinderung: sanft betäubend.

Muskelentspannung: gut, wird durch die Stimmungsaufhellung anscheinend noch verstärkt. Es ist kaum möglich, angespannt zu bleiben, während man so angefüllt von Freude ist.

Dissoziation: In höherer Dosis lässt einen Strawberry Cough wie einen Heliumballon aufsteigen.

Stimulierung: sanft, aber tief greifend.

Beruhigung: kaum, es behindert aber auch nicht die Bettruhe, falls nötig.

Medizinische Anwendung

Die Stimmung ist alles. Strawberry Cough ist ideal bei therapieresistenten und frustrierenden Krankheiten und Beschwerden. Eine hervorragende Arznei für Neulinge und ältere Patienten, vorausgesetzt, sie haben wenigstens ein bisschen Sinn für Humor und Absurditäten. Manche Patienten sind einfach zu griesgrämig für diese Medizin, aber diese Fälle sind sehr selten. Diese Sorte kann sehr nützlich sein, um Patienten wieder eine vernünftige Perspektive zu geben, wenn Krankheiten sie niederschmettern. Strawberry Cough könnte, gerade in niedriger Dosierung, möglicherweise als Antidepressivum eingesetzt werden.

Trainwreck

Ehe Los Angeles Mitte der 2000er-Jahre vom Sturm der Kush-Züchtungen getroffen wurde, galt Trainwreck dem OG Kush (siehe S. 176 ff.) als ebenbürtig, der teuersten nur in Form von Stecklingen erhältlichen Sorte, die in einigen Apotheken West Hollywoods bis zu 80 Dollar pro Achtelunze (3,5 Gramm) kostete. Aus welchem Grund? Nun, Trainwreck ist eine hervorragende schmalblättrige Sorte, die nach Fichte und Zitrone duftet und eine klare, dynamische Psychoaktivität mit extrem guter Stimmungsaufhellung besitzt. Einfach ausgedrückt: Trainwreck ist ein »Kicher-Gras« und kann nahezu alles absurd und lächerlich erscheinen lassen.

Bemerkungen

Trainwreck ist medizinisches Cannabis, wenn auch mit einem lächerlichen Namen: Zugunglück. Über den Ursprung der Sorte gibt es verschiedene Versionen: In einer fand man die Pflanze im Humboldt County in der Nähe einer Eisenbahnkatastrophe. Ein anderes Szenario erzählt davon, dass Trainwreck mit seinem Züchter (der nach jahrelanger Arbeit in den Bergen Mexikos auf dem Rückweg in die USA war) angeblich unterwegs nach Oregon war, als der Zug im nördlichen Kalifornien einen Unfall hatte. Die einfachste Erklärung des Namens ist die, dass einer der Ersten, die es probierten, vorher lange Zeit ausschließlich breitblättrige *indicas* geraucht hatte und die zerebral wirksame Psychoaktivität nicht wirklich mitbekam und nicht merkte, wie »high« er war. Als er dann feststellte, dass er zu viel geraucht hatte, es ihm schwindlig und er extrem verwirrt wurde, könnte er gesagt haben: »Ich fühle mich wie in einem Zugunfall oder so was.« Hochwertiges Trainwreck hat eine sehr helle Grünfärbung mit einer Spur Gold. Die Sorte ist von

Trichomen nahezu vollständig überkrustet. Die Blütentrauben sind eher klein, aber die Deckblätter recht groß. Da die Pflanzen nicht eben ertragreich sind, haben ein paar gierige Dummköpfe versucht, Trainwreck »zu verbessern«, indem sie es mit Big Bud kreuzten. Das Resultat sah wie ein Trainwreck mit größeren Blütenbüscheln aus, die Freude war jedoch dahin, als sie merkten, dass die Originaleffekte verschwunden waren und der Geruch eine seltsame schwefelige Stinktiernote bekommen hatte. Gutes Trainwreck hat normalerweise kleine Blütentrauben.

Art: fast schmalblättrige Sorte.

Gattung: *Cannabis indica ssp. indica.*

Erste Züchtungen: Die erste Pflanze soll Eric Heimstadt um 2000 im kalifornischen Arcata gefunden haben. Ursprünglich hieß sie E-32.

Abstammung: Thai × Mexican.

Ähnliche Sorten: Sno-Cap, Lemon Thai, Acapulco Gold.

Bezugsquellen: nur Klone.

Anbau: Das schmalblättrige Trainwreck blüht sehr schnell (nach 60 Tagen).

Geruch: Zitrusfrüchte in einem Bergwald, durch Terpinolen, Myrcen und Ocimen mit etwas Limonen und Pinen.

Geschmack: herb und sehr aromatisch.

Potenz: bis zu 18 Prozent THC.

Dauer der Wirkung: mittel – etwa 90 Minuten.

Psychoaktivität: Die Wirkung mit zerebralen Effekten setzt sehr schnell ein. Der Pinen-Gehalt mindert die durch das THC hervorgerufene Gedächtnisschwäche. Sehr dynamische und aufgabenorientierte psychoaktive Effekte – klassisches »Hausputz«-Cannabis.

Schmerzlinderung: moderat. Gutes Beispiel für eine Cannabis-Sorte, die eher von Schmerzen ablenkt als diese lindert. Doch beides kann sehr erleichternd sein.

Muskelentspannung: niedrig.

Medizinische Anwendung

Cannabis mit hohem medizinischem Nutzen und THC-Gehalt bei gleichzeitiger minimaler Beeinträchtigung sind selten, und Trainwreck steht auf dieser kurzen Liste ganz oben. Die Sorte ist bei vielen Ärzten und Medizinstudenten, die gelegentlich Cannabis konsumieren, beliebt. Sie wirkt sehr gut bei Aufmerksamkeitsdefizit-Hyperaktivitätsstörung (ADHS), weil es die Hyperfokussierung fördert. In höherer Dosierung scheint die Zeit nur so zu verfliegen, während man eine Arbeit verrichtet. Hochwertiges Trainwreck führt auch kaum zum »Crash«, weil die Wirkung langsam nachlässt.

Dissoziation: niedrig, außer bei hoher Dosierung.

Stimulierung: Die hervorragende Stimulierung macht Trainwreck zur erstklassigen Wahl für die Anwendung bei Tage. Zu viel davon kann Ängste auslösen, weshalb gerade Neulinge es sehr vorsichtig dosieren sollten. Nicht so rasant wie die Diesel-Sorten.

Beruhigung: kaum.

White Widow

White Widow war das erste Cannabis aus der von Scott Blakey entwickelten White-Familie. Damals arbeitete er bei *Green House Seeds* in Amsterdam, ehe er die Firma (etwas verbittert) verließ und *Mr. Nice* gründete. White Widow ist eine sehr potente Kreuzung eines brasilianischen *Sativa* mit einem südindischen Hybrid aus afghanischen und indischen Genotypen. 1995 gewann es den Cannabis Cup der *High Times,* und diverse Nachfolger aus der White-Familie unter den Cannabis-Genotypen konnten weitere Cups holen.

Medizinische Anwendung

White Widow eignet sich gut bei Nervenschmerzen und Übelkeit. Der starke *Indica*-Charakter zwingt einen direkt zur Entspannung, statt nur dazu einzuladen. Cannabis mit hohem Myrcen-Gehalt ist ideal bei Bettruhe und Rekonvaleszenz.

White Widow gehörte zu den ersten Cannabis-Sorten, die in der weltweiten Cannabis-Züchter-Szene vertrieben wurden. Dadurch etablierte es sich zu einer Marke, und noch immer ist White Widow in der modernen Cannabis-Kultur eine der bekanntesten Sorten.

Bemerkungen

Die Züchtung von Cannabis für Saatgutbanken ist ein landwirtschaftlicher Kampfsport. Züchter von berühmten Cannabis Strains sind selten und hoch angesehen, und wenn sie sich unverstanden oder nicht geschätzt fühlen, können sie »durchgehen«. Und genau das passierte mit Scott Blakey bei *Green House Seeds.* Nachdem er White Widow erschaffen hatte, verließ er die Firma und gründete mit neuen Partnern, darunter Neville Schoenmakers und Howard Marks, *Mr. Nice.*

White Widow ist ein exzellentes medizinisches Cannabis mit ehrwürdigen Ahnen, seine Popularität hat aber seit dem ersten Erscheinen 1995 bis heute nachgelassen – ein gutes Beispiel dafür, wie der sich verändernde Geschmack die Reputation einst hoch angesehener Sorten beeinflussen kann. Eine Rolle spielt dabei ganz schlicht der Zeitgeist. Jede Kritik an White Widow als etwas langweiliges Cannabis mit viel THC könnte schon in ein paar Jahren wieder umgedreht werden, wenn es wiederentdeckt und gerade für seine einfache Struktur und chemische Zusammensetzung geschätzt wird. Scott Blakely ist zurzeit dabei, seinen White-Cannabis-Stall auszumisten und neue Kreuzungen zu testen. Es wird interessant sein zu sehen, wie diese neuen Versionen aufgenommen werden.

Art: breitblättriger Hybrid.

Gattung: *Cannabis indica var. braziliana* × *afghanica.*

Erste Züchtungen: ca. 1994.

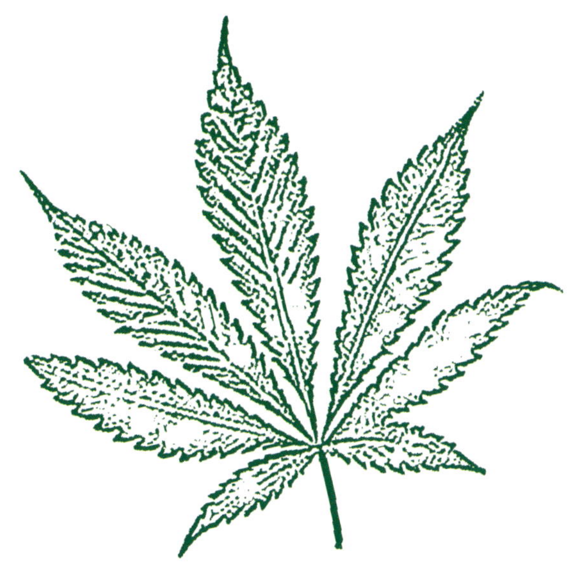

Abstammung: maskuliner Afghani aus Kerala, Indien × brasilianische *Sativa*-Mutter.

Ähnliche Sorten: White Rhino, Great White Shark.

Bezugsquellen: White Widow bei *Green House Seeds* erhältlich, Black Widow (eine Kreuzung mit ähnlichen Eltern) gibt es bei *Mr. Nice.* Stecklinge werden vielerorts angeboten.

Anbau: mittelschwer. Viele unerfahrene Gärtner haben sich im Anbau von White Widow versucht – mit gemischtem Erfolg. Am besten sucht man sich einen mit dieser Sorte erfahrenen Lehrer.

Geruch: Süßliches Stinktier mit Balsam und Ananas. White Widow muss gut gespült und getrocknet werden, um den Duft zu erhalten. Schlecht kultiviertes und getrocknetes White Widow riecht eher nach Kartoffeln als nach Cannabis.

Geschmack: Perfekt angebaut schmeckt White Widow süß und typisch nach Haschisch – das ist aber schwierig zu erreichen. Dies ist eine der wenigen Cannabis-Sorten mit Humulen, einem der wichtigsten Terpene im Hopfen. Humulen ist ein sehr aromatischer Wirkstoff, der bei White Widow leicht herauszuschmecken ist.

Potenz: knallhart mit schnell einsetzender *Sativa*-Wirkung, gefolgt von starkem *Indica*-»High«. White Widow enthält häufig über 20 Prozent THC und hat eine Entourage aus hauptsächlich Myrcen sowie Limonen, Pinen und Beta-Caryophyllen.

Dauer der Wirkung: lang anhaltend.

Psychoaktivität: exzellente zerebrale Psychoaktivität, die schnell in körperliche Effekte umschlägt.

Schmerzlinderung: durch den hohen THC- und Myrcen-Gehalt gute Schmerzlinderung.

Muskelentspannung: moderat.

Dissoziation: moderat bei höherer Dosierung.

Stimulierung: niedrig, obwohl es am Anfang berauschend wirkt.

Beruhigung: Das Myrcen fördert den Schlaf. Das könnte ein Problem darstellen, wenn man White Widow tagsüber anwenden möchte. Reduziert zudem Übelkeit und Angstsymptome.

Indikationen für Cannabis als Arznei

Medizinisches Cannabis kann die Symptome vieler Erkrankungen lindern. Heilen kann es nur selten, aber die Stärkung des Endocannabinoid-Systems mit vernünftigen Mengen an pflanzlichen Cannabinoiden kann die Häufigkeit einiger Krankheiten reduzieren und anderen vorbeugen. Das Wichtigste für die erfolgreiche Anwendung von Cannabis als Arznei sind die richtige Dosierung und die regelmäßige Verabreichung. Die im Folgenden aufgeführten Krankheiten wurden ausgesucht, weil Cannabis effektiv die entsprechenden Symptome bekämpft. Möglicherweise unbegründete Behauptungen über die Effektivität sind als solche zu erkennen.

4

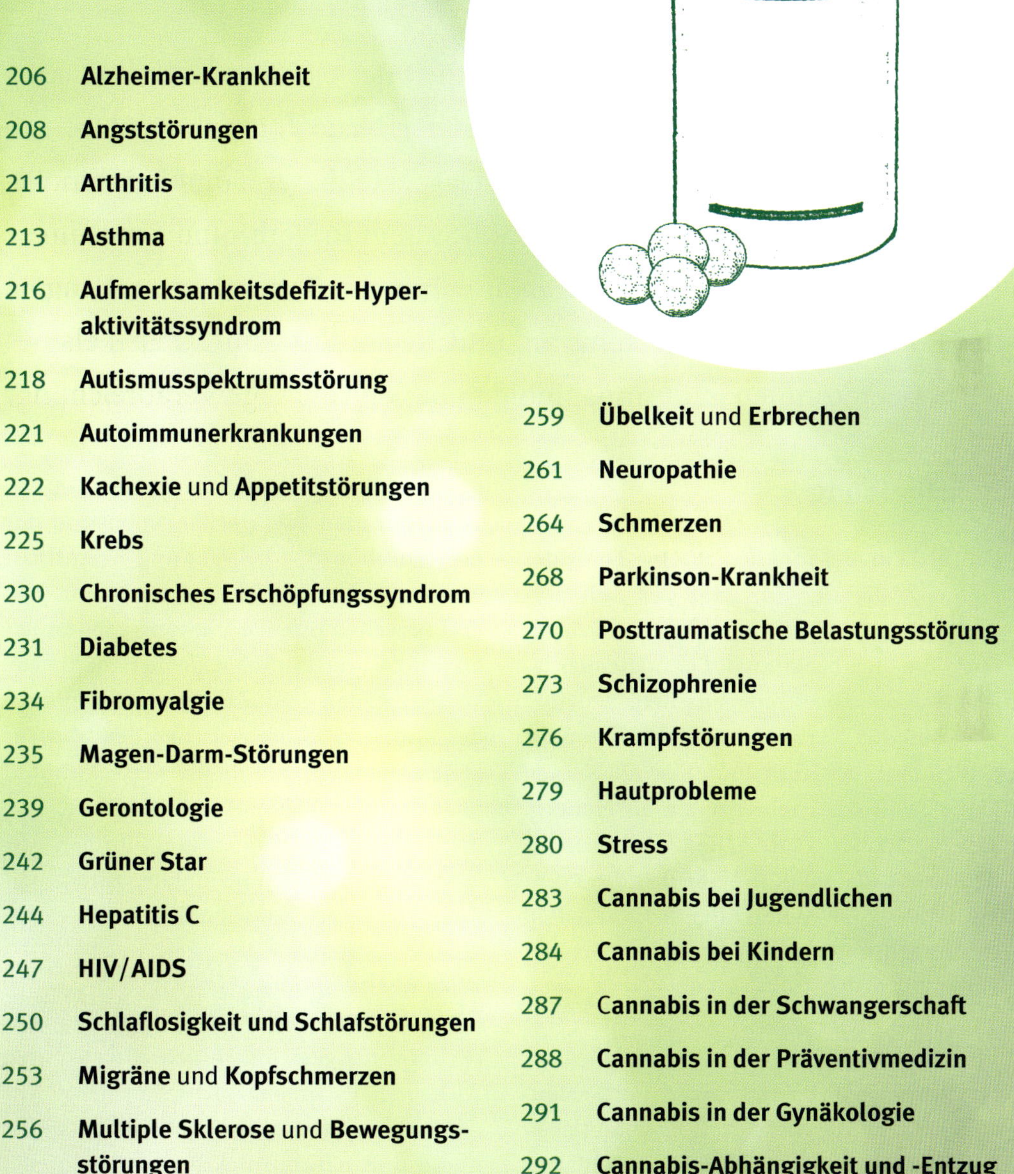

206 **Alzheimer-Krankheit**

208 **Angststörungen**

211 **Arthritis**

213 **Asthma**

216 **Aufmerksamkeitsdefizit-Hyperaktivitätssyndrom**

218 **Autismusspektrumsstörung**

221 **Autoimmunerkrankungen**

222 **Kachexie** und **Appetitstörungen**

225 **Krebs**

230 **Chronisches Erschöpfungssyndrom**

231 **Diabetes**

234 **Fibromyalgie**

235 **Magen-Darm-Störungen**

239 **Gerontologie**

242 **Grüner Star**

244 **Hepatitis C**

247 **HIV/AIDS**

250 **Schlaflosigkeit und Schlafstörungen**

253 **Migräne** und **Kopfschmerzen**

256 **Multiple Sklerose** und **Bewegungsstörungen**

259 **Übelkeit** und **Erbrechen**

261 **Neuropathie**

264 **Schmerzen**

268 **Parkinson-Krankheit**

270 **Posttraumatische Belastungsstörung**

273 **Schizophrenie**

276 **Krampfstörungen**

279 **Hautprobleme**

280 **Stress**

283 **Cannabis bei Jugendlichen**

284 **Cannabis bei Kindern**

287 **Cannabis in der Schwangerschaft**

288 **Cannabis in der Präventivmedizin**

291 **Cannabis in der Gynäkologie**

292 **Cannabis-Abhängigkeit und -Entzug**

Alzheimer-Krankheit

Alzheimer ist eine altersbedingte Krankheit des Gehirns und geht häufig mit tief greifendem geistigem Verfall einher. Neue Forschungen legen die Vermutung nahe, dass die Schlüsselaspekte dieser Krankheit eng mit dem körpereigenen Endocannabinoid-System in Verbindung stehen. In naher Zukunft zielen Vorsorgemaßnahmen möglicherweise Bereiche des Endocannabinoid-Systems an, und Behandlungsmethoden von Alzheimer könnten auf Cannabinoiden basieren.[1]

Beschreibung

Die Alzheimer-Krankheit ist eine Form der Demenz, die sich im Lauf der Zeit verschlimmert und Erinnerungen, Gedächtnis und Verhalten beeinflusst. Bei Alzheimer lagert sich ein Eiweiß namens Beta-Amyloid zwischen den Nervenzellen ab, während Fibrillen eines anderen Proteins mit Namen Tau sich in den Gehirnzellen anreichern. Wissenschaftler glauben, dass diese Kombination aus Plaquen und Fibrillen die Kommunikation zwischen den Nervenzellen stört und schlussendlich zum Absterben der Zellen führt.

Effektivität

Heute wird pflanzliches Cannabis noch hauptsächlich dazu verwendet, aufgewühlte Alzheimer-Patienten zu beruhigen, den Schlaf zu fördern und den Appetit anzuregen. In Zukunft könnten die Mechanismen und das Fortschreiten der Erkrankung beeinflusst werden, indem die entzündungshemmende und nervenschützende Wirkung von Cannabis und Cannabinoiden genutzt wird. Die körpereigenen Endocannabinoide sind an der Kommunikation zwischen den Nervenzellen beteiligt. Möglicherweise könnten pflanzliche Cannabinoide wie THC und CBD die Bildung von Plaquen und Fibrillen verlangsamen oder die Entzündungen aufgrund ihrer Ablagerung reduzieren.

Wirkmechanismus

Die milde sedierende Wirkung von Cannabis beruhigt für gewöhnlich den aufgewühlten Alzheimer-Patienten. Doch pflanzliche Cannabinoide wirken zudem entzündungshemmend und neuroprotektiv. Entzündungen spielen im Verlauf der Alzheimer-Krankheit eine entscheidende Rolle. Die entzündungshemmenden und antioxidativen Eigenschaften von THC, CBD, anderen Cannabinoiden und deren Nachbildungen könnten in der Zukunft erfolgreich bei der Behandlung von Alzheimer eingesetzt werden. Wird das körpereigene Endocannabinoid-System angepeilt, könnte dies neuroprotektive Mechanismen anstoßen und zugleich die durch Amyloid-Protein-Anreicherung im Gehirn ausgelösten Nervenentzündungen lindern.

Dosierung

Die THC-Dosierung zur Beruhigung und Sedierung von Alzheimer-Patienten ist ähnlich wie bei Schlafstörungen: fünf bis zehn Milligramm einer Myrcen-reichen Cannabis-Sorte, oral verabreicht. Vorsicht ist bei höherer Dosierung von neutralen psychoaktiven Cannabinoiden wie THC angebracht, weil sie zu großer Unruhe und Verwirrtheit führen könnten. Um die entzündungshemmende Wirkung von CBD bei anderen Erkrankungen zu nutzen, verabreicht man normalerweise 160 Milligramm bis allerhöchstens 600 Milligramm CBD. Ob THC oder CBD den Krankheitsverlauf verlangsamen kann, weiß man nicht.

Verabreichung

Oral

Oral einzunehmende Cannabis-Produkte sind bei Alzheimer ideal, weil ihre Wirkung lang anhält und sie für den Patienten ansprechend und leicht einzunehmen sind. Die Arznei sollte jedoch nicht offen herumliegen, damit der Patient sie nicht fälschlicherweise als Snack isst.

Historisches

Im Jahr 1890 veröffentlichte Sir John Russell Reynolds, Leibarzt der englischen Königin Victoria, in der medizinischen Fachzeitschrift *The Lancet* einen Bericht über die Verwendung von Cannabis bei der Behandlung von Altersdemenz. Reynolds beschrieb die Anwendung eines Extrakts von *Cannabis indica.*

Er schrieb: »Bei seniler Demenz, mit Umherwandern; wenn eine betagte Person vermutlich mit Gehirnerweichung in der ›Deliriumform‹ (Durand-Fardel) bei Nacht unruhig ist, sich schlafen legt, wieder aufsteht und um ihre Kleidung und ihre Schubladen einen Tanz macht ... aber bei Tage recht vernünftig sein kann, wenn Reize und echte Anforderungen sie beschäftigt halten. Für solche Fälle fand ich nichts, das einer vor dem Schlafengehen verabreichten moderaten Dosis von indischem Hanf, ein Viertel bis ein Drittel Gran des Extrakts, vergleichbar wäre. Es ist über Monate, in der Tat Jahre vollkommen erfolgreich, ohne die Dosis erhöhen zu müssen.«[2] Reynolds' Bericht ist ein klassisches Beispiel dafür, wie Cannabis eingesetzt wird, um einen Patienten mit Alzheimer-ähnlicher Demenz zu beruhigen und sanft zu sedieren.

Vaporisieren und Rauchen: Cannabis zu rauchen oder zu vaporisieren ist für Alzheimer-Patienten aus Sicherheitsgründen nur unter strenger Überwachung anzuraten.

Geeignete Chemotypen

Für die orale Verabreichung zur Beruhigung und Sedierung eignet sich hauptsächlich THC-reiches Cannabis. Sorten mit hohem Myrcen-Gehalt sorgen für weitere Sedierung und für Synergien mit den Cannabinoiden. Neuroprotektiv hingegen wirkt CBD-reiches Cannabis. Propyl-Varianten von Cannabinoiden, wie THCV und CBDV, sind vielversprechend, aber entsprechende Studien mit Alzheimer-Patienten sind noch nicht abgeschlossen.

Populäre Sorten

Breitblättrige Purple- und Afghani-Sorten wie Purple Urkle, Grand Daddy Purple, Bubba Kush und Hash Plant sind wegen ihrer beruhigenden Wirkung zu empfehlen. CBD-reiche Varietäten wie Cannatonic und Harlequin können aufgrund ihrer entzündungshemmenden Eigenschaften eingesetzt werden.

Angststörungen

Seit Tausenden von Jahren wird Cannabis gegen Angstsymptome eingesetzt.[3] Jedoch ist Vorsicht angebracht, weil erwiesen ist, dass bei empfindlichen Personen eine große Dosis Cannabis sogar Angst bis hin zur Paranoia auslösen kann.[4] Studien haben darüber hinaus ergeben, dass Frauen mit Sozialphobien anfälliger dafür sind, von Cannabis abhängig zu werden.[5]

Beschreibung

Unter den Begriff Angststörungen fallen die generalisierte Angststörung, Zwangsneurosen, Panikattacken und Posttraumatische Belastungsstörung. Allen gemeinsam sind Sorgen, Grübelei, Furcht, ängstliche Erwartungshaltung und körperliche Anspannung. Angst ist auch ein Symptom anderer psychiatrischer Störungen wie Depressionen, bipolarer Störung und Schizophrenie.

Effektivität

Cannabis wird häufig zur Linderung von Angststörungen eingesetzt. Es kann aber je nach Sorte, chemischer Zusammensetzung, Dosierung, der Geisteshaltung des Konsumenten und dem Umfeld Ängste reduzieren oder aber intensivieren. Das Wissen um diese Faktoren erhöht die Wahrscheinlichkeit, dass die Angstsymptome erfolgreich gelindert werden. Cannabis wird als »biphasisch und bidirektional« bezeichnet, das heißt, es kann in einigen Fällen entspannen und in anderen Fällen ängstigen.[6]

Wirkmechanismus

Die Dichte der CB_1-Cannabinoid-Rezeptoren in der Amygdala, im Hippocampus und im vorderen zingulären Kortex des Gehirns lässt darauf schließen, dass das Endocannabinoid-System Ängste steuert, weil diese Strukturen Ängste und damit verbundene Symptome regulieren.

Dosierung

Sowohl THC als auch CBD lindern Angstsymptome effektiv. Es könnte jedoch effektiver sein, die beiden Cannabinoide für die Behandlung von Ängsten separat zu verwenden. THC wirkt am besten in einer Dosierung zwischen ein und drei Milligramm, während von CBD zwischen 2,5 und zehn Milligramm nötig sind. Bei einigen Studien am Menschen wurden zur Angstbehandlung gewaltige CBD-Dosierungen eingesetzt, die aber Nebenwirkungen wie kognitive Beeinträchtigungen, als »mentale Sedierung« bezeichnet, haben können. Linalool, ein in ein paar Cannabis-Sorten und in Lavendel enthaltenes Terpen, hat sich bei der Linderung von Ängsten als recht wirksam erwiesen. Die CBD-Dosis bei Panikstörungen und Phobien erreichte in Studien bis zu 600 Milligramm – doch solch hohe Dosierungen führen zu signifikanter mentaler Sedierung und sind zudem angesichts der Knappheit an CBD nicht praktikabel. Man kann annehmen, dass die meisten Patienten eine Dosis bis zu 50 Milligramm CBD (einzeln verabreicht) gut ver-

Historisches

In der indischen Medizin wird das Milch-Cannabis-Getränk *Bhang Lassi* gelobt, weil es »Freude erzeugt und jedwede Angst zerstört«. Der orale Konsum von Cannabis als Medizin gegen Angst wird schon im *Atharvaveda,* einer heiligen vedischen Textsammlung, die um 2000 vor Christus entstand, erwähnt.[7] Das im Nahen Osten und in Zentralasien traditionell als Feldfrucht für die Haschisch-Produktion angebaute Cannabis enthält viel mehr CBD als Cannabis aus Indoor-Anbau. Schon seit langer Zeit beteuern Patienten, dass CBD sehr effektiv ist, um die Wahrscheinlichkeit von Ängsten durch Cannabis-Konsum zu senken. Aufgrund des hohen CBD-Gehalts von Haschisch-Pflanzen aus dem Libanon und Afghanistan war es weit weniger wahrscheinlich, dass traditionelles Haschisch beim Konsumenten Ängste hervorrief, als bei moderneren Cannabis-Züchtungen mit kaum oder gar keinem CBD.

tragen. Wer aber die längerfristige Anwendung von Cannabinoiden erwägt, sollte auch diese Dosierung ständig kontrollieren, um Toleranzeffekte zu vermeiden. Es empfiehlt sich, hie und da drogenfreie Zeiten einzuschieben.

Verabreichung

Oral

Sowohl sublingual als auch geschluckt wirkt THC gut gegen Angst. Besondere Vorsicht gilt jedoch bei mehreren Gaben nacheinander, um eine Überdosierung zu vermeiden, weil die wiederum Ängste auslösen kann. CBD-Cannabis ist ebenfalls oral und sublingual effektiv. Kombinationen aus oral verabreichtem niedrig dosiertem THC und CBD scheinen bei manchen Patienten mild synergistisch zu wirken, was ebenfalls zu leichter Ängstlichkeit führen kann. Wer gegen Ängste gleichzeitig THC und CBD oral einnimmt, sollte die jeweilige Dosis reduzieren. Cannabis Strains mit THCV und CBDV können Ängste verschlimmern.

Vaporisieren und Rauchen: Medizinisches Cannabis gegen Angstzustände zu rauchen beziehungsweise den Dampf zu inhalieren ist besonders effektiv, weil der Patient schnell lernt, es richtig zu dosieren. Beim Vaporisieren ist es wichtig, mit einer sehr kleinen Dosis pflanzlichen Cannabis zu beginnen, etwa in der Größe eines Streichholzkopfs, und die aktiven Bestandteile dieser Dosis vollständig zu verdampfen.

Geeignete Chemotypen

Zur Linderung von Ängsten eignen sich nahezu alle Arten von Cannabis, selbst die normalerweise anxiogen wirkenden Züchtungen wie Diesel oder Haze – vorausgesetzt, die Dosis ist klein genug. Bei solcher Mikrodosierung kann auch weniger beruhigendes Cannabis verwendet werden. Bei Phobien sollte man Züchtungen meiden, die viel Pinen enthalten, weil Ängste von der Eigenschaft des THC, die Erinnerung zu beeinträchtigen, profitieren können und Pinen diesem Effekt entgegenwirkt. CBD-Sorten scheinen gut gegen Sozialphobien und möglicherweise gegen andere Phobien und Panikstörungen zu wirken.

Populäre Sorten

Bubba Kush in niedriger Dosierung ist empfehlenswert, ebenso alle violetten *Indica*-Sorten, solange die Dosierung kontrolliert wird, um Sedierung zu vermeiden.

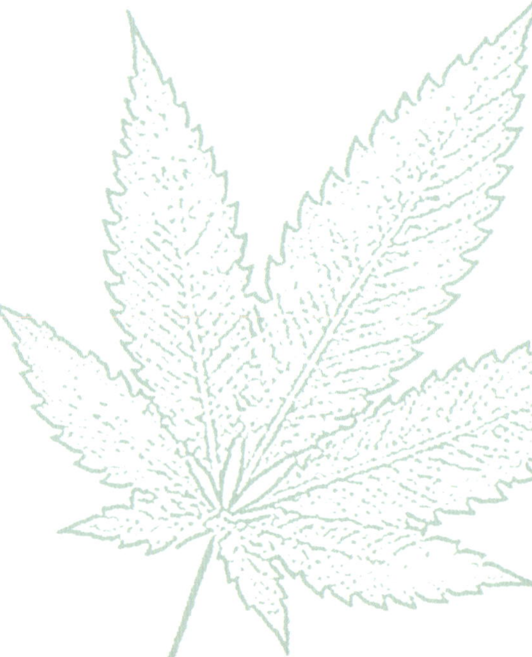

Arthritis

Arthritis scheint eine der ersten Erkrankungen gewesen zu sein, bei der Cannabis eingesetzt wurde. Studien haben nachgewiesen, dass das THC in Cannabis Arthritis-Schmerzen lindern kann. Sowohl separat als auch in Kombination reduzieren THC und CBD die Zytokin-Aktivität, die bei Arthritis wohl für die Abnutzung des Gelenkgewebes verantwortlich ist.

Beschreibung

Arthritis bezeichnet eine Vielzahl von entzündlichen Prozessen, meist bezieht sich der Begriff aber auf zwei Formen von Gelenkentzündungen. Rheumatische Arthritis ist eine Autoimmunkrankheit mit schweren Entzündungen der inneren Auskleidung von Gelenken. Sie kann starke chronische Schmerzen und dauerhafte Gelenkschäden auslösen und zu Behinderungen führen. Die Arthrose, die Arthritis der Knochen, charakterisiert der Verlust von Knorpelgewebe in den Gelenken, meist in Händen, Hüften, Knien und Rückgrat. Zu den Symptomen gehören Schmerzen, Steifigkeit, Bewegungseinschränkungen und Gelenkdeformationen.

Effektivität

Die Behandlung von Schmerzen mit Cannabis ist bei den meisten Patienten mäßig effektiv, aber die Psychoaktivität von Drogen-Cannabis wird von älteren, nicht an Cannabis gewöhnten Arthritis-Patienten zuweilen nicht gut vertragen.

Wirkmechanismus

Dass medizinisches Cannabis von Arthritis-Schmerzen ablenken kann, ist unumstritten. Pflanzliche Cannabinoide rufen zudem eine Reihe antientzündlicher Reaktionen hervor. Es ist erwiesen, dass das Endocannabinoid-System und seine Rezeptoren in der Synovialmembran der Gelenke zu finden sind. Man nimmt auch an, dass Cannabinoide eine Rolle beim Schutz der Gewebeknorpel spielen. THC soll gegen Entzündungen doppelt so wirksam sein wie Hydrocortison.[8] Die wichtigsten Cannabinoid-Rezeptoren im Körper sind die CB_1- und CB_2-Rezeptoren. CB_1 befinden sich hauptsächlich im Nervensystem, und ihre Stimulierung ist für die psychoaktiven Effekte von Cannabis verantwortlich. Die CB_2-Rezeptoren befinden sich vor allem an

Historisches

Cannabis wird seit ca. 2500 vor Christus zur Behandlung von Arthritis und rheumatischen Erkrankungen eingesetzt. Damals wurde es erstmals in Kaiser Shennongs chinesischem Heilpflanzen-Kompendium empfohlen. Die Kräuterkennerin und Schriftstellerin Vivian Crawford erzählt in ihrer Geschichte des medizinischen Cannabis in England, dass der griechische Arzt Pedanius Dioskurides Cannabis empfahl, um »die Weichheit der Gelenke« wiederherzustellen, zu lesen in seinem Werk *De materia medica* (50 und 70 nach Christus), das wiederum William Turner in seinem berühmten Kräuterbuch von 1551 zitierte. Das im 16. Jahrhundert verwendete Cannabis war jedoch sehr wahrscheinlich eine Faserhanfsorte und kein Drogen-Cannabis, denn es gibt keinen Hinweis auf irgendeine Psychoaktivität. Hanfvarietäten haben kein THC, enthalten aber häufig große Mengen CBD, einen effektiven Entzündungshemmer. Crawford merkt auch an, dass Cannabis im berühmten Culpeper-Kräuterbuch von 1653 als Mittel gegen »die harten Körpersäfte von Knoten in den Gelenken«[9] erwähnt wird.

den Immunzellen. Endocannabinoide, die von zahlreichen Zelltypen gebildet werden, reagieren sowohl mit CB_1- als auch mit CB_2-Rezeptoren und steuern so eine Reihe wichtiger Funktionen. Die CB_2-Aktivierung steht mit der Regelung der Immun- und entzündlichen Reaktionen in Verbindung. Die protektiven entzündungshemmenden Effekte der CB_2-Stimulierung bei Arthritis konnten an Tiermodellen nachgewiesen werden. Die starke antientzündliche Wirkung der Cannabinoide THC und CBD könnte sich für die Kontrolle der Absonderung von entzündungsauslösenden Faktoren durch Körperzellen, die mit den Gewebeschäden bei Arthritis einhergehen, von Nutzen sein.

Dosierung

Die Dosierung sollte dem »Sweetspot«-Modell für die Schmerzlinderung durch Cannabis folgen: Beginnen Sie mit fünf Milligramm THC und erhöhen Sie die Dosis allmählich, bis der Schmerz bestmöglich gestillt wird. An den Dosisempfehlungen von THC und CBD zur Entzündungshemmung wird noch gearbeitet. Bei Anwendung hoher Cannabinoid-Dosierungen ist Vorsicht angebracht, weil eine Rezeptor-Herabregulierung (Gewöhnung) auftreten und die medizinische Wirkung des Cannabis beeinflussen kann.

Verabreichung

Oral

Orale Cannabis-Präparate sind bei Arthritis-Schmerzen ideal, weil sie lange wirken. Zur

Entzündungshemmung können sie allein oder in Kombination mit anderen Medikamenten eingesetzt werden.

Vaporisieren und Rauchen: Beide Verabreichungsformen wirken gut gegen Arthritis-Schmerzen.

Äußerlich: Es gibt Hinweise darauf, dass die äußerliche Anwendung von Cannabinoiden bei Arthritis wirksam sein könnte, aber entsprechende Studien sind noch nicht abgeschlossen.

Geeignete Chemotypen

Für die orale Verabreichung eignen sich sowohl THC- als auch CBD-Cannabis, je nach den Bedürfnissen des Patienten. THC wirkt stark entzündungshemmend.[10] Cannabis mit viel Terpenen – Myrcen, Limonen und/oder Linalool – können mit synergetischen Effekten bei Arthritis helfen. Möglicherweise könnten sich auch Chemotypen mit hohem CBD-(Cannabichromen-)Gehalt als nützlich erweisen, denn dieses Cannabinoid ist bekannt für seine entzündungshemmende Wirkung.

Populäre Sorten

Sanft stimulierende THC-reiche Züchtungen wie Trainwreck und das CBG-reiche Pincher Creek sind für die Schmerzlinderung und Entzündungshemmung tagsüber geeignet. In Kombination mit THC-Sorten kann CBD-reiches Cannabis wie Cannatonic die antientzündliche Wirkung verstärken.

Asthma

Wie Cannabis als Asthma-Arznei entdeckt wurde, lässt sich leicht erklären, weil Cannabis-Raucher häufig davon berichten, dass der Rauch sich sehr schnell in der Lunge ausbreitet.[11] Der Cannabis-Rauch kann als Bronchodilatator fungieren, der den für Asthma typischen Bronchospasmus lindert. Doch während zwar viel darauf hinweist, dass Cannabis bei Asthma hilfreich sein kann, gibt es auch gegenteilige Anzeichen. Ende 2013 lehnte der US-Bundesstaat Michigan Asthma als neue Indikation für den Einsatz von medizinischem Cannabis ab.

Beschreibung

Asthma ist eine entzündliche Erkrankung der Atemwege und von Bronchospasmen und der Blockierung des Atemstroms gekennzeichnet. Für die Entstehung spielen sowohl genetische Veranlagung als auch Umweltfaktoren eine Rolle.

Effektivität

Laut einer 2000 in der Fachzeitschrift *Nature* veröffentlichten Studie entwickeln Cannabis und THC beim Rauchen oder Vaporisieren eine starke bronchienerweiternde Wirkung.[12] Die Gesamtwirkung von gerauchtem Cannabis auf die Lunge ist jedoch unterschiedlich: Seltener bis mäßiger Konsum verursacht kaum bis gar keine Schäden an der Lunge, während häufiger Konsum das Risiko für Bronchitis erhöhen kann. Weil Cannabis-Rauch großteils die gleichen Inhaltsstoffe wie Tabakrauch hat, sind Ärzte besorgt, dass auch Cannabis-Rauchen die Gefahr von Lungenkrankheiten erhöhen könnte. Mehrere Studien unter Cannabis-Rauchern fanden Schäden im Schleimhautgewebe der Atemwege und Anzeichen für Entzündungen.[15] Die Metaanalyse von Lungenfunktion und -krankheit ergab jedoch keine Hinweise, dass moderater Cannabis-Konsum die Lungenfunktion beeinträchtigt.[16] Eine interessante Studie stellte die Hypothese auf, dass das Rauchen von Cannabis kurzfristig die Lungenfunktion sogar verbessert, indem die Lunge geweitet wird, während sie jedoch langfristig durch den Rauch geschädigt wird.[17]

Historisches

Im Alten Ägypten wurde Asthma unter anderem mit dem Einatmen der Dämpfe von Kräutern behandelt, die auf heiße Backsteine gelegt wurden. Das Rauchen medizinischer Pflanzen, um Asthma zu lindern, war bis ins 20. Jahrhundert hinein gängig. Die bekannteste Form waren die Stechapfelzigaretten »Cigares de Joy«[13]. Henry Hyde Salter, ein Arzt im 19. Jahrhundert, schrieb, dass Cannabis-Tinkturen gegen Asthma angewendet wurden.[14] Im frühen 20. Jahrhundert glaubte man, dass Asthma eine psychologische Erkrankung sei, erst in den 1960er-Jahren fand man heraus, dass es sich um einen entzündlichen Prozess handelt.

Wirkmechanismus

Wie die *Nature*-Studie besagt, werden sowohl die Erweiterung der Atemwege als auch die Verkrampfung des Endocannabinoid-Systems kontrolliert. In einer bekannten Studie von 1975 führte Donald Tashkin an der *University of California* in Los Angeles an acht ansonsten gesunden Patienten mit chronischem Asthma ein Experiment durch. Unter anderem ließ Tashkin sie sportlich trainieren, bis sie einen akuten Brochospasmus bekamen. Während dieses Anfalls rauchten die Patienten entweder Placebo-Marihuana oder Marihuana mit zwei Prozent THC. Die Placebo-Gruppe brauchte 30 bis 60 Minuten, um sich vom Bronchialkrampf zu erholen, die Gruppe mit echtem Marihuana erholte sich laut Ashkin »unverzüglich«[18]. Spätere Studien bestätigten die starke bronchienerweiternde Wirkung von THC.[19]

Dosierung

Tashkin behandelte Bronchospasmen erfolgreich mit Cannabis, das zwei Prozent THC enthielt, gerade mal ein Achtel der Stärke von heutigem durchschnittlichem Cannabis. Die Tashkin-Studie erhärtet die These, dass sehr wenig THC nötig ist, um die Atemwege zu weiten. Spätere Forschungen legten die optimale inhalierte Dosis auf 200 Mikrogramm THC fest. Dies beweist, dass eine extrem kleine Dosis eines THC-reichen Cannabis-Konzentrats optimal wäre. Cannabis, das bronchienerweiternde Terpene wie Pinen enthält, ist ebenfalls empfehlenswert.

Verabreichung

Oral

Cannabis-Tinkturen waren im 19. Jahrhundert für die Asthma-Behandlung beliebt. Jedoch setzt ihre Wirkung, so sie geschluckt werden, zu spät ein, als dass sie bei akuten Attacken nützlich wären. Sie brauchen einfach zu lang, um verstoffwechselt zu werden. Die sublinguale Verabreichung ist wohl effektiver.

Vaporisieren und Rauchen: Weil manche Patienten auf Cannabis-Rauch und -Dampf mit Bronchialkrämpfen reagieren, ist Vorsicht angebracht. Beginnen Sie mit einer sehr geringen Inhalation vor einem Bronchospasmus und schauen Sie, wie Sie sie vertragen. Außerdem ist es wichtig, absolut reines Cannabis mit sehr geringem Mikroben- und Schimmel-/Hefepilzbefall zu verwenden, weil diese Pathogene die Luftwege irritieren oder sekundäre Lungeninfektionen verursachen können.

Geeignete Chemotypen

THC-dominante Züchtungen mit hohem Pinen-Gehalt sind ideal, weil Pinen ebenfalls die Bronchien weitet.

Populäre Sorten

Trainwreck, Sno-Cap, Super Silver Haze und jede Sorte mit hohem Gehalt an bronchienerweiternden Terpenen. Suchen Sie nach Züchtungen, die nach Tanne duften.

Aufmerksamkeitsdefizit-Hyperaktivitätssyndrom

In Fallstudien erwies sich Cannabis als nützlich, um einigen ADHS-Patienten die Konzentration auf Aufgaben zu erleichtern. Laut Aussagen vieler Patienten kann schmalblättriges Cannabis den Hyperfokus fördern. Die Anwendung von Cannabis bei jüngeren ADHS-Patienten ist wegen der potenziellen Nebenwirkungen von THC auf das in der Entwicklung befindliche Gehirn nach wie vor umstritten. Die Wirkung von CBD oder alternativen Cannabinoiden bei ADHS ist noch nicht erforscht.

Beschreibung

Die Aufmerksamkeitsdefizit-Hyperaktivitätssyndrom (ADHS) hat drei Untertypen: den kombinierten Typ, den hauptsächlich unaufmerksamen Typ und den hauptsächlich hyperaktiven-impulsiven Typ. Der Begriff ADS, Aufmerksamkeitsdefizitstörung, wird normalerweise für alle drei Typen verwendet. Die wichtigsten Symptome von ADHS sind Zerstreutheit, Hyperaktivität und schlechte Impulskontrolle. Zwar treten diese Symptome normalerweise gemeinsam auf, aber jeder Fall ist anders – etwa ein Drittel der Patienten zeigt beispielsweise keine Hyperaktivität. Gehirn-Scans von ADHS-Patienten belegen, dass in den Regionen des Gehirns, die für die Aufmerksamkeit zuständig sind, die Glucose-Aufnahme verringert ist, was auf einen niedrigeren Aktivitätslevel schließen lässt. ADHS wird sehr wahrscheinlich durch Veränderungen in der Neurotransmitter-Aktivität im Gehirn verursacht.

Effektivität

Cannabis ist bei der Behandlung von ADHS moderat wirksam,[20] aber möglicherweise weniger erfolgreich als einige andere verschreibungspflichtige Medikamente. Einige Patienten sagen, dass Cannabis das »nervöse Flattern« reduziert, das verschreibungspflichtige Stimulanzien gegen ADHS verursachen können. Da zurzeit eine Dosierungsempfehlung entwickelt wird, die auf den Terpen-Profilen der unterschiedlichen Züchtungen basiert, sollte die Wirksamkeit von

Historisches

Die Behandlung von ADHS mit Cannabis entstand erst in den letzten zehn Jahren als Alternativ- oder Begleittherapie zu verschreibungspflichtigen Stimulanzien und Antidepressiva.

Cannabis bei ADHS wohl erhöht werden. Vorsicht ist wegen möglicher Nebenwirkungen bei jüngeren ADHS-Patienten angebracht. Manche Ärzte behaupten, dass die Anwendung von THC-Cannabis die ADHS-Behandlung mit konventionellen Medikamenten nahezu unmöglich mache.[21] Diese Ansicht scheint aber in der Medizin nicht weitverbreitet zu sein. Da die Forschung immer mehr über das Endocannabinoid-System und darüber, wie es die Neurotransmitter-Freigabe im Gehirn reguliert, herausfindet, wird es in Zukunft wohl eine optimal passende Cannabinoid-Arznei geben.

Wirkmechanismus

Studien weisen darauf hin, dass der ADS-Familie eine Fehlfunktion im Dopamin-Neurotransmittersystem zugrunde liegt.[22] Dopamin-Rezeptoren interagieren eng mit den Endocannabinoid-Rezeptoren in einigen Gehirnteilen wie dem Striatum. Viele Cannabinoid-Rezeptoren finden sich auch im limbischen System des Gehirns – insbesondere in der Amygdala und dem Hippocampus, die eng mit Aufmerksamkeitsdefizit und vielen anderen neuropsychiatrischen Störungen wie Ängsten und Phobien in Zusammenhang stehen. Die CB_1-Rezeptoren sind bei ADHS auffällig und als Target von steigendem Interesse. Cannabinoid-Medikamente könnten so designt werden, dass sie bei der Behandlung von ADHS und ähnlichen Erkrankungen das Endocannabinoid-System anzielen.

Dosierung

Normalerweise werden Mikrodosierungen unter 2,5 Milligramm THC von relativ Myrcen-armen Cannabis-Züchtungen verwendet, um den Hyperfokus für bis zu 90 Minuten anzuregen. Häufig ist dann, nach eineinhalbstündiger Tätigkeit, gar keine neuerliche Cannabis-Verabreichung nötig. Hohe Dosierungen haben sich in mindestens einer Fallstudie als effektiv erwiesen, sie bergen aber das Risiko, abhängig zu werden und sich an die Wirkung des THC zu gewöhnen.

Verabreichung

Oral

Bei ADHS ist die sublinguale Verabreichung ideal, weil die Cannabinoide dadurch schnell in den Blutkreislauf gelangen. Geschluckte Cannabis-Präparate können den Patienten zu sehr sedieren.

Vaporisieren und Rauchen: Niedrige Dosierungen lassen sich am leichtesten bei gerauchtem Cannabis bestimmen. Vaporisiertes Cannabis ist effektiv, die Dosis sollte aber streng kontrolliert werden, um eine Übermedikation zu vermeiden.

Geeignete Chemotypen

Schmalblättrige THC-Züchtungen mit hohem Pinen- und Terpinolen-Spiegel, aber niedrigem Myrcen-Gehalt. Bei Hyperaktivität können niedrige Dosierungen von Myrcen- und Linalool-dominanten Cannabis-Sorten von medizinischem Wert sein, weil sie beruhigend wirken. Reine CBD-Chemotypen können aufgrund ihrer Eigenschaft, die Konzentration zu fördern und den Kopf »frei zu machen«, von Interesse sein.

Populäre Sorten

Patienten geben häufig niedrig dosiertes Neville's Haze als wirksamste Züchtung an. Stimulierende Sorten mit wenig Myrcen, zum Beispiel Trainwreck, sind empfehlenswert, und jedes schmalblättrige Cannabis aus mittel- oder südamerikanischen oder südasiatischen Genotypen könnte interessant sein. Hybride wie Pincher Creek sind ebenfalls effektiv.

Autismusspektrumsstörung

Einige Ärzte und Eltern wenden Cannabis an, um sehr erregte und aggressive autistische Kinder zu beruhigen. Doch die Verabreichung von oralem Cannabis an Kinder und Jugendliche mit Autismus ist nach wie vor umstritten. 2013 schlug die *American Academy of Pediatrics* vor, dass die Gesetzgeber den Konsum von medizinischem Cannabis bei Kindern strenger reglementieren, hauptsächlich um der steigenden Anzahl von Eltern zu begegnen, die mit Cannabis ihre autistischen Kinder behandeln. Doch jeder stimmt darin ein, dass über den Gebrauch von Cannabis bei Autismusspektrumsstörung mehr Forschung nötig ist.

Beschreibung

Autismus ist wie das Asperger-Syndrom eine der schwerwiegenden Erkrankungen, die zusammen das Autismusspektrum tief greifender Entwicklungsstörungen bilden. Die Symptome in diesem Spektrum sind komplexe neurologische Verhaltensstörungen, die von einem Mangel an Kommunikation und sozialem Umgang geprägt sind. Autismus kann die Sprachentwicklung und -nutzung stark beeinträchtigen. Das Asperger-Syndrom beeinflusst die Sprache zwar nicht, aber die sozialen Defizite sind die gleichen wie bei Autismus. Es ist belegt, dass die Autismusspektrumsstörung erblich bedingt ist.[23] Umstritten ist jedoch, ob der Kontakt mit bestimmten Drogen und Chemikalien bei Schwangeren und Kindern die Wahrscheinlichkeit auf diese Störungen fördert.[24]

Effektivität

Um die einzelnen Berichte über die erfolgreiche Behandlung von Autismusspektrumssymptomen mit Cannabis zu stützen, sind sicherlich weitere Forschungsarbeiten nötig. Bislang gibt es nur wenige klinische Tests oder formelle Fallstudien, es existiert lediglich eine Open-Label-Studie mit synthetischem THC (Marinol) bei der Behandlung von selbstverletzendem Verhalten unter geistig behinderten Heranwachsenden, von denen ein paar dem Autismusspektrum zuzuordnen sind.[25] Die meisten Eltern, die über den erfolgreichen Einsatz von Cannabis berichten, sagen, dass das Medikament manche aggressive autistische Kindern beruhigt. Noch weiß man nicht, ob CBD oder andere Cannabinoide bei Symptomen der Autismusspektrumsstörung wirksam sind.

Wirkmechanismus

Nahezu alle anekdotischen Einzelberichte stellen den beruhigenden Einfluss von Cannabis heraus. Dies würde die Verwendung von Cannabis als mildes Sedativum und Beruhigungsmittel stützen. 2013 fand man Hinweise darauf, dass sich das Endocannabinoid-System autistischer Kinder von dem gesunder Kinder signifikant unterscheidet. Autisten haben im Schnitt fünfmal so viele CB_2-Rezeptoren wie Gesunde. Dies lässt darauf schließen, dass das Endocannabinoid-System für die zukünftige Autismusbehandlung ein

Historisches

Bernard Rimland untersuchte Anfang der 1960er-Jahre als erster Wissenschaftler neurologische Verhaltensstörungen, darunter Autismus, bei Kindern. Später wurde er zu einem der ersten Befürworter von Cannabis als Medikament bei Autismusspektrumsstörung. Laut *Rimlands Autism Research Institute* reduziert Cannabis erfolgreich bei einigen autistischen Kindern Aggressionen, Ängste, Panikstörungen, Wutanfälle und selbstverletzendes Verhalten. Im Internet-Zeitalter haben Eltern von autistischen Kindern die Welt der Blogs entdeckt und erzählen darin von ihren Erfahrungen mit Cannabis-Medizin. In der Ausgabe vom Sommer 2010 verfasste der Harvard-Professor Dr. Lester Grinspoon einen Artikel für *O'Shaughnessy's*, in dem er künftige Forschungen über die Verwendung von Cannabis bei der Behandlung von Kindern mit Autismusspektrumsstörung befürwortete und die Rechte der Eltern stützte, Behandlungsmöglichkeiten experimentell auszuprobieren – in der Hoffnung, ihren schwer kranken Kindern zu helfen.[26]

wichtiges Ziel darstellt. Neuere Studien weisen zudem darauf hin, dass Abweichungen der Gene, die für CB_1-Rezeptoren (CNR_1-Gen) und CB_2-Rezeptoren (CNR_2-Gen) verantwortlich sind, mit Störungen im Gehirn zusammenhängen, die für emotionale und soziale Vorgänge zuständig sind. Und zu diesen Störungen gehört Autismus. Möglicherweise spielen schlecht funktionierende CB_2-Rezeptoren eine Schlüsselrolle bei Autismus, und der Körper reagiert auf diese Fehlfunktion, indem er die Anzahl der CB_2-Rezeptoren dramatisch hochschnellen lässt.

Dosierung

Die Cannabis-Dosis sollte immer vom Arzt des Kindes ermittelt werden. Er sollte anhand analytischer Testergebnisse die Cannabinoid- und Terpenoid-Dosierung für jeden einzelnen Patienten je nach dessen Allgemeinzustand, Reaktion auf andere Medikamente, Alter und andere relevante Faktoren berechnen. Informationen über die Behandlung von Kindern und Jugendlichen mit Marinol und anderen Cannabis-Präparaten können mögliche Richtlinien sein.

Verabreichung

Oral

Da oral verabreichtes Cannabis starke psychoaktive Effekte auf den Patienten haben kann, muss man die Dosis sehr vorsichtig ermitteln, um Nebenwirkungen zu minimieren.

Vaporisieren und Rauchen: Cannabis zu rauchen ist für Kinder mit Autismusspektrumsstörung nicht anzuraten, aus dem einfachen Grund, dass dies die Behörden zum Schutz von Kindern höchstgradig verstimmen würde. Cannabis-Vaporizer könnten unter strenger medizinischer Aufsicht erfolgversprechender sein.

Geeignete Chemotypen

Myrcen- und Linalool-reiche Züchtungen mit THC und CBD, weil sie gegen Ängste wirken und die Nervenzellen schützen. CBD ist für seine neuroprotektive Wirkung bekannt.

Populäre Sorten

THC-Sorten mit Myrcen und Linalool sind zu empfehlen, zum Beispiel Bubba Kush und Grand Daddy Purple. CBD kann beigemengt werden, indem eine reine CBD-Züchtung wie Cannatonic 6 oder AC/DC mit THC Strains gemischt wird.

Autoimmunerkrankungen

CB_2-Cannabinoid-Rezeptoren sind für die Steuerung aller Immunsystemzellen des Körpers zuständig.[27] Das Endocannabinoid-System spielt bei vielen Autoimmunerkrankungen eine Schlüsselrolle, aber deren Behandlung mit pflanzlichen Cannabinoiden ist nicht gut erforscht. Sowohl natürliche als auch synthetische Cannabinoide haben entzündungshemmende und immunsuppressive Effekte, die für die Behandlung von Autoimmunkrankheiten wie Multipler Sklerose, rheumatischer Arthritis, Diabetes, Asthma und septischem Schock von Interesse sein könnten.[28]

Beschreibung

Bei Autoimmunerkrankungen greift eine Immunreaktion fälschlicherweise gesundes Gewebe an. Diese Störungen können manchmal durch Unterdrückung des Immunsystems behandelt werden.

Effektivität

Möglicherweise können Autoimmunstörungen mit medizinischem Cannabis erfolgreich behandelt werden. Dahingehende Studien sind vielversprechend.

Wirkmechanismus

Cannabinoide im Cannabis können die Produktion des inflammatorischen Proteins Interleukin-2 reduzieren und gleichzeitig die Bildung des antiinflammatorischen Proteins Interleukin-10 ankurbeln.

Dosierung

Die THC-Dosis, die nötig wäre, um Immunreaktionen zu unterdrücken, könnte zu hoch sein, um signifikante negative psychoaktive Wirkungen zu vermeiden. Es könnte sich lohnen, die THC-Dosis allmählich zu steigern, um die für die Immunsuppression nötige Menge festzulegen, während der Patient sich an die Psychoaktivität von THC gewöhnt. Psychoaktivität könnte vermieden werden, indem nicht psychoaktive Cannabinoide wie THCV und CBD verwendet werden.

Verabreichung

Oral

Geschluckte und sublingual verabreichte Cannabinoide können die Schmerzen bei Autoimmunkrankheiten wie rheumatischer Arthritis zum Teil effektiv lindern.

Vaporisieren und Rauchen: Auch diese Verabreichungsformen können die Symptome effektiv bekämpfen.

Geeignete Chemotypen

Symptomatische Schmerzlinderung versprechen THC-reiche Sorten mit Limonen und Myrcen. Entzündungshemmend wirken CBD- und THCV-reiche Züchtungen.

Populäre Sorten

Gegen die mit diesen Störungen verbundenen Schmerzen wirken OG, Bubba und Master Kush. Die Hybridzüchtung Pincher Creek empfiehlt sich wegen des zusätzlichen CBG-Gehalts. Bei Entzündungen ist CBD-reiches Cannabis wie Harlequin, Cannatonic und Omrita RX nützlich.

Kachexie und Appetitstörungen

Die Eigenschaft von Cannabis-Medikamenten, den Appetit anzuregen ist Teil einer Populärkultur: der »Munchies« (Heißhungerattacken nach einem Joint). Kachexie war früher die am wenigsten umstrittene medizinische Indikation für Cannabis, aber nicht unbedingt die am besten erforschte. Einige Formen der Kachexie, vor allem jene, die mit Krebs im fortgeschrittenen Stadium einhergehen, reagieren möglicherweise nicht auf Cannabis. Eine 2006 von der *Cannabis in Cachexia Study Group* durchgeführte klinische Studie mit Krebspatienten im fortgeschrittenen Stadium wurde beendet, als sich Cannabis als kaum effektiver als Placebos erwies und zudem mehr Nebenwirkungen hervorrief. Diese einzige Studie wird seither als Beweis dafür herangezogen, dass Cannabis bei krebsbedingter Kachexie kaum hilfreich ist. Dies ist aber nach wie vor strittig.[29]

Beschreibung

Kachexie, krankhafter starker Gewichtsverlust, führt zu Auszehrung, Schwäche und Erschöpfung. Zurzeit wird sie als Verlust der Skelettmuskeln mit oder ohne Verlust von Fettgewebe charakterisiert.[30] Kachexie ist weit mehr als nur Appetitmangel, weil die Körpermasse selbst verloren geht, wodurch sich das Erscheinungsbild des Patienten mit fortgeschrittenem Krebs oder AIDS drastisch verändert. Kachexie trifft nicht nur Krebs- und AIDS-Patienten, sondern kann auch eine Begleiterscheinung von Multipler Sklerose, chronisch obstruktiver Lungenerkrankung und Tuberkulose sein. 2013 gab es in den USA keine von der FDA zugelassenen Medikamente gegen Krebs-Kachexie, aber mehrere potenzielle Wirkstoffe werden zurzeit klinisch getestet. Unerlässlich bei der Behandlung von Kachexie ist es, den Verlust an Muskelmasse aufzuhalten.

Historisches

Bereits uralte chinesische und indische Medizintraditionen setzten Cannabis zur Appetitanregung ein. In späteren indischen ayurvedischen Texten heißt es, es steigere das Verdauungsfeuer.[31] Im 19. Jahrhundert wurde es in Großbritannien zu patentierten Arzneimitteln zur Appetitanregung verarbeitet. Die Bewegung des modernen medizinischen Marihuana begann in den frühen 1980er-Jahren, als man erkannte, dass der Marihuana-Konsum bei AIDS-Patienten den Appetit anregte.

Effektivität

Cannabis hat sich bei der Behandlung von Kachexie als wirksam erwiesen, aber klinische Versuche mit THC kombiniert mit CBD beziehungsweise mit THC allein erbringen widersprüchliche Ergebnisse. In hoher Dosierung entsteht eine Cannabis-Gewöhnung, wodurch die Appetitanregung sinkt. Eine neue Studie aus Israel weist darauf hin, dass viele Krebspatienten ihren Gewichtsverlust reduzieren konnten, indem sie acht Wochen lang Cannabis als Palliativmedikament rauchten. Tatsächlich verbesserten sich bei den Studienteilnehmern nahezu alle mit Krebs und den Krebsbehandlungen verbundenen Symptome.[32] Inhaliertes Cannabis jedoch erwies sich in anderen Studien als weniger effektiv.[33]

Wirkmechanismus

Das Endocannabinoid-System ist der wichtigste Regulator der Nahrungsaufnahme.[34] Cannabinoide stimulieren Rezeptoren im Hypothalamus und Strukturen des Rautenhirns (Rhomencephalon), die für die Appetitregelung zuständig sind. Außerdem steuern Phytocannabinoide die Zytokin-Aktivität. Zu den Zytokinen gehören Signale aussendende Moleküle wie Interleukin und Interferon, die die Aktivität des Immunsystems steuern. Möglicherweise ist die Entzündungsreaktion, die mit der Zytokin-Aktivität einhergeht, für Kachexie verantwortlich. Ob Cannabinoide diese Entzündungsreaktion beeinflussen können, wird derzeit erforscht.

Dosierung

Die »Munchies« genannten Heißhungerattacken sind eine Reaktion auf eine hohe Cannabis-Dosis und treten normalerweise 90 Minuten nach dem Konsum auf. Vermutlich übersteigt eine höhere Dosis Cannabis den »Sweetspot« (den Bereich der idealen Wirkung) der Appetitanregung, und diese muss sozusagen abwarten, bis ein Teil des Cannabis abgebaut ist. Zur Appetitsteigerung reicht üblicherweise eine sehr kleine Cannabis-Dosis. Marinol, die synthetische verschreibungspflichtige Form von THC, wird gegen Kachexie in kleinen, noch nicht psychoaktiven Dosierungen von 2,5 Milligramm vor den Mahlzeiten eingesetzt. Cannabis mit hohem Beta-Caryophyllen-Spiegel soll ebenfalls den Appetit anregen und könnte die immunologischen Reaktionen, die der Kachexie zugrunde liegen, positiv beeinflussen.

Verabreichung

Oral

Sowohl sublingual als auch geschluckt sind Cannabis-Medikamente effektiv.

Vaporisieren und Rauchen: Sofern keine Lungenprobleme vorhanden sind, kann das Inhalieren von Cannabinoiden in niedriger Dosierung schnell den Appetit anregen.

Geeignete Chemotypen

Empfehlenswert sind Züchtungen mit hohem Beta-Caryophyllen-Gehalt. Zumeist werden zur Appetitsteigerung und für die Behandlung von Kachexie THC-dominante Sorten verwendet. Alternative Cannabinoide wie CBD zeigten gemischte Resultate. Tetrahydrocannabivarin-(THCV-)Sorten senken möglicherweise den Appetit. Cannabis mit Cannabidivarin (CBDV) hingegen ist vielversprechend, aber noch nicht dahingehend erforscht. Züchtungen mit hohem CBG-(Cannabigerol-)Gehalt könnten ebenfalls von Interesse sein. *GW Pharmaceuticals* hat ein Patent für die Verwendung von CBG zur simultanen Aktivierung von CB_1- und CB_2-Rezeptoren bei Erkrankungen wie Kachexie beantragt.

Populäre Sorten

Jede THC-dominante Züchtung mit dem typischen pfeffrigen Aroma von Beta-Caryophyllen. Die berühmteste dieser pfeffrigen Cannabis-Sorten ist das legendäre Panama Red, weitere sind Super Skunk und viele mexikanische Landsorten.

Krebs

Cannabis-Medizin wird erfolgreich bei Übelkeit und Erbrechen infolge von Chemotherapien eingesetzt und verstärkt die Wirkung von Opioiden gegen Schmerzen bei Krebserkrankungen. Sie regt den Appetit an, fördert den Schlaf, reduziert Ängste und Depressionen und hebt die Stimmung bei Krebsbehandlungen – all dies kann signifikant zur Lebensqualität von Krebspatienten beitragen.[35] Aber es gibt auch fragwürdige Hoffnungsvermittler, die denen, die sich verzweifelt auf jedweden optimistischen Hinweis stürzen, Heilung versprechen – wofür es lediglich Anhaltspukte gibt. Diese übertriebenen oder schlichtweg falschen Behauptungen betreffen seit Kurzem auch Cannabis-Medikamente bei Krebs.

In Studien von Krebszellen und an einigen Tiermodellen wurde festgestellt, dass Cannabinoide durch verschiedene Mechanismen das Tumorwachstum hemmen können, doch diese Eigenschaft wurde bislang in klinischen Versuchen am Menschen nicht durchgängig bewiesen. Zu den Effekten gehören die Unterdrückung des Signalmechanismus von Krebszellen, die Hemmung sowohl des Blutgefäßwachstums im Tumor als auch der Ausdehnung von Krebszellen sowie die Stimulierung geplanten Zellsterbens in der Krebszelle.[36]

Es gibt zwar Anhaltspunkte für die Antitumorwirkung von Cannabis-Medikamenten, jedoch nicht genügend Beweise dafür, dass Cannabis zur Tumorbehandlung wirklich effektiv eingesetzt werden kann. Angesichts der komplexen Unterschiede zwischen Krebsarten ist es wahrscheinlich, dass Cannabinoide den einen Krebs zwar stoppen, einen anderen aber verschlimmern könnten. Was in Zellstudien ebenfalls auffällt, sind die großen Unterschiede in der Reaktion auf die Dosierung. Beispielsweise können Cannabinoide wie THC in hoher Dosis das Wachstum einiger Tumore hemmen oder stoppen, in niedriger Dosis scheinen sie jedoch die Wucherung desselben Tumors zu fördern.[37] Allenfalls gibt es epidemiologische Beweise dafür, dass Cannabis-Konsum geringfügig vor dem Entstehen mancher Krebsarten wie Kopf-, Hals- und Lungenkrebs schützen könnte.[38]

Im Gegensatz dazu weisen einige Studien darauf hin, dass Cannabis-Konsumenten ein erhöhtes Risiko von Prostata-, Gebärmutterhals- und Gehirntumoren haben, auch wenn dies bei Weitem noch nicht schlüssig belegt werden kann.[39]

Beschreibung

Mit »Krebs« bezeichnet man mehr als 100 Erkrankungen, bei denen sich abnormale Zellen unkontrolliert teilen und andere Zelltypen befallen. Krebs ist nicht nur eine einzige Krankheit, und unterschiedliche Formen verlangen unterschiedliche Therapien. Unser Wissen über Krebs ist zwar vorangeschritten, doch die Untersuchung der molekularen und genetischen Mechanismen hinter diesen Erkrankungen – und ob eine Heilung möglich ist – ist ein unglaublich komplexes Unterfangen.

Effektivität

Übelkeit und Erbrechen: Chemotherapien, insbesondere mit Wirkstoffen wie Cisplatin, verursachen starke Übelkeit und Erbrechen. Es hat sich erwiesen, dass Cannabis-Medikamente diesen Brechreiz so gut lindern wie viele konventionelle Antiemetika.[40] Außerdem scheint der »Set and Setting«-Aspekt von medizinischem Cannabis, also die Einstellung des Patienten und seine Umgebung, die Wirksamkeit gegen Übelkeit bei Chemotherapien zu erhöhen, weil zumindest jüngere Patienten schlicht daran glauben, dass Cannabis effektiver ist, weil es pflanzlich ist. Da Cannabis zur Behandlung von Übelkeit und Erbrechen immer beliebter wurde, hat man 2003 eine neue Klasse von Antiemetika auf den Markt gebracht: Emend. Manche Patienten erzielen mit diesem Medikament eine bessere Wirkung als mit Cannabis, andere bevorzugen eine Kombination aus beiden.

Appetitanregung: Das Endocannabinoid-System reguliert den Appetit. Konventionelle Antiemetika verhindern zwar Übelkeit und Erbrechen, regen aber den Appetit nicht an. Cannabis kann jedoch beides. Appetitanregung war die erste medizinische Indikation, für die die FDA ein Cannabis-Medikament zuließ. Dronabinol (Marinol), synthetisches THC in Sesamöl, wurde 1992 in der Behandlung von Kachexie bei AIDS-Patienten zur Appetitsteigerung zugelassen.[41] Nicht zufällig zur gleichen Zeit sperrte die Regierung unter George H. W. Bush neue Zulassungen für das Programm *Compassionate Investigational New Drug*, das einer begrenzten Anzahl von schwer kranken Patienten Zugriff auf pflanzliches Cannabis gewährte. Die Regierung hoffte, dass Marinol die endgültige Antwort auf die Frage um medizinisches Marihuana sei. Doch Marinol erwies sich als hochgradig psychoaktiv auch in niedriger Dosierung, wodurch es zahlreiche Patienten schlecht vertrugen. Und da Marinol oral verabreicht wurde, war die Absorption von Patient zu Patient unterschiedlich, was die Dosierung schwierig machte. Viele Marinol-Patienten der ersten Stunde gingen rasch zu pflanzlichem Cannabis über, um die Nebenwirkungen zu minimieren und die Dosis besser kontrollieren zu können. Eine neue randomisierte Placebo-kontrollierte Studie über die Wirksamkeit von *Sativex* bei Übelkeit und Erbrechen bei Chemotherapien wies darauf hin, dass das THC-

CBD-Spray bei einer täglichen Dosis von vier Sprühstößen wirksam ist, das entspricht insgesamt zehn Milligramm THC und CBD.[42]

Schmerzen: Cannabis-Medikamente reduzieren und verhindern sogar einige Formen von Krebsschmerzen effektiv. Zehn Milligramm THC erwiesen sich im Lauf einer siebenstündigen Behandlung als ebenso wirksam wie 60 Milligramm Codein.[43] An Tiermodellen mit Nervenschmerzen nach Chemotherapien zeigte es sich, dass CBD (Cannabidiol) vor dieser Neuropathie schützt.[44] *Sativex* befindet sich derzeit in klinischen Tests der Phase III in Bezug auf die Behandlung von fortgeschrittenen Krebsschmerzen, die auf Opioide nicht ansprechen. In Kombinationstherapien verbessern die Cannabis-Medikamente die Schmerzlinderung der Opioide.[45]

Schlaf: Angesichts ihrer Erfolgsgeschichte als Schlafmittel könnte man davon ausgehen, dass Cannabis-Medikamente bei Krebspatienten den Schlaf fördern würden, doch Studien auf diesem Gebiet verliefen enttäuschend.[46]

Ängste und Depressionen: Will man mit Cannabis mit Krebs verbundene Ängste und/oder Depressionen behandeln, ist Vorsicht angebracht, weil Cannabis-Medikamente mit hohem THC-Gehalt biphasisch wirken: In höherer Dosis können sie angstähnliche Gefühle auslösen, in niedriger Dosis können sie Angst lindern. Dies gilt auch für die Symptome einer Depression.[47]

Stimmungsaufhellung: Die Einschätzung, dass Cannabis-Medizin die Stimmung bei Krebspatienten heben kann, basiert weniger auf Beweisen als auf Erfahrungen. Jeder, der mit Patienten arbeitet, die während einer Chemotherapie Cannabis konsumieren, hat schon zahlreiche Anekdoten darüber gehört, wie sehr die Medikamente den Patienten dabei helfen, diese schlimme Zeit zu überstehen. Zum Teil könnte dies auch darin begründet liegen, dass THC die Erinnerung beeinflusst.

Historisches

In den 1950er-Jahren wurden im Londoner *Royal Brompton Hospital* hartnäckige Schmerzen bei Krebs mit dem »Brompton Cocktail« behandelt. 70 Jahre lang wurde diese Mixtur aus Morphium, Kokain, Chloroform, Cannabis und Kirschsirup verabreicht, bis sie schließlich aus der Mode kam und von Opioiden der nächsten Generation abgelöst wurde. Eine verschreibungspflichtige Tinktur aus Cannabis-BPC *(British Pharmaceutical Codex)* wurde bis 1971 als Schmerzmittel eingesetzt. Und seit den späten 1970er-Jahren gibt man Cannabis gegen die Nebenwirkungen von Chemotherapien, größere Beachtung fand diese Praxis jedoch erst in den 1990er-Jahren. Der Cannabis-Konsum von Chemotherapiepatienten ist zum großen Teil dafür verantwortlich, dass in vielen Staaten Gesetze zu medizinischem Cannabis erlassen werden.

Tumorbekämpfung: Dr. Donald Abrams, ein bekannter Onkologe aus San Francisco, wird ständig nach dem möglichen Einsatz von Cannabis-Medizin gegen Tumore gefragt. Seine Antwort fällt zwar teilnahmsvoll, aber knapp aus, weil die Verwendung von Cannabis als Heilmittel für Krebs weit davon entfernt ist, gesichert zu sein. Dr. Manuel Guzman, ein führender Wissenschaftler, der Studien über die Wirksamkeit von Cannabinoid-Medikamenten auf Krebszelllinien durchführt, schrieb auf der Website der *International Association for Cannabinoid Medicines:* »Obwohl es möglich – und natürlich wünschenswert – ist, dass Cannabis-Präparate bei einigen bestimmten Krebspatienten antineoplastische Aktivität zeigt, sind derzeit die Anhaltspunkte darauf recht dürftig und leider weit davon entfernt, die These zu stützen, dass Cannabinoide für eine große Patientengruppe ein wirksames Antikrebsmittel darstellen könnten.« Eine ermutigende Studie von 2012 unter den italienischen Wissenschaftlern Luciano De Petrocellis und Vincenzo Di Marzo zeigt deutlich, dass Nicht-THC-Cannabinoide wie CBD bei der Behandlung bestimmter Prostatakrebslinien effektiv sind. Es gibt Beweise, dass das Endocannabinoid-System in der normalen Prostata bei Krebs nicht richtig funktioniert. Die italienischen Forscher sind der festen Meinung, dass die Wirkung von Cannabidiol auf Prostatakrebslinien weiter untersucht werden sollte.[48] Pál Pacher von den *National Institutes of Health* veröffentlichte hierzu eine Stellungnahme, in der er vorschlug, *Sativex* als potenzielles Medikament bei Prostatakrebs zu testen.[49]

Wirkmechanismus

Abrams und Guzman merken in *Integrative Oncology* an: Weil Cannabinoide so viele verschiedene Aktionsmechanismen mit unterschiedlichen Rezeptoren im ganzen Körper haben, muss noch viel Forschungsarbeit geleistet werden, um diese Mechanismen wirklich zu verstehen. Was wir wissen, ist, dass Cannabinoide in vernünftigen Dosierungen sehr geringe Toxizität haben und mit Wirkstoffen der Chemotherapie kaum Wechselwirkungen aufzeigen.

Dosierung

Die Diskussion um die Dosierung basiert auf der THC-Menge als allgemeinem Richtwert für die Berechnung der Cannabis-Dosis. Für den effektiven Einsatz empfiehlt sich freilich Cannabis, dessen THC-Gehalt bekannt ist. Falls kein laborgetestetes Cannabis zur Verfügung steht, ist es eventuell hilfreich zu wissen, dass die durchschnittliche Potenz von hochwertigen, samenlosen, getrockneten Cannabis-Blüten aus Indoor-Anbau zwischen 15 und 17 Prozent THC beträgt.

Übelkeit und Erbrechen: Um von Chemotherapien hervorgerufenes Erbrechen zu lindern, ist eine relativ hohe THC-Dosis erforderlich. Diese wird wie bei vielen Krebsmedikamenten mithilfe einer Körperoberflächen-(KOF-)Berechnung bestimmt. Die Dosis beträgt normalerweise fünf Milligramm pro Quadratmeter. Ein Beispiel: Ein 1,80 Meter großer Mann mit 79 Kilogramm Gewicht würde nach der KOF-Formel zehn Milligramm THC bekommen (drei Stunden vor der Chemotherapie). Erweist sich diese Dosis als ineffektiv, kann sie langsam und schrittweise auf höchstens 15 Milligramm pro Quadratmeter gesteigert werden. Das hieße für unseren 1,80-Meter-Mann bis zu 30 Milligramm – diese Dosierung empfinden die meisten Patienten als extrem psychoaktiv, vielleicht sogar unangenehm.

Appetitanregung: Bei Appetitmangel ist meist eine sehr kleine Dosis THC, rund 2,5 Milligramm – diese Menge wird allgemein als unterhalb der Psychoaktivitätsgrenze eingestuft – effektiv.

Schmerzen: Nach dem »Sweetspot«-Modell für Cannabis bei Schmerzen reagieren die meisten Patienten auf Dosierungen zwischen 10 und 15 Milligramm THC, alle drei bis sechs Stunden verabreicht, am besten.

Schlaf: Normalerweise reichen zwischen 2,5 und 7,5 Milligramm THC eine Stunde vor dem Schlafengehen.

Ängste und Depressionen: Zwischen 2,5 und 5 Milligramm THC. Vorsichtig vorgehen, denn höhere Dosierungen können Ängste erst hervorrufen. CBD ist für die Linderung von Ängsten am effektivsten, auch und vor allem, wenn diese von hohen THC-Dosierungen verursacht sind.

Stimmungsaufhellung: Sehr kleine Dosierungen unter 2,5 Milligramm THC, an der Grenze zur Psychoaktivität.

Tumorbekämpfung: Die Wahl der Dosis und der Cannabinoide zur Behandlung von Tumoren sollte unter Aufsicht eines integrativen onkologischen Teams erfolgen.

Verabreichung

Oral

Unter die Zunge gelegte und geschluckte Formen sind recht effektiv, die sublinguale Verabreichung wirkt aber schneller und vorhersehbarer. Geschluckte Medikamente wirken meist länger und haben bei Übelkeit und Erbrechen anscheinend ein paar Vorteile, vorausgesetzt, sie werden drei Stunden vor der Chemotherapie verabreicht.

Vaporisieren und Rauchen: Vaporisieren ist recht effektiv, und die Dosis ist dabei leicht zu ermitteln. In Israel sieht man häufig Patienten während der Chemotherapiesitzung Cannabis-Dampf einatmen oder sogar Joints rauchen.

Geeignete Chemotypen

Normalerweise breitblättrige Züchtungen mit viel Myrcen, Limonen und Linalool. CBD-Chemotypen sind bei Ängsten zu empfehlen.

Populäre Sorten

Nahezu alle Cannabis-Sorten reduzieren die Nebenwirkungen von Krebsbehandlungen, insbesondere Cannatonic aufgrund des CBD-Gehalts sowie OG Kush, Grand Daddy Purple, Pincher Creek und Bubba Kush wegen ihres THC- und Terpen-Gehalts.

Chronisches Erschöpfungssyndrom

Das chronische Erschöpfungssyndrom (kurz CFS von englisch *chronic fatigue syndrom*) bezeichnet mehrere Symptome, die mit schwerer Erschöpfung einhergehen, die durch Ruhen nicht besser wird. Es gibt Dutzende von Erklärungsversuchen, von Umweltgiften bis zu Viren, aber keine dieser Ursachen ist belegt. Die CFS-Symptome variieren zwischen den betroffenen Patienten beträchtlich.

Beschreibung

Die *Centers for Disease Control and Prevention* definieren CFS als »selbst eingeschätzte mindestens sechs aufeinanderfolgende Monate andauernde oder wiederkehrende Erschöpfung«. Die Betroffenen müssen außerdem mindestens vier der folgenden Symptome aufweisen: Verschlechterung des Zustands nach Anstrengung, beeinträchtigtes Erinnerungs- und Konzentrationsvermögen, keine Besserung durch Schlaf, Muskelschmerzen, Gelenkschmerzen, empfindliche Lymphknoten am Hals oder in den Achselhöhlen, Hals- und Kopfschmerzen. Die Symptome müssen über einen Zeitraum von mindestens sechs Monaten andauern oder immer wiederkehren und dürfen nicht vor der Erschöpfung aufgetreten sein.[50]

Effektivität

Die Wirksamkeit von Cannabis beim chronischen Erschöpfungssyndrom ist laut Erfahrungsberichten uneinheitlich, und noch liegen keine Studien dazu vor.

Wirkmechanismus

Die zugrunde liegenden Mechanismen sind noch relativ unerforscht. In einem Bericht von 2008 wird der potenzielle Zusammenhang zwischen einem Schlüsselenzym (von dem bei CFS zu viel produziert wird) und dem Kontakt mit Organophosphat-Pestiziden diskutiert. Die Verbindung zu Endocannabinoiden ist zwar dürftig, aber der Kontakt mit diesen Pestiziden beeinflusst auch Enzyme, die der Körper nutzt, um Endocannabinoide aufzuspalten.[51] Eine andere Hypothese bezeichnet CFS als Folge von oxidativem Stress. Oxidativer Stress bezieht sich auf die toxischen Nebenprodukte von reaktivem

Sauerstoff, unter anderem Peroxide und freie Radikale, die Zellbestandteile angreifen und schädigen. Man glaubt, dass oxidativer Stress die Endocannabinoid-Signalleitung unterbricht. Cannabis-Extrakte, die CBD enthalten, haben sich als effektiv in der Reduzierung von Symptomen erwiesen, die direkt mit oxidativem Stress in Verbindung stehen.[52] Es wäre möglich, dass CBD auch die von oxidativem Stress verursachten Schäden, die wiederum CFS zugrunde liegen können, reduziert.

Dosierung

Von »purem« CBD-Cannabis mit geringen Spuren von THC können hohe Dosierungen vertragen werden. Dosierungen bis zu 50 Milligramm CBD sind nicht ungewöhnlich, wenn auch bereits geringere Mengen effektiv sein können.

Verabreichung

Oral

Oral verabreichtes CBD kann wirksam sein, aber um die First-Pass-Umwandlung in der Leber zu umgehen, sollte sublinguales CBD erwogen werden. Wegen des milden stimulierenden Effekts nicht zu kurz vor dem Schlafengehen nehmen.

Vaporisieren und Rauchen: Vaporisierte CBD-reiche Cannabis-Blüten und -Konzentrate sind zu empfehlen.

Geeignete Chemotypen

Züchtungen mit hohem CBD-Gehalt (mit einem CBD-zu-THC-Verhältnis von mindestens drei zu eins).

Populäre Sorten

Cannatonic oder Harlequin.

Diabetes

2012 erreichten die Gesamtkosten für diagnostizierten Diabetes in den USA 245 Milliarden Dollar.[53] Im Leitartikel des *American Journal of Medicine* vom Juli 2013 stellte Chefredakteur Dr. Joseph S. Alpert, Professor für Medizin an der *University of Arizona*, die Frage: »Ist es möglich, dass künftig Patienten mit Diabetes oder metabolischem Syndrom allgemein THC verschrieben wird …?«[54] Alpert fügte eine neue epidemiologische Studie der *University of Nebraska* an, die darauf schließen ließ, dass Cannabis-Konsumenten signifikant gesündere Insulin-Spiegel sowie weniger Insulin-Resistenzen aufwiesen als andere.

Gesunde Insulin- und Insulin-Resistenz-Werte bedeuten weniger Diabetes-Fälle.[55] Unter Diabetes und Prädiabetes leiden laut den *Centers for Disease Control and Prevention* mehr als 100 Millionen Amerikaner.[56] Cannabis- und Cannabinoid-Medikamente könnten neue Behandlungs- und Vorsorgemöglichkeiten für Diabetes und ähnliche Stoffwechselerkrankungen bieten.

Historisches

Im Jahr 2000 erforschte Raphael Machoulam (der Mitentdecker von THC) mit einer Gruppe israelischer Immunologen die potenzielle Verwendung von Cannabis bei Autoimmunerkrankungen wie zum Beispiel rheumatoider Arthritis.[57] Anfängliche Erfolge ermutigten das Team, die Effektivität von Cannabinoiden bei der Unterdrückung oder Regulierung der Immunreaktion bei anfänglichem und fortgeschrittenem Diabetes Typ 1 zu untersuchen.[58] Seit 2006 werden Studien zur Frage durchgeführt, wie Cannabinoide in der Behandlung von Diabetes eingesetzt werden könnten.[59] In Großbritannien finden bei *GW Pharmaceuticals* klinische Versuche der Phase 1 statt, die die Cannabinoide THCV und CBD für die Behandlung von Fettleber und hohem Cholesterin-Spiegel bei Typ-2-Diabetes testen.

Beschreibung

Diabetes bezeichnet eine Gruppe von Stoffwechselkrankheiten, bei denen der Körper nicht genügend Insulin produziert oder eine Resistenz gegen dessen Wirkung entwickelt. Insulin ist ein Hormon, das für die Umwandlung von Zucker, Stärke und anderen Nährstoffen in Energie nötig ist. Die zwei gängigsten Formen von Diabetes werden mit »Typ 1« und »Typ 2« bezeichnet. Diabetes Typ 1 wird üblicherweise bei Kindern und jungen Erwachsenen diagnostiziert. Bei Typ 1 produziert die Bauchspeicheldrüse kein Insulin. Diabetes Typ 2 ist die weit häufigere Form, die normalerweise Erwachsene betrifft und mit Übergewicht einhergeht. Bei Typ 2 wird der Körper resistent gegen die Wirkung von Insulin, wodurch der Glucose-Spiegel im Körper auf gefährliche Werte ansteigt. Hohe Glucose-Werte schädigen Gefäße und anderes Gewebe, was zu Herzerkrankungen, Schlaganfällen, Blindheit sowie Nieren- und Nervenschäden führen kann. Laut den *National Institutes of Health* ist Diabetes die häufigste Ursache von vermeidbarer Blindheit unter Erwachsenen.[60]

Effektivität

Die Wirksamkeit von medizinischem Cannabis auf die Ursachen und Komplikationen von Diabetes und Prädiabetes wird noch erforscht, ist aber vielversprechend.

Wirkmechanismus

Das Endocannabinoid-System spielt anscheinend bei der Entstehung von Diabetes und seinen Komplikationen eine entscheidende Rolle. Zu den mit dem Endocannabinoid-System in Verbindung stehenden Komplikationen gehören Blindheit, Arteriosklerose, Nierenversagen, Herzerkrankungen und Nervenschmerzen.[61] Pflanzliche Cannabinoide mit kaum oder gar keiner Psychoaktivität – darunter CBD, CBDV und THCV – können für die Bauchspeicheldrüsenfunktion und bei Insulin-Resistenz von Interesse sein. Neue Studien weisen darauf hin, dass CBD gegen mit Diabetes verbundene Netzhautschäden schützen kann, indem es als Antioxidans wirkt und die netzhauteigenen Abwehrkräfte gegen Entzündungen stärkt.[62] THCV könnte interessant sein, weil es ein Antagonist des CB_1-Cannabinoid-Rezeptors ist; CB_1-Antagonisten wie Romonabant haben sich im klinischen Versuch ARPEGGIO als erfolgversprechend gegen Übergewicht und andere mit Diabetes verbundene Stoffwechselstörungen erwiesen.[63]

Dosierung

Die empfohlene Cannabis-Dosis zur Behandlung von Prädiabetes und Diabetes hängt vom dominanten Cannabinoid (THC, CBD, THCV, CBDV etc.) der verwendeten Züchtung ab. Die adäquate Kombination und Dosierung von Phytocannabinoiden bei diesen Erkrankungen werden künftige Studien klären.

Verabreichung

Sowohl oral verabreichte als auch in Form von Dampf inhalierte Cannabis-Züchtungen mit hohem CBD-/CBDV-/THCV-Gehalt könnten sich als wirksam bei Stoffwechselkrankheiten wie Diabetes erweisen.

Populäre Sorten

Einige südafrikanische Sorten produzieren THCV, insbesondere Durban Poison, mit dem einige Symptome von Diabetes und Stoffwechselstörungen behandelt werden könnten. THCV-reiches Cannabis ist in den USA derzeit sehr selten. CBD-reiche Sorten wie Cannatonic und Harlequin sind immer häufiger zu finden. CBDV-Cannabis ist noch gar nicht erhältlich, könnte aber in den USA schon existieren und ist wegen der fehlenden Labortests auf dieses spezielle Cannabinoid hin nur noch nicht identifiziert worden.

Fibromyalgie

Die Ursache von Fibromyalgie ist noch nicht bekannt, aber sie trifft drei Prozent der Gesamtbevölkerung, davon siebenmal mehr Frauen als Männer. Konventionelle pharmazeutische Behandlungen zielen auf symptomatische Besserung ab, aber die Reaktion der Patienten ist normalerweise recht unterschiedlich. Cannabis ist inzwischen eine häufig verwendete Alternative.

Beschreibung

Fibromyalgie ist wie Arthritis eine rheumatische Erkrankung. Kennzeichen sind chronische Schmerzen im ganzen Körper, erhöhte und schmerzhafte Druckempfindlichkeit, Schlafstörungen, morgendliche Steifheit und lähmende Erschöpfung. Zu den beteiligten Faktoren zählen Abnomalitäten des Nerven- und Hormonsystem, genetische Veranlagung sowie soziale und umweltbedingte Stressoren.[64]

Effektivität

Der Erfolg von Cannabis bei der Fibromyalgie-Behandlung schwankt, es sollte aber mindestens eine leichte Reduktion der Symptomintensität, vor allem von Schmerzen und Schlafstörungen, bewirken.

Wirkmechanismus

Über Fibromyalgie ist nach wie vor wenig bekannt. Sie könnte die Folge einer allgemeinen zentralen Sensibilität auf Schmerzsignale sein oder ein Defekt in der Freisetzung von Neurotransmittern oder aber eine Blockierung von Pfaden, mit denen der Körper Schmerzsignale hemmt.[65] Eine andere These besagt, sie sei die Folge einer Fehlfunktion der körperlichen Reaktion auf Stress.[66] Wieder andere meinen, ein Mangel an Endocannabinoiden liege der Erkrankung zugrunde.[67] Eine kleine Patientengruppe könnte auch genetisch für ein defektes Endocannabinoid-System, in dem zu viele Anandamide durch den Körper zirkulieren, anfällig sein; dies könnte einen der wichtigsten Faktoren dahinter darstellen.[68]

Dosierung

Patienten berichten von einer Erstdosis, die vier Milligramm THC entspricht, an der Schwelle zur Psychoaktivität. Die Dosis kann bis auf zehn Milligramm THC erhöht werden. Werden THC- und CBD-Cannabis-Medikamente kombiniert, können einige Nebenwirkungen von THC gelindert werden. CBD in Dosierungen bis zu zehn Milligramm könnte den Endocannabinoid-Tonus in Ordnung bringen.

Verabreichung

Oral

Weil oral verabreichtes Cannabis langfristige Linderung verspricht, ist es unter Fibromyalgie-Patienten beliebt. Unbedingt Übermedikation vermeiden, weil dadurch laut einer Studie der *University of California* die Schmerzen verstärkt werden.[69]

Vaporisieren und Rauchen: Beim Vaporisieren lässt sich die Dosis gut kontrollieren. Nach wie vor ist jedoch das Cannabis-Rauchen die gängigste Darreichungsmethode.

Geeignete Chemotypen

Empfehlenswert sind sowohl THC- als auch CBD-Chemotypen, und THC/CBD-Hybride sollten ebenfalls recht effektiv sein.

Populäre Sorten

Harlequin wegen seines CBD- und THC-Gehalts. Violette breitblättrige Züchtungen wie Grand Daddy Purple sind wegen ihres entspannenden Terpen-Gehalts geeignet.

Magen-Darm-Störungen

Der gängigen Meinung nach ist das als »Munchies« (Heißhungerattacken nach dem Cannabis-Konsum) bekannte Phänomen der häufigste Effekt, den Cannabis auf den Magen-Darm-Trakt hat. Tatsächlich entsteht der Heißhunger jedoch im Gehirn, nicht im Bauch. Aber die »Munchies« sind weit mehr als nur die Lust auf irgendwelche Nahrungsmittel – sie sind Mechanismen, die zum Verspeisen von reichhaltigem, fettem Essen verführen.[70] Die körpereigenen Endocannabinoide regulieren nicht nur alle Essgewohnheiten, darunter auch das Säugen bei Babys, sondern auch fast alle Verdauungsfunktionen. Die Regulierungsfunktionen des Magen-Darm-Trakts sind eng mit dem Endocannabinoid-System verknüpft.

Und die Tätigkeiten des Magen-Darm-Trakts werden hauptsächlich vom Nervensystem im Darm gesteuert, das aus 100 Millionen Neuronen besteht und sich im Epithel des Magen-Darm-Trakts befindet, das wiederum selbst die Darmfunktion reguliert. An diesen Darmneuronen finden sich sowohl CB_1- als auch CB_2-Rezeptoren. Die Vermutung, dass Endocannabinoid-Rezeptoren auch in anderen Teilen des Darms lokalisiert sind, ist nicht gesichert.

Was wir wissen, ist, dass die Rolle des Endocannabinoid-Systems bei der Funktion des Magen-Darm-Trakts nur eine Facette seiner Aufgabe darstellt, die Energiebalance und den Stoffwechsel im ganzen Körper zu steuern. Von der Nahrungsaufnahme über die Insulin-Produktion bis zur Fettlagerung – Endocannabinoide und ihre Rezeptoren sind für die Energiegewinnung und -nutzung im Körper von fundamentaler Bedeutung.

Beschreibung

Die Überfülle an Cannabinoid-Rezeptoren im Magen-Darm-System ist ein wichtiger Grund dafür, dass Cannabis bei Magen-Darm-

Historisches

Bereits um 5000 vor Christus wurde in Indien Cannabis zu medizinischen Zwecken eingesetzt, nämlich zur Appetitsteigerung und gegen Gewichtsverlust.[71] Um 1900 verschrieben Ärzte in Nordamerika und Europa Cannabis bei Bauchschmerzen, Durchfall und Magen-Darm-Störungen.[72] Anfang der 1980er-Jahre erforschte ein Professor der *University of California* die Verwendung von Cannabis bei Magengeschwüren; Versuchsobjekte waren die Bewohner in abgelegenen Fischerdörfern auf Cape Breton Island in Nova Scotia. Die nächsten medizinischen Einrichtungen lagen über 50 Kilometer entfernt, und Cannabis wurde für sie ein beliebtes Medikament gegen die Bauchschmerzen infolge der Magengeschwüre, die in dieser Region sehr häufig vorkamen (37 Prozent der Bevölkerung litten daran).[73] Die moderne Cannabis-Medizin nahm mit der Anwendung der Pflanze bei Appetitmangel und Erbrechen infolge von HIV/AIDS und Krebs in den frühen 1980er-Jahren ihren Anfang. Die heutige indische Ayurveda-Medizin empfiehlt Cannabis bei Reizdarmsyndrom, Morbus Crohn und chronischer Diarrhö.

Störungen – von Brechreiz und Krämpfen bis zu Schmerzen und Entzündungen – effektiv eingesetzt wird. Cannabinoide interagieren mit zahlreichen Rezeptoren im Darm, nicht nur mit Cannabinoid-Rezeptoren, darunter auch TRPV1-Rezeptoren, die zugleich Rezeptoren für das in scharfen Chilischoten enthaltene Capsaicin sind. Und kürzlich fand man Rezeptoren im Darm, die mit Cannabinoiden interagieren, doch welche Rolle sie spielen, ist noch unbekannt.

Effektivität

Cannabinoide haben sich in mehr als 40 Studien als wirksam bei Übelkeit und Erbrechen infolge von Chemotherapien erwiesen.[74] Aufgrund der weiten Verbreitung von Cannabinoid-Rezeptoren im gesamten Magen-Darm-Trakt überrascht es nicht, dass Cannabis bei einer ganzen Reihe von Magen-Darm-Störungen hilfreich ist. Da inzwischen der Mechanismus von CB-Rezeptoren besser verstanden wird, gibt es berechtigte Hoffnung auf Cannabinoid-basierte Behandlungen. Doch dieses System ist kompliziert, und Therapien müssen gut erforscht werden, um Enttäuschungen wie bei Rimonabant künftig zu vermeiden. Rimonabant war ein Arzneistoff, der die CB_1-Rezeptoren hemmte, um den Appetit zu zügeln. Als Nebenwirkung traten bei einigen Patienten massive Depressionen und sogar Suizidgedanken auf. 2008 wurde es als Medikament vom Markt genommen.

Cannabinoide könnten auch bei Dickdarmkrebs helfen, denn einige Cannabinoide haben sich in vorläufigen Zellstudien mehrerer dieser Tumore als vielversprechend erwiesen.[75] Endocannabinoide haben in Laborstudien bei bestimmten Formen von Magen-Darm-Krebszellen den Zelltod gefördert.

Die Gewöhnung an Cannabis hat mehr Nebenwirkungen als nur herabgesetzte Psychoaktivität. In den 1970er-Jahren zeigten Studien, dass Cannabis-Gewöhnung die Fähigkeit des THC, die Bewegungen im Darmkanal zu verlangsamen, reduziert. Das heißt, die chronische Anwendung von medizinischem Cannabis in hoher Dosierung reduziert möglicherweise die Effektivität des Cannabis bei der Behandlung von Darmstörungen. Die neueste Forschung über Cannabis bei Magen-Darm-Störungen hat widersprüchliche Resultate erbracht: Eine kanadische Studie bewies, dass Cannabis bei entzündlicher Darmerkrankung symptomatische Linderung bewirkt, bei Morbus-Crohn-Patienten aber das Risiko eines operativen Eingriffs erhöht. Bei einer kleinen Studie mit Morbus-Crohn-Patienten in Israel kam heraus, dass über die Hälfte der Teilnehmer durch die Cannabis-Behandlung völlig von ihren Symptomen befreit wurden.

Wirkmechanismus

Die Produktion von Endocannabinoiden im Gehirn steigt zwischen den Mahlzeiten, bis sie schließlich die Nahrungsaufnahme auslösen. Sobald Nahrung aufgenommen wird, fällt sie plötzlich ab. Im Magen-Darm-Trakt reagieren CB_1-Rezeptoren auf Endocannabinoid-Signale, um zahlreiche Funktionen zu regulieren, unter anderem Magensäureproduktion, Magenentleerung, die Kontraktionen des Magenpförtnermuskels zwischen Magen und Dünndarm sowie die Fähigkeit, Nahrungsmittel durch den Verdauungstrakt zu bewegen. Zudem können CB_1- und CB_2-Rezeptoren Schmerzsignale in den inneren Organen reduzieren. Das Endocannabinoid-System ist über das gesamte Magen-Darm-System verteilt und an unzähligen Funktionen beteiligt: an der Steuerung von Appetit, Übelkeit, Erbrechen, Magensäure- und Enzymfreisetzung, Darmbewegungen und -entzündungen. Die Produktion von CB_2-Rezeptoren im Darm kann tatsächlich von probiotischen Acidophilus-Bakterien stimuliert werden, und anhand der Rolle, die CB_2 bei der Immunreaktion des Darms spielen, lässt sich vielleicht der Mechanismus erklären, mit dem Probiotika einige Formen von Darmentzündungen zu lindern scheinen.[76]

Dosierung

Die Höhe der effektiven Cannabis-Dosis bei Magen-Darm-Störungen richtet sich nach der Art der Erkrankung. Zur Appetitsteigerung reicht normalerweise eine sehr kleine Dosis, häufig unterhalb der Grenze zur Psychoaktivität bei zwei bis vier Milligramm THC. Am anderen Ende dieser Skala liegt Übelkeit bei Chemotherapien, wofür manchmal über 20 Milligramm THC nötig sind. Bei den meisten Magen-Darm-Störungen liegt die Dosierung zwischen diesen beiden Extremen, meist bei fünf bis sieben Milligramm. Neue Tierstudien zum Konsum des nicht psychoaktiven Cannabinoids Cannabigerol (CBG) scheinen für die Behandlung der chronisch-entzündlichen Darmerkrankung und Colitis ulcerosa erfolgversprechend. Immer häufiger enthält Cannabis ein bis zwei Prozent CBG, das in die Berechnung der Dosis einfließen sollte.

Verabreichung

Oral

Oral verabreichte Cannabis-Medikamente können sehr beruhigend auf den Darm wirken, so sie richtig verarbeitet sind. Meiden Sie bei Magen-Darm-Störungen Cannabis-Edibles mit scharfen Gewürzen.

Vaporisieren und Rauchen: Die meisten Patienten inhalieren bei Magen-Darm-Problemen ihr Cannabis in Form von Rauch oder Dampf.

Geeignete Chemotypen

Am häufigsten werden bei Magen-Darm-Störungen – von Appetitmangel bis zu schwereren Krankheiten wie Morbus Crohn – *Indica*-Züchtungen verwendet. Da THC erwiesenermaßen Darmkrämpfe reduziert, können THC-reiche Sorte recht wirksam sein. CBD-Züchtungen können Krämpfe und auch Entzündungen lindern. THCV-Cannabis reduzieren vermutlich den Appetit, da THCV ein Cannabinoid-Rezeptor-Antagonist ist, aber THCV-Sorten sind derzeit recht rar. In Italien erbrachten Studien mit Mäusen Hinweise darauf, dass das Cannabinoid CBG möglicherweise gegen Entzündungen im Magen-Darm-Trakt wirkt. Sorten wie Pincher Creek enthalten normalerweise eine nennenswerte Menge an CBG.

Populäre Sorten

Violette breitblättrige und Afghan-Züchtungen sind bei Reizdarm und Morbus Crohn beliebt. OG-Kush-Phänotypen mit Zitrusaroma, die Limonen und THC produzieren, werden gern von Patienten mit gastroösophagealer Refluxkrankheit und auch von Morbus-Crohn-Patienten verwendet. Beta-Caryophyllen, das zum Beispiel in Genotypen aus Panama und Kolumbien zu finden ist, schützt zusammen mit THC die Zellen, die den Magen-Darm-Trakt säumen.[77] Südafrikanische Varietäten mit hohem THC-Gehalt sollten unerwünschte »Munchies« eindämmen, während jede THC-reiche Züchtung wie Pincher Creek den Appetit anregen und Übelkeit lindern sollte.

Gerontologie

Immer häufiger werden in der Behandlung vieler gesundheitlicher Probleme von älteren Menschen Cannabis-Medikamente eingesetzt. Bei dieser Generation ist der Konsum von Cannabis jedoch sehr umstritten, zum Teil aufgrund völlig unterschiedlicher Erfahrungen mit der Droge. Von den 54- bis 59-jährigen Patienten haben fast 60 Prozent schon einmal Cannabis konsumiert, während von den über 80-Jährigen weniger als zehn Prozent jemals Cannabis verwendet haben.[78] In den USA hat sich zwischen 2002 und 2012 die Anzahl der über 50-Jährigen, die Cannabis täglich konsumieren, verdoppelt.[79]

Das größte Problem, dem Senioren, die medizinisches Cannabis verwenden wollen, gegenüberstehen, ist in Ländern ohne formelle dahingehende Regelungen der sichere und zuverlässige Zugang zu diesen Medikamenten. 2009 beispielsweise wollte die Seniorengemeinde Laguna Woods in Südkalifornien eine Marihuana-Kollektive erlauben, die von 150 ihrer 18 000 Bewohner organisiert werden sollte. Doch die Stiftung, die die Gemeinde betrieb, verbot den Outdoor-Anbau von medizinischem Marihuana, nachdem ein paar Pflanzen gestohlen worden waren. Der Wunsch einer älter werdenden Babyboomer-Generation, nochmals auf Cannabis zurückzukommen – diesmal aus medizinischen

Gründen und nicht nur, um sich zu berauschen –, wird wohl künftig vielerorts zu Reibungen mit den Behörden führen.

Beschreibung

Viele Erkrankungen, bei denen Cannabis-Medizin wirksam ist – von chronischen Arthritis-Schmerzen über Appetitmangel bis zu Schlafstörungen –, sind unter der älteren Bevölkerung weitverbreitet. Babyboomer, die in den 1960er-Jahren Cannabis zur Entspannung konsumierten, kommen jetzt aus medizinischen Gründen darauf zurück, viele nach jahrzehntelanger Abstinenz.

Effektivität

Mit am wichtigsten, damit ältere Menschen Cannabis effektiv einsetzen können, ist, sie richtig zu schulen. Die Erwartungen müssen ein erreichbares Ziel ansteuern, und sie müssen offen über die möglichen Nebenwirkungen und deren Vermeidung informiert werden. Es gibt zwar keinen Grund, die Wahrscheinlichkeit oder Intensität von Nebenwirkungen psychoaktiver Cannabis-Medikamente zu dramatisieren, aber die älteren Patienten sollten darauf vorbereitet sein.

Wirkmechanismus

Cannabis enthält eine Vielzahl von Inhaltsstoffen, die bei altersbedingten Symptomen pharmakologisch interessant sind, da einige dieser Komponenten schmerzlindernd, entzündungshemmend, appetitanregend und stimmungsaufhellend wirken.

Dosierung

Die richtige Dosierung für mit Cannabis unerfahrene ältere Patienten kann schwierig sein und muss sorgfältig und zurückhaltend angepasst werden. Viele der psychoaktiven Effekte von Cannabis-Medikamenten können ältere Personen beunruhigen. Besondere Vorsicht ist bei psychoaktiven Cannabinoiden angebracht, weil diese Patienten die Nebenwirkungen nur schwer einordnen können. Was für einen erfahrenen Cannabis-Konsumenten »Euphorie« ist, wird von älteren, unerfahrenen Patienten häufig als »Benommenheit« oder »Schwindel« wahrgenommen. Wichtig ist zudem, Wechselwirkungen mit anderen Medikamenten zu vermeiden, die der Patient eventuell einnehmen muss. Jedwedes Opiat sollte reduziert werden, weil Cannabinoide häufig deren Wirkung erhöht.

Historisches

Die Behandlung von älteren Patienten mit Cannabis reicht bis ins 19. Jahrhundert zurück, als der bekannte Arzt John Reynold einem alten Demenzpatienten einen Extrakt aus *Cannabis indica* verabreichte.[80] Reynolds war damit seiner Zeit voraus, denn neuere Studien belegen, dass Cannabis einige Aspekte der Alzheimer-Krankheit und anderer Formen seniler Demenz verlangsamen oder sogar davor schützen kann (siehe S. 206 ff.).

Verabreichung

Oral

Die orale Verabreichung ist wohl die sicherste Methode, es sollte aber immer die kleinste wirksame Dosis verabreicht werden, um Nebenwirkungen der psychoaktiven Cannabinoide zu vermeiden. Bei THC-Medikamenten beginnt man am besten mit einer Dosis von 2 bis 2,5 Milligramm, also knapp unterhalb der Grenze zur Psychoaktivität. Die ersten Tage nimmt man diese Dosis zweimal am Tag, zum Mittagessen und nach dem Abendessen. Dann erhöht man die Dosis jeden Tag um ein paar Milligramm, bis eine Balance zwischen medizinischer Wirkung und tolerierbarer Psychoaktivität erreicht ist. Da die Reaktionen auf orales Cannabis sehr unterschiedlich sind, ist die richtige Dosierung häufig eine »Versuch und Irrtum«-Angelegenheit. Eine Unterdosierung ist jedenfalls immer besser als eine Überdosierung.

Vaporisieren und Rauchen: Viele ältere Patienten ziehen es wegen der schnelleren Wirkung und der leichteren Dosierung vor, Cannabis zu rauchen oder zu vaporisieren. Verstehen die Patienten, wie die Cannabis-Komponenten aufgrund der Hitze im Vaporisator nacheinander verdampfen (je nach Siedepunkt), können sie leichter eine komplette und vorhersehbare Cannabis-Dosis berechnen.

Äußerlich: Bei Arthritis und Hautproblemen verwenden immer mehr Patienten Salben mit THC, CBD oder einer Kombination daraus.

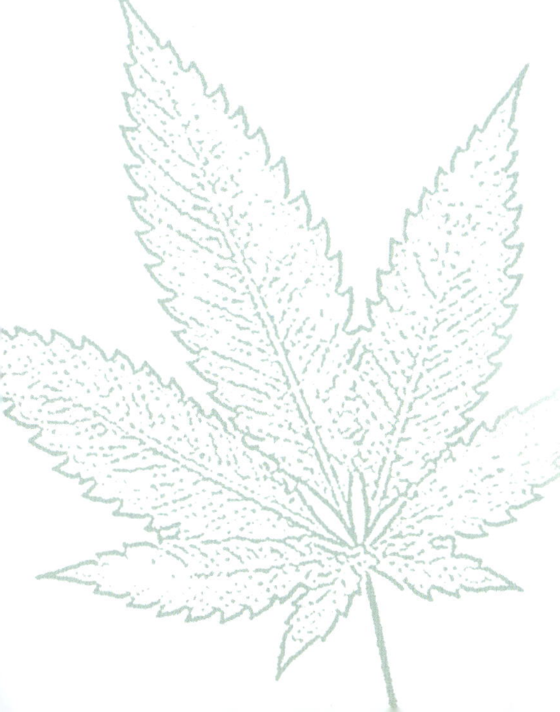

Geeignete Chemotypen

THC- und CBD-Züchtungen eignen sich. Normalerweise werden Myrcen-dominante Sorten besser vertragen als stimulierende Sorten mit Beta-Caryophyllen und Limonen.

Populäre Sorten

Zweckmäßige breitblättrige Züchtungen mit moderatem THC-Spiegel, zum Beispiel Bubba Kush, werden von älteren Patienten leichter richtig dosiert, wenn sie geraucht oder vaporisiert werden. Myrcen-reiche, schmalblättrige Hybride wie Trainwreck oder Pincher Creek sind zur Schmerzbekämpfung, Appetitanregung und Stimmungsaufhellung am Tag ebenfalls zu empfehlen.

Grüner Star

Grüner Star (Glaukom) ist eines der am häufigsten Beschwerdebilder, bei dem medizinisches Cannabis mit Erfolg eingesetzt wird. Während auf Cannabinoiden basierende Arzneimittel noch immer als Grundlage der zukünftigen Glaukom-Behandlung als vielversprechend gelten, werden THC- und pflanzliches Cannabis kaum als wirkungsvoll bei Glaukomen gehandelt. Nur selten empfehlen Augenärzte Cannabis als Mittel bei Grünem Star, obwohl es zu den gängigsten alternativen Medikamenten bei dieser Krankheit gehört.

Beschreibung

Glaukom ist ein Sammelbegriff für eine Reihe von Erkrankungen, die den Sehnerv befallen; Glaukome sind die häufigsten Ursachen für Erblindungen. Hoher Druck von Flüssigkeit im Augeninneren verursacht meistens, aber nicht immer die Nervenschäden. Vor allem das Weitwinkel-Glaukom, die häufigste Form, zeigt keine besonderen Anzeichen oder Symptome außer allmählichem Sehverlust. Der Druck baut sich auf und schädigt die Augen, weil die Flüssigkeit im Auge (das Kammerwasser) nicht richtig von dem Bereich hinter der Iris in eine kleinen Kammer im vorderen Teil des Auges abfließt, wo es von einem schwammartigen Gewebe gefiltert wird, ehe es durch einen größeren Kanal in den Blutkreislauf fließt.

Effektivität

Die *American Glaucoma Society* und die *Canadian Ophthalmological Society* legten 2010 Thesenpapiere vor, in denen die Effektivität von medizinischem Cannabis bei der Behandlung von Grünem Star sehr kritisch bewertet wird.[81] Es gilt noch einige Hürden zu nehmen, um effektive Cannabinoid-Medikamente zu entwickeln, die den Augeninnendruck senken und das Nervengewebe in der Netzhaut schützen. THC kann den Augeninnendruck nur drei bis vier Stunden senken. Es weist einiges darauf hin, dass die Patienten im Lauf der Zeit eine Toleranz für die augendrucksenkende Wirkung von THC aufbauen.

Wirkmechanismus

Endocannabinoid-Rezeptoren finden sich im ganzen Auge, auch in der Netzhaut, in der

Historisches

In den 1970er-Jahren war Grüner Star eine der ersten medizinischen Indikationen für eine legale, mitfühlende Ausnahme der geltenden Gesetze gegen Cannabis-Konsum. In einer Studie von 1971 wurde Cannabis als potenzielles Mittel bei Grünem Star genannt, weil es den Augeninnendruck der Probanden um 25 bis 30 Prozent verringerte.[82] 1984 untersuchten 20 kalifornische Augenärzte im Rahmen einer Studie die Wirkung von oralem und inhaliertem Cannabis auf den Augeninnendruck bei Glaukom-Patienten, aber nur neun Patienten wurden schließlich in die Studie aufgenommen. Die 2002 veröffentlichten Ergebnisse waren nicht einheitlich: Ein Teil der Patienten klagte über inakzeptable Psychoaktivität nach oraler Einnahme von THC. Interessanterweise hatten die Patienten mit den besten Resultaten kleinere Dosierungen als die meisten anderen Probanden eingenommen, die die Studie aufgrund von Nebenwirkungen verlassen hatten.[83]

Hornhaut und im umliegenden Gewebe sowie innerhalb des Trabekel-Werks, das das Kammerwasser aus dem Auge leitet. Glaukome führen zu erhöhtem Druck des Kammerwassers, der wohl die Nervenzellen in der Netzhaut beschädigt. Da das Endocannabinoid-System innerhalb des Auges inzwischen besser erklärt werden kann, gibt es zusätzliche therapeutische Ansatzpunkte für Cannabinoid-Medikamente. THC reduziert den Augeninnendruck. CBD tut dies nicht, hat aber eine neuroprotektive Wirkung, die möglicherweise Netzhaut-Ganglien vor Verletzungen durch den Grünen Star schützen.[84]

Dosierung

THC reduziert in Dosierungen von fünfmal täglich fünf Milligramm nachweislich den Augeninnendruck, doch diese Wirkung kann im Lauf der Behandlung nachlassen. Die Verwendung von CBD oder alternativen Cannabinoiden zum Schutz des Gewebes von Seh- und Netzhautnerven wird noch erforscht. Es gibt Hinweise darauf, dass es schon bald innovative Darreichungsmethoden geben wird, um die Cannabinoid-Rezeptoren im Auge zu beeinflussen. Diese Innovationen verwenden »Prodrugs«, pharmakologisch inaktive Substanzen, die der Körper in aktive Wirkstoffen umwandelt.

Verabreichung

Oral

Oral verabreichtes THC ist für die kurzfristige Reduzierung des Augeninnendrucks aufgrund von Grünem Star wirksam, im Lauf der Zeit baut sich jedoch ein Gewöhnungseffekt auf.

Vaporisieren und Rauchen: Inhaliertes Cannabis kann ebenfalls für kurze Zeit (drei bis fünf Stunden) den Augeninnendruck senken, aber auch hier baut sich eine Gewöhnung an die THC-Wirkung auf, worunter die Effektivität leidet.

Äußerlich: Die äußerliche Anwendung in Form von Augentropfen wäre ideal, aber Cannabinoid-Moleküle in solchen Präparaten werden nicht gut absorbiert oder verteilt und können deshalb nicht effektiv wirken. Vielleicht werden eines Tages Augentropfen entwickelt, die eine innovative Prodrug enthalten, die das Auge in ein Cannabinoid umwandelt, das wiederum den Augeninnendruck senkt.

Geeignete Chemotypen

CBD-reiches Cannabis eignet sich wegen seines potenziellen neuroprotektiven Effekts auf den Sehnerv. Eine lang anhaltende Reduzierung des Augendrucks wird jedoch allein mit Cannabis wohl nicht zu erreichen sein.

Populäre Sorten

Cannatonic oder andere CBD-reiche Züchtungen. Cannabis mit hohem THC-Gehalt kann zusätzlich verabreicht kurzfristige Linderung verschaffen, seine Verwendung und Wirkungsweise sollten aber von einem Augenarzt gründlich hinterfragt werden.

Hepatitis C

In einer großen, im Juli 2013 veröffentlichten Studie über den Einfluss des Cannabis-Rauchens auf den Verlauf von Lebererkrankungen bei Patienten mit Hepatitis C und HIV fanden die Wissenschaftler von der *McGill University* in Kanada keine Verbindung zwischen Cannabis-Konsum und Leberfibrose bei Hepatitis C. Dieses Ergebnis war überraschend, da täglicher Cannabis-Konsum bislang mit dem Fortschreiten der Leberfibrose bei diesen Patienten in Zusammenhang gebracht worden war.[85] Frühere Studien hatten ergeben, dass Cannabis-Konsum bei Hepatitis-C-Patienten das Risiko für Leberfibrose und Fettleber erhöhe.[86]

Die Lebererkrankung, die im fortgeschrittenen Stadium der Virusinfektion Hepatitis C auftritt, verläuft normalerweise in mehreren Phasen. Die erste, die Fettleberkrankheit (Steatose), ist eine Ansammlung von Fett in der Leber was bei Hepatitis C sehr häufig der Fall ist. Bei der Fibrose werden geschädigte Zellen durch Narbengewebe ersetzt, das den Aufbau und die Funktion der Leber stört. Die Steatose kann zur Fibrose führen, die wiederum zur Leberzirrhose führen kann, dem Endstadium der Lebererkrankung, bei dem die Vernarbung die Leberfunktion gravierend beeinträchtigt, bis hin zum völligen Versagen.

Beschreibung

Vor dem Aufkommen von pharmakologischen Kombinationstherapien führte Hepatitis C häufig zu Leberkrebs. Doch heute kann Hepatitis C sehr häufig geheilt werden. Die verschiedenen Varianten des Hepatitis-C-Virus reagieren unterschiedlich auf diese Kombinationsbehandlungen. Trotz dieser Therapien ist jedoch die mit Hepatitis C verbundene Leberzirrhose nach wie vor der häufigste Grund für Lebertransplantationen.

Historisches

Die ersten antiviralen Arzneistoffe wurden in den späten 1970er-Jahren entwickelt. Eine der ersten Studien über Kombinationstherapien bei einer aufkommenden Hepatitis-Variante fand 1986 statt, bevor Hepatitis C überhaupt als Ursache dafür gefunden wurde. Die Bekämpfung der mit solchen antiviralen Therapien einhergehenden Übelkeit mit Cannabis wurde nach dem AIDS-Höhepunkt Anfang der 1980er-Jahre üblicher, als alternative Ansätze, um die pharmakologischen Nebeneffekte zu bekämpfen, bei diesen Behandlungen immer wichtiger wurden.

Effektivität

Cannabis wird oft zur Linderung der Nebenwirkungen von pharmakologischen Behandlungen bei Hepatitis C eingesetzt und trägt zur Einhaltung der Medikation bei. Hepatitis C wird mit einer langfristigen pharmakologischen Therapie behandelt, häufig mit Peginterferon und Ribavirin sowie weiteren Medikamenten, die die Vermehrung des Virus eindämmen. Alle diese Arzneimittel haben Nebenwirkungen, häufig zum Beispiel Übelkeit und Erbrechen. Diese Nebenwirkungen werden immer häufiger mit Cannabis gemildert.

Wirkmechanismus

Cannabis wird häufig zur Linderung pharmakologischer Nebenwirkungen wie Übelkeit und Erbrechen verwendet. Da inzwischen besser verstanden wird, wie das Endocannabinoid-System in der Leber funktioniert, wurde kürzlich vorgeschlagen, mit CB_1-Rezeptor-Antagonisten die Endocannabinoid-Reaktion in der Leber zu hemmen. Diese Blockade würde die Fettansammlung in der Leber reduzieren und die Insulin-Resistenz mindern. Cannabinoide wie THCV und CBD könnten bei der Blockierung der CB_1-Rezeptoren in der Leber von Wert sein. Cannabinoide, die die CB_2-Rezeptoren aktivieren, etwa CBD,

könnten dazu beitragen, die Leber vor Schäden durch Hepatitis C zu bewahren.[87] Neuere Forschungen weisen darauf hin, dass eine spezifische genetische Veränderung in den CB_2-Rezeptoren mit massiveren Leberentzündungen und -schäden unter HIV-Patienten einhergeht.

Dosierung

Aufgrund der Komplexität der Endocannabinoid-Aktivitäten in der Leber ist die richtige Dosierung von Cannabis-Medikamenten eine Art Balanceakt. Es ist wichtig, die geringstmögliche Menge THC zu verwenden, um Nebenwirkungen der Kombinationstherapie zu minimieren. Zusätzlich könnten CB_1-Antagonisten wie THCV und CBD dazu beitragen, die Leber vor weiteren Schäden zu schützen, und CBD könnte die Leber sogar heilen helfen – diese Ansätze sind derzeit jedoch noch nicht am Menschen nachgewiesen. Mit bis zu 25 Milligramm THC können in den Behandlungszyklen Übelkeit und Erbrechen reduziert werden.

Verabreichung

Oral

Bei Übelkeit und Erbrechen bietet oral verabreichtes Cannabis die längste Linderung, vorausgesetzt, es kann bei akutem Brechreiz überhaupt im Körper gehalten werden.

Vaporisieren und Rauchen: Das Inhalieren von Rauch oder Dampf kann viel schneller helfen, und mit etwas Übung ist auch die Dosierung leichter.

Geeignete Chemotypen

Hybride eignen sich sehr gut bei Übelkeit, insbesondere CBD-Hybride.

Populäre Sorten

White Widow, Harlequin, Pincher Creek und OG Kush.

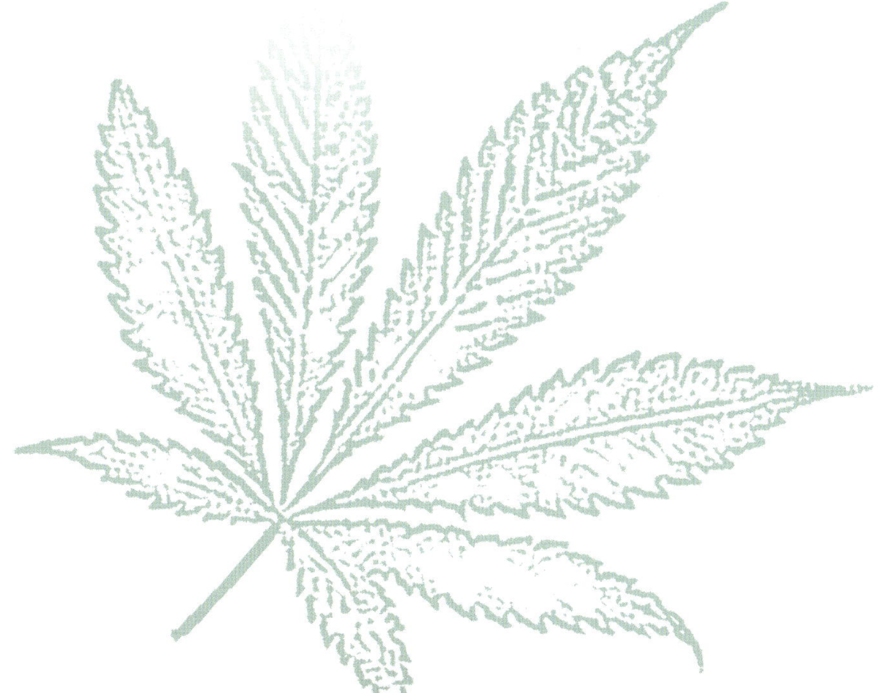

HIV/AIDS

Die moderne medizinische Cannabis-Bewegung begann als Gruppe, die sich während des Höhepunkts von HIV und AIDS in den 1980er- und 1990er-Jahren in San Francisco für Patientenrechte einsetzte, und schwang sich schließlich auf die landesweite Bühne. Medizinisches Cannabis half gegen das »Wasting«-Syndrom, die Auszehrung, bei der AIDS-Patienten damals gefährlich an Gewicht verloren. Und es linderte zudem die Übelkeit und den Appetitmangel, Nebenwirkungen von AZT (Azidothymidin), dem ersten bei AIDS angewandten retroviralen Arzneimittel. Die Regierung versuchte, diese medizinische Verwendung von Cannabis zu unterdrücken bzw. zu ignorieren, doch da traten AIDS-Aktivisten auf den Plan.

Beschreibung

Das Humane Immundefizienz-Virus (HIV) verursachte die AIDS-*(Acquired Immune Deficiency Syndrome, erworbenes Immundefektsyndrom-)*Epidemie, die in den USA 1981 ihren Anfang nahm. Seither haben sich rund 1,7 Millionen Amerikaner mit HIV angesteckt, von denen 600 000 schließlich an AIDS-ähnlichen Erkrankungen starben. Heute lebt mehr als eine Million Amerikaner mit HIV/AIDS, und schätzungsweise 18 Prozent der Menschen mit HIV sind nicht diagnostiziert. Jedes Jahr stecken sich rund 55 000 Amerikaner mit HIV an – diese Zahl ist seit fast zehn Jahren unverändert.

Effektivität

Für die Behandlung des Wasting-Syndroms bei AIDS wirkt Cannabis sowohl oral als auch geraucht oder vaporisiert. 2007 fand eine klinische Studie der *Columbia University* heraus, dass oral verabreichte und gerauchte Cannabis-Präparate die Kalorienaufnahme von HIV/AIDS-Patienten signifikant steigern und den Appetit anregen.[88]

Eine der Nebenwirkungen der HIV/AIDS-Behandlung sind Nervenschmerzen. 2007 leitete Dr. Donald Abrams vom *San Francisco General Hospital* eine kleine Placebo-kontrollierte Studie, in der HIV-Patienten mit schmerzender sensorischer Neuropathie Cannabis beziehungsweise ein Placebo rauchten.

Historisches

Die Verwendung von medizinischem Cannabis gegen die Symptome von AIDS und die Nebenwirkungen der ersten Arzneimittel gegen die Viruserkrankung spielt eine wichtige Rolle in der frühen modernen Geschichte des medizinischen Cannabis.

Als AIDS 1981 nach San Francisco kam, so berichtet Clint Werner in *Medical Marijuana and the AIDS Crisis*, betraf diese Erkrankung auch einige der prominentesten Schwulenrechtler, die dann zu den ersten AIDS-Aktivisten wurden.[89] Im ehemaligen Flower-Power-San Francisco der 1960er-Jahren war Cannabis noch weitverbreitet, und bald sprach es sich herum, dass das Rauchen oder Verspeisen von Cannabis häufig »Munchies« auslöste, die AIDS-Patienten zum Essen brachten, die Übelkeit linderten und zur Gewichtszunahme führten. AIDS-Aktivisten taten sich mit Cannabis-Aktivisten zusammen, um es mit der US-Regierung aufzunehmen, die darauf beharrte, dass Cannabis keinen medizinischen Nutzen hätte. Aktivisten wie »Brownie Mary« Rathbun besuchten die AIDS-Abteilung des *San Francisco General Hospital*, um den Patienten ihre selbst gemachten Cannabis-Brownies zu bringen. Dr. Donald Abrams, damals stellvertretender Direktor des AIDS-Programms in diesem Krankenhaus, sah mit eigenen Augen, wie viele seiner Patienten von Cannabis profitierten. Anfang der 1990er-Jahre nahm Abrams den sieben Jahre währenden Kampf auf, um von der US-Regierung die Genehmigung für eine Studie mit medizinischem Cannabis zu erhalten. 1998 erhielt er endlich die Erlaubnis zur ersten von der Regierung gebilligten Studie über Cannabis in der HIV-Behandlung.

Zu der Zeit, als Abrams' Studie vom *National Institute of Drug Abuse* genehmigt wurde, waren in den USA bereits 410 000 Menschen an AIDS gestorben. In Kalifornien wurde die Bewegung um medizinisches Marihuana 1996 mit der Verabschiedung der »Proposition 215« formell anerkannt. Verfasst hatten diesen Gesetzentwurf einige der ersten Cannabis-Aktivisten, darunter Dennis Peron. Peron war der Gründer von San Franciscos erstem *Cannabis Buyers' Club*, der nach dem Vorbild der *Buyers' Clubs* der 1980er-Jahre organisiert war, die damals vielversprechende Arzneistoffe aus Übersee importierten, um damit AIDS zu bekämpfen.[90]

Das Fazit der Studie: Gerauchtes Cannabis wirkt gegen Nervenschmerzen ebenso gut wie oral verabreichte Cannabinoide.[91]

Eine weitere kleine Studie, die nach dem potenziell negativen immunologischen Einfluss auf HIV/AIDS-Patienten suchte, die medizinisches Cannabis verwendeten, zeigte keinen Einfluss des Cannabis auf die Immunfunktion. Während Cannabis entzündungshemmend wirkt und in speziellen Immunzellen den Zelltod bewirken kann, wurde für HIV/AIDS-Patienten, die Cannabinoide einnahmen, kein Risiko festgestellt. Zudem fanden Studien zu Wechselwirkungen von THC

und Protease-Inhibitoren, mit denen HIV-Infektionen behandelt werden, keine Beeinträchtigung von deren Effektivität.[92] Neue Studien über die Wirkung von THC auf die Immunfunktion bei Rhesusaffen mit SIV (Simianes Immundefizit-Virus) ergaben, dass die Sterberate und die Viruslast der Affen zurückgingen.[93] Ein *Cochrane Review* von 2013 stellte die Effizienz von Cannabis bei HIV/AIDS infrage, regte aber zu weiteren Forschungen an.

Wirkmechanismus

Cannabinoide interagieren sehr effektiv mit den Rezeptoren im Hirnstamm und jenen im enterischen Nervensystem (ENS), das den Magen-Darm-Trakt steuert. Das ENS kontrolliert Appetit, Übelkeit und Erbrechen als Reaktion auf HIV/AIDS und deren Behandlungsmethoden.[94] Kürzlich wurde in Zellstudien nach der Möglichkeit geforscht, dass neue Wirkstoffe oder Kombinationen aus pflanzenbasierten Cannabinoiden – die die CB_2-Rezeptoren anzielen sollten – auf die massive Auszehrung und Nervenschmerzen bei HIV/AIDS-Patienten wirken könnten, jedoch ohne die Psychoaktivität, die mit der Interaktion zwischen Cannabinoiden und CB_1-Rezeptoren einhergeht.[95]

Dosierung

Zur Appetitanregung sind niedrige Cannabis-Dosierungen von rund fünf Milligramm THC nötig – zweimal täglich vor dem Mittag- und dem Abendessen. Bei vielen Patienten liegt die »Sweetspot«-Dosis bei ca. 12,5 Milligramm am Tag, andere müssen die Dosis auf bis zu 20 Milligramm THC erhöhen, um den Appetit anzuregen, vor allem wenn, sie aufgrund von anderen Medikamenten unter Übelkeit leiden. Doch in Studien mit oral verabreichten THC-Kapseln (Marinol) vertrug nur die Hälfte der Patienten 20 Milligramm am Tag, ehe die Nebenwirkungen sie dazu zwangen, die Dosis zu verkleinern. Viele Patienten nehmen zweimal täglich ca. 10 bis 12,5 Milligramm. Da die Psychoaktivität des Cannabis normalerweise zurückgeht, wenn eine fixe Dosierung eingehalten wird, schwinden auch bei Cannabis-Neulingen nach ein paar Tagen diese Nebenwirkungen.

Gute Kontrollen sind bei Cannabis-Medikamenten angebracht, die CBD enthalten, weil dies wahrscheinlich als leichter CB_1-Rezeptor-Antagonist wirkt und so den Appetit reduziert. Weitere Studien müssen herausfinden, ob CBD die Eigenschaft des THC, den Appetit anzuregen, beeinträchtigt.[96]

Verabreichung

Oral

Die orale Verabreichung von Cannabis bei HIV/AIDS geht auf die frühen 1980er-Jahre zurück. Cannabis wurde in Naschereien wie Brownies, Kekse und Bonbons eingearbeitet, um auch Patienten mit wenig Appetit anzusprechen. Cannabis-Lutscher können für Patienten, die mit fester Nahrung Probleme haben, recht effektiv sein. Und sie bieten den zusätzlichen Vorteil, dass die Cannabinoide durch die Mundschleimhaut schnell aufgenommen werden. Orales Cannabis steigert bei HIV/AIDS-Patienten den Appetit, fördert Ruhe und Schlaf und wirkt lange schmerzlindernd.

Vaporisieren und Rauchen: Laut Patientenaussagen wirkt gerauchtes und vaporisiertes pflanzliches Cannabis gut gegen Nervenschmerzen, die von HIV/AIDS und den pharmakologischen Behandlungen ausgelöst werden.

Geeignete Chemotypen

Gegen Übelkeit und zur Appetitanregung eignet sich konventionelles THC-reiches Cannabis. Neuropathien reagieren gut auf CBD-reiche Chemotypen, die auch mit THC-Züchtungen abgewechselt werden können, um möglichst viele Effekte zu erzielen. CBD-reiche Sorten können auch Stress und Ängste lindern.

Populäre Sorten

Bei Übelkeit und Appetitmangel sind Sorten mit sehr hohem THC-Gehalt wie OG und Banana Kush sowie robuste Hybride wie Green Skunk zu empfehlen. Afghanische Züchtungen sind dafür bekannt, »Munchies« auszulösen. Blue Dream ist mit seinem ansprechenden Geruch und der hohen Wirkkraft ebenfalls eine gute Wahl bei Übelkeit. Auch indische Landsorten sind von Interesse, da Cannabis in der ayurvedischen Medizin schon seit Jahrhunderten bei Verdauungsstörungen verwendet wird.

Schlaflosigkeit und Schlafstörungen

Cannabis und Extrakte daraus werden bei einer Reihe von Schlafstörungen eingesetzt – darunter Schlaflosigkeit, unterbrochener Schlaf und Schlafapnoe –, weil die meisten medizinischen Cannabis-Sorten leicht sedierend wirken. Studien haben ergeben, dass die erfolgreiche Behandlung von Schlafstörungen mit Cannabis-Medikamenten von der Dosis und vom Verhältnis THC zu CBD abhängig ist.

Beschreibung

Schlaflosigkeit ist die Unfähigkeit, ein- oder durchzuschlafen. Schlafstörungen treten bei vielen Erkrankungen auf, insbesondere bei Schmerzsyndromen.

Effektivität

Klinische Studien zu Schmerzsyndromen haben gezeigt, dass Cannabis und seine Extrakte den meisten Patienten zu einem erholsamen Schlaf verhelfen, ohne dass sie sich am Morgen schlapp fühlen. Bis zu vier Jahre dauernde Langzeitstudien ergaben, dass sich bei der Verwendung von Cannabis als Schlafmittel kein Gewöhnungseffekt einstellt.

Wirkmechanismus

In Schlaflaborstudien zeigte sich, dass Cannabinoide sich in ihrer Eigenschaft, zu sedieren oder zu stimulieren, unterscheiden. THC sorgt für Restmüdigkeit nach dem Schlafen, während CBD eher wach macht. Doch CBD reduziert Ängste, wodurch man leichter einschläft. CBN, das entsteht, wenn THC im Lauf der Zeit oxidiert, unterstützt die sedierende Wirkung von THC. Wahrscheinlich können auch die essenziellen Öle der einzelnen Sorten die sedierende Eigenschaft von Cannabis beeinflussen. Deshalb sind hochstimulierende *Sativa*-Züchtungen nicht zu empfehlen.

Dosierung

Wie erwähnt, sind bei Schlaflosigkeit und Schlafstörungen die Cannabinoid-Profile der Medikamente, sowie der Zeitpunkt der Verabreichung und die Dosierung entscheidend für die erfolgreiche Anwendung. Nahezu jeder, der Cannabis lediglich zur Entspannung konsumiert, bemerkt die sedative Wirkung, die 90 Minuten nach der Verabreichung eintritt, wenn die anfängliche Stimulierung in Schläfrigkeit übergeht. THC scheint anfangs zu stimulieren, während seine Metaboliten jedoch eher beruhigend wirken, das heißt, der Patient sollte das Cannabis eine Stunde vor dem Schlafengehen rauchen oder inhalieren, um die volle sedierende Wirkung dieser THC-Abbauprodukte auszunutzen. Falls man jedoch mitten in der Nacht aufwacht, kann oral eingenommenes Cannabis effektiver sein, um wieder einschlafen zu können. Wie auch immer: Eine Übermedikation mit Cannabis kann zu intensiver Psychoaktivität führen, die das Einschlafen erschwert und die normalen Schlafphasen beeinflusst. Zu empfehlen ist eine mittlere bis niedrige Dosis.

Verabreichung

Oral

Wacht man mitten in der Nacht auf, hilft orales Cannabis – wegen der länger andauernden Wirkung – besser. Eine Übermedikation ist unbedingt zu vermeiden, weil die stimulierenden und psychoaktiven Effekte bei hoher Dosierung den Patienten wach und Schlaf unmöglich machen.

Sublingual: Sublinguale Präparate wie *Sativex* haben sich bei Schlaflosigkeit und anderen Schlafstörung als wirksam erwiesen. *Sativex* ist eine 50-zu-50-Kombination aus THC und CBD, und das CBD mindert die

Psychoaktivität des THC, wodurch unerfahrene Cannabis-Patienten weniger Nebenwirkungen verspüren.

Vaporisieren und Rauchen: Bei den meisten Patienten wirkt verdampftes oder gerauchtes Cannabis gut gegen Schlaflosigkeit, wenn es eine Stunde vor dem Schlafengehen konsumiert wird.

Geeignete Chemotypen

Stärkere *Indica*-Züchtungen wie Purples oder echte afghanische oder pakistanische Kush-Sorten eignen sich wegen ihrer beruhigenden und schmerzlindernden Wirkung.

Populäre Sorten

Violette Cannabis-Sorten werden durchweg als die effektivsten bei Schlafstörungen genannt, vermutlich aufgrund ihres hohen Myrcen- und Linalool-Gehalts. Dazu gehören Grape Ape, Purple Urkle, Grand Daddy Purple und Purple Kush.

Historisches

Auch die indische Ayurveda-Medizin erkennt die schlaffördernden (nidrajana) Eigenschaften von Cannabis. Diese uralte Tradition reflektiert eine 1991 durchgeführte Umfrage unter indischen Cannabis-Konsumenten in der Stadt Varanasi: 90 Prozent der Befragten hielten Cannabis bei Schlafstörungen für hilfreich. Aus historischer Sicht ist die Anwendung von Cannabis bei Schlafstörungen eng mit seiner Eigenschaft verknüpft, Angst und Unbehagen zu reduzieren. William O'Shaughnessy, ein irischer Arzt, der im 19. Jahrhundert in der Kolonie Indien arbeitete, beschrieb die Wirksamkeit von Cannabis als Sedativum in der Behandlung von Schmerzen und Rheuma. Nachdem 1964 erstmals THC isoliert worden war, erwiesen frühe Studien, dass THC die Einschlafzeit verkürzte, den Tiefschlaf unterdrückte und manchmal katerähnliche Symptome hervorrief. Ende der 1990er-Jahre stand in einem Forschungsbericht zu lesen, Schlafstudien hätten erbracht, dass THC die Gehirnwellenmuster nachteilig veränderte und bei den meisten Probanden katerähnliche Symptome (wie Kopfschmerzen und Abgeschlagenheit) hervorrief.[97] Dem wurde jedoch in einem Bericht von 2007 über die Anwendung von *Sativex* gegen Schlafstörungen bei Multipler Sklerose und Arthritis-Schmerzen vehement widersprochen. *Sativex* erwies sich in 13 Studien als hochwirksam bei schmerzbedingter Schlaflosigkeit. 2011 brachte ein niederländischer Pharmakonzern ein Medikament auf den Markt, das sehr viel essenzielles Cannabis-Öl namens Myrcen enthielt. Myrcen kommt in *Indica*-Züchtungen vor und hat sich in Kombination mit THC als sedierend erwiesen.

Migräne und Kopfschmerzen

Seit 1500 Jahren werden Cannabis-Medikamente, zumeist oral, bei Migräne und anderen Arten von Kopfschmerzen eingesetzt. Dr. Ethan Russo vermutete, dass manche Formen der Migräne von einem Endocannabinoid-Mangel verursacht werden. Da auch Symptome anderer, schwerer Erkrankungen als Migräne fehlgedeutet werden können, sollten Patienten mit starken Kopfschmerzen immer einen Arzt konsultieren, um die richtige Diagnose und Behandlung zu bekommen.

Beschreibung

Migräne umfasst eine Gruppe von starken Kopfschmerzen mit zwei Hauptformen: gewöhnliche Migräne-Kopfschmerzen mit Übelkeit, Erbrechen und Empfindlichkeit gegen Sinneseindrücke sowie dem klassischen Migräne-Kopfschmerz, dem eine Aura von Warnsymptomen vorausgeht, zum Beispiel Sehstörungen. Weniger häufig sind Augen-, Bauch- und chronische Migräne. Cluster- und Donnerschlagkopfschmerzen sind zwar sehr intensiv, gelten aber nicht als Migräne. Gewöhnliche Spannungskopfschmerzen, unter denen bis zu 80 Prozent der Bevölkerung leiden, können zum Beispiel von Schlafmangel, Haltungsfehlern und emotionalem Stress verursacht werden.

Effektivität

Cannabis ist bei vielen Patienten als Prophylaxe effektiv, um die Häufigkeit von Migräne-Attacken zu reduzieren. Auch die Symptome gewöhnlicher Spannungskopfschmerzen lassen sich damit gut behandeln. Aufgrund möglicher schwerwiegender Nebenwirkungen sollte Kindern und Jugendlichen mit Kopfschmerzen Cannabis nur mit großer Vorsicht verabreicht werden.

Wirkmechanismus

Derzeit betrachtet man Migräne als Abfolge mehrerer Phasen. Der Patient ist einem Migräne-Trigger ausgesetzt: hellem Licht, Hunger, Chemikalien im Essen, Hormonen usw. Dieser Trigger löst im Gehirn eine chemische Reaktion aus, die normalerweise die Freisetzung von Endocannabinoiden stimuliert, um das Gleichgewicht wiederherzustellen. Aus bislang unerforschten Gründen setzen Migräne-Patienten diese Endocannabinoide nicht immer frei, was auf einen Endocannabinoid-Mangel schließen lässt. Ohne diese Endocannabinoide, die die Kommunikation normalisieren könnten, veranlasst der Trigger schmerzempfindliche Zellen im Hirnstamm, Neuropeptide freizusetzen, die wiederum andere schmerzempfindliche Zellen zur Freisetzung weiterer Neuropeptide stimulieren und damit einen wahren »Wasserfall« auslösen. Diese Chemikalienflut führt dazu, dass sich Blutgefäße an der Gehirnoberfläche abnormal weiten. Und aufgrund dieses Druckanstiegs schwillt das umliegende Gewebe an, wodurch die Schmerzen sprunghaft ansteigen.

Dosierung

Für die Dosierung von Cannabis bei Migräne gibt es zwei Ansätze: prophylaktisch und symptomatisch. Als Prophylaxe soll es die Häufigkeit und Intensität der Kopfschmerzen reduzieren. Der symptomatische Ansatz zielt auf die Linderung der Schmerzen und der Übelkeit während der Attacke. Mit Prophylaxe sollen die endogenen Cannabinoide durch die Zugabe ihrer Äquivalente aus der Cannabis-Pflanze gestärkt werden. Die Patienten nehmen täglich eine kleine Dosis Cannabis zu sich – häufig weniger als 2,5 Milligramm THC oder eines entsprechenden Wirkstoffs –, die kaum oder gar nicht berauscht. Diese vorbeugende Dosis scheint am effektivsten zu wirken, wenn man sie kurz nach dem Aufstehen oder nachmittags zu sich nimmt, je nachdem, wann der Patient üblicherweise Kopfschmerzen bekommt. Symptomatische Linderung wird am effektivsten erzielt, wenn das Medikament im Anfangsstadium der Migräne eingenommen wird. Die sublinguale Verabreichung sowie Inhalieren von bis zu zehn Milligramm THC ist hilfreich, wenn der Patient sich bereits übergibt. Bei fortgeschrittener Migräne können Dosierungen von bis zu 25 Milligramm THC den Patienten beruhigen und extreme Übelkeit lindern. Die Zugabe von CBD kann die Intensität der THC-Psychoaktivität reduzieren. Denken Sie daran, dass die Cannabis-Dosierung einen »Sweetspot« für Schmerzlinderung hat, und vermeiden Sie eine Übermedikation.

Auch die Dosierung bei gewöhnlichen Spannungskopfschmerzen sollte dem »Sweetspot«-Modell folgen. 2,5 bis 5 Milligramm THC sollten effektiv sein. Die Zugabe 2,5 Milligramm CBD ist mitunter hilfreich. Interessanterweise kann die alleinige Verabreichung von CBD allerdings leichte Kopfschmerzen auslösen.

Verabreichung

Oral

Laut Patientenaussagen können schon niedrige Dosierungen von oral verabreichtem Cannabis die Häufigkeit von Migräne-Attacken reduzieren – sublingual wirken sie schneller, geschluckt wird das THC langsamer freigesetzt. Vorsichtig vorgehen, um Überdosierungen zu vermeiden. Falls Sie ein Cannabis-Edible essen wollen, wählen Sie eines mit weniger als fünf Milligramm biologisch verfügbarem THC und verspeisen Sie zunächst nur die Hälfte.

Vaporisieren und Rauchen: Sowohl beim Rauchen als auch beim Einatmen des Dampfs wirkt Cannabis gut gegen Migräne, insbeson-

Historisches

Wie Russo in seiner hervorragenden historischen Übersicht[98] anmerkt, wird Cannabis seit über tausend Jahren in China, Indien, Ägypten, Griechenland, Rom und in islamischen Ländern zur Prävention und Linderung von Migräne-Kopfschmerzen angewandt. Der älteste Hinweis auf Cannabis in der Migräne-Behandlung stammt aus dem Persien des 19. Jahrhunderts und empfiehlt, Cannabis-Saft in die Nase zu träufeln, damit der Patient ihn nicht wieder erbricht. William Dymock zitiert eine spätere persische Quelle, derzufolge Cannabis sich zudem gut für die »Reinigung des Gehirns« eigne.[99] Die deutsche Kräuterkundige und Äbtissin Hildegard von Bingen schrieb in ihrer *Physika:* »Wer ein leeres Hirn hat, dem verursacht der Genuss des Hanfes einen Schmerz im Kopfe. Den, der aber gesund ist und ein volles Gehirn im Kopfe hat, schädigt er nicht.«[100] Extrakte von *Cannabis indica* zur oralen Einnahme waren in den meisten Apotheken im Westen ab den 1840er-Jahren erhältlich. Orale Cannabis-Extrakte waren von Mitte des 19. Jahrhunderts bis Anfang der 1940er-Jahre in westlichen Ländern bei Migräne das Mittel der Wahl. Ab den 1870er-Jahren erschienen sie in renommierten medizinischen Fachzeitschriften wie *The Lancet, Journal of the American Medical Association* und *Merck's Archive* Artikel, die Cannabis bei Migräne empfahlen. Der Eintrag über Migräne im *Merck Manual* von 1912 nennt Cannabis als einzige medizinische Option. Ein Katalog des amerikanischen Pharmaunternehmens *Eli Lilly* nennt »*Cannabis Indica,* Extract« als Medikament bei Migräne und Neuralgien mit Dosierungen von bis zu einem Gramm. In den 1930er-Jahren begannen Ärzte, sich über die große Bandbreite in der Potenz von pharmazeutischen Cannabis-Extrakten zu beschweren. Diese uneinheitliche Qualität und die ersten Marihuana-Gesetze führten schließlich dazu, dass Cannabis 1941 im Westen aus den Arzneibüchern gestrichen wurde. Die letzte Erwähnung von Cannabis als in westlichen Ländern anerkanntes Mittel bei Migräne stammt aus einer 1942 erschienenen Ausgabe des *Journal of the American Medical Association.*[101] In den darauf folgenden 50 Jahren des Verbots vergaßen die meisten Ärzte im Westen, dass Cannabis jemals zur Behandlung von Migräne verwendet worden war. In China, Indien und Südostasien jedoch blieb Cannabis ungeachtet des Verbots im Westen ein gängiges Mittel gegen Migräne-Kopfschmerzen. In den 1990er-Jahren bat Russo die *National Institutes of Health* (NIH) um Erlaubnis, an Migräne-Patienten klinische Versuche mit Cannabis durchzuführen. Obwohl die NIH und die FDA Dr. Russos Forschungsprotokoll akzeptierten, blockierten die *National Institutes of Drug Abuse* die Studie. 2004 veröffentlichte Russo die Hypothese, dass bei manchen Patienten der Pathophysiologie von Migräne, Fibromyalgie und Reizdarmsyndrom ein Mangel an Endocannabinoiden zugrunde liegt, und prägte den Begriff »Clinical Endocannabinoid Deficiency« (CECD; Klinischer Endocannabinoid-Mangel).[102] THC scheint der wichtigste Cannabis-Wirkstoff gegen Migräne zu sein, obgleich auch andere Phytocannabinoide nützlich sein können.

dere im Anfangsstadium. Patienten mit klassischer Migräne sagen, dass die Cannabis-Anwendung ganz am Anfang der Auraphase das Fortschreiten der Migräne stoppen kann.

Geeignete Chemotypen

Für die orale Verabreichung eignen sich alle THC-reichen Cannabis Strains. Zum Rauchen oder Vaporisieren sind eher stimulierende *Sativa*-Chemotypen, ganz am Anfang der Attacke oder in der Auraphase, ideal. Danach scheinen stärkere *Indica*-Züchtungen wie violette und echte Kush-Varianten aufgrund ihrer Kombination aus beruhigender und schmerzlindernder Wirkung effektiv.

Populäre Sorten

Für die niedrig dosierte Migräne-Prophylaxe sind Haze-Varianten sinnvoll. Bei akutem Schmerz und Übelkeit eignen sich Purple Urkle, Grand Daddy Purple, Purple Kush und MK Ultra besser.

Multiple Sklerose und Bewegungsstörungen

Spastik ist als unangenehme und schmerzhafte Muskelkrämpfe und -steifigkeit definiert und tritt bei einer Reihe von Bewegungsstörungen und Erkrankungen wie Multipler Sklerose (MS), Zerebralparese, amytropher Lateralsklerose (ALS) und Rückenmarksverletzungen auf.[103] Die Spastik verschlimmert sich häufig im Verlauf der Erkrankung. Es wird angenommen, dass diese Verschlimmerung von spastischen Symptomen von einer Fehlfunktion des Dehnreflexes herrührt, die zu exzessiven und kulminierenden Muskelkontraktionen führt.[104]

Die Anwendung von Cannabis als Alternativmittel bei Spastizität geht auf eine Zeit zurück, als wir noch nicht wussten, wie das körpereigene Endocannabinoid-System die Signalübertragung zwischen den Nerven, die bei Spastik und den zugrunde liegenden Störungen schiefläuft, regelt.

Beschreibung

Nerven verlaufen vom Gehirn und vom Rückenmark weg in die peripheren Körperzonen, wo sie die Muskelbewegungen steuern. Multiple Sklerose ist eine entzündliche neurodegenerative Erkrankung der weißen Substanz im Gehirn, in der das Immunsystem die Myelinscheide, die diese absteigenden Nerven umgibt, angreift. Wird Myelin beschädigt, führen die Signale eines geschädigten Nervs zu anderen geschädigten Nerven in der Nähe. Diese Kreuzübertragung überreizt die Nerven, die große Mengen des Neurotransmitters Glutamat freisetzen. Glutamat ist für die Verbreitung bestimmter exzitatorischer Signale über Nervenbahnen verantwortlich. Die übersteigerte Freisetzung von Glutamat bei Multipler Sklerose kann für Nervenzellen toxisch sein. Zu den Symptomen von Multipler Sklerose gehören Muskelkrämpfe und Schmerzen, Zittern, Sehstörungen, Schwäche, Verlust der Blasenkontrolle sowie kognitive und sprachliche Beeinträchtigungen. Unter Spastik versteht man unwillkürliche Körperbewegungen, verursacht von den Schäden an den motorischen Nerven, die die willkürliche Bewegung kontrollieren. Spastizität manifestiert sich in Form von Muskelkrämpfen, schnellen Muskelkontraktionen und erhöhtem Muskeltonus. Die Intensität der Symptome reicht von leichtem Unbehagen bis zu lähmender Steifigkeit und Krämpfen.

Effektivität

THC-dominante Cannabis-Medikamente helfen effektiv bei Schmerzen und Spasmen, jedoch nicht uneingeschränkt. 2013 erbrachte eine Tierstudie mit CBD Hinweise auf ein signifikantes therapeutisches Potenzial. Eine neue Placebo-kontrollierte Studie mit 30 MS-Patienten am *University of California Center for Medical Cannabis Research* (CMCR) untersuchte die Effektivität von gerauchtem Cannabis bei MS-Schmerzen und -Spasmen.[105] 60 Prozent der Probanden bekamen zusätzlich Medikamente gegen Spastik, und 70 Prozent erhielten »Disease-Modifying Drugs« (DMD) wie Interferon. Alle hielten sich während der Studie weiter an diese Medikation. Nahezu 80 Prozent der Teilnehmer hatten Cannabis schon vorher konsumiert, davon 30 Prozent im Jahr zuvor. Zwei Drittel der Probanden waren auf Gehhilfen wie Stock oder Rollstuhl angewiesen. Die Patienten wurden in zwei Gruppen aufgeteilt: Eine bekam Cannabis mit vier Prozent THC, die andere ein Placebo zu rauchen. Die erste Behandlungsphase dauerte drei Tage, dann folgten elf Tage Pause, dann wurden die Gruppen getauscht.

Sie wurden auf Spastizität, Schmerzen und Gehfähigkeit getestet sowie kognitiven Tests unterzogen. Die Ergebnisse zeigten bei Cannabis-Rauchern im Vergleich zur jeweiligen Placebo-Gruppe eine signifikante Reduzierung der Spastik. Die Schmerzen gingen in der Cannabis-Gruppe um 50 Prozent zurück. Der größte Mangel dieser CMCR-Studie war allerdings, dass keine Cannabis-unerfahrenen Probanden dabei waren.

Vorhergehende Studien zu Spastik und oral verabreichten Cannabinoid-Medikamenten führten zu gemischten Ergebnissen – eine signifikante Reduzierung der Spastizität wurde lediglich subjektiv empfunden.[106] Oral eingenommene Cannabinoide können ebenfalls MS-Schmerzen weniger effektiv lindern als gerauchte oder sublinguale Cannabis-Medikamente.[107] Während viele MS-Patienten von symptomatischer Besserung der Schmerzen und Krämpfe durch Cannabis berichten, reicht diese Besserung von leicht bis signifikant und ist unter den Patienten nicht konstant.

Wirkmechanismus

Ein 2011 veröffentlichtes Referat von David Baker und Wissenschaftlern des *Bilzard Institute* an der *Queen Mary University* in London untersuchte die biologischen Mechanismen der Spastizität und wie Cannabis-Medizin symptomatische Linderung herbeiführt. Da Endocannabinoide die Nervenübertragung kontrollieren, kann Cannabis-Medizin diese Endocannabinoide nachahmen und die der Spastik zugrunde liegende Fehlfunktion in der Nervenübertragung regulieren. Von Interesse ist auch, wie Cannabinoid-Medikamente das Fortschreiten dieser Krankheiten aufhalten kann, indem sie die überschießende Freisetzung von Glutamat im Lauf der Zeit bremsen, wodurch möglicherweise die Nervenschäden reduziert werden können.[108]

Dosierung

Moderate Dosierungen, die 2,5 bis 10 Milligramm THC entsprechen, sind bei Spastizität und chronischen Schmerzen anscheinend effektiv. Nervenschmerzen aufgrund dieser Erkrankungen sprechen vermutlich schon auf weit niedrigere Dosierungen (unter 2,5 Milligramm) an.

Verabreichung

Oral

Sublinguale Cannabis-Medikamente scheinen bei Spastizität effektiver zu sein als Präparate zum Schlucken.

Vaporisieren und Rauchen: Das Wichtigste an der CMCR-Studie: Sie bewies, dass sich MS-Spastik objektiv besserte, wenn die Patienten Cannabis rauchten.

Geeignete Chemotypen

Die Erfahrung von kalifornischen Cannabis-Apotheken mit MS- und Spastik-Patienten weist darauf hin, dass die Kombination verschiedener THC-dominanter Chemotypen bei Krämpfen und Schmerzen die beste Linderung bietet. Das erscheint logisch, denn durch die Vermischung unterschiedlicher Cannabis-Arten entsteht ein größerer Entourage-Effekt der Terpenoide und untergeordneten Cannabinoide.

Populäre Sorten

Blue Dream, Bubba Kush, Pincher Creek, Trainwreck und OG Kush sind die gängigsten Züchtungen für Mischpräparate.

Übelkeit und Erbrechen

Trotz 40 Jahre langer Forschung, die die Effektivität von Cannabis und Cannabinoiden selbst für sehr junge Patienten bestätigt, dienen sie bei Übelkeit und Erbrechen nur als »Blitzableiter«-Mittel. Im *Journal of the National Comprehensive Cancer Network* schrieb 2012 ein renommierter Pharmazeut: »Obgleich Patienten in Bundesstaaten, in denen der Konsum von Marihuana zu medizinischen Zwecken erlaubt ist, diese Behandlungsmethode anwenden möchten, bleibt sie gesetzlich wie therapeutisch umstritten.«[109] In manchen Fällen wird der Cannabis-Konsum für das seltene Cannabis-Hyperemesis-Syndrom mit starker Übelkeit und Erbrechen in Verbindung gebracht.

Beschreibung

Viele Gegner von medizinischem Marihuana haben nach einer Krebsdiagnose mit damit einhergehender Chemo- und/oder Bestrahlungstherapie ihre Meinung geändert. Ein Großteil der US-amerikanischen Onkologen, die Anfang der 1990er-Jahre an einer Umfrage teilnahmen, empfahl Cannabis mindestens einem Patienten während der Chemotherapie, lange bevor in ihren Staaten Gesetze zu medizinischem Cannabis erlassen wurden.[110]

Effektivität

Bis 2006 wurden mehr als 30 Studien über die Effektivität von Cannabinoiden bei Übelkeit und Erbrechen durchgeführt.[111] Kürzlich erwies sich CBD, das nicht psychoaktive Cannabinoid, an Tiermodellen sowohl gegen Übelkeit als auch gegen Brechreiz als extrem wirksam.[112] 2013 wurde eine Tierstudie veröffentlicht, die darauf hinweist, dass die nicht psychoaktive, azide Form von THC, das in rohen Cannabis-Blüten vorkommende THCA, eine noch effektivere Alternative zu THC sein könnte.[113]

Wirkmechanismus

Ein großer Durchbruch im Verständnis des Mechanismus, der Erbrechen und Übelkeit zugrunde liegt, war die Entdeckung, dass die Blockierung eines bestimmten Gehirnrezep-

Historisches

Weil sie die Übelkeit und das Erbrechen von Chemotherapiepatienten nicht in den Griff bekamen, sahen sich Mitte der 1970er-Jahre Onkologen gezwungen, über die Verwendung von Cannabis und seinen Derivaten nachzudenken. 1975 erbrachte laut dem *New England Journal of Medicine* eine Studie mit Patienten, denen sieben Antitumor-Wirkstoffe verabreicht wurden, dass THC den Brechreiz während der Behandlungen effektiv reduzierte.[114] Anlass für diese Studie waren Einzelberichte über Fälle gewesen, in denen Cannabis-Rauchen Übelkeit und Erbrechen bei Chemotherapien gelindert hatte. Mitte der 1990er-Jahre ließ die *Federal Drug Administration* synthetisches THC (nicht aber THC aus natürlichem Cannabis) als verschreibungspflichtiges Medikament bei Übelkeit und Brechreiz im Zuge von Chemotherapien zu. Zudem wurde ein vollsynthetisches Cannabinoid, Nabilon, entwickelt und unter dem Namen Cesamet auf den Markt gebracht.

tors der 5-HT- oder Serotonin-Rezeptorengruppe den durch den Chemotherapiewirkstoff Cisplatin ausgelösten Brechreiz unterdrücken kann. Doch die Übelkeit können diese 5-HT-Antagonisten nicht effektiv reduzieren, und auch den verzögerten Brechreiz, der meist mit dieser weitverbreiteten Form der Chemotherapie einhergeht, können sie nicht wirksam einschränken. Und ebendiese zeitlich verzögerte Übelkeit ist für die Patienten besonders quälend. Glücklicherweise sind jedoch Cannabinoide effektiv.[115]

Cannabis-Hyperemesis-Syndrom

2004 prägte der australische Arzt J. H. Allen den Begriff Cannabis-Hyperemesis für ein Syndrom mit Erbrechen und Bauchschmerzen, das sich seltsamerweise mit einer heißen Dusche lindern lässt. Allen beobachtete dieses Syndrom an neun Patienten, die alle jahrelang Cannabis konsumiert hatten.[116] Die Symptome klangen bei allen Patienten ab, sobald sie kein Cannabis mehr konsumierten. In einer 2012 an der *Mayo Clinic* durchgeführten Untersuchung wurden in der Literatur an die 100 Fälle von Cannabis Hyperemesis gefunden.[117] Nahezu alle Cannabis-Hyperemesis-Patienten sind unter 50 Jahre alt und zeigen morgens Symptome. Die Mayo-Forscher vermuten, dass Cannabis die Regulierung der Körpertemperatur beeinträchtigt und die Besserung nach einer heißen Dusche eben mit der Temperaturregelung zu tun hat. Die Cannabis-Hyperemesis muss jedoch noch tiefgehender erforscht werden.

Dosierung

Für viele Patienten, die sich einer Chemotherapie unterziehen müssen, liegt die Cannabis-Dosis gegen den damit einhergehenden Brechreiz eher am oberen Ende der Skala. Normalerweise ist es empfehlenswert, die THC-Dosis nach und nach zu erhöhen, damit sich der Patient an die Psychoaktivität gewöhnen kann. Eine Anfangsdosis von fünf Milligramm kann im Lauf einer Woche vor der Chemotherapie schrittweise auf 15 Milligramm erhöht werden. Von THCA oder CBD kann eine größere Dosis verabreicht werden, weil sie keine ungewollte Psychoaktivität auslösen.

Verabreichung

Oral

Oral und sublingual wirkt Cannabis recht effektiv; bei oraler Verabreichung hält die Wirkung länger an.

Vaporisieren und Rauchen: Bei gerauchtem oder vaporisiertem Cannabis lässt sich die effektive Dosis leichter ermitteln, zudem wird es besser absorbiert.

Geeignete Chemotypen

Fast alle THC- und CBD-Chemotypen.

Populäre Sorten

Bei Übelkeit sind derzeit OG Kush und Bubba Kush sowie Blue Dream die in Kalifornien populärsten Sorten.

Neuropathie

Konventionelle pharmakologische Therapien für Nervenschmerzen wirken nicht bei jedem Patienten, und die Nebenwirkungen können sich als problematisch erweisen. Mehrere kleine klinische Studien konnten belegen, dass Cannabis bei hartnäckiger Neuropathie mäßig effektiv ist.

Beschreibung

Neuropathien entstehen normalerweise durch Schäden an Nerven im peripheren Nervensystem (dem Nervensystem außerhalb von Gehirn und Rückenmark). Häufig äußert sich die Neuropathie in Händen und Füßen als Schmerz, Brennen, Kribbeln und Taubheit. Grundsätzlich gibt es zwei Arten von Neuropathie: die Mononeuropathie, die einen einzigen Nerv betrifft, wie zum Beispiel das Karpaltunnelsyndrom, sowie die Polyneuropathie, bei der eine Reihe von peripheren Nerven betroffen sind, zum Beispiel diabetische oder HIV-Neuropathie. 30 Prozent aller Neuropathien werden von Diabetes hervorgerufen, bei ebenfalls 30 Prozent ist die Ursache unbekannt. Multiple Sklerose, Chemotherapien und HIV-Behandlungen können zu Nervenschäden führen, die wiederum Neuropathien auslösen können. Besonderheiten des neuropathischen Schmerzes sind

Allodynie (Schmerzempfindung durch Reize, die normalerweise keinen Schmerz auslösen, wie Druck oder Temperaturveränderung), Hyperalgesie (übermäßige Schmerzempfindlichkeit) beziehungsweise eine Gruppe von Empfindungsstörungen namens Dyästhesie (Kribbeln, elektrischer Schlag, Kälte, Brennen und sogar Taubheit).

Effektivität

Cannabis wirkt bei verschiedenen Neuropathien effektiv. Vor Kurzem verglich Dr. Igor Grant, Direktor des *Center for Medicinal Cannabis Research* an der *University of California,* in einem Bericht die Effektivität von Cannabis mit der von trizyklischen Antidepressiva, Gabapentin, krampflösenden Mitteln und selektiven Serotonin-Wiederaufnahmehemmern. Cannabis erwies sich bei Neuropathien als nicht ganz so wirksam wie Trizyklika, aber effektiver als die anderen Arzneistoffe.[118] Eine frühere Studie von Dr. Donald Abrams kam bei durch HIV ausgelöster Neuropathie auf ähnliche Ergebnisse.[119] *Sativex,* das verschreibungspflichtige Spray aus Cannabis-Extrakt, das auf die Mundschleimhaut gesprüht wird, enthält sowohl THC- als auch CBD-Cannabis-Extrakte und erwies sich über eine Dauer von zwei Jahren als effektiv gegen Nervenschmerzen bei MS-Patienten.[120] Eine Studie von 2014 ergab, dass CBD mit Chemotherapien einhergehende Neuropathien lindert. Eine weitere Studie aus demselben Jahr bewies, dass die Kombination von THC und CBD in *Sativex* gut bei behandlungsresistenter Neuropathie wirkt.

Wirkmechanismus

Für die Schmerzübermittlung im Körper sind Endocannabinoide zuständig, die mit Cannabinoiden und anderen auf Rezeptoren basierenden Signalsystemen interagieren. Da pflanzliche Cannabinoide ebenfalls mit diesen Rezeptoren interagieren, beeinflusst Cannabis mehrere Arten von Schmerzen, darunter auch die Neuropathie.

Dosierung

Der Schlüssel zu einer effektiven Behandlung von Neuropathien mit Cannabis ist die richtige Dosierung. Sie sollte schmerzlindernd wirken, aber nicht unerwünschte Nebenwirkungen wie übermäßige Psychoaktivität, Sedierung oder Benommenheit hervorrufen.[121] Eine randomisierte kontrollierte Studie mit gerauchtem Cannabis mit neun Prozent THC in niedrigen Dosierungen erbrachte effektive Schmerzlinderung unterhalb der Schwelle zur Psychoaktivität.[122] Die Ergebnisse dieser Studie waren von besonderem Interesse, weil sie die unerwartete medizinische Wirksamkeit von Cannabis-Dosen belegen, die weit unter der Menge liegen, in der medizinisches Cannabis zumeist verabreicht wird. In der erwähnten Studie unter Leitung von Mark A. Ware reduzierte ein einziger Zug an einer Cannabis-Zigarette (25 Milligramm Cannabis mit 9,4 Prozent THC in der Trockenmasse, das heißt weniger als zwei Milligramm THC) die Schmerzintensität bei posttraumatischer oder postoperativer Neuropathie messbar. Wenn sich derart niedrige Dosierungen auch in künftigen Studien als effektiv erweisen, könnten die Sorgen bezüglich der Nebenwirkungen von Cannabis-Medikamenten nachlassen.

Verabreichung

Oral

Geschluckte und unter die Zunge gelegte beziehungsweise auf die Mundschleimhaut gesprühte Cannabis-Präparate lindern effektiv Neuropathie-Symptome. *Sativex* wurde intensiv auf die Verwendung bei Neuropathien getestet – mit beachtlichem Erfolg. In kalifornischen Cannabis-Apotheken werden Neuropathie-Patienten konventionelle Cannabis-Edibles empfohlen. Der Vorteil bei oraler Verabreichung von Cannabis-Präparaten besteht darin, dass sie bis zu sechs Stunden lang wirken.

Vaporisieren und Rauchen: Sowohl vaporisiertes als auch gerauchtes Cannabis wirkt bei Neuropathie effektiv; zudem setzt die Wirkung schnell ein, und die Dosis ist leicht zu ermitteln.

Geeignete Chemotypen

Für die Behandlung von Neuropathie eignen sich sowohl THC- als auch CBD-Chemotypen. Cannabis-Chemotypen, die kleine Mengen CBG produzieren, können die schmerzlindernde Wirkung verstärken.

Populäre Sorten

Pincher Creek, Bubba Kush, Harlequin und Cannatonic.

Historisches

Ein berühmtes frühes Beispiel für die Behandlung von Neuropathie mit Cannabis schilderte Dr. Martin H. Lynch bereits Mitte des 19. Jahrhunderts in einem Fallbericht. Lynch behandelte eine Frau, die rund um eine Augenhöhle und auf einer Kopfseite massive stechende Schmerzen hatte, mit einer »Tinktur aus indischem Hanf«. Der Erfolg war bemerkenswert: Die Neuralgieschmerzen verschwanden innerhalb von 48 Stunden. In seinem Bericht erwähnte Lynch eine Studie, die in der *Dublin Medical Press* vom März 1843 veröffentlicht worden war und in der Sir James Murray einen Patienten mit Neuralgie im Arm mit zehn Tropfen *Cannabis-indica*-Tinktur behandelt hatte.[123]

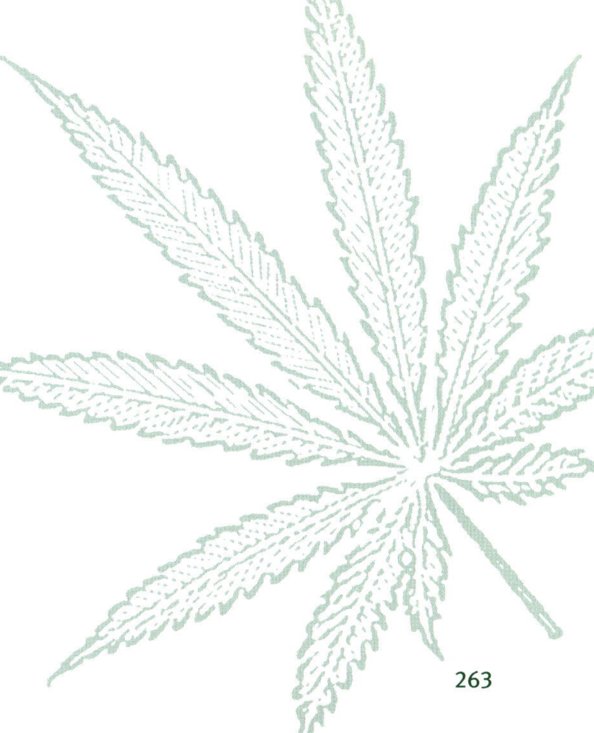

Schmerzen

Schmerz ist heute das häufigste Symptom, gegen das medizinisches Cannabis eingesetzt wird. Der Schlüssel zur effektiven Behandlung mit Cannabis ist auch hier die richtige Dosierung. Da der Körper mithilfe seines Endocannabinoid-Systems Schmerzlevel und -übertragung reguliert, ist die richtige Dosierung überaus wichtig, um den »Sweetspot« der nachhaltigen Schmerzlinderung beizubehalten. Einige schmerzhafte Erkrankungen wie Fibromyalgie und Migräne werden möglicherweise von einem Endocannabinoid-Mangel ausgelöst.[124] Dann fungiert Cannabis wie ein Vitamin, um diesen Mangel auszugleichen und das Gleichgewicht wiederherzustellen – ein neuer Therapieansatz.

Beschreibung

Es gibt unterschiedliche Formen von gewöhnlichen Schmerzen. Akuter Schmerz dauert normalerweise so lange an, bis der auslösende Reiz entfernt wird oder der physische Schaden geheilt ist. Chronische Schmerzen sind Schmerzen, die länger als drei Monate andauern, wie etwa bei Krebs oder Arthritis. Neuropatischer Schmerz wird von Schäden am Nervengewebe verursacht, betrifft häufig die Extremitäten und tritt zum Beispiel bei Diabetes oder als Nebenwirkung von Arzneistoffen (etwa bei Chemotherapien) auf. Neuropathien verursachen oftmals ein kribbelndes oder brennendes Gefühl. Pruritus, ein unangenehmer Juckreiz, hat viele Ähnlichkeiten mit Schmerz und kann mit Neuropathie-Schmerzen einhergehen, obwohl Schmerz eigentlich Jucken hemmt.

Effektivität

Die meisten Studien über die Behandlung von chronischen Schmerzen mit Cannabinoiden sind ermutigend, während sie sich bei akutem Schmerz als weniger wirksam erweisen. Aufgrund der weitverbreiteten Verwendung von Schmerzmitteln mit Opioiden wurden Cannabinoide auf ihre Wirkung bei Schmerzen untersucht, die nicht immer auf Opiate ansprechen. Dr. Sunil K. Aggarwal führte unter Patienten mit chronischen Schmerzen eine Umfrage durch.[125] Diese Patienten durften gegen ihre Symptome mit pflanzlichem Cannabis vorgehen und hatten zusammen über 200 Jahre Erfahrung mit medizinischem Cannabis. Sie litten unter verschiedensten chronischen Schmerzen wie myofaszialem Schmerz, Neuropathie, Rückenschmerzen, Arthrose, zentralem Schmerzsyndrom, Fibromyalgie und Eingeweideschmerz. Cannabinoide lindern effektiv diese Arten von Schmerzen, sofern die richtige Dosierung eingestellt werden kann.[126]

Wie Russo und Hohmann anmerken, können Cannabinoide als Zusatztherapie zur Opioid-Behandlung eingesetzt werden, und tatsächlich reduzieren sie die erforderliche Menge an Opioiden und stellen sogar deren Wirkkraft wieder her, wenn sie im Lauf der Zeit diese eingebüßt haben.[127] Cannabinoide können zudem die Entwicklung einer Gewöhnung an Opioide bremsen und die Symptome beim Opioid-Entzug lindern. Cannabinoide, in erster Linie die Kombination von THC und CBD, sind anscheinend besonders effektiv bei hartnäckigen Schmerzen, etwa bei Multipler Sklerose und Krebs. Das Cannabinoid CBG wirkt stärker schmerzlindernd als THC. THCV, das nicht so psychoaktiv ist wie THC, hat an Tiermodellen ebenfalls intensive Schmerzen reduziert.[128] Neue Daten aus Tierversuchen weisen darauf hin, dass THC Magen-Darm-Blutungen und sogar von nicht steroidalen, entzündungshemmenden Schmerzmitteln verursachte Hämorrhagie lindert.[129]

Historisches

Hua Tuo, ein im 2. Jahrhundert lebender chinesischer Arzt, erfand *mafeisan,* »kochendes Hanfpulver«, das in Wein aufgelöst wurde. Dies war das erste jemals erwähnte Narkotikum, das bei einem operativen Eingriff verwendet wurde. Im 9. Jahrhundert gab der persische Arzt Shapur ibn Sahl Migräne-Patienten den Saft aus Cannabis-Blüten in die Nase, um ihre massiven Schmerzen zu lindern. Im Nahen Osten wurden mit Cannabis verschiedenste Schmerzen, darunter auch neuropathische, kuriert. Im 19. Jahrhundert entdeckten Ärzte, dass Cannabis auch Nervenschmerzen lindern konnte, die ansonsten schwierig zu behandeln waren. 1887 veröffentlichte Hobart Amory Hare, ein Medizinprofessor am *Jefferson Medical College* in Philadelphia, in der *Therapeutic Gazette* einen langen Artikel über die Vorzüge von Cannabis im Vergleich mit Opium in der Behandlung von Schmerzen.[130] Hare hielt Cannabis für besser geeignet, weil es nicht wie Opium Sedierung und Übelkeit nach sich zog. Außerdem sei Cannabis wirksam, weil es manchmal den Schmerz irgendwo in der Ferne verklingen lasse. Seit rund zehn Jahren ist das THC-/CBD-Mundspray *Sativa* in Kanada bei neuropathischen Schmerzen in der Folge von MS und therapieresistenten Krebsschmerzen zugelassen.

Wirkmechanismus

Cannabinoide lindern mittels verschiedener Mechanismen den Schmerz, etwa indem sie analgetische und entzündungshemmende Effekte hervorrufen oder die Freisetzung von Neurotransmittern steuern oder aber die Freisetzung von körpereigenen Opioiden stimulieren. Das Endocannabinoid-System trägt zur Regelung der Schmerzübertragung durch das gesamte Nervensystem bei. Endocannabinoide werden als Reaktion auf Unbehagen freigesetzt und mindern die Schmerzempfindlichkeit. Außerdem verringern sie das Wind-up-Phänomen, bei dem der Schmerz intensiver zu werden scheint, wenn der auslösende Reiz wiederholt wird, und auch die Allodynie, die Schmerzempfindung durch Reize, die normalerweise keinen Schmerz auslösen. Cannabinoide unterdrücken die Übertragung aufsteigender (in Richtung Gehirn und Rückenmark) Schmerzsignale. Zudem steuern sie Schmerzsignale in den absteigenden Schmerzübermittlungsbahnen vom Gehirn/Rückenmark in die betroffene Körperregion. Endocannabinoide und möglicherweise der Mangel an ihnen sind bei schmerzhaften Syndromen wie Fibromyalgie und Migräne beteiligt, die eventuell mit niedrig dosierter Cannabis-Prophylaxe behandelt werden können.

Dosierung

Bei einer in San Diego durchgeführten Studie der *University of California* bemerkte man, dass geräuchtes Cannabis eine »Sweetspot«-Dosis für optimale Schmerzlinderung zu haben scheint.[131] In dieser Studie wurde den Probanden eine kleine Menge Capsaicin injiziert, um Schmerzen zu erzeugen. Nach der Injektion rauchten sie Cannabis in unterschiedlicher Dosierung, um die Schmerzen zu lindern. Die niedrige Dosis hatte kaum bis keine Wirkung, die mittlere Dosis reduzierte die Schmerzen signifikant, und die hohe Dosis verstärkte die Schmerzen deutlich. Eine Studie über das Cannabinoid-Spray *Sativex* bei hartnäckigen Krebsschmerzen zeigte, dass es in niedriger und mittlerer Dosierung am effektivsten war. Das scheint die Hypothese zu bestärken, dass höhere Dosierungen von Cannabinoiden nicht unweigerlich die Schmerzlinderung erhöhen.[132]

Verabreichung

Oral

Sowohl sublinguale als auch orale Cannabis-Präparate eignen sich. Die orale Verabreichung ist unter Umständen bei chronischen Schmerzen besser, weil diese nicht vom beim Rauchen und Vaporisieren üblichen schnell steigenden Cannabinoid-Spiegel im Blut profitieren. Cannabis mit THC und CBD verlängert die Wirkung des THC, weil einige der Nebenwirkungen wie Angst und Herzrasen reduziert werden. Das CBD erleichtert es unerfahrenen Patienten, für die die Psychoaktivität des THC sonst problematisch sein könnte.

Vaporisieren und Rauchen: Viele durch chronische Schmerzen geplagte profitieren durch die schnelle Wirkung von geräuchtem beziehungsweise vaporisiertem Cannabis. Ein weiterer Vorteil beim Inhalieren besteht darin, dass sich das Cannabis leichter dosieren lässt, ohne den »Sweetspot« zu übersteigen.

Äußerlich: Die äußerliche Anwendung von THC-reichem Cannabis ist bei schmerzähnlichen Empfindungen wie Jucken, Hautentzündungen und Dermatitis hilfreich. Diese Präparate können auch, zusammen mit Capsaicin-Salben, bei Muskelschmerzen aufgetragen werden. CBD-reiche Cannabis-Medikamente sind bei Hautentzündungen ebenfalls sehr effektiv. Die Kombination von THC und CBD ist sogar noch vielversprechender. Hanfölsalben mit CBD und THC werden bei Patienten an der amerikanischen Westküste immer beliebter, weil sie nicht psychoaktiv, aber effektiv sind.

Geeignete Chemotypen

Die meisten Chemotypen sind wirksam bei chronischen Schmerzen, CBD-reiche Sorten insbesondere bei Neuropathien. Cannabis mit hohem THC- und CBD-Gehalt können bei hartnäckigen und chronischen Schmerzsyndromen hilfreicher sein. Cannabis-Chemotypen, die viel Myrcen und Linalool produzieren, sorgen zusammen mit THC für zusätzliche Schmerzlinderung. Beta-Caryophyllen ist ebenfalls ein starker Entzündungshemmer und arbeitet mit THC synergetisch zusammen, um den Magen vor nicht steroidalen Schmerzmitteln zu schützen.[133]

Populäre Sorten

Die Wahl hängt davon ab, ob der Patient eine eher stimulierende (tagsüber) oder eine beruhigende Wirkung (vor dem Schlafengehen) erzielen möchte. Afghan, das viel Myrcen und THC enthält, sorgt für deutliche Schmerzlinderung und mehr Entspannung als viele stimulierende Sorten. Trainwreck ist mit seinem hohen Myrcen-Spiegel eine klassische stimulierende Züchtung und für die Schmerzlinderung am Tag beliebt. Violettes Cannabis enthält häufig beträchtliche Mengen an Linalool und THC. Bei hartnäckigen Schmerzen wirken CBD-/THC-Züchtungen wie Harlequin recht effektiv. Will man Psychoaktivität vermeiden, können Sorten mit geringem THC- und hohem CBD-Gehalt wie Cannatonic oder AC/DC bei entzündlichen Schmerzen hilfreich sein.

Parkinson-Krankheit

Morbus Parkinson trifft hauptsächlich ältere Menschen, die meisten Patienten sind über 50 Jahre alt. Wie bei anderen neurodegenerativen Störungen, etwa der Huntington-Krankheit, ist bei Parkinson die Behandlung mit Cannabinoiden erfolgversprechend, vor allem weil die sonstigen Therapiemöglichkeiten dieser schweren Erkrankung recht eingeschränkt sind.

Beschreibung

Die Parkinson-Krankheit ist eine fortschreitende neurodegenerative Erkrankung, die durch den Verlust von Neuronen ausgelöst wird, die in einer kleinen Region im Mittelhirn, der *Substantia nigra,* den Neurotransmitter Dopamin produzieren. Durch Dopamin-Mangel kommt es zu Störungen der Koordination und motorischer Funktionen. Der genaue Grund, warum diese Dopamin-produzierenden Neuronen bei Parkinson verloren gehen, ist noch nicht gefunden. Man glaubt aber, dass eine Entzündung sowie Umwelt- und Erbfaktoren teilweise verantwortlich sind.[136] Die klassischen Symptome von Parkinson sind Muskelsteifheit, Zittern und verlangsamte Bewegungen. Diese resultieren aus einer nachlassenden Stimulierung des motorischen Cortex im Gehirn aufgrund der unzureichenden Dopamin-Bildung und -Aktivität. Die häufigsten Wirkstoffe gegen Parkinson sind Levodopa und Carbidopa. Levodopa wird im Gehirn in Dopamin umgewandelt, und Carbidopa schützt Levodopa davor, aufgespalten zu werden, ehe es das Gehirn erreicht. Levodopa kann eine schwerwiegende Nebenwirkung

Historisches

Morbus Parkinson wurde erstmals 1817 von James Parkinson als neurologisches Syndrom bezeichnet, die ersten Beschreibungen, die zu dieser Erkrankung passen, findet man jedoch schon in indischen medizinischen Schriften von 1000 vor Christus.[134] William Gowers, ein britischer Neurologe, behandelte im 19. Jahrhundert Parkinson mit Cannabis in Kombination mit Opium und konstatierte: »Ich habe mehrere Male über beachtliche Zeit eine sehr deutliche Verbesserung festgestellt.«[135]

haben: eine andere Bewegungsstörung namens Dyskinesie mit unnormalen, unkontrollierten Bewegungen von Mund, Zunge, Gesicht, Kopf, Hals, Armen und Beinen.

Effektivität

Die Wirksamkeit von medizinischem Cannabis bei Parkinson ist noch nicht eindeutig geklärt, aber Beobachtungsstudien und Umfragen erscheinen vielversprechend. 2004 erbrachte eine Umfrage der *International Parkinson and Movement Disorder Society* in Prag, dass über die Hälfte der Parkinson-Patienten, die Cannabis ausprobierten, subjektiv Verbesserungen spürten.[137] 2013 präsentierten israelische Forscher auf dem *17th International Congress of Parkinson's Disease and Movement Disorders* eine Beobachtungsstudie mit 17 Parkinson-Patienten, die mit Cannabis ihre motorischen Symptome behandelten. Die Wirkung des Cannabis auf ihre Parkinson-Symptome wurden anhand der *Unified Parkinson's Disease Rating Scale* (UPDRS) ausgewertet. Auch die nicht motorischen Symptome und die Nebenwirkungen des Cannabis wurden bewertet. Insgesamt war eine 30-prozentige Verbesserung der Durchschnitts-UPDRS-Werte der Patienten zu verzeichnen. Die Analyse verschiedener motorischer Symptome ergab eine deutliche Besserung des Zitterns, der Steifigkeit und der langsamen Bewegungen. Auf die Körperhaltung hatte das Rauchen von Cannabis keine Wirkung, und auch die Schmerzwerte gingen dadurch nicht zurück. Als unangenehmste Nebenwirkung gaben die Patienten Schläfrigkeit an.[138] Neue Anzeichen deuten darauf hin, dass andere Cannabinoide als THC bei Parkinson eventuell besser geeignet sind. THCV, das in manchen südafrikanischen und zentralasiatischen Cannabis-Züchtungen vorkommt, schützte in Tierversuchen die Nerven und linderte die Symptome bei Parkinson.[139] THCV-Cannabis ist in den USA noch sehr selten erhältlich, was sich aber wohl in den nächsten Jahren ändern wird. Angesichts der zusätzlichen neuroprotektiven Eigenschaften von CBD diskutiert man zurzeit über eine potenzielle Kombinationstherapie mit diesen zwei Cannabinoiden, um das Fortschreiten der Parkinson-Krankheit zu beeinflussen.[140]

Wirkmechanismus

Nach heutiger Ansicht treten die bei Parkinson beobachteten Veränderungen im Endocannabinoid-System sowohl als Reaktion auf die Krankheit als auch als Teil ihrer Pathologie auf. Die Endocannabinoide, die im Anfangsstadium von Parkinson freigesetzt werden – als Kompensation, um die Kontrolle über die Fortbewegung aufrechtzuerhalten –, könnten in späteren Stadien die Fortbewegung beeinträchtigen. Die Verwendung von Cannabis bei Parkinson erfordert ein besseres Verständnis, wie Cannabinoid-Medizin die Produktion von Endocannabinoiden im Anfangsstadium der Krankheit ankurbelt (oder ihren Abbau verhindert) und wie verschiedene Cannabinoid-Medikamente die Produktion der Endocannabinoide in späteren Stadien drosseln (oder ihren Abbau beschleunigen).[141]

Dosierung

Bei Parkinson sollte man Cannabis sehr vorsichtig dosieren, weil es kaum klinische Studien zu diesem speziellen Thema gibt.

Verabreichung

Derzeit werden bei Parkinson hauptsächlich sublinguale Präparate und Cannabis-Zigaretten empfohlen; diese Darreichungsformen scheinen vielversprechend.

Geeignete Chemotypen

CBD- und THC-reiche Züchtungen eignen sich aufgrund ihrer potenziellen neuroprotektiven Eigenschaften. THC-Sorten sorgen zusätzlich für Schmerzlinderung.

Populäre Sorten

Südafrikanische Züchtungen wie Durban Poison und Swazi Skunk haben hohe THCV-Spiegel und können bei einigen Parkinson-Symptomen für etwas Erleichterung sorgen.

Posttraumatische Belastungsstörung

Im Vietnamkrieg rauchten amerikanische Soldaten häufig südostasiatisches Cannabis, um die Schrecken der Kämpfe zu verkraften. Zurück in der Heimat konsumierten viele Veteranen weiterhin Cannabis, um mit der posttraumatischen Belastung ihrer Erfahrungen in Vietnam fertigzuwerden.[142] Daten der *National Comorbidity Study* zeigten, dass Erwachsene, die an der Posttraumatischen Belastungsstörung (PTBS) leiden, dreimal wahrscheinlicher eine Cannabis-Abhängigkeit entwickeln als jene ohne PTBS.[143] Neuere Studien bestätigen eine enge Verbindung zwischen dem Endocannabinoid-System und der Art, wie das Gehirn traumatische Erinnerungen verarbeitet.

2012 wurde dem Weißen Haus eine von 8000 Veteranen unterschriebene Petition vorgelegt, in der diese darum baten, Cannabis bei PTBS zu erlauben. Der Direktor des *Office of National Drug Control Policy* lehnte ab. Doch nur ein Jahr später, am 28. April 2011, erlaubte die amerikanische *Food and Drug Administration* der *Multidisciplinary Association for Psychedelic Studies* eine Studie über die Verwendung von Cannabis gegen PTBS-Symptome bei Kriegsveteranen.

Historisches

»Im Krieg gibt es keine unverletzten Soldaten.« – *José Narosky*

Cristóbal Acosta, ein portugiesischer Arzt und Botaniker, kam im 16. Jahrhundert als Soldat nach Indien. Dort studierte er medizinische Pflanzen und berichtete in seinem Werk *Tractado de las drogas y medicinas de las Indias orientales* (»Traktat über die Drogen und Heilmittel Ostindiens«) als Erster von der Verwendung der traditionellen indischen Cannabis-Zubereitung *Bhang* bei »Kriegsmüdigkeit«.[145] Laut Acosta nahmen die Soldaten Cannabis gegen unterschiedliche Symptome der PTBS: »Einige, um ihre Sorgen zu vergessen und ohne Gedanken zu schlafen; andere, um sich im Schlaf an vielerlei Träumen und Illusionen zu erfreuen; andere werden berauscht und verhalten sich wie Tölpel.« Dieser Bericht ist in seiner anekdotischen Beurteilung der Wirkungsweisen von Cannabis bei PTBS vor fast 500 Jahren einzigartig.

Beschreibung

Die Posttraumatische Belastungsstörung entsteht für gewöhnlich durch extrem traumatische Erlebnisse wie die direkte Erfahrung mit dem Tod oder schwerem Leid, auch wenn man davon nur bedroht ist. Die Reaktion auf diese Belastung ist häufig eine intensive Schreckenserfahrung oder Hilflosigkeit. Zu den klassischen Symptomen der PTBS gehören wiederholte und intensive Erinnerungen an die Geschehnisse, häufig in Form von Flashbacks oder Albträumen. Die PTBS führt häufig zu emotionaler Distanzierung, Vermeidungsverhalten und starker Erregung oder Wut. Traumatische Erlebnisse, die eine PTBS auslösen können, sind zum Beispiel Kriegsgefechte, Naturkatastrophen, sexueller Missbrauch, Verkehrsunfälle und Gewaltverbrechen. Schätzungen zufolge leiden über zehn Prozent der US-Bevölkerung irgendwann in ihrem Leben einmal an PTBS.[144]

Effektivität

Cannabis wird erfolgreich in der Behandlung von PTBS-Symptomen eingesetzt, häufig in Kombination mit selektiven Serotonin-Wiederaufnahmehemmern. 2012 tauchte ein faszinierender Fallbericht über einen 19-jährigen deutschen Patienten mit einem ganzen Spektrum an ernsthaften PTBS-Symptomen – darunter intensive Flashbacks, Panikattacken und selbstverletzendes Verhalten – auf, der mit Haschisch erfolgreich behandelt wurde. Diese Fallstudie veranlasste Wissenschaftler der Medizinischen Hochschule Hannover und der *Harvard Medical School,* eine umfangreiche Abhandlung über das Potenzial von Cannabis als sogenannte »Breakthrough Therapy« für PTBS zu veröffentlichen. Ihr recht untertriebenes Resultat: »Erkenntnisse aus Studien legen nahe, dass exogene Cannabinoide möglicherweise Potenzial für die Behandlung von Personen mit PTBS haben, weil sie die Verarbeitung von Ängsten, Erinnerungssysteme, die Erregung des ZNS [zentrales Nervensystem], die Stimmung und den Schlaf beeinflussen.«[146]

Wirkmechanismus

Die Amygdala ist ein kleiner, mandelförmiger Teil des Gehirns, der mit emotionalen Erinnerungen und der Entstehung von Ängsten assoziiert wird. Bei PTBS verändern sich Aufbau und Funktion der Amygdala.[147] Das Endocannabinoid-System ist an der Auslöschung aversiver Erinnerungen wie jener, die mit der Amygdala assoziiert werden, beteiligt.[148] Dass Phytocannabinoide die Verarbeitung von Erinnerungen beeinflussen, ist seit Jahrzehnten bekannt. Vor Kurzem wies eine Gehirnscan-Studie darauf hin, dass im Gehirn von PTBS-Patienten abnormale Endocannabinoid-Signalübertragungen stattfinden.[149]

Dosierung

Die Dosierung von THC und CBD bei PTBS-Symptomen muss noch besser ausgearbeitet werden. Die Wirksamkeit von Cannabis bei PTBS ist anscheinend von der Dosis abhängig. Man muss sorgfältig vorgehen und Züchtungen mit hohem Pinen-Gehalt meiden, da dieses Terpen die Eigenschaft des Cannabis, aversive Erinnerungen auszulöschen, reduzieren kann.

Verabreichung

Oral

Orale Cannabis-Präparate eignen sich sehr gut, um Träume zu unterdrücken, so auch die Albträume, unter denen einige PTBS-Patienten leiden.

Vaporisieren und Rauchen: Dies sind die häufigsten Darreichungsformen bei PTBS.

Geeignete Chemotypen

CBD- und THC-reiches Cannabis, insbesondere mit Terpenen wie Linalool und Limonen.

Populäre Sorten

Cannatonic, Bubba Kush und OG Kush.

Schizophrenie

Cannabis und seine mögliche Verbindung mit psychotischen Störungen ist seit 20 Jahren ein zentraler Streitpunkt. Cannabis produziert Cannabinoide, die Endocannabinoide nachahmen, mit denen der Körper die neurale Signalübertragung im gesamten Gehirn steuert. Und das Endocannabinoid-System ist in Teilen des Gehirns verteilt, die für die Kontrolle der mentalen Gesundheit zuständig sind. Demnach sollte es nicht überraschen, dass ein pflanzliches Cannabinoid wie THC die Gehirnfunktion so beeinflussen kann, dass es einer Psychose nahekommt. Eine Überdosis THC kann mit Sicherheit zu einem Nervenzusammenbruch führen. Ob aber dieses akute Ereignis dauerhafte Schäden verursachen kann, weiß man nicht.

Allgemein gilt THC als psychoaktiv und CBD als nicht psychoaktiv. Aber ob THC psychotische Störungen und Schizophrenie auslöst, ist umstritten. Die Diskussion, ob Cannabis-Konsum ein kausaler Faktor im Entstehen von Schizophrenie und anderen psychotischen Störungen ist, ist schier endlos.[150] Ein enger Zusammenhang von Cannabis-Konsum und dem Auftreten psychotischer Störungen scheint gegeben, aber dass die Entstehung mentaler Erkrankungen allein dem Cannabis zuzuschreiben ist, wird inzwischen angezweifelt.[151]

Immer mehr weist darauf hin, dass THC eher propsychotisch und CBD eher antipsychotisch wirkt. Diese sich widersprechenden Effekte auf das Gehirn kann man anhand von bildgebenden Verfahren nachweisen. In fast jeder Gehirnregion, die bei Psychosen betroffen ist, neigt THC dazu, sich propsychotisch auszuwirken, während CBD den gegenteiligen Effekt hat.[152] Aufgrund dieser Tendenz, psychotische Symptome hervorzurufen, glaubt man, dass THC-reiches Cannabis – hauptsächlich im sich entwickelnden jungen Gehirn – mit einem erhöhten Risiko auf psychotische Störungen in Verbindung steht.[153] Ein höherer CBD-Gehalt hingegen soll die psychedelischen Effekte reduzieren.[154] All dies bedeutet nicht, dass THC-reiches Cannabis Psychosen auslöst, sondern nur, dass es das Risiko dafür erhöht – das aber noch immer eher klein ist. Immer klarer wird jedoch, dass die Cannabinoid-Proportionen von heutigem Cannabis sich komplett in Richtung THC verschieben – vor einigen Jahrhunderten betrug das Verhältnis von THC und CBD noch 50 zu 50. Dieses Ungleichgewicht im gegenwärigen Cannabis ist das Resultat eines Verbots, das dazu führte, dass Psychoaktivität bevorzugt wurde.[155]

In einer interessanten Studie von Celia Morgan und Valerie Curran von der *Clinical Psychopharmacology Unit* des Londoner *University College* wurden von einer Personengruppe, die an einer Langzeitstudie zu Drogenkonsum in der Vergangenheit teilnahm, Haarproben entnommen. Diese Proben wurden auf eventuell noch immer nachweisbare Cannabinoide getestet. Die Ergebnisse wurden eingeteilt in »nur THC«, »THC und CBD« und »keine Cannabinoide«. Dann wurden die Probanden einem Test unterzogen, der ihr Psychose-Risiko ermittelte. Personen, bei denen im Haar nur THC gefunden wurde, zeigten im Vergleich zu den beiden anderen Gruppen höhere Level an ungewöhnlichen Erfahrungen – psychotisch bedingten Halluzinationen und Illusionen ähnlich.[156]

Historisches

Schizophrenie wird erst seit Kurzem als Stoffwechselstörung definiert, ähnlich wie Diabetes. Doch schon im 19. Jahrhundert erkannten Ärzte einen Zusammenhang zwischen Schizophrenie und anderen Stoffwechselerkrankungen, als sie feststellten, dass Diabetes häufig in Familien auftrat, in denen Geisteskrankheiten vorkamen.[157] *Reefer madness*, »Kifferwahn«, ist ein Begriff, der die These stützt, dass Cannabis Psychosen verursacht. Er geht auf eine Abschreckungstaktik der Boulevardmedien zurück, um in den 1920er- und 1930er-Jahren das Cannabis-Verbot zu propagieren. Die Verbindung von Cannabis und Wahnsinn ist noch viel älter; sie nahm im 19. Jahrhundert in der westlichen Welt ihren Anfang mit Geschichten, in denen Cannabis in mexikanischen Militärbaracken Geisteskrankheiten und Gewalttaten auslöste.[158] Erst Mitte der 1990er-Jahre begannen brasilianische Wissenschaftler, das Potenzial von Cannabinoiden wie CBD für antipsychotische Medikamente zu erforschen.[159]

Beschreibung

Schizophrenie kann die Fähigkeit, zu denken, Zusammenhänge herzustellen, Entscheidungen zu treffen und Gefühle zu kontrollieren, einschränken. Die Symptome der Schizophrenie werden für gewöhnlich eingeteilt in »positiv« – Illusionen, verwirrte Gedanken, Halluzinationen etc. – und »negativ« – Unfähigkeit, im Alltag Freude zu empfinden, Zurückgezogenheit, Amotivationssyndrom, Nivellierung der Emotionen etc.

Effektivität

Bislang hat es den Anschein, dass Cannabinoide, insbesondere THC, psychotische Symptome eher hervorrufen, als sie zu lindern. Doch viele Schizophrenie-Patienten behandeln sich selbst mit THC-reichem Cannabis – meist mit den beruhigenderen, breitblättrigen Sorten. Interessanterweise hat eine recht neue Studie eine niedrigere Inzidenz von Diabetes unter Freizeit-Cannabis-Konsumenten ergeben.[160] Sowohl Glutamin- als auch Dopamin-Tiermodelle mit Psychosen wurden mit CBD erfolgreich behandelt. Eine brasilianische Forschergruppe unter Antonio Waldo Zuardi führte eine erfolgreiche Studie durch, die die Wirksamkeit von CBD und Amisulprid – einem atypischen antipsychotischen Wirkstoff, mit dem Schizophrenie und bipolare Störungen behandelt werden – verglich. CBD erwies sich als ebenso effektiv wie das Antipsychotikum, hatte aber weit weniger Nebenwirkungen.[161]

Wirkmechanismus

Kürzlich stellten Philip Robson, Geoffrey Guy und Vincenco Di Marzo in einer Publikation die Schizophrenie nicht als psychotische Erkrankung, sondern als entzündliche Stoffwechselkrankheit dar. Laut den Autoren weist ein signifikanter Prozentsatz von Schizophrenie-Patienten Symptome auf, die mit Stoffwechselstörungen wie Diabetes Typ 2, Adipositas, chronischer Inflammation und übermäßiger biochemischer Reaktion auf Stress einhergehen.[162] Sie schlagen die Entwicklung einer THCV-/CBD-Kombinationstherapie vor, die viele dieser Stoffwechsel- und Entzündungsprobleme lösen könnte. Diese Zusatztherapie könnte die Effektivität konventioneller Antipsychotika verstärken und wahrscheinlich deren Nebenwirkungen lindern.

Dosierung

Da in vielen Studien THC verwendet wird, um Psychosen auszulösen, bedarf der Einsatz THC-reicher Cannabis-Züchtungen zur Symptomlinderung bei Schizophrenie besonderer Vorsicht und professioneller Anleitung. CBD mindert nachweislich Ängste und könnte als Antipsychotikum erfolgreich eingesetzt werden. Moderate CBD-Dosierungen sind sicherer als THC, in höherer Dosierung kann CBD jedoch mental sedierend wirken. Doch bei sehr klein angelegten Studien mit CBD bei behandlungsresistenter Schizophrenie wurden sehr hohe CBD-Dosen – bis zu 1,5 Gramm täglich – verabreicht. Die Ergebnisse sind vielversprechend, müssen aber als vorläufig betrachtet werden. Über CBD als Antipsychotikum gibt es bislang kaum klinische Studien, für 2014 wurden jedoch Versuche angekündigt. Die Dosierung von THCV verlangt äußerste Vorsicht, da CB_1-Rezeptor-Antagonisten in hoher Dosis Nebenwirkungen, wie zum Beispiel Selbstmordgedanken, haben können.

Verabreichung

Oral

GW Pharmaceuticals wird vermutlich klinische Studien zu einem Mundspray mit THCV und CBD für die Behandlung der metabolischen Aspekte der Schizophrenie durchführen. In der Zwischenzeit können konventionelle CBD-Tinkturen gegen einige dieser

Stoffwechselprobleme verwendet werden. Orale THCV-Präparate sind derzeit auf dem Markt für medizinisches Cannabis nicht erhältlich, das wird sich aber ändern.

Vaporisieren und Rauchen: Es gibt Hinweise darauf, dass Schizophrenie-Patienten schon seit Jahrzehnten Cannabis als Selbstmedikation rauchen. Die Cannabis-Vaporisation ist unter den Schizophrenie-Patienten, die in kalifornischen Cannabis-Apotheken einkaufen, nicht so beliebt.

Geeignete Chemotypen

CBD-reiche Züchtungen sind aufgrund ihrer entzündungshemmenden und prohomöostatischen Wirkung wohl am effektivsten, weil einige neue Auffassungen über Schizophrenie die Erkrankung als entzündliche Stoffwechselstörung betrachten. THCV-Sorten sind wegen ihrer entzündungshemmenden Effekte ebenfalls zu empfehlen, sobald sie erhältlich sind.

Populäre Sorten

Der Cannatonic-Phänotyp mit einem CBD-THC-Verhältnis von 30 zu 1 und Sorten mit ähnlich hohem CBD-Gehalt, wie etwa Charlotte's Web und AC/DC, eignen sich wahrscheinlich am besten für die meisten Patienten, die CBD als Antipsychotikum gegen therapieresistente Schizophrenie ausprobieren wollen.

Krampfstörungen

Da 30 Prozent aller Epilepsie-Fälle nicht auf die derzeit erhältlichen medikamentösen Therapien ansprechen,[163] ist das Interesse an Einzelberichten über Erfolge mit Cannabis und seinen Derivaten bei diesen Störungen groß. Weltweit leiden mehr als 20 Millionen Menschen an medikamentenresistenter Epilepsie. Es herrscht dringender Bedarf an neuen, effektiven Wirkstoffen gegen Epilepsie, und Cannabis- beziehungsweise Cannabinoid-Medikamente scheinen vielversprechend.

Die Behandlung des Dravet-Syndroms, einer ernsthaften Form von Epilepsie im Kindesalter, mit Cannabis hat beträchtliches Medieninteresse geweckt.[164] Dravet trifft sehr kleine Kinder mit katastrophalen Folgen und kann lebensbedrohliche Ausmaße annehmen. Mit konventionellen krampflösenden Medikamenten können die Krampfanfälle nur eingeschränkt kontrolliert werden. Kleine klinische Studien mit Cannabinoiden (darunter CBD, CBDV und THCV) zur Behandlung von Krampfstörungen sollen in den USA Ende 2013 beginnen.

Historisches

Die ältesten Berichte über die Behandlung von Epilepsie mit Cannabis stehen in arabischen medizinischen Texten aus dem Mittelalter.[165] Bereits im 10. Jahrhundert empfahl der persische medizinische Autor al-Majusi, den Saft von Hanfblättern in die Nase zu träufeln, um Krämpfen vorzubeugen.[166] Im 15. Jahrhundert behauptete der Universalgelehrte al-Badri, dass der Sohn des Kämmerers des Kalifen erfolgreich mit Cannabis-Harz gegen Epilepsie behandelt worden sei – moderne Wissenschaftler stellen dies jedoch infrage.[167] J. Russell Reynolds, Leibarzt von Königin Victoria, schrieb: »Bei echter, chronischer Epilepsie finde ich Hanf völlig nutzlos, und dies ist das Ergebnis umfangreicher Forschung. Es gibt viele Fälle sogenannter Epilepsie bei Erwachsenen ... bei denen indischer Hanf das hilfreichste Mittel ist, das ich kenne ... und Anfälle können mit einer vollständigen Dosis Hanf unverzüglich beendet werden.«[168]

Beschreibung

Unter Epilepsie versteht man chronische, häufig progressive neurologische Erkrankungen mit Krampfanfällen. Epilepsie ist nach Migräne und Morbus Parkinson die dritthäufigste Klasse neurologischer Störungen.

Effektivität

Während die erfolgreiche Behandlung therapieresistenter Epilepsie mit Cannabis und Cannabinoiden im Internet für Furore sorgt, befinden sich randomisierte und kontrollierte Studien mit Cannabis-Medikamenten für Epileptiker noch in der Anfangsphase, obgleich die antiepileptische Wirkung von Cannabinoiden bereits seit Mitte der 1970er-Jahre erforscht wird.[169] Es wird befürchtet, dass Cannabinoide Krämpfe sowohl lösen als auch auslösen.[170] 2012 kritisierte ein *Cochrane Review* über Studien zur Anwendung von Cannabis-Medikamenten bei Epilepsie den Aufbau und den Rahmen aller bislang durchgeführten Humanstudien aufs Schärfste.[171] Inzwischen hat sich hinsichtlich der potenziellen Epilepsie-Behandlung der Fokus vom Cannabinoid Delta-9-Tetrahydrocannabinolic hin zu anderen Cannabinoiden wie CBD, CBDV und THCV verschoben. CBD liefert zuverlässig eine ganze Reihe von krampflösenden Effekten – und das bei kaum Nebenwirkungen und gar keiner Psychoaktivität.[172] THCV hat in Zell- und Tierstudien zu Epilepsie zu gegenteiligen Resultaten geführt.[173] Weil Tierversuche vielversprechend verliefen, könnten klinische Studien über die Behandlung von Krampfstörungen mit CBDV in Bälde beginnen.[174] CBG ist ein weiteres Cannabinoid, das gegen Krämpfe wirken könnte. Und synthetische Cannabinoide, die den CB_1-Rezeptor anpeilen, haben an Tiermodellen zu chronischer Epilepsie bereits deutliche krampflösende Aktivität bewiesen.[175]

Wirkmechanismus

Der Mechanismus, mit dem Cannabinoide Krämpfe hemmen, ist noch nicht vollständig geklärt, erstreckt sich aber vermutlich über die Interaktion mit dem Cannabinoid-Rezeptor CB_1 bis zu anderen Rezeptorsystemen im Körper.[176] Neue Studien weisen darauf hin, dass die Wirkung der CB_1-Rezeptor-Signale auf Krämpfe davon abhängt, wie dieser Rezeptor aktiviert wird, und diese Aktivierung variiert wiederum je nachdem, wie ein spezielles Cannabinoid mit dem Rezeptor interagiert: entweder als Agonist oder als Antagonist.

Dosierung

Die Dosierung von Cannabinoiden bei Krampfanfällen richtet sich nach der Art der Anfälle und des verwendeten Cannabinoids. Es empfiehlt sich dringend, einen Arzt zu konsultieren, um die richtige Dosierung zu bestimmen, da einige Cannabinoide die Anfälle verstärken können.

Verabreichung

Oral

Sublingual und in der Mundhöhle verabreichtes Cannabis ist besser als konventionell oral verabreichtes, weil bei Letzterem die Verstoffwechselung weniger effektiv sein könnte.

Vaporisieren und Rauchen: Erwachsene mit Krampfanfällen verwenden meist vaporisiertes beziehungsweise gerauchtes Cannabis.

Geeignete Chemotypen

Seit Kurzem werden CBD-Züchtungen bei Patienten mit Krampfstörungen beliebter, THC-dominantes Cannabis wird allerdings schon seit den 1960er-Jahren verwendet. CBDV- und THCV-Sorten sind sehr selten, und nur ganz wenige Patienten kommen an sie heran.

Populäre Sorten

Die beste medizinische Cannabis-Sorte, die derzeit bei Epilepsie angewandt wird, ist Cannatonic, eine spanische CBD-reiche Züchtung von *Resin Seeds*. Ein Cannatonic-Phänotyp produziert fast gar kein THC, aber an die 19 Prozent CBD per Trockenmasse. Dieser Phänotyp, unter den Namen AC/DC und Charlotte's Web bekannt, ist das »rauschlose« Cannabis, für das israelische Wissenschaftler werben.[177]

Hautprobleme

Bis vor nicht allzu langer Zeit schenkte man der potenziellen Wirksamkeit von Cannabinoiden bei Hautproblemen kaum Aufmerksamkeit. Doch da inzwischen die Funktionsweise des Endocannabinoid-Systems besser verstanden wird, weiß man auch, dass es bei allergischen Reaktionen und Hautentzündungen eine Rolle spielt. Schon in naher Zukunft werden wohl Cannabinoid-Medikamente gegen Hautprobleme angewendet werden, von Juckreiz und Dermatitis bis zu Ekzemen und Schuppenflechte, ja sogar bei Hauttumoren wie malignen Melanomen.[178]

Beschreibung

Von den winzigen Nerven an Haarfollikeln bis zu den Nerven in der Epidermis und in nahezu jeder Hautschicht – CB_1- und CB_2-Cannabinoid-Rezeptoren sind überall zu finden.[179]

Effektivität

Die äußerliche Anwendung von THC bessert Hautentzündungen nachweislich.[180] Äußerlich auftragbare Cannabis-Präparate könnten schmerzhafte Hautkrankheiten und Juckreiz möglicherweise lindern.[181] Und auch die potenzielle Behandlung von Hauttumoren mit Cannabinoiden wird derzeit erforscht.[182]

Wirkmechanismus

Das Endocannabinoid-System spielt in der Linderung allergischer Hautentzündung eine protektive Rolle.[183] Und seine regulatorische Funktion innerhalb des Nerven- und des Immunsystems könnte einen signifikanten Einfluss auf Hauterkrankungen haben.

Dosierung

Wie Cannabis-Präparate zur äußerlichen Anwendung dosiert werden sollten, ist noch nicht vollständig geklärt. Einzelfälle, in denen Haschisch-Öle ohne irgendwelche Nebenwirkungen eingesetzt wurde, belegen die gute Verträglichkeit auch in relativ hoher Dosierung – diese Öle können schließlich über 70 Prozent THC enthalten.

Verabreichung

Oral

Orale Cannabis-Präparate, insbesondere mit CBD-Tinkturen, wirken gut gegen Entzündungen. Oral verabreichtes THC scheint Juckreiz zu lindern.

Vaporisieren und Rauchen: Aufgrund der schnellen Aufnahme eignen sich diese Verabreichungsarten zur Behandlung von Juckreiz bei verschiedenen Hautproblemen, insbesondere von hartnäckigem Juckreiz, der von Leberkrankheiten ausgelöst ist.

Äußerlich: Hanföl und -salben wirken effektiv.

Geeignete Chemotypen

Sowohl CBD- als auch THC-Züchtungen können zu Ölen und Salben verarbeitet werden.

Populäre Sorten

Harlequin, Cannatonic und violette, breitblättrige Sorten wie Purple Urkle.

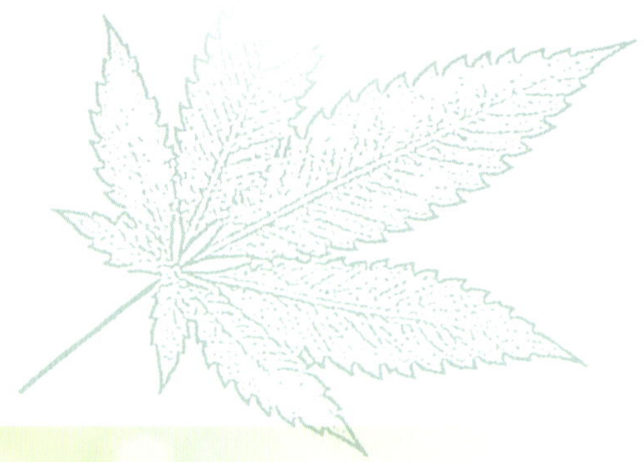

Stress

Von Richard Lazarus stammen die berühmten Worte: »Stress tritt auf, wenn eine Person merkt, dass die Erfordernisse einer äußeren Situation über ihre vermeintliche Fähigkeit, damit fertigzuwerden, hinausgehen.«[184] Das Leben ist häufig stressend, und dass ein erhöhter Stresspegel einen tief greifenden negativen Einfluss auf die Gesundheit haben kann, ist bekannt. Stress regt die Produktion von Hormonen an, die Puls und Blutdruck ansteigen lassen, er stimuliert den Darm zu schnellerer Verdauung und verschlimmert viele gesundheitliche Probleme. Die »Kampf-oder-Flucht-Reaktion« wird von Stress ausgelöst. Ängste und Depressionen sind häufig die Folge von chronischem Stress. Nahezu alle, die Cannabis konsumieren, ob aus medizinischen Gründen oder zur Entspannung, bemerken, dass es ihnen hilft, mit Stress besser umzugehen. Da aber chronischer Cannabis-Konsum zu einem höheren Stresshormonlevel im Blut führen kann, läuft man Gefahr, in einen Teufelskreis aus Stressminderung und erhöhter Stressreaktion zu geraten.

Beschreibung

Hans Selye prägte 1936 in seiner ersten wissenschaftlichen Arbeit *A Syndrome Produced by Diverse Nocuous Agents* (»Ein von mehreren schädlichen Ursachen hervorgerufenes Syndrom«) den Begriff Stress.[185] Er definierte Stress als »unspezifische Reaktion des Körpers auf jegliche Anforderung«. Der gestiegene Konsum von Cannabis als berauschende und euphorisierende Droge im 20. Jahrhundert geht mit den angestiegenen stressverursachten Erkrankungen in der modernen Gesellschaft einher. Professor Richard Lazarus von der *University of California* in Berkely beschrieb in den 1960er-Jahren humanen Stress und die Reaktionen, um damit fertigzuwerden. Zur gleichen Zeit wurde Cannabis in den USA als Freizeitdroge populär.

Historisches

Der portugiesische Arzt Garcia da Orta studierte in Indien die Verwendung von Cannabis. Von ihm stammt das größte Kräutermedizin-Standardwerk seiner Zeit: *Coloquios dos Simples e Drogas Medicinals da India* (»Kolloquien über Heilpflanzen und medizinische Drogen Indiens«). Laut da Orta konsumierten die Einheimischen – und einige seiner portugiesischen Landsleute – regelmäßig Cannabis, um die Belastungen des täglichen Lebens besser zu ertragen. Hauptsächlich nutzten sie es als Rauschmittel, teilweise aber auch zu medizinischen Zwecken. Da Orta beobachtete, dass die Konsumenten anscheinend durch den Genuss von Cannabis über ihre Ängste und Sorgen erhoben wurden.

Effektivität

Cannabis-Konsumenten verzeichnen bei der Reaktion der Hypothalamus-Hypophysen-Nebennieren-Achse, einem exzellenten Messwerkzeug für akute Stressreaktionen, niedrigere Werte als andere.[186] Aber sie haben häufig einen erhöhten Cortisol-Spiegel im Blut. Möglicherweise sind diese erhöhten Werte Teil dessen, was der Cannabis-Konsument erreichen will – wegen zu niedriger Cortisol-Werte, die mit nach Sensationen gierendem Verhalten wie eben Cannabis-Konsum in Verbindung stehen.

Wirkmechanismus

Stressreaktionen werden anhand der Hypothalamus-Hypophysen-Nebennieren-Achse

(HHN-Achse) gemessen, die aus dem Hypothalamus und der Hypophyse im Gehirn sowie den Adrenaldrüsen in den Nieren gebildet und vom Endocannabinoid-System gesteuert wird.[187] Dieses reguliert auch die mit Stress verbundene emotionale Erinnerung.[188] Die HHN-Achse kontrolliert effektiv die Stressantwort und andere Körperprozesse wie Immunabwehr, Verdauung, Emotionen, sexuelle Reaktion und Energieaufwand.[189] All das reguliert sie durch die Freisetzung von Steroid-Hormonen wie Cortisol, das auch als Stresshormon bezeichnet wird. Endocannabinoid-Signale sind erwiesenermaßen effektiv an der Stressanpassung beteiligt.[190] Cannabidiol kann am Tiermodell stressbedingte Ängste und Ängste nach Stresssituationen reduzieren.[191] Diese Eigenschaft von CBD wurde mit seiner Fähigkeit, im Hippocampus die Nervenproduktion anzukurbeln, in Verbindung gebracht.[192]

Dosierung

Eine hohe Cannabis-Dosis kann die Reaktionsfähigkeit der HHN-Achse und eine vermehrte Cortisol-Produktion anstoßen.[193] Diese Erkenntnis lässt die Beobachtung glaubwürdig erscheinen, dass eine chronische Überdosierung von Cannabis dessen Eigenschaft, Stresssymptome zu lindern, beeinträchtigt. Das entspräche dem Herabregeln der Cannabinoid-Rezeptoren. Männliche chronische Cannabis-Konsumenten scheinen höhere Cortisol-Werte zu haben als weibliche, das könnte aber am Rest-THC und an dessen Metaboliten liegen, die sich in chronischen Konsumenten anreichern. Zwischen Cortisol und der Marihuana-Menge scheint es keinen Zusammenhang zu geben, aber dafür könnte die Cannabis-Gewöhnung bei chronischen Konsumenten verantwortlich sein. Chronische Verabreichung von Delta-9-Tetrahydrocannabinol regelt CB_1-Rezeptoren herunter, und der Konsument zeigt infolgedessen eine geminderte Cortisol-Reaktion.[194] Die effektivste THC-Dosis zur Stressminderung ist möglicherweise recht klein und vielleicht sogar unterhalb der Grenze zur Psychoaktivität – in manchen Fällen reichen schon zwei Milligramm.

Verabreichung

Oral

Oral oder sublingual verabreichtes Cannabis ist ein diskretes und effektives Mittel zur Stressminderung.

Vaporisieren und Rauchen: Einzelne Inhalationen geringer Mengen von Cannabis-Dampf oder -Rauch sind effektiv.

Geeignete Chemotypen

Für gewöhnlich mild sedierende THC-dominante Chemotypen. CBD Strains sind aber auch effektiv. Terpene wie Myrcen, Linalool und Limonen könnten die Wirksamkeit steigern.

Populäre Sorten

Bubba Kush, violette und CBD-reiche Sorten wie Cannatonic.

Cannabis bei Jugendlichen

Die Verabreichung von medizinischem Cannabis bringt für Heranwachsende spezielle Herausforderungen und Risiken mit sich. Die meisten jungen Konsumenten von medizinischem Cannabis werden durch eine Behandlung mit vertretbaren Dosierungen keine bleibenden Schäden davontragen, doch Cannabis scheint das sich noch entwickelnde Gehirn anders zu beeinflussen als das ausgewachsene. Es wird befürchtet, dass einige wenige Jugendliche, die anfällig für Schizophrenie sind, das Risiko, tatsächlich daran zu erkranken, durch Cannabis-Konsum erhöhen könnten.

Es gibt schlagkräftige Beweise dafür, dass massiver Cannabis-Konsum bei jungen Menschen häufiger zur Abhängigkeit führt.[195] Eine Langzeitstudie weist darauf hin, dass es, je mehr Cannabis in der Jugend konsumiert wird, zu mehr Fällen von Schizophrenie im Erwachsenenalter kommt, aber der Zusammenhang ist nicht eindeutig geklärt.[196] Dr. Miriam Schneider vom Deutschen Zentralinstitut für Seelische Gesundheit in Mannheim gab eine viel zitierte Einschätzung ab: »Junge Menschen, insbesondere in der empfindlichen Phase der pubertären Entwicklung, stellen eine höchst anfällige Cannabis-Konsumentengruppe dar und haben anscheinend ein höheres Risiko, unter nachteiligen Folgen der Cannabionid-Exposition zu leiden als erwachsene Konsumenten.«[197] In der Literatur sind kaum Hinweise darauf zu finden, dass moderater Konsum von medizinischem Cannabis ein »Tor« zu illegalen Drogen sein könnte. Die medizinische Anwendung von Cannabis bei Jugendlichen muss sich an einen festgelegten Behandlungsplan mit fixen Dosierungsvorschriften halten. Die Verabreichung von nicht psychoaktivem THCA und alternativen Cannabinoiden kann das Risiko auf Nebenwirkungen zudem reduzieren.

Die Risiken von Cannabis-Konsum bei Jugendlichen

Cannabis-Konsum kann für Jugendliche problematisch sein, sowohl hinsichtlich ihrer Entwicklung als auch aus gesellschaftlicher Perspektive. In einem 2012 veröffentlichten Bericht über Anwendungen und Risiken von Cannabis, ob aus medizinischen Gründen oder zur Entspannung, betonte J. M. Bostwick von der Abteilung für Psychiatrie und Psychologie der *Mayo Clinic,* dass der Cannabis-Konsum bei Heranwachsenden zu Abhängigkeit, Psychosen und anderen Problemen führen kann.[198] Laut Bostwick sind die Folgen für das sich entwickelnde Gehirn massiver, weil das jugendliche Organ sich noch in der Reife befindet. Unkontrollierte Verabreichungen von Cannabis könnten die Rolle des Endocannabinoid-Systems für die Gehirnentwicklung beeinflussen. Zudem könnten einige jugendliche Cannabis-Konsumenten mit einer bestimmten Genveränderung anfälliger für Schizophrenie sein.[199] Massiver Cannabis-Konsum kann zu Gedächtnis- und Konzentrationsstörungen, Ängsten und Stimmungsschwankungen führen. Viele dieser »Symptome« fallen jedoch in das normale Verhaltensmuster von Jugendlichen. In Gehirnscan-Studien mit heranwachsenden Cannabis-Konsumenten fanden Wissenschaftler heraus, dass die meisten Auffälligkeiten schwach ausgeprägt und meist nach dreimonatiger Abstinenz verschwunden sind. Während der Konsumierung jedoch können diese vorübergehenden kognitiven Defizite die schulischen Leistungen, den Schlaf und Entscheidungen beeinträchtigen.[200] Die Erwachsenen müssen zusammen mit dem Arzt den Cannabis-Konsum des Jugendlichen sorgfältig überwachen.

Cannabis bei Kindern

Immer wenn Cannabis als Medikament für Babys oder größere Kinder erwogen wird, muss mit großer Vorsicht und immer unter Aufsicht eines erfahrenen Arztes vorgegangen werden. Denn die Inhaltsstoffe von Cannabis beeinflussen die Rezeptoren, die die körperliche Entwicklung und zahlreiche Funktionen im Körper regeln – darunter Rezeptoren, die an der Entwicklung des Gehirns beteiligt sind.

Die häufigsten Indikationen für medizinisches Cannabis bei Kindern sind Epilepsie und Autismusspektrumsstörungen, die auf konventionelle Therapien nicht ansprechen. Da es so wenige Pharmazeutika für Krebs im Kindesalter gibt, denken immer mehr Eltern über alternative Behandlungsmethoden nach, darunter auch Cannabis. All diese Erkrankungen bedeuten für die betroffenen Kinder und ihre Familien eine Katastrophe, und die Hoffnung, dass Cannabis Linderung bringen könnte, kann sehr verlockend sein.

Vorläufige Erkenntnisse

Im Internet kursieren Geschichten und Videos über Kinder, deren schwerwiegende neurologische Erkrankungen mit Cannabis-Medikamenten, allen voran CBD, erfolgreich behandelt wurden. Dies sind jedoch lediglich Einzelfälle, obgleich 2013 Wissenschaftler von der *Stanford University* einen vorläufigen Bericht über die Anwendung von CBD-Cannabis bei kalifornischen Kindern mit Epilepsie vorlegten.[201] Immer mehr Wissenschaftler und Ärzte erforschen das Potenzial Cannabis-basierter Medikamente für kleine Patienten. Dr. Elizabeth Anne Thiele, Professorin für Neurologie an der *Harvard Medical School* und Direktorin des *Pediatric Epilepsy Service* am *Massachusetts General Hospital,* war vom *Massachusetts Departement of Public Health* als Gutachterin zu Anhörungen zu medizinischem Marihuana geladen. Ihre Aussage: »Basierend auf literarischen Quellen und eigener Erfahrungen in der Behandlung pädiatrischer Epilepsie-Patienten gelange ich zu der Meinung, dass medizinisches Marihuana – und insbesondere der nicht psychoaktive Wirkstoff in medizinischem Marihuana, Cannabidiol (CBD) – für pädiatrische Epilepsie-Patienten von entscheidendem medizinischen Nutzen sein kann und zudem deutlich weniger negative Nebenwirkungen hat als viele andere heute erhältlichen Medikamente gegen Epilepsie. Dementsprechend glaube ich, dass das in der vorgeschlagenen Verordnung [dem Gesetz über medizinisches Cannabis des Bundesstaates Massachusetts] beinhaltete Verbot der Anwendung von medizinischem Marihuana an Kindern unter 18, die keine ›lebenslimitierende Krankheit‹ – zum Beispiel eine Krankheit, für die ›realistische Prognosen den Tod innerhalb von sechs Monaten vorhersagen‹ – haben, der pädiatrischen Epilepsie-Bevölkerung in Massachusetts einen signifikant schlechten Dienst erweisen würde.«[202]

Während diese vorläufigen Ergebnisse zwar Hoffnung geben, erreichen sie nicht die Menge an Beweisen, die für die Zulassung eines Medikaments für Kinder normalerweise erforderlich ist. Das *Miami Children's Brain Institute* am *Miami Children's Hospital* stellte eine Website mit häufigen Fragen und Antworten online, um den vielen Anfragen von Eltern an Epilepsie erkrankter Kinder entgegenzukommen. Das Institut konstatiert: »Jeder, der sich um Kinder mit Epilepsie kümmert, hofft, dass CBD wirkt. Aber die Messlatte liegt für alle potenziellen Therapien in derselben Höhe: Es bedarf einer statistisch nachweisbaren Verbesserung in einer Blindstudie. Und diese Messlatte ist bei CBD für Epilepsie-Patienten noch nicht erreicht. Es ist nichts falsch daran, wenn Menschen ihre Erfolge anderen Patienten mitteilen wollen, vor allem, wenn Kinder mit therapieresistenter Epilepsie betroffen sind, denen wir so verzweifelt helfen wollen. Doch leider haben wir noch nicht genügend Erfahrungen, um sagen zu können, dass CBD wirkt.«[203]

Und das ist der Haken an dieser Sache: Sollten unbewiesene Cannabis-Behandlungen tatsächlich an Kindern angewandt werden? Diese Frage müssen die Eltern, Wissenschaftler und Ärzte gemeinsam beantworten.

Es ist wichtig zu verstehen, dass Cannabis bei schwer kranken Kindern nicht immer symptomatische Linderung bewirkt. Die Journalistin Suzanne Leigh, die über Gesundheits- und Fitnessthemen schreibt, besorgte für ihre elfjährige Tochter Natasha medizinisches Cannabis. Suzanne hoffte, damit den Appetit ihres Töchterchens anregen zu können, das wiederholt an einem Gehirntumor litt, an dem es schließlich auch starb. Das medizinische Marihuana stimulierte Natashas Appetit nicht, obwohl ihre Mutter im Lauf eines Jahres mehrere Kombinationen oraler medizinischer Marihuana-Präparate mit THC und CBD in unterschiedlichen Proportionen ausprobierte. In der *Huffington Post* schrieb Suzanne: »Marihuana rettete nicht Natashas Leben. Aber auch die Mainstream-Therapien taten das nicht.«[204]

Ende 2013 bewilligte die amerikanische *Food and Drug Administration* eine *Investigational New Drug*-Studie, die an der *New York University* und an der *University of California* in San Francisco durchgeführt wird und CBD bei therapieresistenter Epilepsie testet. Das CBD wird bei *GW Pharmaceuticals* in Form eines Extrakts namens Epidiolex hergestellt. Diese sehr kleine Studie hat nur jeweils 25 Probanden in New York und San Francisco. Es wird jedoch erwartet, dass die Studie, sollten die vorläufigen Ergebnisse erfolgversprechend sein, auf weitere Forschungsprogramme anderer Hochschulen in den USA ausgedehnt wird. Zur gleichen Zeit kam aus Colorado die Nachricht, dass mehrere Eltern, deren Kinder an dieser Epilepsie leiden, aufgrund der dortigen Gesetze, die Marihuana legalisieren, nach Colorado ziehen. Eine Cannabis-Apotheke in Colorado züchtet Cannabis mit hohem CBD-Gehalt und extrahiert daraus Öl, mit dem diese Kinder behandelt werden.

Dosierung

Die richtige Dosierung ist bei Patienten im Kindesalter besonders wichtig, kann aber sehr knifflig sein. Zur effektiven Dosis von medizinischem Cannabis für erwachsene Patienten gibt es nur ein paar Studien und für Kinder noch weniger. Das Wichtigste ist, die kleinstmögliche für die Symptomlinderung nötige Dosis zu ermitteln, um zugleich potenzielle Nebenwirkungen zu minimieren.

Cannabis in der Schwangerschaft

Wenn Frauen Cannabis konsumieren, haben sie ein leicht erhöhtes Risiko, durch Ovulationsanomalien unfruchtbar zu werden.[205] Einige Frauen konsumieren auch in der Schwangerschaft Cannabis, um die morgendliche Übelkeit und Niedergeschlagenheit zu bekämpfen, obwohl es Hinweise gibt, dass Cannabis-Konsum sich negativ auf die pränatale, neonatale und kindliche Entwicklung auswirken kann.[206] Eine schwedische Tierstudie von 2014 deutet darauf hin, dass pures THC die fötale Gehirnentwicklung beeinflusst.

In einer Studie mit 600 britischen Frauen, die Cannabis rauchten, sollte dessen Einfluss auf ihre Schwangerschaft untersucht werden. Der Cannabis-Konsum während der Schwangerschaft konnte nicht mit erhöhtem Risiko von Kindersterblichkeit in Verbindung gebracht werden. Doch häufiger Konsum während der Schwangerschaft könnte ein verringertes Geburtsgewicht zur Folge haben.[207] Zwei große Studien untersuchten den Einfluss massiven pränatalen Cannabis-Konsums: die *Ottawa Prenatal Prospective Study* (OPPS)[208] und die *Maternal Health Practices and Child Development Study* (MHPCD).[209] Die OPPS ermittelte die Auswirkungen von Tabak- und Cannabis-Konsum auf die Kinder von hauptsächlich weißen Frauen aus der kanadischen Mittelschicht, die MHPCD untersuchte die Auswirkungen pränatalen Cannabis-Konsums auf die Kinder von afroamerikanischen und hellhäutigen Frauen. Keine dieser Studien ergab Cannabis-bedingte höhere Raten an Fehlgeburten, Frühgeburten oder Komplikationen während der Schwangerschaft oder Geburt. In beiden Studien beeinträchtigte der pränatale Cannabis-Konsum bei drei- bis vierjährigen Kindern die sprachlichen Fähigkeiten und das Gedächtnis. Die kognitive Entwicklung, die mithilfe von Intelligenzquotient-(IQ-)Tests beurteilt wurde, bewies einen negativen Einfluss auf das Kurzzeitgedächtnis und das sprachlogische Denken, der mit Marihuana-Konsum im ersten und/oder zweiten Schwangerschaftsdrittel zusammenhing. Als die Kinder älter wurden, gingen die Ergebnisse der beiden Studien auseinander. Im Schulalter hatten die OPPS-Kinder keine Gedächtnisdefizite mehr, die MHPCD-Kinder aber schienen nach wie vor aufgrund des massiven Cannabis-Konsums der Mütter im zweiten Schwangerschaftsdrittel Probleme mit dem Kurzzeitgedächtnis zu haben. Diesem Defizit stand jedoch eine im Vergleich zu anderen Kindern längere Aufmerksamkeitsspanne gegenüber. Einen Trend konnten jedenfalls beide Studien belegen: Cannabis-Konsum während der Schwangerschaft beeinträchtigt die kognitiven Fähigkeiten der Kinder und führt zum Beispiel zu Defiziten bei Aufmerksamkeit und exekutiven Funktionen. Es gibt zwar Beweise dafür, dass Schwangere, die Cannabis gegen morgendliche Übelkeit, Depressionen oder Ängste rauchten, ihre Babys nicht schädigten, doch neuere Tierversuche lassen zur Vorsicht raten.

Cannabis in der Präventivmedizin

Ist es möglich, mit Cannabis nicht nur Symptome zu lindern, sondern sogar manchen Krankheiten vorzubeugen? Vorläufige Forschungsergebnisse scheinen diese Vorstellung zu stützen. Der bekannte italienische Wissenschaftler Vincenzo Di Marzo sagt, dass Cannabinoide uns helfen zu entspannen, zu essen, zu schlafen, zu vergessen und uns selbst zu schützen.[210] Die vernünftige Anwendung von Phytocannabinoiden kann diese Prozesse noch verbessern. Dass Wirkstoffe, die antagonistisch auf Cannabinoid-Rezeptoren wirken, zahlreiche Nebenwirkungen haben, ist erwiesen – es könnte also möglich sein, dass Wirkstoffe, die auf nette Weise mit diesen Rezeptoren spielen, der Gesundheit zuträglich sind.

Dr. Donald Tashkins Langzeitstudie mit Cannabis-Rauchern weist darauf hin, dass Cannabis-Konsumenten, die nicht auch Tabak rauchen, etwas seltener Kopf-, Hals- und Lungentumore bekommen. Langzeit-Cannabis-Konsumenten hatten ein um 3,7 Prozent niedrigeres Risiko, an Lungenkrebs zu erkranken, als Nichtraucher.[211] Eine Studie von 2013 belegte, dass Cannabis-Konsumenten niedrigere Insulin-Werte und geringere Taillenweiten hatten als Nichtkonsumenten.[212] Zellstudien und Tiermodelle zeigen, dass Cannabinoide wie CBD die Entwicklung einiger Tumore aufhalten oder sogar verhindern können.[213] Dem von Ethan B. Russo vermuteten klinischen Endocannabinoid-Mangel könnte mit Phytocannabinoiden in kleiner Dosierung vorgebeugt werden.[214] Cannabinoide sind ebenfalls Multi-Target-Wirkstoffe, die zur Vorbeugung gegen Krankheiten wie Alzheimer von Interesse sein könnten.[215] Clint Werner vermutet in seinem Buch *Marijuana: Gateway to Health,* dass die *National Football League* eines Tages über die Anwendung von Cannabinoiden wie CBD nachdenkt, um ihre Spieler vor den Folgen harter Zusammenstöße zu schützen, die zu kumulierenden Hirnverletzungen führen können.[216]

Effektivität

Die protektive Wirkung von Phytocannabinoiden wie CBD wird immer besser verstanden und in vorklinischen Studien belegt. CBD wirkt erwiesenermaßen stark neuro- und kardioprotektiv. Aufgrund dieser Eigenschaften könnte es für Patienten mit Risiko für Schlaganfälle, Alzheimer und Herzinfarkte nützlich sein. Die Cannabinoid-Supplementation könnte auch davor schützen, dass kleine Tumore die zum Wachsen und Wuchern erforderliche Blutzufuhr erhalten.[217]

Anwendung

Bei Sichtung der entsprechenden Literatur entsteht der Eindruck, dass die Anwendung von niedrig dosierten Cannabis-Medikamenten zur Stützung der Homöostase und des allgemeinen Tonus all der Systeme, die das Endocannabinoid-System steuert, durchaus vertretbar ist. Vorläufige Hinweise legen nahe, dass Vorsicht angebracht ist, um Effekte eines einzigen Cannabinoids zu vermeiden, und stattdessen eine Kombination aus verschiedenen Cannabinoiden anzuwenden, die gegenseitig ihre Nebenwirkungen ausgleichen.[218] Die Dosierung ist von Bedeutung, da immer mehr Studien darauf hinweisen, dass es für die Effektivität von THC einen »Sweetspot« gibt, der unterhalb der Grenze zur Psychoaktivität liegen könnte.[219] Es ist geradezu ironisch, dass von der US-Regierung produ-

Historisches

Die Tatsache, dass Menschen bereits seit über 10 000 Jahren Cannabis-Pflanzen konsumieren, legt nahe, dass ihre ausgewogene Zusammensetzung aus Cannabinoiden und Terpenen sich allgemein günstig auswirkt. Die tonische Beschaffenheit der Pflanze wurde erstmals in der Traditionellen Chinesischen Medizin bei der Verwendung von weiblichem Cannabis als Yin-Tonikum genutzt. In den USA wurde Cannabis im 19. Jahrhundert für einige kräftigende Tränke verwendet, zumeist in Kombination mit anderen Drogen – von denen einige heute als sicher, andere als toxisch gelten. Chlorodyne, ein beliebtes frei verkäufliches Medikament, enthielt neben Cannabis-Extrakt ein Sammelsurium aus unter anderem Morphin, Nitroglycerin und dem pflanzlichen Alkaloid Hyoscyamin, das im Stechapfel vorkommt.

ziertes Cannabis, das für seinen niedrigen THC-Gehalt in der Kritik steht, für die präzise Dosierung besser geeignet ist, als bislang angenommen wurde. Eine Studie mit massiven chronischen Konsumenten (die im Schnitt sechs Joints am Tag rauchten) bewies, dass junge Cannabis-Konsumenten (mit einem Durchschnittsalter von 25 Jahren) leichte Stoffwechselstörungen davontragen. Sie hatten mehr intraabdominales Fett als subkutanes Fett, was auf eine metabolische Verschiebung schließen lässt, wie und wo Fett gespeichert wird.[220] Um diese Stoffwechselverschiebung, die wahrscheinlich von der Herabregulierung der Cannabinoid-Rezeptoren ausgelöst wird, zu vermeiden, ist die Kontrolle der Dosierung entscheidend, damit keine Cannabis-Gewöhnung entstehen kann. Der Cannabis-Konsum unter jungen Erwachsenen in Ländern, in denen der Marihuana-Konsum legal ist, könnte zu weniger Suiziden führen, denn tatsächlich ist die Selbstmordrate in diesen Ländern in dieser Bevölkerungsschicht zurückgegangen.[221]

Dosierung

Vom Wissenschaftler Yannick Marchalant soll der Satz *a puff is enough* (»Ein Zug ist genug«) stammen.[222] Jedenfalls scheinen Dosierungen unter 2,5 Milligramm THC mit einer ähnlichen Menge nicht psychoaktiver Cannabinoide wie CBD vielversprechend. Einzelberichte von kalifornischen Cannabis-Apotheken zeigen, dass die Prophylaxe mit niedrig dosiertem Cannabis, ob vaporisiert oder oral verabreicht, bei anfälligen Patienten die Häufigkeit von Migräne-Attacken effektiv reduziert.

Geeignete Chemotypen

Zur Prophylaxe und um die Gesundheit zu erhalten, sind Cannabis-Züchtungen mit THC und Entouragen aus Cannabinoiden wie CBD oder CBG am interessantesten. Wenn diese Multi-Cannabinoid-Sorten auch noch verschiedene Terpene produzieren, sinkt das Risiko von Nebenwirkungen.

Populäre Sorten

Pincher Creek, Cannatonic, Harlequin.

Cannabis in der Gynäkologie

Laut zahlreichen Einzelberichten gilt Cannabis seit Langem bei einer Reihe von gynäkologischen Problemen als wirksam, darunter Menstruationsbeschwerden, übermäßige Regelblutung und prämenstruelles Syndrom.[223] Leider klafft überraschenderweise in der formellen Erforschung über die Anwendung von Cannabis-Medikamenten bei gynäkologischen Symptomen und Erkrankungen eine Lücke. Dies ändert sich hoffentlich in den nächsten zehn Jahren, da die geschlechtlichen Unterschiede im Endocannabinoid-System immer deutlicher werden.

Beschreibung

2011 machten Frauen 27 Prozent der Patienten aus, die in kalifornischen Cannabis-Apotheken medizinische Cannabis-Präparate kauften.[224]

Effektivität

Die potenzielle Rolle von CBD in der Behandlung einiger Brustkrebsarten wird derzeit erforscht.[225] Einzelberichte von Apothekenkunden weisen darauf hin, dass Frauen mit Cannabis die Symptome der Menopause lindern – diese Behandlung trägt dazu bei, den Hormonhaushalt zu regulieren.[226]

Wirkmechanismus

Endocannabinoid-Rezeptoren und Endocannabinoide finden sich in vielen Geweben im Uterus und im weiblichen Fortpflanzungssystem.[227] Man glaubt, dass die Endocannabinoide, insbesondere Anandamid, in der Regulierung von Fruchtbarkeit und in der frühen Schwangerschaft eine signifikante Rolle spielen.[228] Dass Endocannabinoide Aspekte der Endometriose steuern, ist sicher.[229] John McPartland ist zudem der Meinung, dass Menstruationsbeschwerden eine entzündliche Erkrankung sein könnten.[230]

Dosierung

Für die Anwendung bei morgendlicher Übelkeit konsultieren Sie Ihren Arzt, weil bei Übelkeit normalerweise hohe Cannabinoid-Dosierungen nötig sind.

Verabreichung

Oral

Niedrig dosierte orale Cannabis-Präparate werden immer beliebter, weil sie leicht anzuwenden sind und lange wirken.

Vaporisieren und Rauchen: Dies sind die bei Weitem populärsten Verabreichungsmethoden; Vaporisieren ist besonders gut geeignet, weil man dabei weniger Verbrennungstoxine einatmet.

Geeignete Chemotypen

Breitblättrige *Indica*-Sorten sind laut Patientinnen bei Menstruationsbeschwerden besonders gut wirksam.

Populäre Sorten

Frauen berichten, dass schmalblättrige Hybride wie Blueberry und Blue Dream bei Bauchkrämpfen effektiv sind. Bei prämenstruellem Syndrom sind stimmungsaufhellende schmalblättrige Züchtungen wie Jack Herer und Trainwreck beliebt.

Cannabis-Abhängigkeit und -Entzug

In den 1930er-Jahren galt Cannabis als Suchtmittel, das beim Konsumenten psychotische Gier verursachen kann. Solcherlei Beschreibungen waren übertrieben, und die Wahrheit ist, dass echte Cannabis-Abhängigkeit – außer beim massivsten und chronischen Konsum – selten zu sein scheint. Die Entzugssymptome sind im Vergleich zu Drogen wie Opium und Kokain recht mild, konnten aber in Experimenten mit Cannabinoid-Rezeptor-Antagonisten, die bei Abhängigen Entzugssymptome forcieren, nachgewiesen werden.[231]

Bei Cannabis-Abhängigkeit geht es um mehr als nur die Cannabinoid-Rezeptor-Interaktion. Der µ-Opioid-Rezeptor, der direkt für einen Anreizmechanismus im Gehirn zuständig ist, der der Heroinsucht zugrunde liegt, ist ebenfalls beteiligt. Wenn ein Cannabinoid wie THC mit einem CB_1-Cannabinoid-Rezeptor interagiert, veranlasst es die Freisetzung von Opioid-Peptid-Molekülen, die µ-Opioid-Rezeptoren aktivieren. Und dieselbe Aktivierung von µ-Opioid-Rezeptoren liegt den Anreizbahnen zugrunde, die mit Alkohol- und Nikotinsucht assoziiert werden. Anscheinend wird Drogensucht von einem primären Gehirnrezeptor verursacht.[232] Zudem weisen neue Studien darauf hin, dass es genetische, altersbedingte und geschlechtliche Unterschiede in der Art und Weise gibt, wie Cannabis bei Cannabinoid-Abhängigkeit die Gehirnstrukturen chronischer User beeinflusst. Jugendliche männliche Cannabis-Abhängige können beispielsweise Veränderungen in der Morphologie der Amygdala, die hauptsächlich für Gedächtnis und Emotion zuständig ist, davontragen. Bei weiblichen jugendlichen Cannabis-Abhängigen kommt es nicht zu solchen Amygdala-Veränderungen.[233] Obwohl inzwischen einige dieser Kriterien eher als Indikatoren des Cannabis-Verbots denn einer Drogensucht gelten, wird das Auftreten von drei oder mehr der folgenden Punkte häufig als Beweis der Cannabis-Abhängigkeit gewertet:

- exzessiver, täglicher Cannabis-Konsum,
- für die Wirkung sind aufgrund der Gewöhnung immer höhere Dosierungen nötig,
- der Drang, Cannabis zu konsumieren, wann immer es erhältlich ist oder angeboten wird,
- exzessive Ritualisierung und großer Zeitaufwand für die Beschaffung und Konsumierung von Cannabis,
- Entzugssymptome nach Absetzung des Cannabis.

Wie häufig kommt es zur Abhängigkeit?

Oft werden Statistiken über die gestiegenen Raten von Cannabis-Abhängigkeit zitiert, die auf der Anzahl von Personen beruhen, die sich dagegen behandeln lassen. Doch Entzugstherapien und Rehabilitierungsmaßnahmen sind häufig richterlich verfügt und betreffen Personen, die wegen des Besitzes kleiner Mengen Cannabis verurteilt wurden. Deshalb spiegeln die Zahlen über Entzugstherapien eventuell nicht wirklich die Anzahl der Cannabis-Abhängigen wider. 2007 berichtete die Suchthilfeeinrichtung *Treatment Episode Data Sets* der US-amerikanischen *Substance Abuse and Mental Health Services Administration,* dass sich 288 000 Personen einer Behandlung gegen Cannabis-Konsum unterzogen.[234] 57 Prozent davon wurden dazu richterlich gezwungen, 28 Prozent wurden von Angehörigen, Schulen, Arbeitgebern oder Ärzten eingewiesen, und 14,8 Prozent kamen freiwillig. Vergleichen Sie dies mit der Selbsteinweisungsrate bei Alkoholsucht (29 Prozent), Kokainsucht (36 Prozent) oder Heroinsucht (58 Prozent). Die Cannabis-abhängigen Patienten waren zudem beträchtlich jünger, 40 Prozent waren unter 19 Jahren. Bei Alkoholabhängigkeit sind nur elf Prozent unter 19 Jahre alt. Am besten illustrieren diese verzerrten Zahlen über die Cannabis-Suchtbehandlung die Tatsache, dass 37,7 Prozent der Betroffenen vier Wochen davor kein Cannabis konsumiert hatten und 53 Prozent nur ein- bis dreimal in vier Wochen – das heißt, dass die Mehrheit der Behandelten die Voraussetzungen für Cannabis-Missbrauch wahrscheinlich gar nicht erfüllten.

Was also sind die tatsächlichen Risiken für Cannabis-Abhängigkeit? Vermutlich sind die Risiken viel niedriger als die viel zitierte Behauptung, dass neun Prozent der Cannabis-Konsumenten abhängig werden. Die tatsächliche Zahl kann weit darunter liegen. Darüber muss mehr unabhängig geforscht werden, außerhalb der Einrichtungen zur Entzugsbehandlung, um die geläufige Meinung, dass Cannabis wie andere Drogen, zum Beispiel Alkohol, Opiate und Nikotin, abhängig machen kann, zu untermauern. Patienten, die Cannabis zu medizinischen Zwecken in einem vom Arzt abgesteckten Behandlungsrahmen konsumieren, sind wohl am wenigsten gefährdet.

Studien weisen darauf hin, dass Cannabis-Abhängigkeit eng mit einer hohen Dosierung über einen langen Zeitraum im Zusammenhang steht. Die kontrollierte Dosierung kann das Risiko einer Abhängigkeit reduzieren. Der Konsum hochkonzentrierter Cannabis-Extrakte ohne Kontrolle des Konsumenten selbst und seines Arztes könnte das Risiko einer Sucht erhöhen; aufgrund einer Cannabis-Gewöhnung durch ständigen Konsum hoher Cannabinoid-Dosen werden immer höhere Dosierungen nötig, um dieselbe Wirkung zu erzielen.

Cannabis-Entzug

Zu den Symptomen eines Cannabis-Entzugs gehören Schlaflosigkeit, Reizbarkeit, Appetitlosigkeit, Angst, leichte Depression, Launenhaftigkeit und Bauchschmerzen oder Übelkeit. Manchmal kann der Entzug funktionelle Störungen hervorrufen, die im täglichen Leben hinderlich sind. Forscher von der *University of New South Wales* in Australien empfehlen, diejenigen Entzugssymptome anzugehen, die den Patienten am meisten beeinträchtigen. Ihr Behandlungsansatz beinhaltet zum Beispiel Techniken des Stressmanagements und pharmakologische Therapien gegen Appetitmangel und Schlafprobleme. Die Symptome halten nur selten länger als 14 Tage an.[235]

Cannabis erfolgreich absetzen

Will man Cannabis bei abhängigen Konsumenten erfolgreich absetzen, muss man Strategien entwickeln, die der einzelnen Person dabei helfen, im Kontakt mit anderen Cannabis-Rauchern standhaft zu bleiben – und Strategien, die ihr helfen, mit Ängsten, Wut, Scham und anderen negativen Gefühlen fertigzuwerden, ohne rückfällig zu werden. Motivational-Enhancement-Techniken scheinen abhängigen jungen Erwachsenen beim Absetzen von Cannabis nicht zu helfen.[236]

Anhang

Cannabis in Deutschland

Im Gegensatz zu einigen Bundesstaaten in den USA ist der Erwerb von Cannabis in Deutschland nach wie vor illegal. Daher ist es für viele Erkrankte sehr schwierig, dieses Heilmittel zur Linderung ihrer Leiden zu erstehen, vor allem wenn dies auf legalem Wege geschehen soll.

Was den Erwerb von Cannabis als Heilmittel durch einen Arzt oder Apotheker betrifft, so gibt es auch in Deutschland Fortschritte zu verzeichnen. Für die Verwendung von Cannabis zu medizinischen Zwecken haben allein seit Januar 2014 239 Patienten eine Ausnahmeerlaubnis beim BfArM beantragt. 109 der Antragsteller erhielten die Ausnahmeerlaubnis zum Erwerb von Cannabis in deutschen Apotheken, 110 Anträge befinden sich noch in Prüfung und Bearbeitung.

Nach weiteren Untersuchungen wird deutlich, dass mehr als die Hälfte dieser Anträge Patienten mit chronischen Schmerzen betreffen. Weitere Indikationen sind Spastik bei Multipler Sklerose, Tourette-Syndrom, depressive Störungen und ADHS.

(Quelle: https://www.deutsche-apotheker-zeitung.de/news/artikel/2015/01/13/bfarm-erlaubt-109-patienten-cannabis-erwerb)

In Deutschland kann man somit nicht einfach in eine Apotheke gehen und sein Cannabis-Mittel kaufen, man muss erst einen guten Arzt finden, der den Willen hat, einem ein solches Mittel zu verschreiben. Und dann, wenn dies durch eine Ausnahmeerlaubnis genehmigt wird, kann man das notwendige Arzneimittel erhalten.

Ein erster Schritt ist getan, und viele weitere werden folgen.

Endnoten

Teil 1: Cannabis als Arznei

1 Hui-Lin Li: »An Archaeological and Historical Account of Cannabis in China«, *Economic Botany* 28, Nr. 4 (Dezember 1974): S. 446.

2 Dave Olson: »Hemp Culture in Japan«, *Journal of the International Hemp Association* 4, Nr. 2 (Juni 1997): S. 40–50.

3 Martin Booth: *Cannabis: A History* (New York: Picador, 2005).

4 Sula Benet: »Early Diffusion and Folk Uses of Hemp in Cannabis and Culture«, *Cannabis and Culture,* Hrsg.: Vera D. Rubin (Den Haag: Mouton, 1975): S. 39–49.

5 Ernest L. Abel: *Marihuana: The First Twelve Thousand Years* (New York: Plenum Press, 1980).

6 William Brooke O'Shaughnessy: »On the preparations of the Indian hemp, or gunjah (Cannabis indica); Their effects on the animal system in health, and their utility in the treatment of tetanus and other convulsive diseases«, *Transactions of the Medical and Physical Society of Bengal* (1838): S. 71–102, 421, 461.

7 J. Russell Reynolds: »On the therapeutical uses and toxic effects of cannabis indica«, *The Lancet* 135, Nr. 3473 (1890): S. 637–638.

8 I. M. Turner: »The Contribution of Sir William Brooke O'Shaughnessy (1809–1889) to Plant Taxonomy«, *Phytotaxa* 15 (28. Januar 2011): S. 57–63.

9 Mel Gorman: »Sir William Brooke O'Shaughnessy: Pioneer Chemist in a Colonial Environment«, *Journal of Chemical Education* 46, Nr. 2 (1969): S. 99.

10 *Report of the Indian Hemp Drugs Commission,* 1893–94, 7 Bände (Simla, Indien: Government Central Printing House, 1894).

11 Oakley Ray und Charles Ksir: *Drugs, Society, and Human Behavior,* 10. Ausgabe (New York: McGraw-Hill, 2004), S. 456.

12 *U. S. Congress, Senate Committee on Finance,* Taxation of Marihuana, Hearing on H. R. 6906, 75th Cong., 1. Sitzung, 12. Juli 1937 (Washington: Government Printing Office, 1937), S. 33.

13 David Potter: »Growth and Morphology of Medicinal Cannabis«, *The Medicinal Uses of Cannabis and Cannabinoids,* Hrsg.: Geoffrey W. Guy, Brian A. Whittle und Philip J. Robson (London: Pharmaceutical Press, 2004): S. 17–54.

14 J.C. Callaway: »Hempseed as a Nutritional Resource: An Overview«, *Euphytica* 140, Nr. 1 (2004): S. 65–72.

15 Charles Ainsworth: »Boys and Girls Come out to Play: The Molecular Biology of Dioecious Plants«, *Annals of Botany* 86, Nr. 2 (2000): S. 211–221.

16 Koichi Sakamoto, Tomoko Abe, Tomoki Matsuyama, Shigeo Yoshida, Nobuko Ohmido, Kiichi Fukui und Shinobu Satoh: »RAPD Markers Encoding Retrotransposable Elements Are Linked to the Male Sex in Cannabis sativa L.«, *Genome* 48, Nr. 5 (2005): S. 931–936.

17 Robert C. Clarke und David P. Watson: »Cannabis and Natural Cannabis Medicines«, *Marijuana and the Cannabinoids* (2007): S. 1–15.

18 H.C. Kerr: *Report of the Cultivation of, and Trade in, Ganja in Bengal,* British Parliamentary Papers (1893–94): S. 66, 94–154.

19 Mountain Girl: *The Primo Plant: Growing Sinsemilla Marijuana* (Berkeley: Leaves of Grass/Wingbow Press, 1977).

20 Jim Richardson und Arik Woods: *Sinsemilla: Marijuana Flowers* (Berkeley: And/Or Press, 1976).

21 Y. Liu und X. Tang: »Green Seedling of Hemp Acquired by Tissue Culture«, *China's Fibre Crops* 2 (1984): 19–29. Zitiert in C. Clarke und P. Watson: *Cannabis and Natural Cannabis Medicines,* 2007.

22 Hemant Lata, Suman Chandra, Ikhlas A. Khan und Mahmoud A. ElSohly: »Propagation through Alginate Encapsulation of Axillary Buds of Cannabis sativa L. – An Important Medicinal Plant«, *Physiology and Molecular Biology of Plants* 15, Nr. 11 (2009): S. 79–86.

23 Arno Hazecamp, Mark A. Ware, Kirsten R. Muller-Vahl, Donald Abrams und Franjo Grotenhermen: »The Medicinal Use of Cannabis and Cannabionoids – An International Cross-Sectional Survey on Administration Forms«, *Journal of Psychoactive Drugs* 45, Nr. 3 (2013): S. 199–210, DOI: 10,1080/02791072.2013.805976.

24 Franjo Grotenhermen: »Pharmacokinetics and Pharmacodynamics of Cannabinoids«, *Clinical Pharmacokinetics* 42, Nr. 4 (2003): S. 327–360.

25 Erin L. Karschner: »Plasma Cannabinoid Pharmacokinetics following Controlled Oral Delta-9-Tetrahydrocannabinol and Oromucosal Cannabis Extract Administration«, *Clinical Chemistry* 57, Nr. 1 (2011): S. 66–75.

26 Franjo Grotenhermen: »Pharmacokinetics and Pharmacodynamics of Cannabinoids«, *Clinical Pharmacokinetics* 42, Nr. 4 (2003): S. 327–360.

27 J. Hirvonen, R.S. Goodwin, C.T. Li, G.E. Terry, S.S. Zoghbi, C. Morse, V.W. Pike, N.D. Volkow, M.A. Huestis und R.B. Innis: »Reversible and Regionally Selective Downregulation of Brain Cannabinoid CB_1 Receptors in Chronic Daily Cannabis Smokers«, *Molecular Psychiatry* 17, Nr. 6 (2011): S. 642–649.

28 Douglas A. Simonetto, Amy S. Oxentenko, Margot L. Herman und Jason H. Szostek: »Cannabinoid Hyperemesis: A Case Series of 98 Patients«, *Mayo Clinic Proceedings* 87, Nr. 2 (2012).

29 Valérie Wolff, J. P. Armspach, V. Lauer, O. Rouyer, M. Bataillard, C. Marescaux und B. Geny: »Cannabis-Related Stroke: Myth or Reality?«, *Stroke* 44, Nr. 2 (2013): S. 558–563; Murray A. Mittleman, Rebecca A. Lewis, Malcolm Maclure, Jane B. Sherwood und James E. Muller: »Triggering Myocardial Infarction by Marijuana«, *Circulation* 103, Nr. 23 (2001): 2805–2809; Dimitri Renard, Guillaume Taieb, Guillaume Gras-Combe und Pierre Labauge: »Cannabis-Related Myocardial Infarction and Cardioembolic Stroke«, *Journal of Stroke and Cerebrovascular Diseases* 21, Nr. 1 (2012): S. 82–83.

30 Kenneth J. Mukamal, Malcolm Maclure, James E. Muller und Murray A. Mittleman: »An Exploratory Prospective Study of Marijuana Use and Mortality following Acute Myocardial Infarction«, *American Heart Journal* 155, Nr. 3 (2008): S. 465–470.

31 Mahmoud A. ElSohly und Desmond Slade: »Chemical Constituents of Marijuana: The Complex Mixture of Natural Cannabinoids«, *Life Sciences* 78, Nr. 5 (2005): S. 539–548.

32 Ethan B. Russo: »Taming THC: Potential Cannabis Synergy and Phytocannabinoid-Terpenoid Entourage Effects«, *British Journal of Pharmacology* 163, Nr. 7 (2011): S. 1344–1364.

33 A. J. Hampson, M. Grimaldi, J. Axelrod und D. Wink: »Cannabidiol and Delta-9-Tetrahydrocannabinol Are Neuroprotective Antioxidants«, *Proceedings of the National Academy of Sciences of the United States* 95, Nr. 14 (1998): S. 8268–8273.

34 Pál Pacher, Sándor Bátkai und George Kunos: »The Endocannabinoid System as an Emerging Target of Pharmacotherapy«, *Pharmacological Reviews* 58, Nr. 3 (2006): S. 389–462.

35 Martin Eichler, L. Spinedi, S. Unfer-Grauwiler, M. Bodmer, C. Surber, M. Luedi und J. Drewe: »Heat Exposure of Cannabis Sativa Extracts Affects the Pharmacokinetic and Metabolic Profile in Healthy Male Subjects«, *Planta Medica* 78, Nr. 7 (2012): S. 686.

36 Ethan B. Russo und Geoffrey W. Guy: »A Tale of Two Cannabinoids: The Therapeutic Rationale for Combining Tetrahydrocannabinol and Cannabidiol«, *Medical Hypotheses* 66, Nr. 2 (2006): S. 234–246.

37 Nicholas A. Jones, Andrew J. Hill, Imogen Smith, Sarah A. Bevan, Claire M. Williams, Benjamin J. Whalley und Gary J. Stephens: »Cannabidiol Displays Antiepileptiform and Antiseizure Properties In Vitro and In Vivo«, *Journal of Pharmacology and Experimental Therapeutics* 332, Nr. 2 (2010): S. 569–577.

38 Ethan B. Russo: »Taming THC: Potential Cannabis Synergy and Phytocannabinoid-Terpenoid Entourage Effects«, *British Journal of Pharmacology* 163, Nr. 7 (2011): S. 1344–1364.

39 Francesca Borrelli, I. Fasolino, B. Romano, R. Capasso, F. Maiello, D. Coppola, P. Orlando, G. Battista, E. Pagano, V. Di Marzo und A. A. Izzo: »Beneficial Effect of the Non-Psychotropic Plant Cannabinoid Cannabigerol on Experimental Inflammatory Bowel Disease«, *Biochemical Pharmacology* 85, Nr. 9 (Mai 2013): S. 1306–1316, DOI: 10.1016/j.bcp.2013.01.017.

40 M. G. Cascio, L. A. Gauson, L. A. Stevenson, R. A. Ross und R. G. Pertwee: »Evidence That the Plant Cannabinoid Cannabigerol Is a Highly Potent a2-Adrenoceptor Agonist and Moderately Potent 5HT1A Receptor Antagonist«, *British Journal of Pharmacology* 159, Nr. 1 (2010): S. 129–141.
41 Giovanni Appendinoa et al.: »NPC Natural Product Communications 2008«, *NPC Natural Product Communications* (1977).
42 Sami Sarfaraz, V. M. Adhami, D. N. Syed, F. Afaq und H. Mukhtar: »Cannabinoids for Cancer Treatment: Progress and Promise«, *Cancer Research* 68, Nr. 2 (2008): S. 339–342.
43 David Potter: »The Propagation, Characterisation and Optimisation of Cannabis sativa L. as a Phytopharmaceutical« (Diss., King's College London, 2009).
44 B. K. Colasanti, R. E. Brown und C. R. Craig: »Ocular Hypotension, Ocular Toxicity, and Neurotoxicity in Response to Marijuana Extract and Cannabidiol«, *General Pharmacology* 15, Nr. 6 (1984): S. 479.
45 H. N. ElSohly, C. E. Turner, A. M. Clark und Mahmoud A. ElSohly: »Synthesis and Antimicrobial Activity of Certain Cannabichromene and Cannabigerol Related Compounds«, *Journal of Pharmaceutical Sciences* 71 (1982): S. 1319–1323.
46 R. Deyo und R. Musty: »A Cannabichromene (CBC) Extract Alters Behavioral Despair on the Mouse Tail Suspension Test of Depression«, *Proceedings 2003 Symposium on the Cannabinoids* (Cornwall, ON: International Cannabinoid Research Society, 2003).
47 N. Qin, M. P. Neeper, Y. Liu, T. L. Hutchinson, M. L. Lubin und C. M. Flores: »TRPV2 Is Activated by Cannabidiol and Mediates CGRP Release in Cultured Rat Dorsal Root Ganglion Neurons«, *Journal of Neuroscience* 28 (2008): S. 6231–6238.
48 Rudolf Brenneisen: »Chemistry and Analysis of Phytocannabinoids and Other Cannabis Constituents«, *Marijuana* (2007): S. 17.
49 John M. McPartland und Ethan B. Russo: »Cannabis and Cannabis Extracts: Greater than the Sum of Their Parts?«, *Journal of Cannabis Therapeutics* 3, Nr. 4 (2001): S. 103–132.
50 E. W. Gill, W. D. M. Paton und R. G. Pertwee: »Preliminary Experiments on the Chemistry and Pharmacology of Cannabis«, *Nature* 228 (1970): S. 134–136; L. E. Hollister: »Structure Activity Relationship in Man of Cannabis Constituents and Homologues of Delta-9-Tetrahydrocannabinol«, *Pharmacology* 11 (1974): S. 3–11.
51 R. G. Pertwee: »The Diverse CB_1 and CB_2 Receptor Pharmacology of Three Plant Cannabinoids: Delta-9-Tetrahydrocannabinol, Cannabidiol and Delta-9-Tetrahydrocannabivarin«, *British Journal of Pharmacology* 153, Nr. 2 (2008): S. 199–215.
52 G. Riedel, P. Fadda, S. McKillop-Smith, R. G. Pertwee, B. Platt und L. Robinson: »Synthetic and Plant-Derived Cannabinoid Receptor Antagonists Show Hypophagic Properties in Fasted and Non-Fasted Mice«, *British Journal of Pharmacology* 156, Nr. 7 (2009): S. 1154–1166.

53 Nicholas A. Jones, Andrew J. Hill, Imogen Smith, Sarah A. Bevan, Claire M. Williams, Benjamin J. Whalley und Gary J. Stephens: »Cannabidiol Displays Antiepileptiform and Antiseizure Properties In Vitro and In Vivo«, *Journal of Pharmacology and Experimental Therapeutics* 332, Nr. 2 (2010): S. 569–577.

54 Ethan B. Russo: »Taming THC: Potential Cannabis Synergy and Phytocannabinoid-Terpenoid Entourage Effects«, *British Journal of Pharmacology* 163, Nr. 7 (2011): S. 1344–1364.

55 Xuetong Fan und Robert A. Gates: »Degradation of Monoterpenes in Orange Juice by Gamma Radiation«, *Journal of Agricultural and Food Chemistry* 49, Nr. 5 (2001): S. 2422–2426.

56 M. Miyazawa und C. Yamafuji: »Inhibition of Acetylcholinesterase Activity by Bicyclic Monoterpenoids«, *Journal of Agricultural and Food Chemistry* 53, Nr. 5 (2005): S. 1765–1768, DOI: 10.1021/jf040019b.

57 T. Komori, R. Fujiwara, M. Tanida, J. Nomura und M. M. Yokoyama: »Effects of Citrus Fragrance on Immune Function and Depressive States«, *Neuroimmunomodulation* 2, Nr. 3 (1995): S. 174–180.

58 T. G. do Vale, E. C. Furtado, J. G. Santos Jr. und G. S. Viana: »Central Effects of Citral, Myrcene and Limonene, Constituents of Essential Oil Chemotypes from Lippia Alba (Mill.) n.e. Brown«, *Phytomedicine* 9, Nr. 8 (2002): S. 709–714.

59 Rudolf Brenneisen: »Chemistry and Analysis of Phytocannabinoids and Other Cannabis Constituents«, *Marijuana* (2007): S. 17.

60 G. W. Guy und C. G. Stott: »The Development of Sativex – A Natural Cannabis-Based Medicine«, *Cannabinoids as Therapeutics,* Hrsg.: R. Mechoulam (Basel: Birkhäuser Verlag, 2005), S. 231–263.

61 Ethan B. Russo: »Taming THC: Potential Cannabis Synergy and Phytocannabinoid-Terpenoid Entourage Effects«, *British Journal of Pharmacology* 163, Nr. 7 (2011): S. 1344–1364.

62 Karl William Hillig: »A Systematic Investigation of Cannabis« (Diss., Indiana University, 2005).

Teil 2: Verwendung von medizinischem Cannabis

1 Robert Connell Clarke: *Hashish!* (Los Angeles: Red Eye Press, 1998).

2 Ibid.: S. 64.

3 Geoffrey W. Guy: »New Developments in Cannabinoid Research: Making a Modern Medicine from the Cannabis Plant« (Vorlesung, University of California, Los Angeles/Semel Institute, 8. Mai 2007).

4 Aurelia Tubaro, A. Giangaspero, S. Sosa, R. Negri, G. Grassi, S. Casano, R. Della Loggia und G. Appendino: »Comparative Topical Anti-Inflammatory Activity of Cannabinoids and Cannabivarins«, *Fitoterapia* 81, Nr. 7 (2010): S. 816–819.

5 Donald Abrams: »Cannabis in Medicine: A Primer for Health Care Professionals« (Vorlesung, University of California, San Francisco, 24. Oktober 2012).

6 Ethan B. Russo: »Taming THC: Potential Cannabis Synergy and Phytocannabinoid-Terpenoid Entourage Effects«, *British Journal of Pharmacology* 163, Nr. 7 (2011): S. 1344–1364.

7 A. Ohlsson, J.E. Lindgren, A. Wahlen, S. Agurell, L.E. Hollister und H.K. Gillespie: »Plasma Delta-9 Levels of Tetrahydrocannabinol after Intravenous, Oral, and Smoke Administration«, *Problems of Drug Dependence* (1981): S. 250.

8 G.K. Sharma: »Ethnobotany and Its Significance for Cannabis Studies in the Himalayas«, *Journal of Psychoactive Drugs* 9, Nr. 4 (1977): S. 337–339.

9 Dolores Hernán Pérez de la Ossa, M. Lorente, M.E. Gil-Alegre, S. Torres, E. García-Taboada, R. Mdel Aberturas, J. Molpeceres, G. Velasco und A.I. Torres-Suárez: »Local Delivery of Cannabinoid-Loaded Microparticles Inhibits Tumor Growth in a Murine Xenograft Model of Glioblastoma Multiforme«, *PLoS ONE* 8, Nr. 1 (2013): e54795, DOI:10.1371/journal.pone.0054795.

10 Linda B. Hollinshead: »Medical Marijuana and the Workplace«, *Employment Relations Today* 40, Nr. 1 (2013): S. 71–79.

11 R. Sewell, R. Andrew, James Poling und Mehmet Sofuoglu: »The Effect of Cannabis Compared with Alcohol on Driving«, *The American Journal on Addictions* 18, Nr. 3 (2009): S. 185–193.

Teil 4: Indikationen für Cannabis als Arznei

1 V.A. Campbell und A. Gowran: »Alzheimer's Disease; Taking the Edge Off with Cannabinoids?«, *British Journal of Pharmacology* 152, Nr. 5 (November 2007): S. 655–662, DOI:10.1038/sj.bjp.0707446.

2 J. Russell Reynolds: »On the therapeutical uses and toxic effects of cannabis indica«, *The Lancet* 135, Nr. 3473 (1890): S. 637–638.

3 José Alexandre Crippa, Antonio Waldo Zuardi und Jaime E.C. Hallak: »Therapeutical Use of the Cannabinoids in Psychiatry«, *Revista Brasileira de Psiquiatria* 32 (2010): S. 556–566.

4 José Alexandre Crippa, Antonio Waldo Zuardi, Rocio Martín-Santos, Sagnik Bhattacharyya, Zerrin Atakan, Philip McGuire und Paolo Fusar-Poli: »Cannabis and Anxiety: A Critical Review of the Evidence« *Human Psychopharmacology: Clinical and Experimental* 24, Nr. 7 (2009): S. 515–523.

5 Julia D. Buckner, Russell A. Matthews und Jose Silgado: »Marijuana-Related Problems and Social Anxiety: The Role of Marijuana Behaviors in Social Situations«, *Psychology of Addictive Behaviors* 26, Nr. 1 (2012): S. 151.

6 F. Markus Leweke und Dagmar Koethe: »Cannabis and Psychiatric Disorders: It Is Not Only Addiction«, *Addiction Biology* 13, Nr. 2 (2008): S. 264–275, DOI:10.1111/j.1369-1600.2008.00106.x.

7 G. A. Grierson: »The Hemp Plant in Sanskrit and Hindi Literature«, *Indian Antiquary* (September 1894): S. 260–262.

8 Robert B. Zurier: »Prospects for Cannabinoids as Anti-Inflammatory Agents«, *Journal of Cellular Biochemistry* 88, Nr. 3 (2003): S. 462–466.

9 Vivian Crawford: »A Homelie Herbe: Medicinal Cannabis in Early England«, *Journal of Cannabis Therapeutics* 2 (2002): S. 71–79.

10 Fred J. Evans: »Cannabinoids: The Separation of Central from Peripheral Effects on a Structural Basis«, *Planta Medica* 57, Nr. S1 (1991): S. 60–67.

11 Louis Vachon, M. X. Fitzgerald, N. H. Sulliday, I. A. Gould und E. A. Gaensnier: »Single-Dose Effect of Marihuana Smoke: Bronchial Dynamics and Respiratory-Center Sensitivity in Normal Subjects«, *New England Journal of Medicine* 288, Nr. 19 (1973): S. 985–989.

12 A. Calignano, I. Kátona, F. Désarnaud, A. Giuffrida, G. La Rana, K. Mackie, T. F. Freund und D. Piomelli: »Bidirectional Control of Airway Responsiveness by Endogenous Cannabinoids«, *Nature* 408, Nr. 6808 (2000): S. 96–101.

13 Mark Jackson: »›Divine Stramonium‹: The Rise and Fall of Smoking for Asthma«, *Medical History* 54, Nr. 2 (2010): S. 171.

14 James Mills: *Cannabis Britannica: Empire, Trade and Prohibition 1800–1928* (Oxford: Oxford University Press, 2003).

15 Donald P. Tashkin., G. C. Baldwin, T. Sarafian, S. Dubnett und M. D. Roth: »Respiratory and Immunologic Consequences of Marijuana Smoking«, *Journal of Clinical Pharmacology* 42, Nr. 11, Beilage (2002): S. 71–81.

16 Jeanette M. Tetrault, K. Crothers, B. A. Moore, R. Mehra, J. Concato und D. A. Fiellin: »Effects of Marijuana Smoking on Pulmonary Function and Respiratory Complications: A Systematic Review«, *Archives of Internal Medicine* 167, Nr. 3 (2007): S. 221.

17 Mark J. Pletcher, Eric Vittinghoff, Ravi Kalhan, Joshua Richman, Monika Safford, Stephen Sidney, Feng Lin und Stefan Kertesz: »Association between Marijuana Exposure and Pulmonary Function over 20 Years«, *Journal of the American Medical Association* 307, Nr. 2 (2012): S. 173–181.

18 Donald P. Tashkin, B. J. Shapiro, Y. E. Lee und C. E. Harper: »Effects of Smoked Marijuana in Experimentally Induced Asthma«, *American Review of Respiratory Disease* 112, Nr. 3 (1975): S. 377–386.

19 S. J. Williams, J. P. Hartley und J. D. Graham: »Bronchodilator Effect of Delta1-Tetrahydrocannabinol Administered by Aerosol of Asthmatic Patients«, *Thorax* 31, Nr. 6 (1976): S. 720–723; J. P. Hartley, S. G. Nogrady und A. Seaton: »Bronchodilator Effect of Delta1-Tetrahydrocannabinol«, *British Journal of Clinical Pharmacology* 5, Nr. 6 (1978): S. 523–525.

20 Peter Strohbeck-Kuehner, Gisela Skopp und Rainer Mattern: »Cannabis Improves Symptoms of ADHD«, *Cannabinoids* 3(2008): S. 1–3.

21 Gisela Uhlig: »ADHS und Konsum von THC« (Leserbrief), *Deutsches Ärzteblatt International* 105, Nr. 44 (2008): S. 765.

22 Maura Castelli, M. Federici, S. Rossi, V. De Chiara, F. Napolitano, V. Studer, C. Motta, L. Sacchetti, R. Romano, A. Musella, G. Bernardi, A. Siracusano, H. H. Gu, N. B. Mercuri, A. Usiello und D. Centonze: »Loss of Striatal Cannabinoid CB_1 Receptor Function in Attention-Deficit/Hyperactivity Disorder Mice with Point-Mutation of the Dopamine Transporter«, *European Journal of Neuroscience* 34, Nr. 9 (2011): S. 1369–1377.

23 Lester Grinspoon: »A Novel Approach to the Symptomatic Treatment of Autism«, O'Shaughnessy's: *The Journal of Cannabis in Clinical Practice,* Frühjahr 2010.

24 Diane Dufour-Rainfray, P. Vourch, S. Tourlet, D. Guilloteau, S. Chalon und C. R. Andres: »Fetal Exposure to Teratogens: Evidence of Genes Involved in Autism«, *Neuroscience and Biobehavioral Reviews* 35, Nr. 5 (2011): S. 1254–1265.

25 Tarah Kruger und Ed Christophersen: »An Open Label Study of the Use of Dronabinol (Marinol) in the Management of Treatment-Resistant Self-Injurious Behavior in 10 Retarded Adolescent Patients«, *Journal of Developmental and Behavioral Pediatrics* 27, Nr. 5 (2006): S. 433.

26 Judith H. Miles: »Autism Spectrum Disorders – A Genetics Review«, *Genetics in Medicine* 13, Nr. 4 (2011): S. 278–294.

27 Sreemanti Basu und Bonnie N. Dittel: »Unraveling the Complexities of Cannabinoid Receptor 2 (CB_2) Immune Regulation in Health and Disease«, *Immunologic Research* 51, Nr. 1 (2011): S. 26–38.

28 J. Ludovic Croxford und Takashi Yamamura: »Cannabinoids and the Immune System: Potential for the Treatment of Inflammatory Diseases?«, *Journal of Neuroimmunology* 166, Nr. 1 (2005): S. 3–18.

29 Florian Strasser, D. Luftner, K. Possinger, G. Ernst, T. Ruhstaller, W. Meissner, Y. D. Ko, M. Schnelle, M. Reif und T. Cerny: »Comparison of Orally Administered Cannabis Extract and Delta-9-Tetrahydrocannabinol in Treating Patients with Cancer-Related Anorexia-Cachexia Syndrome: A Multicenter, Phase III, Randomized, Double-Blind, Placebo-Controlled Clinical Trial from the Cannabis-In-Cachexia-Study-Group«, *Journal of Clinical Oncology* 24, Nr. 21 (2006): S. 3394–3400.

30 Kenneth Fearon, F. Strasser, S. D. Anker, I. Bosaeus, E. Bruera, R. L. Fainsinger, A. Jatoi, C. Loprinzi, N. MacDonald, G. Mantovani, M. Davis, M. Muscaritoli, F. Ottery, L. Radbruch, P. Ravasco, D. Walsh, A. Wilcock, S. Kaasa und V. E. Baracos: »Definition and Classification of Cancer Cachexia: An International Consensus«, *The Lancet Oncology* 12, Nr. 5 (2011): S. 489–495.

31 Chandrama P. Khare, Hrsg.: *Indian Herbal Remedies: Rational Western Therapy, Ayurvedic and Other Traditional Usage, Botany* (New York: Springer, 2004).

32 Gil Bar-Sela, M. Vorobeichik, S. Drawsheh, A. Omer, V. Goldberg, E. Muller: »The Medical Necessity for Medicinal Cannabis: Prospective, Observational Study Evaluating the Treatment in Cancer Patients on Supportive or Palliative Care«, *Evidence-Based Complementary and Alternative Medicine* (2013).

33 Daniel W. Bowles, C.L. O'Bryant, D.R. Camidge und A. Jimeno: »The Intersection between Cannabis and Cancer in the United States«, *Critical Reviews in Oncology/Hematology* 83, Nr. 1 (2012): S. 1–10.

34 Detal Cota, G. Marsicano, B. Lutz, V. Vicennati, G.K. Stalla, R. Pasquali und U. Pagotto: »Endogenous Cannabinoid System as a Modulator of Food Intake«, *International Journal of Obesity* 27, Nr. 3 (2003): S. 289–301.

35 Donald I. Abrams und Manuel Guzman: »Cannabinoids and Cancer«, *Integrative Oncology* (Oxford: Oxford University Press, 2008), S. 147–170.

36 Daniel W. Bowles et al. siehe Endnote 33.

37 Amy Alexander, Paul F. Smith und Rhonda J. Rosengren: »Cannabinoids in the Treatment of Cancer«, *Cancer Letters* 285, Nr. 1 (2009): S. 6–12.

38 Caihua Liang, M.D. McClean, C. Marsit, B. Christensen, E. Peters, H.H. Nelson und K.T. Kelsey: »A Population-Based Case-Control Study of Marijuana Use and Head and Neck Squamous Cell Carcinoma«, *Cancer Prevention Research* 2, Nr. 8 (2009): S. 759–768; Donald P. Tashkin: »Effects of Marijuana Smoking on the Lung«, *Annals of the American Thoracic Society* 10, Nr. 3 (2013): S. 239–247.

39 Daniel W. Bowles, C.L. O'Bryant, D.R. Camidge und A. Jimeno: »The Intersection between Cannabis and Cancer in the United States«, *Critical Reviews in Oncology/Hematology* 83, Nr. 1 (2012): S. 1–10.

40 M.R. Tramer, D. Carroll, F.A. Campbell, D.J. Reynolds, R.A. Moore und H.J. McQuay: »Cannabinoids for Control of Chemotherapy-Induced Nausea and Vomiting: Quantitative Systematic Review«, *British Medical Journal* 323 (2001): S. 16–21.

41 Richard D. Mattes, Karl Engelman, Leslie M. Shaw und Mahmoud A. ElSohly: »Cannabinoids and Appetite Stimulation«, *Pharmacology Biochemistry and Behavior* 49, Nr. 1 (1994): S. 187–195.

42 Marta Duran, Eulalia Perez, Sergio Abanades, Xavier Vidal, Cristina Saura, Margarita Majem, Edurne Arriola et al.: »Preliminary efficacy and safety of an oromucosal standardized cannabis extract in chemotherapy-induced nausea and vomiting«, *British Journal of Clinical Pharmacology* 70, Nr. 5 (2010): S. 656–663.

43 Russell Noyes Jr., Fred Brunk, David A. Baram und Arthur Canter: »Analgesic Effect of Delta-9-Tetrahydrocannabinol«, *Journal of Clinical Pharmacology* 15, Nr. 2–3 (1975): S. 139–143.

44 Sara Jane Ward, M.D. Ramirez, H. Neelakantan und E.A. Walker: »Cannabidiol Prevents the Development of Cold and Mechanical Allodynia in Paclitaxel-Treated Female C57Bl6 Mice«, *Anesthesia and Analgesia* 113, Nr. 4 (2011): S. 947–950.

45 D.I. Abrams, P. Couey, S.B. Shade, M.E. Kelly und N.L. Benowitz: »Cannabinoid-Opioid Interaction in Chronic Pain«, *Clinical Pharmacology and Therapeutics* 90, Nr. 6 (2011): S. 844–851.

46 Ethan B. Russo, Geoffrey W. Guy und Philip J. Robson: »Cannabis, Pain, and Sleep: Lessons from Therapeutic Clinical Trials of Sativex®, a Cannabis-Based Medicine«, *Chemistry and Biodiversity* 4, Nr. 8 (2007): S. 1729–1743.

47 Alejandro Aparisi Rey, M. Purrio, M.P. Viveros und B. Lutz: »Biphasic Effects of Cannabinoids in Anxiety Responses: CB_1 and GABAB Receptors in the Balance of GABAergic and Glutamatergic Neurotransmission«, *Neuropsychopharmacology* 37, Nr. 12 (2012): 2624–2634, DOI:10.1038/npp.2012.123.

48 Luciano De Petrocellis, A. Ligresti, A. Schiano Moriello, M. Iappelli, R. Verde, C.G. Stott, L. Cristino, P. Orlando und V. Di Marzo: »Non-THC Cannabinoids Inhibit Prostate Carcinoma Growth In Vitro and In Vivo: Pro-Apoptotic Effects and Underlying Mechanisms«, *British Journal of Pharmacology* 168, Nr. 1 (2013): S. 79–102.

49 Pál Pacher: »Towards the Use of Non-Psychoactive Cannabinoids for Prostate Cancer«, *British Journal of Pharmacology* 168, Nr. 1 (2013): S. 76–78.

50 Keiji Fukuda, S.E. Straus, I. Hickie, M.C. Sharpe, J.G. Dobbins und A. Komaroff: »The Chronic Fatigue Syndrome: A Comprehensive Approach to Its Definition and Study«, *Annals of Internal Medicine* 121, Nr. 12 (1994): S. 953–959.

51 John E. Casida, Daniel K. Nomura, Sarah C. Vose und Kazutoshi Fujioka: »Organophosphate-Sensitive Lipases Modulate Brain Lysophospholipids, Ether Lipids and Endocannabinoids«, *Chemico-Biological Interactions* 175, Nr. 1 (2008): S. 355–364.

52 Francesca Comelli, I. Bettoni, M. Colleoni, G. Giagnoni und B. Costa: »Beneficial Effects of a Cannabis Sativa Extract Treatment on Diabetes-Induced Neuropathy and Oxidative Stress«, *Phytotherapy Research* 23, Nr. 12 (2009): S. 1678–1684.

53 *American Diabetes Association:* »Economic Costs of Diabetes in the U.S. in 2012«, *Diabetes Care* 36, Nr. 4 (April 2013): S. 1033–1046.

54 Joseph S. Alpert: »Marijuana for Diabetic Control«, *American Journal of Medicine* 126, Nr. 7 (2013): S. 557–558.

55 Elizabeth A. Penner, Hannah Buettner und Murray A. Mittleman: »The Impact of Marijuana Use on Glucose, Insulin, and Insulin Resistance among US Adults«, *American Journal of Medicine* 126, Nr. 7 (Juli 2013), S. 583–589, DOI:10.1016/j.amjmed.2013.03.002.

56 *Centers for Disease Control and Prevention:* »National Diabetes Fact Sheet: National Estimates and General Information on Diabetes and Prediabetes in the United States, 2011«, *US Department of Health and Human Services* (2011).

57 A.M. Malfait, R. Gallily, P.F. Sumariwalla, A.S. Malik, E. Andreakos, R. Mechoulam und M. Feldmann: »The Nonpsychoactive Cannabis Constituent Cannabidiol Is an Oral Anti-Arthritic Therapeutic in Murine Collagen-Induced Arthritis«, *Proceedings of the National Academy of Sciences* 97, Nr. 17 (2000): S. 9561–9566.

58 L. Weiss, M. Zeira, S. Reich, M. Har-Noy, R. Mechoulam, S. Slavin und R. Gallily: »Cannabidiol Lowers Incidence of Diabetes in Non-Obese Diabetic Mice«, *Autoimmunity* 39, Nr. 2 (2006): S. 143–151.

59 Vincenzo Di Marzo, Fabiana Piscitelli und Raphael Mechoulam: »Cannabinoids and Endocannabinoids in Metabolic Disorders with Focus on Diabetes«, *Handbook of Experimental Pharmacology* 203 (2011): S. 75–104.

60 Pál Pacher, Joseph S. Beckman und Lucas Liaudet: »Nitric Oxide and Peroxynitrite in Health and Disease«, *Physiological Reviews* 87, Nr. 1 (2007): S. 315–424.

61 Béla Horváth, P. Mukhopadhyay, G. Haskó und P. Pacher: »The Endocannabinoid System and Plant-Derived Cannabinoids in Diabetes and Diabetic Complications«, *American Journal of Pathology* 180, Nr. 2 (2012): S. 432–442.

62 G.I. Liou, A. El-Remessy, A. Ibrahim, R. Caldwell, Y. Khalifa, A. Gunes und J. Nussbaum: »Cannabidiol as a Putative Novel Therapy for Diabetic Retinopathy: A Postulated Mechanism of Action as an Entry Point for Biomarker-Guided Clinical Development«, *Current Pharmacogenomics and Personalized Medicine* 7, Nr. 3 (2009): S. 215; A.B. El-Remessy, Y. Khalifa, S. Ola, A. S. Ibrahim und G.I. Liou: »Cannabidiol Protects Retinal Neurons by Preserving Glutamine Synthetase Activity in Diabetes«, *Molecular Vision* 16 (2010): S. 1487.

63 Priscilla A. Hollander, A. Amod, L. E. Litwak, U. Chaudhari und ARPEGGIO Study Group: »Effect of Rimonabant on Glycemic Control in Insulin-Treated Type 2 Diabetes: The ARPEGGIO Trial«, *Diabetes Care* 33, Nr. 3 (2010): S. 605–607.

64 Laurence A. Bradley: »Pathophysiology of Fibromyalgia«, *American Journal of Medicine* 122, Nr. 12 (2009): S. 22–30.

65 Aryeh M. Abeles, M.H. Pillinger, B.M. Solitar und M. Abeles: »Narrative Review: The Pathophysiology of Fibromyalgia«, *Annals of Internal Medicine* 146, Nr. 10 (2007): S. 726–734.

66 Manuel Martinez-Lavin: »Stress, the Stress Response System, and Fibromyalgia«, *Arthritis Research and Therapy* 9, Nr. 4 (2007): S. 216.

67 Ethan B. Russo: »Clinical Endocannabinoid Deficiency (CECD): Can This Concept Explain Therapeutic Benefits of Cannabis in Migraine, Fibromyalgia, Irritable Bowel Syndrome and Other Treatment-Resistant Conditions?«, *Neuroendocrinology Letters* 25, Nr. 1–2 (2004): S. 31.

68 Shad B. Smith, D.W. Maixner, R.B. Fillingim, G. Slade, R.H. Gracely, K. Ambrose, D.V. Zaykin, C. Hyde, S. John, K. Tan, W. Maixner und L. Diatchenko: »Large Candidate Gene Association Study Reveals Genetic Risk Factors and Therapeutic Targets for Fibromyalgia«, *Arthritis and Rheumatism* 64, Nr. 2 (2012): S. 584–593.

69 Mark Wallace, G. Schulteis, J.H. Atkinson, T. Wolfson, D. Lazzaretto, H. Bentley, B. Gouaux und I. Abramson: »Dose-Dependent Effects of Smoked Cannabis on Capsaicin-Induced Pain and Hyperalgesia in Healthy Volunteers«, *Anesthesiology* 107, Nr. 5 (2007): S. 785–796.

70 Tim C. Kirkham, C.M. Williams, F. Fezza und V. Di Marzo: »Endocannabinoid Levels in Rat Limbic Forebrain and Hypothalamus in Relation to Fasting, Feeding and Satiation: Stimulation of Eating by 2-Arachidonoyl Glycerol«, *British Journal of Pharmacology* 136, Nr. 4 (2002): S. 550–557.

71 Hélène Peters und Gabriel G. Nahas: »A Brief History of Four Millennia (BC 2000–AD 1974)«, *Marihuana and Medicine,* Hrsg.: Gabriel G. Nahas, Kenneth M. Sutin, David Harvey, Stig Agurell, Nicholas Pace und Robert Cancro (New York: Humana Press, 1999), S. 3–7.

72 Manfred Fankhauser: »History of Cannabis in Western Medicine«, *Cannabis and Cannabinoids: Pharmacology, Toxicology, and Therapeutic Potential,* Hrsg.: Franjo Grotenhermen und Ethan Russo (New York: The Haworth Integrative Healing Press, 2002), S. 37–51.

73 Paul M. Gahlinger: »Gastrointestinal Illness and Cannabis Use in a Rural Canadian Community«, *Journal of Psychoactive Drugs* 16, Nr. 3 (1984): S. 263–266.

74 M.R. Tramer, D. Carroll, F.A. Campbell, D.J. Reynolds, R.A. Moore und H.J. McQuay: »Cannabinoids for Control of Chemotherapy-Induced Nausea and Vomiting: Quantitative Systematic Review«, *British Medical Journal* 323 (2001): S. 16–21.

75 Alessia Ligresti, T. Bisogno, I. Matias, L. De Petrocellis, M.G. Cascio, V. Cosenza, G. D'Argenio, G. Scaglione, M. Bifulco, I. Sorrentini und V. Di Marzo: »Possible Endocannabinoid Control of Colorectal Cancer Growth«, *Gastroenterology* 125, Nr. 3 (2003): S. 677–687.

76 Christel Rousseaux, X. Thuru, A. Gelot, N. Barnich, C. Neut, L. Dubuquoy, C. Dubuquoy, E. Merour, K. Geboes, M. Chamaillard, A. Ouwehand, G. Leyer, D. Carcano, J.F. Colombel, D. Ardid und P. Desreumaux: »Lactobacillus Acidophilus Modulates Intestinal Pain and Induces Opioid and Cannabinoid Receptors«, *Nature Medicine* 13, Nr. 1 (2006): S. 35–37.

77 Ethan B. Russo: »Taming THC: Potential Cannabis Synergy and Phytocannabinoid-Terpenoid Entourage Effects«, *British Journal of Pharmacology* 163, Nr. 7 (2011): S. 1344–1364.

78 Jean Kalata: »Medical Uses of Marijuana: Opinions of US Residents 45+«, *AARP the Magazine,* Dezember 2004, www.csdp.org/research/aarp_medical_marijuana.pdf.

79 »TEDS Report: Marijuana Admissions Reporting Daily Use at Treatment Entry«, *Substance Abuse and Mental Health Services Administration, Center for Behavioral Health Statistics and Quality,* 2. Februar 2012, www.samhsa.gov/data/2k12/TEDS_SR_029_Marijuana_2012/TEDS_Short_Report_029_Marijuana_2012.pdf.

80 J. Russell Reynolds: »On the therapeutical uses and toxic effects of cannabis indica«, *The Lancet* 135, Nr. 3473 (1890): S. 637–638.

81 Henry Jampel: »American Glaucoma Society Position Statement: Marijuana and the Treatment of Glaucoma«, *Journal of Glaucoma* 19, Nr. 2 (2010): S. 75–76; Yvonne M. Buys und Paul E. Rafuse: »Canadian Ophthalmological Society Policy Statement on the Medical Use of Marijuana for Glaucoma«, *Canadian Journal of Ophthalmology/Journal Canadien d'Ophtalmologie* 45, Nr. 4 (2010): S. 324–326.

82 Robert S. Hepler und Ira R. Frank: »Marihuana Smoking and Intraocular Pressure«, *JAMA: The Journal of the American Medical Association* 217, Nr. 10 (1971): S. 1392.

83 Allan J. Flach: »Delta-9-Tetrahydrocannabinol (THC) in the Treatment of End-Stage Open-Angle Glaucoma«, *Transactions of the American Ophthalmological Society* 100 (2002): S. 215.

84 Ileana Tomida, A. Azuara-Blanco, H. House, M. Flint, R.G. Pertwee und P.J. Robson: »Effect of Sublingual Application of Cannabinoids on Intraocular Pressure: A Pilot Study«, *Journal of Glaucoma* 15, Nr. 5 (2006): S. 349–353.

85 Laurence Brunet, E.E. Moodie, K. Rollet, C. Cooper, S. Walmsley, M. Potter und M.B. Klein: »Marijuana Smoking Does Not Accelerate Progression of Liver Disease in HIV–Hepatitis C Coinfection: A Longitudinal Cohort Analysis«, *Clinical Infectious Diseases* 57, Nr. 5 (2013): S. 663–70, DOI:10.1093/cid/cit378.

86 Christophe Hézode, F. Roudot-Thoraval, S. Nguyen, P. Grenard, B. Julien, E.S. Zafrani, J.M. Pawlotsky, D. Dhumeaux, S. Lotersztajn und A. Mallat: »Daily Cannabis Smoking as a Risk Factor for Progression of Fibrosis in Chronic Hepatitis C«, *Hepatology* 42, Nr. 1 (2005): S. 63–71; Christophe Hézode, E.S. Zafrani, F. Roudot-Thoraval, C. Costentin, A. Hessami, M. Bouvier-Alias, F. Medkour, J.M. Pawlostky, S. Lotersztajn und A. Mallat: »Daily Cannabis Use: A Novel Risk Factor of Steatosis Severity in Patients with Chronic Hepatitis C«, *Gastroenterology* 134, Nr. 2 (2008): S. 432–439; Julie H. Ishida, M.G. Peters, C. Jin, K. Louie, V. Tan, P. Bacchetti und N.A. Terrault: »Influence of Cannabis Use on Severity of Hepatitis C Disease«, *Clinical Gastroenterology and Hepatology* 6, Nr. 1 (2008): S. 69–75.

87 Joseph Tam, J. Liu, B. Mukhopadhyay, R. Cinar, G. Godlewski und G. Kunos: »Endocannabinoids in Liver Disease«, *Hepatology* 53, Nr. 1 (2011): S. 346–55.

88 Margaret Haney, E.W. Gunderson, J. Rabkin, C.L. Hart, S.K. Vosburg, S.D. Comer und R.W. Foltin: »Dronabinol and Marijuana in HIV-Positive Marijuana Smokers: Caloric Intake, Mood, and Sleep«, *Journal of Acquired Immune Deficiency Syndromes* 45, Nr. 5 (2007): S. 545–554.

89 Clinton A. Werner: »Medical Marijuana and the AIDS Crisis«, *Journal of Cannabis Therapeutics* 1, Nr. 3–4 (2001): S. 17–33.

90 Harvey W. Feldman und Jerry Mandel: »Providing Medical Marijuana: The Importance of Cannabis Clubs«, *Journal of Psychoactive Drugs* 30, Nr. 2 (1998): S. 179–86; »San Francisco«, *San Francisco AIDS Foundation,* 4. Oktober 2013, www.sfaf.org/hiv-info/statistics.

91 D.I. Abrams, C.A. Jay, S.B. Shade, H. Vizoso, H. Reda, S. Press, M.E. Kelly, M.C. Rowbotham und K.L. Petersen: »Cannabis in Painful HIV-Associated Sensory Neuropathy: A Randomized Placebo-Controlled Trial«, *Neurology* 68, Nr. 7 (2007): S. 515–521.

92 Alicja Szulakowska und Halina Milnerowicz: »Cannabinoids – Influence on the Immune System and Their Potential Use in Supplementary Therapy of HIV/AIDS«, *HIV and*

AIDS – Updates on Biology, Immunology, Epidemiology and Treatment Strategies, Hrsg.: Nancy Dumais (Rijeka, Kroatien: InTech, 2011), S. 665–681.

93 Patricia E. Molina, P. Winsauer, P. Zhang, E. Walker, L. Birke, A. Amedee, C. V. Stouwe, D. Troxclair, R. McGoey, K. Varner, L. Byerley und L. LaMotte: »Cannabinoid Administration Attenuates the Progression of Simian Immunodeficiency Virus«, *AIDS Research and Human Retroviruses* 27, Nr. 6 (2011): S. 585–592.

94 Neal E. Slatkin: »Cannabinoids in the Treatment of Chemotherapy-Induced Nausea and Vomiting: Beyond Prevention of Acute Emesis«, *Journal of Supportive Oncolology* 5, Nr. 5, Beilage 3 (2007): S. 1–9.

95 Cristina Maria Costantino, Achla Gupta, Alice W. Yewdall, Benjamin M. Dale, Lakshmi A. Devi und Benjamin K. Chen: »Cannabinoid Receptor 2-Mediated Attenuation of CX-CR4-Tropic HIV Infection in Primary CD4+ T Cells«, *PloS ONE* 7, Nr. 3 (2012): e33961, DOI:10.1371/journal.pone.0033961.

96 Celia J. A. Morgan, Tom P. Freeman, Gráinne L. Schafer und H. Valerie Curran: »Cannabidiol Attenuates the Appetitive Effects of Delta 9-Tetrahydrocannabinol in Humans Smoking Their Chosen Cannabis«, *Neuropsychopharmacology* 35, Nr. 9 (2010): S. 1879–1885.

97 Nicholas Pace, Henry Clay Frick, Kenneth Sutin, William Manger, George Hyman und Gabriel Nahas: »The Medical Use of Marihuana and THC in Perspective«, *Marihuana and Medicine* (New York: Humana Press, 1999), S. 767–780.

98 Ethan Russo: »Hemp for Headache: An In-Depth Historical and Scientific Review of Cannabis in Migraine Treatment«, *Journal of Cannabis Therapeutics* 1, Nr. 2 (2001): S. 21–92.

99 William Dymock: *The Vegetable Materia Medica of Western India* (Education Society's Press, 1885), S. 605.

100 Manfred Fankhauser: »History of Cannabis in Western Medicine«, *Cannabis and Cannabinoids: Pharmacology, Toxicology, and Therapeutic Potential,* Hrsg.: Franjo Grotenhermen und Ethan Russo (Binghamton, NY: Haworth Integrative Healing Press, 2002), S. 37–51.

101 M. Fishbein: »Migraine Associated with Menstruation«, *Journal of the American Medical Association* 237, Nr. 326 (1942).

102 Ethan B. Russo: »Clinical Endocannabinoid Deficiency (CECD): Can This Concept Explain Therapeutic Benefits of Cannabis in Migraine, Fibromyalgia, Irritable Bowel Syndrome and Other Treatment-Resistant Conditions?«, *Neuroendocrinology Letters* 25, Nr. 1–2 (2004): S. 31–39.

103 P. Brown: »Pathophysiology of Spasticity«, *Journal of Neurology, Neurosurgery and Psychiatry* 57 (1994): S. 773–777; E. Shohami, A. Cohen-Yeshurun, L. Magid, M. Algali und R. Mechoulam: »Endocannabinoids and Traumatic Brain Injury«, *British Journal of Pharmacology* 163 (2011): S. 1402–1410.

104 J. B. Nielsen, C. Crone und H. Hultborn: »The Spinal Pathophysiology of Spasticity – from a Basic Science Point of View«, *Acta Physiologica* 189 (2007): S. 171–180.
105 J. Corey-Bloom, T. Wolfson, A. Gamst, S. Jin, T. D. Marcotte, H. Bentley und B. Gouaux: »Smoked Cannabis for Spasticity in Multiple Sclerosis: A Randomized, Placebo-Controlled Trial«, *Canadian Medical Association Journal* 184, Nr. 10 (2012): S. 1143–1150.
106 J. Zajicek, P. Fox, H. Sanders, D. Wright, J. Vickery, A. Nunn und A. Thompson: »Cannabinoids for Treatment of Spasticity and Other Symptoms Related to Multiple Sclerosis (CAMS Study): Multicentre Randomised Placebo-Controlled Trial«, *The Lancet* 362 (2003): S. 1517–1526; D. T. Wade, P. Makela, P. Robson, H. House und C. Bateman: »Do Cannabis-Based Medicinal Extracts Have General or Specific Effects on Symptoms in Multiple Sclerosis? A Double-Blind, Randomized, Placebo-Controlled Study on 160 Patients«, *Multiple Sclerosis Journal* 10 (2004): S. 434–441.
107 D. Centonze, F. Mori, G. Koch, F. Buttari, C. Codecà, S. Rossi, M. T. Cencioni, M. Bari, S. Fiore, G. Bernardi, L. Battistini und M. Maccarrone: »Lack of Effect of Cannabis-Based Treatment on Clinical and Laboratory Measures in Multiple Sclerosis«, *Neurological Sciences* 30 (2009): S. 531–544; David J. Rog, Turo J. Nurmikko, Tim Friede und Carolyn A. Young: »Randomized, Controlled Trial of Cannabis-Based Medicine in Central Pain in Multiple Sclerosis«, *Neurology* 65 (2005): S. 812–819.
108 David Baker, Gareth Pryce, Samuel J. Jackson, Chris Bolton und Gavin Giovannoni: »The Biology That Underpins the Therapeutic Potential of Cannabis-Based Medicines for the Control of Spasticity in Multiple Sclerosis«, *Multiple Sclerosis and Related Disorders* 1 (2012): S. 64–75.
109 Barbara Todaro: »Cannabinoids in the Treatment of Chemotherapy-Induced Nausea and Vomiting«, *Journal of the National Comprehensive Cancer Network* 10, Nr. 4 (2012): S. 487–492.
110 Richard E. Doblin und M. A. Kleiman: »Marijuana as Antiemetic Medicine: A Survey of Oncologists' Experiences and Attitudes«, *Journal of Clinical Oncology* 9, Nr. 7 (1991): S. 1314–1319.
111 Francisco C. Machado Rocha, S. C. Stéfano, R. De Cássia Haiek, L. M. Rosa Oliveira und D. X. Da Silveira: »Therapeutic Use of Cannabis sativa on Chemotherapy-Induced Nausea and Vomiting among Cancer Patients: Systematic Review and Meta-Analysis«, *European Journal of Cancer Care* 17, Nr. 5 (2008): S. 431–443.
112 E. M. Rock, D. Bolognini, C. L. Limebeer, M. G. Cascio, S. Anavi-Goffer, P. J. Fletcher, R. Mechoulam, R. G. Pertwee und L. A. Parker: »Cannabidiol, a Non-Psychotropic Component of Cannabis, Attenuates Vomiting and Nausea-Like Behaviour via Indirect Agonism of 5-HT1A Somatodendritic Autoreceptors in the Dorsal Raphe Nucleus«, *British Journal of Pharmacology* 165, Nr. 8 (2012): S. 2620–2634.

113 E. M. Rock, R. L. Kopstick, C. L. Limebeer und L. A. Parker: »Tetrahydrocannabinolic Acid Reduces Nausea-Induced Conditioned Gaping in Rats and Vomiting in Suncus murinus«, *British Journal of Pharmacology* 170, Nr. 3 (2013): S. 641–48, DOi:10.1111/bph.12316.

114 Stephen E. Sallan, Norman E. Zinberg und Emil Frei III: »Antiemetic Effect of Delta-9-Tetrahydrocannabinol in Patients Receiving Cancer Chemotherapy«, *New England Journal of Medicine* 293, Nr. 16 (1975): S. 795–797.

115 Linda A. Parker, Erin M. Rock und Cheryl L. Limebeer: »Regulation of Nausea and Vomiting by Cannabinoids«, *British Journal of Pharmacology* 163, Nr. 7 (2011): S. 1411–1422.

116 Stephanie Price, C. Fisher, R. Kumar und A. Hilgerson: »Cannabinoid Hyperemesis Syndrome as the Underlying Cause of Intractable Nausea and Vomiting«, *Journal of the American Osteopathic Association* 111, Nr. 3 (2011): S. 166–169.

117 Douglas A. Simonetto, Amy S. Oxentenko, Margot L. Herman und Jason H. Szostek: »Cannabinoid Hyperemesis: A Case Series of 98 Patients«, *Mayo Clinic Proceedings* 87, Nr. 2 (2012).

118 Igor A. Grant: »Medicinal Cannabis and Painful Sensory Neuropathy«, *American Medical Association Journal of Ethics* 15, Nr. 5 (Mai 2013): S. 466–469.

119 D. I. Abrams, C. A. Jay, S. B. Shade, H. Vizoso, H. Reda, S. Press, M. E. Kelly, M. C. Rowbotham und K. L. Petersen: »Cannabis in Painful HIV-Associated Sensory Neuropathy: A Randomized Placebo-Controlled Trial«, *Neurology* 68, Nr. 7 (2007): S. 515–521.

120 David J. Rog, Turo J. Nurmikko und Carolyn A. Young: »Oromucosal Delta-9-Tetrahydrocannabinol/Cannabidiol for Neuropathic Pain Associated with Multiple Sclerosis: An Uncontrolled, Open-Label, 2-Year Extension Trial«, *Clinical Therapeutics* 29, Nr. 9 (2007): S. 2068–2079.

121 Tannia Gutierrez und Andrea G. Hohmann: »Cannabinoids for the Treatment of Neuropathic Pain: Are They Safe and Effective?«, *Future Neurology* 6, Nr. 2 (2011): S. 129–133.

122 Mark A. Ware, T. Wang, S. Shapiro, A. Robinson, T. Ducruet, T. Huynh, A. Gamsa, G. J. Bennett und J. P. Collet: »Smoked Cannabis for Chronic Neuropathic Pain: A Randomized Controlled Trial«, *Canadian Medical Association Journal* 182, Nr. 14 (2010): E694–E701.

123 Martin H. Lynch: »Treatment of Neuralgia by Indian Hemp: Physiology of the Nerves«, *Provincial Medical Journal and Retrospect of the Medical Sciences* 6, Nr. 131 (1. April 1843): S. 9–11.

124 Ethan B. Russo: »Clinical Endocannabinoid Deficiency (CECD): Can This Concept Explain Therapeutic Benefits of Cannabis in Migraine, Fibromyalgia, Irritable Bowel Syndrome and Other Treatment-Resistant Conditions?«, *Neuroendocrinology Letters* 25, Nr. 1–2 (2004): S. 31–39.

125 Sunil K. Aggarwal: »Cannabinergic Pain Medicine: A Concise Clinical Primer and Survey of Randomized-Controlled Trial Results«, *Clinical Journal of Pain* 29, Nr. 2 (2013): S. 162–171.

126 Ethan B. Russo und Andrea G. Hohmann: »Role of Cannabinoids in Pain Management«, *Comprehensive Treatment of Chronic Pain by Medical, Interventional, and Integrative Approaches,* Hrsg.: Timothy R. Deer, Michael S. Leong, Asokumar Buvanendran, Vitaly Gordin, Philip S. Kim, Sunil J. Panchal und Albert L. Ray (New York: Springer, 2013), S. 181–197.

127 Ebd.

128 Daniele Bolognini, Barbara Costa, Sabatino Maione, Francesca Comelli, Pietro Marini, Vincenzo Di Marzo, Daniela Parolaro, Ruth A. Ross, Lisa A. Gauson, Maria G. Cascio und Roger G. Pertwee: »The Plant Cannabinoid Delta 9-Tetrahydrocannabivarin Can Decrease Signs of Inflammation and Inflammatory Pain in Mice«, B*ritish Journal of Pharmacology* 160, Nr. 3 (2010): S. 677–687.

129 Steven G. Kinsey und Erica C. Cole: »Acute Delta-9-Tetrahydrocannabinol Blocks Gastric Hemorrhages Induced by the Nonsteroidal Anti-Inflammatory Drug Diclofenac Sodium in Mice«, *European Journal of Pharmacology* (11. Juni 2013), DOI:10.1016/j.ejphar.2013.06.001.

130 Hobart Amory Hare: »Clinical and Physiological Notes on the Action of Cannabis indica«, *Therapeutic Gazette* 11 (1887): S. 225–228.

131 Mark Wallace, G. Schulteis, J.H. Atkinson, T. Wolfson, D. Lazzaretto, H. Bentley, B. Gouaux und I. Abramson: »Dose-Dependent Effects of Smoked Cannabis on Capsaicin-Induced Pain and Hyperalgesia in Healthy Volunteers«, *Anesthesiology* 107, Nr. 5 (2007): S. 785–796.

132 Russell K. Portenoy, E.D. Ganae-Motan, S. Allende, R. Yanagihara, L. Shaiova, S. Weinstein, R. McQuade, S. Wright und M.T. Fallon: »Nabiximols for Opioid-Treated Cancer Patients with Poorly-Controlled Chronic Pain: A Randomized, Placebo-Controlled, Graded-Dose Trial«, *Journal of Pain* 13, Nr. 5 (2012): S. 438–449.

133 Yukihiro Tambe, H. Tsujiuchi, G. Honda, Y. Ikeshiro und S. Tanaka: »Gastric Cytoprotection of the Non-Steroidal Anti-Inflammatory Sesquiterpene, Beta-Caryophyllene«, *Planta Medica* 62, Nr. 5 (1996): S. 469–470.

134 Christophe G. Goetz: »The History of Parkinson's Disease: Early Clinical Descriptions and Neurological Therapies«, *Cold Spring Harbor Perspectives in Medicine* 1, Nr. 1 (2011), DOI:10.1101/cshperspect.a008862.

135 W.R. Gowers: »Paralysis Agitans«, *A System of Medicine,* Hrsg.: A. Allbutt und T. Rolleston (London: Macmillan, 1899): S. 156–178.

136 J.L. Eriksen, Z. Wszolek und L. Petrucelli: »Molecular Pathogenesis of Parkinson Disease«, *Archives of Neurology* 62 (2005): S. 353–357.

137 Kateñina Venderová, Evžen Rüžicka, Viktor Voñíšek und Peter Višñovsky: »Survey on Cannabis Use in Parkinson's Disease: Subjective Improvement of Motor Symptoms«, *Movement Disorders* 19, Nr. 9 (2004): S. 1102–1106.

138 I. Lotan, T. Treves, Y. Roditi und R. Djaldetti: »Medical Marijuana (Cannabis) Treatment for Motor and Non-Motor Symptoms in Parkinson's Disease: An Open-Label Observational Study«, *Movement Disorders* 28, Beilage 1 (2013): S. 448.

139 C. García, C. Palomo-Garo, M. García-Arencibia, J. Ramos, R. Pertwee und J. Fernández-Ruiz: »Symptom-Relieving and Neuroprotective Effects of the Phytocannabinoid Delta 9-THCV in Animal Models of Parkinson's Disease«, *British Journal of Pharmacology* 163, Nr. 7 (2011): S. 1495–1506.

140 Javier Fernández-Ruiz, O. Sagredo, M.R. Pazos, C. García, R. Pertwee, R. Mechoulam und J. Martínez-Orgado: »Cannabidiol for Neurodegenerative Disorders: Important New Clinical Applications for This Phytocannabinoid?«, *British Journal of Clinical Pharmacology* 75, Nr. 2 (2013): S. 323–333.

141 Vincenzo Di Marzo: »Targeting the Endocannabinoid System: To Enhance or Reduce?«, *Nature Reviews Drug Discovery* 7, Nr. 5 (2008): S. 438–455.

142 J. Douglas Bremner, S.M. Southwick, A. Darnell und D.S. Charney: »Chronic PTSD in Vietnam Combat Veterans: Course of Illness and Substance Abuse«, *American Journal of Psychiatry* 153, Nr. 3 (1996): S. 369–375.

143 Ronald C. Kessler, A. Sonnega, E. Bromet, M. Hughes, C.B. Nelson: »Posttraumatic Stress Disorder in the National Comorbidity Survey«, *Archives of General Psychiatry* 52, Nr. 12 (1995): S. 1048.

144 Robert H. Pietrzak, R.B. Goldstein, S.M. Southwick und B.F. Grant: »Prevalence and Axis I Comorbidity of Full and Partial Posttraumatic Stress Disorder in the United States: Results from Wave 2 of the National Epidemiologic Survey on Alcohol and Related Conditions«, *Journal of Anxiety Disorders* 25, Nr. 3 (2011): S. 456–465.

145 Ernest L. Abel: »New Uses for the Old Hemp Plant«, *Marihuana* (1980), S. 105–121; Cristóbal Acosta: *Tractado de las drogas y medicinas de las Indias orientales* (Editorial MAXTOR, 2005).

146 Torsten Passie, H.M. Emrich, M. Karst, S.D. Brandt und J.H. Halpern: »Mitigation of Post-Traumatic Stress Symptoms by Cannabis Resin: A Review of the Clinical and Neurobiological Evidence«, *Drug Testing and Analysis* 4, Nr. 7–8 (2012): S. 649–659.

147 Roger K. Pitman, Lisa M. Shin und Scott L. Rauch: »Investigating the Pathogenesis of Posttraumatic Stress Disorder with Neuroimaging«, *Journal of Clinical Psychiatry* 62, Beilage 17 (2001): S. 47–54.

148 Giovanni Marsicano, Carsten T. Wotjak, Shahnaz C. Azad, Tiziana Bisogno, Gerhard Rammes, Maria Grazia Cascio, Heike Hermann, Jianrong Tang, Clementine Hofmann,

Walter Zieglgänsberger, Vincenzo Di Marzo und Beat Lutz: »The Endogenous Cannabinoid System Controls Extinction of Aversive Memories«, *Nature* 418, Nr. 6897 (2002): S. 530–534.

149 A. Neumeister, M. D. Normandin, R. H. Pietrzak, D. Piomelli, M. Q. Zheng, A. Gujarro-Anton, M. N. Potenza, C. R. Bailey, S. F. Lin, S. Najafzadeh, J. Ropchan, S. Henry, S. Corsi-Travali, R. E. Carson und Y. Huang: »Elevated Brain Cannabinoid CB_1 Receptor Availability in Post-Traumatic Stress Disorder: A Positron Emission Tomography Study«, *Molecular Psychiatry* 18 (September 2013): S. 1034–1040, DOI:10.1038/mp.2013.61.

150 Theresa H. M. Moore, S. Zammit, A. Lingford-Hughes, T. R. Barnes, P. B. Jones, M. Burke und G. Lewis: »Cannabis Use and Risk of Psychotic or Affective Mental Health Outcomes: A Systematic Review«, *The Lancet* 370, Nr. 9584 (2007): S. 319–328.

151 Stanley Zammit, T. H. Moore, A. Lingford-Hughes, T. R. Barnes, P. B. Jones, M. Burke und G. Lewis: »Effects of Cannabis Use on Outcomes of Psychotic Disorders: Systematic Review«, *British Journal of Psychiatry* 193, Nr. 5 (2008): S. 357–363.

152 S. Bhattacharyya, P. D. Morrison, P. Fusar-Poli, R. Martin-Santos, S. Borgwardt, T. Winton-Brown, C. Nosarti, C. M. O'Carroll, M. Seal, P. Allen, M. A. Mehta, J. M. Stone, N. Tunstall, V. Giampietro, S. Kapur, R. M. Murray, A. W. Zuardi, J. A. Crippa, Z. Atakan und P. K. McGuire: »Opposite Effects of Delta-9-Tetrahydrocannabinol and Cannabidiol on Human Brain Function and Psychopathology«, *Neuropsychopharmacology* 35, Nr. 3 (2010): S. 764–774.

153 Marta Di Forti, C. Morgan, P. Dazzan, C. Pariante, V. Mondelli, T. R. Marques, R. Handley, S. Luzi, M. Russo, A. Paparelli, A. Butt, S. A. Stilo, B. Wiffen, J. Powell, R. M. Murray: »High-Potency Cannabis and the Risk of Psychosis«, *British Journal of Psychiatry* 195, Nr. 6 (2009): S. 488–491.

154 Celia J. A. Morgan, G. Schafer, T. P. Freeman und H. V. Curran: »Impact of Cannabidiol on the Acute Memory and Psychotomimetic Effects of Smoked Cannabis: Naturalistic Study«, *British Journal of Psychiatry* 197, Nr. 4 (2010): S. 285–290.

155 Robert Clarke und Mark Merlin: *Cannabis: Evolution and Ethnobotany* (Berkeley: University of California Press, 2013), S. 235.

156 Celia J. A. Morgan, G. Schafer, T. P. Freeman und H. V. Curran: »Impact of Cannabidiol on the Acute Memory and Psychotomimetic Effects of Smoked Cannabis: Naturalistic Study«, *British Journal of Psychiatry* 197, Nr. 4 (2010): S. 285–290.

157 Dora Kohen: »Diabetes Mellitus and Schizophrenia: Historical Perspective«, *British Journal of Psychiatry* 184, Nr. 47 (2004): S. 64–66.

158 Isaac Campos und Home Grown: *Marijuana and the Origins of Mexico's War on Drugs* (Chapel Hill: University of North Carolina Press, 2012).

159 A. W. Zuardi, S. L. Morais, F. S. Guimarães und R. Mechoulam: »Antipsychotic Effect of Cannabidiol«, *Journal of Clinical Psychiatry* 56, Nr. 10 (1995): S. 485–486.

160 Ranganath Muniyappa, Sara Sable, Ronald Ouwerkerk, Andrea Mari, Ahmed M. Gharib, Mary Walter, Amber Courville, Gail Hall, Kong Y. Chen, Nora D. Volkow, George Kunos, Marilyn A. Huestis und Monica C. Skarulis, »Metabolic Effects of Chronic Cannabis Smoking«, *Diabetes Care* (2013), DOI:10.2337/dc12-2303.
161 Antonio Waldo Zuardi, J. E. Hallak, S. M. Dursun, S. L. Morais, R. F. Sanches, R. E. Musty und J. A. Crippa: »Cannabidiol Monotherapy for Treatment-Resistant Schizophrenia«, *Journal of Psychopharmacology* 20, Nr. 5 (2006): S. 683–686.
162 P. J. Robson, G. W. Guy und V. Di Marzo: »Cannabinoids and Schizophrenia: Therapeutic Prospects«, *Current Pharmaceutical Design* (2013).
163 P. Kwan und M. J. Brodie: »Emerging Drugs for Epilepsy«, *Expert Opinion on Emerging Drugs* 12 (2007): S. 407–422.
164 Saundra Young: »Marijuana Stops Child's Severe Seizures«, CNN, 7. August 2013, http://edition.cnn.com/2013/08/07/health/charlotte-child-medical-marijuana/ (aufgerufen Dezember 2015).
165 B. Whalley: »Cannabis and Epilepsy: From Recreational Abuse to Therapeutic Use«, *University of Reading,* 2007, www.societyofbiology.org/images/ben-whalley.pdf (aufgerufen Dezember 2015).
166 Indalecio Lozano: »The Therapeutic Use of Cannabis sativa (L.) in Arabic Medicine«, *Journal of Cannabis Therapeutics* 1, Nr. 1 (2001): S. 63–70.
167 Franz Rosenthal: *The Herb: Hashish versus Medieval Muslim Society* (Leiden: Brill, 1971).
168 J. Russell Reynolds: »On the therapeutical uses and toxic effects of cannabis indica«, *The Lancet* 135, Nr. 3473 (1890): S. 637–638.
169 P. A. Fried und D. C. McIntyre: »Electrical and Behavioral Attenuation of the Anti-Convulsant Properties of Delta 9-THC following Chronic Administrations«, *Psychopharmacologia* 31, Nr. 3 (1973): S. 215–227.
170 Shyamshree S. Manna und Sudhir N. Umathe: »Involvement of Transient Receptor Potential Vanilloid Type 1 Channels in the Pro-Convulsant Effect of Anandamide in Pentylenetetrazole-Induced Seizures«, *Epilepsy Research* 100, Nr. 1 (2012): S. 113–124.
171 D. Gloss und B. Vickrey: »Cannabinoids for Epilepsy«, *Cochrane Database of Systematic Reviews* 6 (2012), DOI:10.1002/14651858.CD009270.pub2.
172 Andrew J. Hill, C. M. Williams, B. J. Whalley und G. J. Stephens: »Phytocannabinoids as Novel Therapeutic Agents in CNS Disorders«, *Pharmacology and Therapeutics* 133, Nr. 1 (2012): S. 79–97.
173 Samantha Elizabeth Weston: »The Effects of [Delta]-Tetrahydrocannabivarin in an In Vitro Model of Epileptiform Activity and In Vivo Models of Seizure« (Diss., University of Reading, 2011).
174 A. J. Hill, M. S. Mercier, T. D. Hill, S. E. Glyn, N. A. Jones, Y. Yamasaki, T. Futamura, M. Duncan, C. G. Stott, G. J. Stephens, C. M. Williams und B. J. Whalley: »Cannabidiva-

rin Is Anticonvulsant in Mouse and Rat«, *British Journal of Pharmacology* 167, Nr. 8 (2012): S. 1629–1642; T.D.M. Hill, M.G. Cascio, B. Romano, M. Duncan, R.G. Pertwee, C.M. Williams, B.J. Whalley und A.J. Hill: »Cannabidivarin-Rich Cannabis Extracts Are Anticonvulsant in Mouse and Rat via a CB_1 Receptor-Independent Mechanism«, *British Journal of Pharmacology* 170, Nr. 3 (2013): S. 679–92, DOI:10.1111/bph.12321.

175 Roberto Di Maio: »Cannabinoid 1 Receptor as Therapeutic Target in Preventing Chronic Epilepsy«, *Faseb Journal* 27 (2013).

176 Ethan B. Russo, A. Burnett, B. Hall und K.K. Parker: »Agonistic Properties of Cannabidiol at 5-HT1a Receptors«, *Neurochemical Research* 30, Nr. 8 (2005): S. 1037–1043.

177 Maayan Lubell: »What a Drag, Israeli Firm Grows ›Highless‹ Marijuana«, *Reuters*, 3. Juli 2012, http://www.reuters.com/article/israel-marijuana-idUSL5E8HCE7H20120703 (zuletzt aufgerufen Dezember 2015).

178 M. Llanos Casanova, C. Blázquez, J. Martínez-Palacio, C. Villanueva, M.J. Fernández-Aceñero, J.W. Huffman, J.L. Jorcano und M. Guzmán: »Inhibition of Skin Tumor Growth and Angiogenesis In Vivo by Activation of Cannabinoid Receptors«, *Journal of Clinical Investigation* 111, Nr. 1 (2003): S. 43–50.

179 Sonja Ständer, M. Schmelz, D. Metze, T. Luger und R. Rukwied: »Distribution of Cannabinoid Receptor 1 (CB_1) and 2 (CB_2) on Sensory Nerve Fibers and Adnexal Structures in Human Skin«, *Journal of Dermatological Science* 38, Nr. 3 (2005): S. 177–188.

180 Thomas W. Klein: »Cannabinoid-Based Drugs as Anti-Inflammatory Therapeutics«, *Nature Reviews Immunology* 5, Nr. 5 (2005): S. 400–411.

181 F. Scarampella, F. Abramo und C. Noli: »Clinical and Histological Evaluation of an Analogue of Palmitoylethanolamide, PLR 120 (Comicronized Palmidrol INN) in Cats with Eosinophilic Granuloma and Eosinophilic Plaque: A Pilot Study«, *Veterinary Dermatology* 12, Nr. 1 (2001): S. 29–39.

182 E. Perez-Gomez, C. Andradas, J.M. Flores, M. Quintanilla, J.M. Paramio, M. Guzmán und C. Sánchez: »The Orphan Receptor GPR55 Drives Skin Carcinogenesis and Is Upregulated in Human Squamous Cell Carcinomas«, *Oncogene* 32, Nr. 20 (2012): S. 2534–2542.

183 Meliha Karsak, Evelyn Gaffal, Rahul Date, Lihua Wang-Eckhardt, Jennifer Rehnelt, Stefania Petrosino, Katarzyna Starowicz, Regina Steuder, Eberhard Schlicker, Benjamin Cravatt, Raphael Mechoulam, Reinhard Buettner, Sabine Werner, Vincenzo Di Marzo, Thomas Tüting und Andreas Zimmer: »Attenuation of Allergic Contact Dermatitis through the Endocannabinoid System«, *Science* 316, Nr. 5830 (2007): S. 1494–1497.

184 Richard S. Lazarus: *Psychological Stress and the Coping Process* (McGraw-Hill, 1966), S. 31.

185 Hans Selye: »A Syndrome Produced by Diverse Nocuous Agents«, *Nature* 138 (4. Juli 1936): 32, DOI:10.1038/138032a0.

186 Andrea Prince van Leeuwen, H.E. Creemers, K. Greaves-Lord, F. C. Verhulst, J. Ormel und A.C. Huizink: »Hypothalamic-Pituitary-Adrenal Axis Reactivity to Social Stress

and Adolescent Cannabis Use: The TRAILS Study«, *Addiction* 106, Nr. 8 (2011): S. 1484–1492.

187 P. J. Robson, G. W. Guy und V. Di Marzo: »Cannabinoids and Schizophrenia: Therapeutic Prospects«, *Current Pharmaceutical Design* (2013).

188 Cecilia J. Hillard: »Endocannabinoids, Monoamines and Stress«, *Endocannabinoid Regulation of Monoamines in Psychiatric and Neurological Disorders* (New York: Springer, 2013), S. 173–212.

189 Irit Akirav: »Cannabinoids and Glucocorticoids Modulate Emotional Memory after Stress«, *Neuroscience and Biobehavioral Reviews* (2013), DOI:10.1016/j.neubiorev.2013.08.002.

190 Matthew N. Hill, R. J. McLaughlin, B. Bingham, L. Shrestha, T. T. Lee, J. M. Gray, C. J. Hillard, B. B. Gorzalka, V. Viau: »Endogenous Cannabinoid Signaling Is Essential for Stress Adaptation«, *Proceedings of the National Academy of Sciences* 107, Nr. 20 (2010): S. 9406–9411.

191 Leonardo B. M. Resstel, Rodrigo F. Tavares, Sabrina F. S. Lisboa, Sâmia R. L. Joca, Fernando M. A. Corrêa und Francisco S. Guimarães: »5-HT1A Receptors Are Involved in the Cannabidiol-Induced Attenuation of Behavioural and Cardiovascular Responses to Acute Restraint Stress in Rats«, *British Journal of Pharmacology* 156, Nr. 1 (2009): S. 181–188.

192 Alline C. Campos, Z. Ortega, J. Palazuelos, M. V. Fogaça, D. C. Aguiar, J. Díaz-Alonso, S. Ortega-Gutiérrez, H. Vázquez-Villa, F. A. Moreira, M. Guzmán, I. Galve-Roperh, F. S. Guimarães: »The Anxiolytic Effect of Cannabidiol on Chronically Stressed Mice Depends on Hippocampal Neurogenesis: Involvement of the Endocannabinoid System«, *International Journal of Neuropsychopharmacology* (2013): S. 1–13.

193 M. Ranganathan, G. Braley, B. Pittman, T. Cooper, E. Perry, J. Krystal und D. C. D'Souza: »The Effects of Cannabinoids on Serum Cortisol and Prolactin in Humans«, *Psychopharmacology* 203 (2009): S. 737–744.

194 Lorenzo Somaini, M. Manfredini, M. Amore, A. Zaimovic, M. A. Raggi, C. Leonardi, M. L. Gerra, C. Donnini und G. Gerra: »Psychobiological Responses to Unpleasant Emotions in Cannabis Users«, *European Archives of Psychiatry and Clinical Neuroscience* 262, Nr. 1 (2012): S. 47–57; G. R. King, T. Ernst, W. Deng, A. Stenger, R. M. K. Gonzales, H. Nakama und L. Chang: »Effects of Chronic Active Cannabis Use on Visuomotor Integration, in Relation to Brain Activation and Cortisol Levels«, *Journal of Neuroscience* 31, Nr. 49 (2011): S. 17923.

195 George C. Patton, Carolyn Coffey, John B. Carlin, Louisa Degenhardt, Michael Lynskey und Wayne Hall: »Cannabis Use and Mental Health in Young People: Cohort Study«, *British Medical Journal* 325, Nr. 7374 (2002): S. 1195–98, DOI:http://dx.doi.org/10.1136/bmj.325.7374.1195.

196 Stanley Zammit, Peter Allebeck, Sven Andreasson, Ingvar Lundberg und Glyn Lewis: »Self Reported Cannabis Use as a Risk Factor for Schizophrenia in Swedish Conscripts of 1969: Historical Cohort Study«, *British Medical Journal* 325, Nr. 7374 (2002): S. 1199;

L.J. Phillips, C. Curry, A.R. Yung, H.P. Yuen, S. Adlard und P.D. McGorry: »Cannabis Use Is Not Associated with the Development of Psychosis in an ›Ultra‹ High-Risk Group«, *Australian and New Zealand Journal of Psychiatry* 36, Nr. 6 (2002): S. 800–806.

197 M. Schneider: »Puberty as a Highly Vulnerable Developmental Period for the Consequences of Cannabis Exposure«, *Addiction Biology* 13, Nr. 2 (2008): S. 253–263, DOI:10.1111/j.1369-1600.2008.00110.x.

198 J.M. Bostwick: »Blurred Boundaries: The Therapeutics and Politics of Medical Marijuana«, *Mayo Clinic Proceedings* 87, Nr. 2 (2012): S. 172–186.

199 Avshalom Caspia, Terrie E. Moffitt, Mary Cannon, Joseph McClay, Robin Murray, Hona-Lee Harrington, Alan Taylor, Louise Arseneault, Ben Williams, Antony Braithwaite, Richie Poulton und Ian W. Craig: »Moderation of the Effect of Adolescent-Onset Cannabis Use on Adult Psychosis by a Functional Polymorphism in the Catechol-O-Methyltransferase Gene: Longitudinal Evidence of a Gene X Environment Interaction«, *Biological Psychiatry* 57, Nr. 10 (2005): S. 1117–1127, dx.doi.org/10.1016/j.biopsych.2005.01.026.

200 J. Jacobus, S. Bava, M. Cohen-Zion, O. Mahmood und S.F. Tapert: »Functional Consequences of Marijuana Use in Adolescents«, *Pharmacology Biochemistry and Behavior* 92, Nr. 4 (2009): S. 559–565, DOI:10.1016/j.pbb.2009.04.001.

201 Eine Kurzfassung der Stanford-Studie unter Leitung von Dr. Brenda Porter wurde auf der *Curing the Epilepsies*-Konferenz des *National Institute of Neurological Disorders and Stroke,* 17. bis 19. April 2013, vorgestellt.

202 *Massachusetts Department of Public Health:* Öffentliche Anhörungen zu den vorgeschlagenen Regelungen am 105 CMR 725.000 (18. April 2013) (Gutachten von Elizabeth Anne Thiele, MD, PhD, Direktorin des *Pediatric Epilepsy Program, Massachusetts General Hospital*).

203 »Cannabidiol for Epilepsy«, *Miami Children's Brain Institute,* www.hemr.org/wiki/Cannabidiol_for_epilepsy.

204 Suzanne Leigh: »Buying Pot for My 11-Year-Old«, Huffington Post, 11. Juli 2013, www.huffingtonpost.com/suzanne-leigh/buying-pot-for-my-11-year-old_b_3538543.html (aufgerufen Dezember 2015).

205 Beth A. Mueller, Janet R. Daling, Noel S. Weiss und Donald E. Moore: »Recreational Drug Use and the Risk of Primary Infertility«, *Epidemiology* 1, Nr. 3 (1990): S. 195–200.

206 Derek G. Moore, J.D. Turner, A.C. Parrott, J.E. Goodwin, S.E. Fulton, M.O. Min, H.C. Fox, F.M. Braddick, E.L. Axelsson, S. Lynch, H. Ribeiro, C.J. Frostick und L.T. Singer: »During Pregnancy, Recreational Drug-Using Women Stop Taking Ecstasy (3, 4-Methylenedioxy-N-Methylamphetamine) and Reduce Alcohol Consumption, but Continue to Smoke Tobacco and Cannabis: Initial Findings from the Development and Infancy Study«, *Journal of Psychopharmacology* 24, Nr. 9 (2010): S. 1403–1410.

207 David M. Fergusson, L. John Horwood und Kate Northstone: »Maternal Use of Cannabis and Pregnancy Outcome«, *BJOG: An International Journal of Obstetrics & Gynaecology* 109, Nr. 1 (2002): S. 21–27.

208 Peter A. Fried und J. E. Makin: »Neonatal Behavioural Correlates of Prenatal Exposure to Marihuana, Cigarettes and Alcohol in a Low Risk Population«, *Neurotoxicology and Teratology* 9, Nr. 1 (1987): S. 1–7.

209 Gale A. Richardson, C. Ryan, J. Willford, N. L. Day und L. Goldschmidt: »Prenatal Alcohol and Marijuana Exposure: Effects on Neuropsychological Outcomes at 10 Years«, *Neurotoxicology and Teratology* 24, Nr. 3 (2002): S. 309–320.

210 V. Di Marzo, D. Melck, T. Bisogno und L. De Petrocellis: »Endocannabinoids: Endogenous Cannabinoid Receptor Ligands with Neuromodulatory Action«, *Trends in Neurosciences* 21, Nr. 12 (1998): S. 521–528.

211 Mia Hashibe, H. Morgenstern, Y. Cui, D. P. Tashkin, Z. F. Zhang, W. Cozen, T. M. Mack und S. Greenland: »Marijuana Use and the Risk of Lung and Upper Aerodigestive Tract Cancers: Results of a Population-Based Case-Control Study«, *Cancer Epidemiology Biomarkers and Prevention* 15, Nr. 10 (2006): S. 1829–1834; Zuo-Feng Zhang, H. Morgenstern, M. R. Spitz, D. P. Tashkin, G. P. Yu, J. R. Marshall, T. C. Hsu, S. P. Schantz: »Marijuana Use and Increased Risk of Squamous Cell Carcinoma of the Head and Neck«, *Cancer Epidemiology Biomarkers and Prevention* 8, Nr. 12 (1999): S. 1071–1078.

212 Elizabeth A. Penner, Hannah Buettner und Murray A. Mittleman: »The Impact of Marijuana Use on Glucose, Insulin, and Insulin Resistance among US Adults«, *American Journal of Medicine* 126, Nr. 7 (Juli 2013): S. 583–589, DOI:10.1016/j.amjmed.2013.03.002.

213 Paola Massi, M. Solinas, V. Cinquina und D. Parolaro: »Cannabidiol as Potential Anticancer Drug«, *British Journal of Clinical Pharmacology* 75, Nr. 2 (2013): S. 303–312; Alessia Ligresti, A. S. Moriello, K. Starowicz, I. Matias, S. Pisanti, L. De Petrocellis, C. Laezza, G. Portella, M. Bifulco und V. Di Marzo: »Antitumor Activity of Plant Cannabinoids with Emphasis on the Effect of Cannabidiol on Human Breast Carcinoma«, *Journal of Pharmacology and Experimental Therapeutics* 318, Nr. 3 (2006): S. 1375–1387.

214 Ethan B. Russo: »Clinical Endocannabinoid Deficiency (CECD)«, *Neuroendocrinology Letters* 29, Nr. 2 (2008): S. 192–200.

215 Pedro Gonzalez-Naranjo, N. E. Campillo, C. Pérez und J. A. Páez: »Multitarget Cannabinoids as Novel Strategy for Alzheimer Disease«, *Current Alzheimer Research* 10, Nr. 3 (2013): S. 229–239.

216 Clint Werner: *Marijuana: Gateway to Health: How Cannabis Protects Us from Cancer and Alzheimer's Disease* (San Francisco: *Dachstar Press,* 2011).

217 Susan Weiss Behrend: »Cannabinoids May Be Therapeutic in Breast Cancer«, *Oncology Nursing Forum* 40, Nr. 2 (2013): S. 191–192.

218 Raphael Mechoulam und Linda Parker: »Towards a Better Cannabis Drug«, *British Journal of Pharmacology* (2013), DOI:10.1111/bph.12400.
219 Mark A. Ware, T. Wang, S. Shapiro, A. Robinson, T. Ducruet, T. Huynh, A. Gamsa, G.J. Bennett und J.P. Collet: »Smoked Cannabis for Chronic Neuropathic Pain: A Randomized Controlled Trial«, *Canadian Medical Association Journal* 182, Nr. 14 (2010): E694–E701.
220 Ranganath Muniyappa, Sara Sable, Ronald Ouwerkerk, Andrea Mari, Ahmed M. Gharib, Mary Walter, Amber Courville, Gail Hall, Kong Y. Chen, Nora D. Volkow, George Kunos, Marilyn A. Huestis und Monica C. Skarulis: »Metabolic Effects of Chronic Cannabis Smoking«, *Diabetes Care* (2013), doi:10.2337/dc12-2303.
221 D. Mark Anderson, Daniel I. Rees und Joseph J. Sabia: »High on Life? Medical Marijuana Laws and Suicide« (Januar 2012), http://ftp.iza.org/dp6280.pdf.
222 Clint Werner: *Marijuana: Gateway to Health: How Cannabis Protects Us from Cancer and Alzheimer's Disease* (San Francisco: *Dachstar Press,* 2011), S. 69.
223 Lester Grinspoon und James B. Bakalar: *Marihuana, the Forbidden Medicine* (New Haven: Yale University Press, 1997).
224 Craig Reinarman, H. Nunberg, F. Lanthier und T. Heddleston: »Who Are Medical Marijuana Patients? Population Characteristics from Nine California Assessment Clinics«, *Journal of Psychoactive Drugs* 43, Nr. 2 (2011): S. 128–135.
225 Sean D. McAllister, R. Murase, R.T. Christian, D. Lau, A.J. Zielinski, J. Allison, C. Almanza, A. Pakdel, J. Lee, C. Limbad, Y. Liu, R.J. Debs, D.H. Moore, P.Y. Desprez: »Pathways Mediating the Effects of Cannabidiol on the Reduction of Breast Cancer Cell Proliferation, Invasion, and Metastasis«, *Breast Cancer Research and Treatment* 129, Nr. 1 (2011): S. 37–47.
226 C. Michael Gammon, G. Mark Freeman Jr., Wihua Xie, Sandra L. Petersen und William C. Wetsel: »Regulation of Gonadotropin-Releasing Hormone Secretion by Cannabinoids«, *Endocrinology* 146, Nr. 10 (2005): S. 4491–4499.
227 Anthony H. Taylor, M.S. Abbas, M.A. Habiba und J.C. Konje: »Histomorphometric Evaluation of Cannabinoid Receptor and Anandamide Modulating Enzyme Expression in the Human Endometrium through the Menstrual Cycle«, *Histochemistry and Cell Biology* 133, Nr. 5 (2010): S. 557–565.
228 Mona R. El-Talatini, Anthony H. Taylor und Justin C. Konje: »The Relationship between Plasma Levels of the Endocannabinoid, Anandamide, Sex Steroids and Gonadotrophins during the Menstrual Cycle«, *Fertility and Sterility* 93, Nr. 6 (2010): S. 1989–1996.
229 Natalia Dmitrieva, H. Nagabukuro, D. Resuehr, G. Zhang, S.L. McAllister, K.A. McGinty, K. Mackie, K. J. Berkley, »Endocannabinoid Involvement in Endometriosis«, *Pain* 151, Nr. 3 (2010): S. 703–710.

230 John M. McPartland: »Cannabis and Eicosanoids: A Review of Molecular Pharmacology«, *Journal of Cannabis Therapeutics* 1, Nr. 1 (2001): S. 71–83.

231 lan J. Budney und John R. Hughes: »The Cannabis Withdrawal Syndrome«, *Current Opinion in Psychiatry* 19, Nr. 3 (2006): S. 233–238.

232 Candice Contet, Brigitte L. Kieffer und Katia Befort: »Mu Opioid Receptor: A Gateway to Drug Addiction«, *Current Opinion in Neurobiology* 14, Nr. 3 (2004): S. 370–378.

233 Walter Fratta und Liana Fattore: »Molecular Mechanisms of Cannabinoid Addiction«, *Current Opinion in Neurobiology* 23, Nr. 4 (August 2013): S. 487–492.

234 »Mental Health Services Administration: Treatment Episode Data Set (TEDS) – Highlights 2007. National Admissions to Substance Abuse Treatment Services«, *Substance Abuse and Mental Health Services Administration, Office of Applied Studies, U. S. Government,* 2009.

235 David J. Allsop, Jan Copeland, Melissa M. Norberg, Shanlin Fu, Anna Molnar, John Lewis und Alan J. Budney: »Quantifying the Clinical Significance of Cannabis Withdrawal«, *PLoS ONE* 7, Nr. 9 (2012): e44864, DOI:10.1371/journal.pone.0044864.

236 Melissa M. Norberg, R. A. Battisti, J. Copeland, D. F. Hermens und I. B. Hickie: »Two Sides of the Same Coin: Cannabis Dependence and Mental Health Problems in Help-Seeking Adolescent and Young Adult Outpatients«, *International Journal of Mental Health and Addiction* 10, Nr. 6 (2012): S. 818–828.

Literaturauswahl

Abel, Ernest L.: *Marihuana: The First Twelve Thousand Years.* New York: Plenum Press, 1980.

Abrams, Donald I. und Manuel Guzman: »Cannabinoids and Cancer«, *Integrative Oncology.* Oxford: Oxford University Press, 2008.

Abrams, Donald I., C. A. Jay, S. B. Shade, H. Vizoso, H. Reda, S. Press, M. E. Kelly, M. C. Rowbotham und K. L. Petersen: »Cannabis in Painful HIV-Associated Sensory Neuropathy: A Randomized Placebo-Controlled Trial«, *Neurology* 68, Nr. 7 (2007): S. 515–521.

Aggarwal, Sunil K.: »Cannabinergic Pain Medicine: A Concise Clinical Primer and Survey of Randomized-Controlled Trial Results«, *Clinical Journal of Pain* 29, Nr. 2 (2013): S. 162–171.

Alpert, Joseph S.: »Marijuana for Diabetic Control«, *American Journal of Medicine* 126, Nr. 7 (2013): S. 557–558.

Batho, Robert: »Cannabis Indica«, *British Medical Journal* 1, Nr. 1169 (1883): S. 1002.

Benet, Sula: »Early Diffusion and Folk Uses of Hemp in Cannabis and Culture«, *Cannabis and Culture,* Hrsg.: Vera D. Rubin, S. 39–49. Den Haag: Mouton, 1975.

Bostwick, J. M.: »Blurred Boundaries: The Therapeutics and Politics of Medical Marijuana«, *Mayo Clinic Proceedings* 87, Nr. 2 (2012): S. 172–186.

Brenneisen, Rudolf: »Chemistry and Analysis of Phytocannabinoids and Other Cannabis Constituents«, *Marijuana* (2007): S. 17.

Buckner, Julia D., Russell A. Matthews und Jose Silgado: »Marijuana-Related Problems and Social Anxiety: The Role of Marijuana Behaviors in Social Situations«, *Psychology of Addictive Behaviors* 26, Nr. 1 (2012): S. 151.

Campos, Alline C., Z. Ortega, J. Palazuelos, M. V. Fogaça, D. C. Aguiar, J. Díaz-Alonso, S. Ortega-Gutiérrez, H. Vázquez-Villa, F. A. Moreira, M. Guzmán, I. Galve-Roperh, F. S. Guimarães: »The Anxiolytic Effect of Cannabidiol on Chronically Stressed Mice Depends on Hippocampal Neurogenesis: Involvement of the Endocannabinoid System«, *International Journal of Neuropsychopharmacology* (2013): S. 1–13.

Campos, Isaac: *Home Grown: Marijuana and the Origins of Mexico's War on Drugs,* Chapel Hill: University of North Carolina Press, 2012.

Clarke, Robert C.: *Marijuana Botany, an Advanced Study: The Propagation and Breeding of Distinctive Cannabis.* Oakland, CA.: Ronin Pub, 1981.

– – – : *Hashish!,* Los Angeles: Red Eye Press, 1998.

Clarke, Robert C. und Mark Merlin: *Cannabis: Evolution and Ethnobotany.* Berkeley: University of California Press, 2013.

Clarke, Robert C. und David P. Watson: »Cannabis and Natural Cannabis Medicines«, *Marijuana and the Cannabinoids* (2007): S. 1–15.

Crawford, Vivian: »A Homelie Herbe: Medicinal Cannabis in Early England«, *Journal of Cannabis Therapeutics* 2 (2002): S. 71–79.

Crippa, José Alexandre, Antonio Waldo Zuardi, Rocio Martín-Santos, Sagnik Bhattacharyya, Zerrin Atakan, Philip McGuire und Paolo Fusar-Poli: »Cannabis and Anxiety: a Critical Review of the Evidence«, *Human Psychopharmacology: Clinical and Experimental* 24, Nr. 7 (2009): S. 515–23.

De Petrocellis, Luciano, A. Ligresti, A. Schiano Moriello, M. Iappelli, R. Verde, C. G. Stott, L. Cristino, P. Orlando und V. Di Marzo: »Non-THC Cannabinoids Inhibit Prostate Carcinoma Growth In Vitro and In Vivo: Pro-Apoptotic Effects and Underlying Mechanisms«, *British Journal of Pharmacology* 168, Nr. 1 (2013): S. 79–102.

Di Marzo, Vincenzo: »Targeting the Endocannabinoid System: To Enhance or Reduce?«, *Nature Reviews Drug Discovery* 7, Nr. 5 (2008): S. 438–455.

Di Marzo, Vincenzo, Fabiana Piscitelli und Raphael Mechoulam: »Cannabinoids and Endocannabinoids in Metabolic Disorders with Focus on Diabetes«, *Handbook of Experimental Pharmacology,* 203 (2011): S. 75–104.

Doblin, Richard E. und M. A. Kleiman: »Marijuana as Antiemetic Medicine: A Survey of Oncologists' Experiences and Attitudes«, *Journal of Clinical Oncology* 9, Nr. 7 (1991): S. 1314–1319.

Eichler, Martin, L. Spinedi, S. Unfer-Grauwiler, M. Bodmer, C. Surber, M. Luedi und J. Drewe: »Heat Exposure of Cannabis Sativa Extracts Affects the Pharmacokinetic and Metabolic Profile in Healthy Male Subjects«, *Planta Medica* 78, Nr. 7 (2012): S. 686.

ElSohly, H. N., C. E. Turner, A. M. Clark und Mahmoud A. ElSohly: »Synthesis and Antimicrobial Activity of Certain Cannabichromene and Cannabigerol Related Compounds«, *Journal of Pharmaceutical Sciences* 71 (1982): S. 1319–1323.

Fankhauser, Manfred: »History of Cannabis in Western Medicine«, *Cannabis and Cannabinoids: Pharmacology, Toxicology, and Therapeutic Potential,* Hrsg.: Franjo Grotenhermen und Ethan Russo, S. 37–51. New York: *The Haworth Integrative Healing Press,* 2002.

Fernández-Ruiz, Javier, O. Sagredo, M. R. Pazos, C. García, R. Pertwee, R. Mechoulam und J. Martínez-Orgado: »Cannabidiol for Neurodegenerative Disorders: Important New Clinical Applications for This Phytocannabinoid?«, *British Journal of Clinical Pharmacology* 75, Nr. 2 (2013): S. 323–333.

Fratta, Walter und Liana Fattore: »Molecular Mechanisms of Cannabinoid Addiction«, *Current Opinion in Neurobiology* 23, Nr. 4 (August 2013): S. 487–492.

García, C., C. Palomo-Garo, M. García-Arencibia, J. Ramos, R. Pertwee und J. Fernández-Ruiz: »Symptom-Relieving and Neuroprotective Effects of the Phytocannabinoid Delta-9-THCV in Animal Models of Parkinson's Disease«, *British Journal of Pharmacology* 163, Nr. 7 (2011): S. 1495–1506.

Gieringer, Dale H.: »The Forgotten Origins of Cannabis Prohibition in California«, *Contemp. Drug Probs.* 26 (1999): S. 237.

Gieringer, Dale H., Joseph St. Laurent und Scott Goodrich: »Cannabis vaporizer combines efficient delivery of THC with effective suppression of pyrolytic compounds«, *Journal of Cannabis Therapeutics* 4.1 (2004): S. 7–27.

Gill, E. W., W. D. M. Paton und R. G. Pertwee: »Preliminary Experiments on the Chemistry and Pharmacology of Cannabis«, *Nature* 228 (1970): S. 134–136.

Gorman, Mel: »Sir William Brooke O'Shaughnessy: Pioneer Chemist in a Colonial Environment«, *Journal of Chemical Education* 46, Nr. 2 (1969): S. 99.

Grant, Igor A.: »Medicinal Cannabis and Painful Sensory Neuropathy«, *American Medical Association Journal of Ethics* 15, Nr. 5 (Mai 2013): S. 466–469.

Grinspoon, Lester: »A Novel Approach to the Symptomatic Treatment of Autism«, *O'Shaughnessy's: The Journal of Cannabis in Clinical Practice,* Frühjahr 2010.

Grinspoon, Lester und James B. Bakalar: *Marihuana, the Forbidden Medicine.* New Haven: Yale University Press, 1997.

Grotenhermen, Franjo: »Pharmacokinetics and Pharmacodynamics of Cannabinoids«, *Clinical Pharmacokinetics* 42, Nr. 4 (2003): S. 327–360.

Guy, G. W. und C. G. Stott: »The Development of Sativex – A Natural Cannabis-Based Medicine«, *Cannabinoids as Therapeutics,* Hrsg.: R. Mechoulam, S. 23–63. Basel: Birkhäuser Verlag, 2005.

Hampson, A. J., M. Grimaldi, J. Axelrod und D. Wink: »Cannabidiol and Delta-9-Tetrahydrocannabinol Are Neuroprotective Antioxidants«, *Proceedings of the National Academy of Sciences of the United States* 95, Nr. 14 (1998): S. 8268–8273.

Hazekamp, Arno, Mark A. Ware, Kirsten R. Muller-Vahl, Donald Abrams und Franjo Grotenhermen: »The Medicinal Use of Cannabis and Cannabinoids – An International Cross-Sectional Survey on Administration Forms«, *Journal of Psychoactive Drugs* 45, Nr. 3 (2013): 199–210. DOI: 10,1080/02791072.2013.805976.

Hill, Andrew J., M. S. Mercier, T. D. Hill, S. E. Glyn, N. A. Jones, Y. Yamasaki, T. Futamura, M. Duncan, C. G. Stott, G. J. Stephens, C. M. Williams und B. J. Whalley: »Cannabidivarin Is Anticonvulsant in Mouse and Rat«, *British Journal of Pharmacology* 167, Nr. 8 (2012): S. 1629–1642.

Hill, Andrew J., C. M. Williams, B. J. Whalley und G. J. Stephens: »Phytocannabinoids as Novel Therapeutic Agents in CNS Disorders«, *Pharmacology and Therapeutics* 133, Nr. 1 (2012): S. 79–97.

Hillig, Karl William: »A Systematic Investigation of Cannabis«, Diss., Indiana University, 2005.

Hirvonen, J., R. S. Goodwin, C. T. Li, G. E. Terry, S. S. Zoghbi, C. Morse, V. W. Pike, N. D. Volkow, M. A. Huestis und R. B. Innis: »Reversible and Regionally Selective Downregulation of Brain Cannabinoid CB_1 Receptors in Chronic Daily Cannabis Smokers«, *Molecular Psychiatry* 17, Nr. 6 (2011): S. 642–649.

Horváth, Béla, P. Mukhopadhyay, G. Haskó und P. Pacher: »The Endocannabinoid System and Plant-Derived Cannabinoids in Diabetes and Diabetic Complications«, *American Journal of Pathology* 180, Nr. 2 (2012): S. 432–442.

Iversen, Leslie L.: *The Science of Marijuana*. Oxford: Oxford University Press, 2000.

Jones, Nicholas A., Andrew J. Hill, Imogen Smith, Sarah A. Bevan, Claire M. Williams, Benjamin J. Whalley und Gary J. Stephens: »Cannabidiol Displays Antiepileptiform and Antiseizure Properties In Vitro and In Vivo«, *Journal of Pharmacology and Experimental Therapeutics* 332, Nr. 2 (2010): S. 569–577.

Kerr, H.C.: *Report of the Cultivation of, and Trade in, Ganja in Bengal*. British Parliamentary Papers (1893–1894): S. 66, 94–154.

King, G.R., T. Ernst, W. Deng, A. Stenger, R.M.K. Gonzales, H. Nakama und L. Chang: »Effects of Chronic Active Cannabis Use on Visuomotor Integration, in Relation to Brain Activation and Cortisol Levels«, *Journal of Neuroscience* 31, Nr. 49 (2011): S. 17923.

Klein, Thomas W.: »Cannabinoid-Based Drugs as Anti-Inflammatory Therapeutics«, *Nature Reviews Immunology* 5, Nr. 5 (2005): S. 400–411.

Lata, Hemant, Suman Chandra, Ikhlas A. Khan und Mahmoud A. ElSohly: »Propagation through Alginate Encapsulation of Axillary Buds of Cannabis sativa L. – An Important Medicinal Plant«, *Physiology and Molecular Biology of Plants* 15, Nr. 11 (2009): S. 79–86.

Ligresti, Alessia, T. Bisogno, I. Matias, L. De Petrocellis, M.G. Cascio, V. Cosenza, G. D'Argenio, G. Scaglione, M. Bifulco, I. Sorrentini und V. Di Marzo: »Possible Endocannabinoid Control of Colorectal Cancer Growth«, *Gastroenterology* 125, Nr. 3 (2003): S. 677–687.

Ligresti, Alessia, A.S. Moriello, K. Starowicz, I. Matias, S. Pisanti, L. De Petrocellis, C. Laezza, G. Portella, M. Bifulco und V. Di Marzo: »Antitumor Activity of Plant Cannabinoids with Emphasis on the Effect of Cannabidiol on Human Breast Carcinoma«, *Journal of Pharmacology and Experimental Therapeutics* 318, Nr. 3 (2006): S. 1375–1387.

Liou, G.I., A. El-Remessy, A. Ibrahim, R. Caldwell, Y. Khalifa, A. Gunes und J. Nussbaum: »Cannabidiol as a Putative Novel Therapy for Diabetic Retinopathy: A Postulated Mechanism of Action as an Entry Point for Biomarker-Guided Clinical Development«, *Current Pharmacogenomics and Personalized Medicine* 7, Nr. 3 (2009): S. 215.

Lotan, I., T. Treves, Y. Roditi und R. Djaldetti: »Medical Marijuana (Cannabis) Treatment for Motor and Non-Motor Symptoms in Parkinson's Disease: An Open-Label Observational Study«, *Movement Disorders* 28, Beilage 1 (2013): S. 448.

Massi, Paola, M. Solinas, V. Cinquina und D. Parolaro: »Cannabidiol as Potential Anticancer Drug«, *British Journal of Clinical Pharmacology* 75, Nr. 2 (2013): S. 303–312.

McPartland, John M.: »Cannabis and Eicosanoids: A Review of Molecular Pharmacology«, *Journal of Cannabis Therapeutics* 1, Nr. 1 (2001): S. 71–83.

McPartland, John M. und Ethan B. Russo: »Cannabis and Cannabis Extracts: Greater than the Sum of Their Parts?«, *Journal of Cannabis Therapeutics* 3, Nr. 4 (2001): S. 103–132.

Mechoulam, Raphael: »The Pharmacohistory of Cannabis sativa«, *Cannabis as Therapeutic Agent*. Boca Raton, FL: CRC Press, 1986: S. 1–19.

Mechoulam, Raphael und L. Hanus: »A Historical Overview of Chemical Research on Cannabinoids«, *Chemistry and Physics of Lipids* 108 (2000): S. 1–13.

Mechoulam, Raphael und Linda Parker: »Towards a Better Cannabis Drug«, *British Journal of Pharmacology* (2013). DOI:10.1111/bph.12400.

Mills, James: *Cannabis Britannica: Empire, Trade, and Prohibition 1800–1928*. Oxford: Oxford University Press, 2003.

Mittleman, Murray A., Rebecca A. Lewis, Malcolm Maclure, Jane B. Sherwood und James E. Muller: »Triggering Myocardial Infarction by Marijuana«, *Circulation* 103, Nr. 23 (2001): S. 2805–289.

Molina, Patricia E., P. Winsauer, P. Zhang, E. Walker, L. Birke, A. Amedee, C.V. Stouwe, D. Troxclair, R. McGoey, K. Varner, L. Byerley und L. LaMotte: »Cannabinoid Administration Attenuates the Progression of Simian Immunodeficiency Virus«, *AIDS Research and Human Retroviruses* 27, Nr. 6 (2011): S. 585–592.

Morgan, Celia J.A., Tom P. Freeman, Gráinne L. Schafer und H. Valerie Curran: »Cannabidiol Attenuates the Appetitive Effects of Delta9-Tetrahydrocannabinol in Humans Smoking Their Chosen Cannabis«, *Neuropsychopharmacology* 35, Nr. 9 (2010): S. 1879–1885.

Morgan, Celia J.A., G. Schafer, T.P. Freeman und H.V. Curran: »Impact of Cannabidiol on the Acute Memory and Psychotomimetic Effects of Smoked Cannabis: Naturalistic Study«, *British Journal of Psychiatry* 197, Nr. 4 (2010): S. 285–290.

Mountain Girl: *The Primo Plant: Growing Sinsemilla Marijuana*. Berkeley: Leaves of Grass/Wingbow Press, 1977.

Muniyappa, Ranganath, Sara Sable, Ronald Ouwerkerk, Andrea Mari, Ahmed M. Gharib, Mary Walter, Amber Courville, Gail Hall, Kong Y. Chen, Nora D. Volkow, George Kunos, Marilyn A. Huestis und Monica C. Skarulis: »Metabolic Effects of Chronic Cannabis Smoking«, *Diabetes Care* (2013). DOI:10.2337/dc12-2303.

Neumeister, A., M.D. Normandin, R.H. Pietrzak, D. Piomelli, M.Q. Zheng, A. Gujarro-Anton, M.N. Potenza, C.R. Bailey, S.F. Lin, S. Najafzadeh, J. Ropchan, S. Henry, S. Corsi-Travali, R.E. Carson und Y. Huang: »Elevated Brain Cannabinoid CB_1 Receptor Availability in Post-Traumatic Stress Disorder: A Positron Emission Tomography Study«, *Molecular Psychiatry* 18 (September 2013): 1034–1040. DOI:10.1038/mp.2013.61.

Olson, Dave: »Hemp Culture in Japan«, *Journal of the International Hemp Association* 4, Nr. 2 (Juni 1997): S. 40–50.

O'Shaughnessy, William Brooke: »On the preparations of the Indian hemp, or gunjah (Cannabis indica); Their effects on the animal system in health, and their utility in the treatment of tetanus and other convulsive diseases«, *Transactions of the Medical and Physical Society of Bengal* (1838): S. 71–102, 421, 461.

Pace, Nicholas, Henry Clay Frick, Kenneth Sutin, William Manger, George Hyman und Gabriel Nahas: »The Medical Use of Marihuana and THC in Perspective«, *Marihuana and Medicine,* S. 76–80. New York: Humana Press, 1999.

Pacher, Pál: »Towards the Use of Non-Psychoactive Cannabinoids for Prostate Cancer«, *British Journal of Pharmacology* 168, Nr. 1 (2013): S. 76–78.

Pacher, Pál, Sándor Bátkai und George Kunos: »The Endocannabinoid System as an Emerging Target of Pharmacotherapy«, *Pharmacological Reviews* 58, Nr. 3 (2006): S. 389–462.

Pacher, Pál, Joseph S. Beckman und Lucas Liaudet: »Nitric Oxide and Peroxynitrite in Health and Disease«, *Physiological Reviews* 87, Nr. 1 (2007): S. 315–424.

Parker, Linda A., Erin M. Rock und Cheryl L. Limebeer: »Regulation of Nausea and Vomiting by Cannabinoids«, *British Journal of Pharmacology* 163, Nr. 7 (2011): S. 1411–1422.

Passie, Torsten, H.M. Emrich, M. Karst, S.D. Brandt und J.H. Halpern: »Mitigation of Post-Traumatic Stress Symptoms by Cannabis Resin: A Review of the Clinical and Neurobiological Evidence«, *Drug Testing and Analysis* 4, Nr. 7–8 (2012): S. 649–659.

Penner, Elizabeth A., Hannah Buettner und Murray A. Mittleman: »The Impact of Marijuana Use on Glucose, Insulin, and Insulin Resistance among US Adults«, *American Journal of Medicine* 126, Nr. 7 (Juli 2013): S. 583–589. DOI:10.1016/j.amjmed.2013.03.002.

Pertwee, R.G.: »The Diverse CB_1 and CB_2 Receptor Pharmacology of Three Plant Cannabinoids: Delta 9-Tetrahydrocannabinol, Cannabidiol and Delta 9-Tetrahydrocannabivarin«, *British Journal of Pharmacology* 153, Nr. 2 (2008): S. 199–215.

Phillips, L.J., C. Curry, A.R. Yung, H.P. Yuen, S. Adlard und P.D. McGorry: »Cannabis Use Is Not Associated with the Development of Psychosis in an ›Ultra‹ High-Risk Group«, *Australian and New Zealand Journal of Psychiatry* 36, Nr. 6 (2002): S. 800–806.

Pletcher, Mark J., Eric Vittinghoff, Ravi Kalhan, Joshua Richmann, Monika Safford, Stephen Sidney, Feng Lin und Stefan Kertesz: »Association Between Marijuana Exposure and Pulmonary Function over 20 years«, *Journal of the American Medical Association* 307, Nr. 2 (2012): S. 173–81.

Portenoy, Russell K., E.D. Ganae-Motan, S. Allende, R. Yanagihara, L. Shaiova, S. Weinstein, R. McQuade, S. Wright und M.T. Fallon: »Nabiximols for Opioid-Treated Cancer Patients with Poorly-Controlled Chronic Pain: A Randomized, Placebo-Controlled, Graded-Dose Trial«, *Journal of Pain* 13, Nr. 5 (2012): S. 438–449.

Potter, David: »Growth and Morphology of Medicinal Cannabis«, *The Medicinal Uses of Cannabis and Cannabinoids,* Hrsg.: Geoffrey W. Guy, Brian A. Whittle und Philip J. Robson.

– – – : »The Propagation, Characterisation and Optimisation of Cannabis Sativa L as a Phytopharmaceutical«. Diss., King's College London, 2009.

Reinarman, Craig, H. Nunberg, F. Lanthier und T. Heddleston: »Who Are Medical Marijuana Patients? Population Characteristics from Nine California Assessment Clinics«, *Journal of Psychoactive Drugs* 43, Nr. 2 (2011): S. 128–135.

Report of the Indian Hemp Drugs Commission, 1893–1894, 7 Bände. Simla, Indien: *Government Central Printing House,* 1894.

Richardson, Jim und Arik Woods: *Sinsemilla: Marijuana Flowers.* Berkeley: And/Or Press, 1976.

Robson, P. J., G. W. Guy und V. Di Marzo: »Cannabinoids and Schizophrenia: Therapeutic Prospects«, *Current Pharmaceutical Design* (2013).

Rosenthal, Franz: *The Herb: Hashish versus Medieval Muslim Society.* Leiden: Brill, 1971.

Russo, Ethan B.: »Cannabis Treatments in Obstetrics and Gynecology: A Historical Review«, *Journal of Cannabis Therapeutics* 2, Nr. 3–4 (2002): S. 5–35.

– – – : »Clinical Endocannabinoid Deficiency (CECD): Can This Concept Explain Therapeutic Benefits of Cannabis in Migraine, Fibromyalgia, Irritable Bowel Syndrome and Other Treatment-Resistant Conditions?«, *Neuroendocrinology Letters* 25, Nr. 1–2 (2004): S. 31–33.

– – – : »Clinical Endocannabinoid Deficiency (CECD)«, *Neuroendocrinology Letters* 29, Nr. 2 (2008): S. 192–200.

– – – : »Hemp for Headache: An In-Depth Historical and Scientific Review of Cannabis in Migraine Treatment«, *Journal of Cannabis Therapeutics* 1, Nr. 2 (2001): S. 21–92.

– – – : »History of Cannabis and Its Preparations in Saga, Science, and Sobriquet«, *Chemistry and Biodiversity* 4, Nr. 8 (2007): S. 1614–1648.

– – – : »Taming THC: Potential Cannabis Synergy and Phytocannabinoid-Terpenoid Entourage Effects«, *British Journal of Pharmacology* 163, Nr. 7 (2011): S. 1344–1364.

Russo, Ethan B. und Geoffrey W. Guy: »A Tale of Two Cannabinoids: The Therapeutic Rationale for Combining Tetrahydrocannabinol and Cannabidiol«, *Medical Hypotheses* 66, Nr. 2 (2006): S. 234–246.

Russo, Ethan B. und Andrea G. Hohmann: »Role of Cannabinoids in Pain Management«, *Comprehensive Treatment of Chronic Pain by Medical, Interventional, and Integrative Approaches,* Hrsg.: Timothy R. Deer, Michael S. Leong, Asokumar Buvanendran, Vitaly Gordin, Philip S. Kim, Sunil J. Panchal und Albert L. Ray, S. 181–197. New York: Springer, 2013.

Russo, Ethan B., A. Burnett, B. Hall und K. K. Parker: »Agonistic Properties of Cannabidiol at 5-HT1a Receptors«, *Neurochemical Research* 30, Nr. 8 (2005): S. 1037–1043.

Russo, Ethan B., Geoffrey W. Guy und Philip J. Robson: »Cannabis, Pain, and Sleep: Lessons from Therapeutic Clinical Trials of Sativex®, a Cannabis-Based Medicine«, *Chemistry and Biodiversity* 4, Nr. 8 (2007): S. 1729–1743.

Sallan, Stephen E., Norman E. Zinberg und Emil Frei III: »Antiemetic Effect of Delta-9-Tetrahydrocannabinol in Patients Receiving Cancer Chemotherapy«, *New England Journal of Medicine* 293, Nr. 16 (1975): S. 795–797.

Sarfaraz, Sami, Vaqar M. Adhami, Deeba N. Syed, Farrukh Afaq und Hasan Mukhtar: »Cannabinoids for Cancer Treatment: Progress and Promise«, *Cancer Research* 68, Nr. 2 (2008): S. 339–342.

Selye, Hans: »A Syndrome Produced by Diverse Nocuous Agents«, *Nature* (1936): 32. DOI:10.1038/138032a0.

Sharma, G. K.: »Ethnobotany and Its Significance for Cannabis Studies in the Himalayas«, *Journal of Psychoactive Drugs* 9, Nr. 4 (1977): S. 337–339.

Shohami, E., A. Cohen-Yeshurun, L. Magid, M. Algali und R. Mechoulam: »Endocannabinoids and Traumatic Brain Injury«, *British Journal of Pharmacology* 163 (2011): S. 1402–1410.

Simonetto, Douglas A., Amy S. Oxentenko, Margot L. Herman und Jason H. Szostek: »Cannabinoid Hyperemesis: A Case Series of 98 Patients«, *Mayo Clinic Proceedings* 87, Nr. 2 (2012).

Tam, Joseph, J. Liu, B. Mukhopadhyay, R. Cinar, G. Godlewski und G. Kunos: »Endocannabinoids in Liver Disease«, *Hepatology* 53, Nr. 1 (2011): S. 346–355.

Tashkin, Donald P.: »Effects of Marijuana Smoking on the Lung«, *Annals of the American Thoracic Society* 10, Nr. 3 (2013): S. 239–247.

Tashkin, Donald P., B. J. Shapiro, Y. E. Lee und C. E. Harper: »Effects of Smoked Marijuana in Experimentally Induced Asthma«, *American Review of Respiratory Disease* 112, Nr. 3 (1975): S. 377–386.

Tashkin, Donald P., G. C. Baldwin, T. Sarafian, S. Dubnett und M. D. Roth: »Respiratory and Immunologic Consequences of Marijuana Smoking«, *The Journal of Clinical Pharmacology* 42, Nr. 11, Beilage (2002): S. 71–81.

Tetrault, Jeanette M., K. Crothers, B. A. Moore, R. Mehra, J. Concato und D. A. Fiellin: »Effects of Marijuana Smoking on Pulmonary Function and Respiratory Complications: A Systematic Review«, *Archives of Internal Medicine* 167, Nr. 3 (2007): S. 221.

Tomida, Ileana, A. Azuara-Blanco, H. House, M. Flint, R. G. Pertwee und P. J. Robson: »Effect of Sublingual Application of Cannabinoids on Intraocular Pressure: A Pilot Study«, *Journal of Glaucoma* 15, Nr. 5 (2006): S. 349–353.

Tubaro, Aurelia, A. Giangaspero, S. Sosa, R. Negri, G. Grassi, S. Casano, R. Della Loggia und G. Appendino: »Comparative Topical Anti-Inflammatory Activity of Cannabinoids and Cannabivarins«, *Fitoterapia* 81, Nr. 7 (2010): S. 816–819.

Wade, D. T., P. Makela, P. Robson, H. House und C. Bateman: »Do Cannabis-Based Medicinal Extracts Have General or Specific Effects on Symptoms in Multiple Sclerosis? A Double-Blind, Randomized, Placebo-Controlled Study on 160 Patients«, *Multiple Sclerosis Journal* 10 (2004): S. 434–441.

Wallace, Mark, G. Schulteis, J. H. Atkinson, T. Wolfson, D. Lazzaretto, H. Bentley, B. Gouaux und I. Abramson: »Dose-Dependent Effects of Smoked Cannabis on Capsaicin-Induced Pain and Hyperalgesia in Healthy Volunteers«, *Anesthesiology* 107, Nr. 5 (2007): S. 785–796.

Ware, Mark A., M. A. Fitzcharles, L. Joseph und Y. Shir: »The Effects of Nabilone on Sleep in Fibromyalgia: Results of a Randomized Controlled Trial«, *Anesthesia and Analgesia* 110, Nr. 2 (2010): S. 604–610.

Ware, Mark A., T. Wang, S. Shapiro, A. Robinson, T. Ducruet, T. Huynh, A. Gamsa, G. J. Bennett und J. P. Collet: »Smoked Cannabis for Chronic Neuropathic Pain: A Randomized Controlled Trial«, *Canadian Medical Association Journal* 182, Nr. 14 (2010): E694–E701.

Weil, Andrew T., Norman E. Zinberg und Judith M. Nelsen: »Clinical and psychological effects of marijuana in man«, *Substance Use & Misuse* 4.3 (1969): S. 427–451.

Weil, Andrew T.: *The Natural Mind* (überarbeitete Auflage). Jonathan Cape, London (1986).

Werner, Clint: *Marijuana: Gateway to Health: How Cannabis Protects Us from Cancer and Alzheimer's Disease.* San Francisco: Dachstar Press, 2011.

Werner, Clint: »Medical Marijuana and the AIDS Crisis«, *Journal of Cannabis Therapeutics* 1, Nr. 3–4 (2001): S. 17–33.

Zinberg, Norman E. und Andrew T. Weil: »A comparison of marijuana users and non-users«, *Nature* (1970).

Zuardi, A. W., J. E. Hallak, S. M. Dursun, S. L. Morais, R. F. Sanches, R. E. Musty und J. A. Crippa: »Cannabidiol Monotherapy for Treatment-Resistant Schizophrenia«, *Journal of Psychopharmacology* 20, Nr. 5 (2006): S. 683–686.

Zuardi, A. W., S. L. Morais, F. S. Guimarães und R. Mechoulam: »Antipsychotic Effect of Cannabidiol«, *Journal of Clinical Psychiatry* 56, Nr. 10 (1995): S. 485–486.

Glossar

2-AG (2-Arachidonylglycerol) – ein im zentralen Nervensystem vorkommendes Endocannabinoid.

7-Hydroxy-CBD – das durch den Leberstoffwechsel entstehende Abbauprodukt von CBD.

11-Hydroxy-THC – das durch den Leberstoffwechsel entstehende Abbauprodukt von THC.

Abbauprodukt – das, was übrig ist, nachdem eine Arznei vom Körper aufgespalten wurde.

Abszissionsschicht – Hier kann sich der Drüsenkopf des Cannabis-Trichoms von seinem Stiel lösen.

Anandamid – N-Arachidonylethanolamin oder AEA ist ein endogenes Cannabinoid, das Ess- und Saugverhalten sowie Schmerzlevel und Schlafmuster steuert.

Anthocyanin – für die Färbung von violettem Cannabis verantwortliches Pflanzenpigment.

Ayurveda – vor über 3000 Jahren entwickelte traditionelle indische Medizin.

Bagseed – in getrockneten Cannabis-Blüten gefundene Samen.

Beta-Caryophyllen – ein würziges Terpen, das manche Cannabis-Sorten produzieren.

Bhang Lassi – traditionelles indisches Getränk aus Cannabis, Gewürzen und fermentierter Milch.

Bioverfügbarkeit – der Anteil einer Cannabis-Dosis, der absorbiert werden kann.

Blunt – mit Cannabis gefüllte Zigarre.

Blut-Hirn-Schranke – eine Barriere aus Zellen, die Bakterien und große oder wasserlösliche Moleküle daran hindert, ins zentrale Nervensystem zu gelangen.

Blütentraube – Büschel von Blüten der weiblichen Cannabis-Pflanze.

Bubble-Hasch – hochwertiges Cannabis-Harz, das meist mit Eiswasser extrahiert wird und blubbert, wenn eine Flamme darangehalten wird.

Cannabaceae – kleine Familie blühender Pflanzen, darunter Cannabis, Hopfen und Zürgelbaum.

Cannabichromen (CBC) – in Cannabis vorkommendes Cannabinoid, das entzündungshemmend wirkt.

Cannabidiol (CBD) – schwach bis nicht psychoaktives, vielfach medizinisch anwendbares Cannabinoid; das zweithäufigste von der Cannabis-Pflanze produzierte Cannabinoid.

Cannabidivarin (CBDV) – die Propyl-Variante von CBD mit kürzerer Molekülseitenkette als dieses; in einigen nepalesischen und indischen Züchtungen zu finden.

Cannabigerol (CBG) – nicht psychoaktives Cannabinoid, das die Pflanzenenzyme als Vorstufe für THC und CBD nutzen.

Cannabinoide – Inhaltsstoffe, die Cannabinoid-Rezeptoren aktivieren; dazu gehören Endocannabinoide in Menschen und Tieren,

Phytocannabinoide in Cannabis und ein paar anderen Pflanzen sowie synthetische Cannabinoide.

Cannabinol (CBN) – das schwach psychoaktive Abbauprodukt von THC; nicht von der Cannabis-Pflanze produziert.

Cannabis-Hyperemesis-Syndrom – seltene Erkrankung von Cannabis-Konsumenten mit Übelkeit, Erbrechen und Bauchschmerzen, die sich durch das Absetzen von Cannabis bessert.

CB_1-Rezeptor – Cannabinoid-Rezeptor, der sich hauptsächlich im zentralen Nervensystem befindet und von Cannabinoiden aktiviert wird.

CB_2-Rezeptor – Cannabinoid-Rezeptor in den peripheren Geweben des Immunsystems, im Magen-Darm-Trakt, im peripheren Nervensystem und in geringerem Umfang im zentralen Nervensystem.

CBD-Säure (CBDA) – die saure Form von CBD, die von der Cannabis-Pflanze produziert wird.

Charas – Bezeichnung für Cannabis-Harz oder Haschisch in Indien, Nepal und Pakistan.

Chemotyp – Begriff für einen Pflanzentyp, darunter Cannabis, der eine bestimmte Kombination chemischer Komponenten produziert.

Chromatografie – Auftrennung eines Gemisches, indem es durch ein Medium fließt, in dem sich die einzelnen Komponenten unterschiedlich schnell bewegen.

Couchlock – umgangssprachlich für die von THC-reichem Cannabis ausgelöste Sedierung ohne Schlafbedürfnis.

Decarboxylation – bei Cannabis der Prozess, in dem Azide, von der Pflanze produzierte Cannabinoide, in ihre biologisch leichter verfügbare neutrale Form umgewandelt werden, indem eine Carboxyl-Gruppe (aus einem Carbon-, zwei Sauerstoff- und einem Wasserstoffatom) meist durch Hitze vom Cannabinoid-Molekül entfernt wird.

Deckblatt – Blatt, das die Blüte und die Samen der weiblichen Cannabis-Pflanze umgibt.

Drüsen-Trichome mit Kopf und Stiel – spezialisierte Drüsenhaare auf den Blütendeckblättern der weiblichen Cannabis-Pflanze. Diese Trichome haben einen Stiel und ein Drüsenköpfchen, das sich mit essenziellen Cannabinoid- und Terpen-Ölen füllt.

Edibles – Lebensmittel, die Cannabis oder Cannabis-Extrakte enthalten.

Endocannabinoid-System – System aus Neuromodulatoren und deren Rezeptoren im gesamten Körper, beteiligt an der Steuerung von Appetit, Schmerzen, Stimmungen und Gedächtnis.

Entourage-Effekt – die synergistischen pharmakologischen Effekte, die durch die Interaktion von Cannabinoiden und Terpenen entstehen.

First-Pass-Effekt – ein Phänomen, bei dem die Konzentration eines Wirkstoffs durch Metabolismus größtenteils abgebaut wird, ehe er in den Blutkreislauf gelangt. Wird Cannabis geschluckt, ist es vom First-Pass-Effekt des Leberstoffwechsels betroffen.

Full Melt – hochwertiges Cannabis-Harz oder Haschisch, das schmilzt, sobald eine Flamme daran gehalten wird; es wird irrtümlich als Indikator für die Qualität des Harzes gehalten.

Ganja – indischer Begriff für samenlose weibliche Cannabis-Blütenbüschel, auch *sinsemilla* genannt.

Genotyp – spezifische Besonderheit einer Pflanze, die von Genen gesteuert wird.

Goldenes Dreieck – gebirgige südostasiatische Region in Myanmar, Thailand und Laos, in der Drogen angebaut werden.

Hanf – Cannabis mit niedrigem THC-Gehalt, zur Fasergewinnung genutzt. Hanf produziert eher CBD als THC.

Harz – von den Trichomen produzierte klebrige Absonderung der Cannabis-Pflanze.

Harzköpfchen – der öl- oder harzgefüllte Drüsenkopf der Kopf-Stiel-Trichome einer weiblichen Cannabis-Pflanze.

Haschisch – Cannabis-Harz.

Haschisch-Öl – löslicher Cannabis-Extrakt.

Headspace – der Gasraum über der untersuchten Flüssigkeit in einem Chromatograf-Fläschchen. Flüchtige Komponenten gehen in ihre gasförmige Phase über und bilden das Headspace-Gas. Die Headspace-Analyse (Dampfraumanalyse) untersucht diese flüchtigen Inhaltsstoffe.

High Times Cannabis Cup – alljährlich in Amsterdam ausgetragener und von der Zeitschrift *High Times* gesponserter Wettbewerb, bei dem die Besucher pflanzliche Cannabis- und Haschisch-Sorten beurteilen, die von Coffee Shops und Saatgutunternehmen eingereicht werden.

Hubble Bubble – große afghanische Wasserpfeife zum Rauchen von Haschisch.

hydrophob – wasserabstoßend oder nicht in Wasser löslich.

indica – Der Begriff wird meist für breitblättrige Cannabis-Züchtungen verwendet.

Joint – Cannabis-Zigarette.

Kif – durch Sieben oder Rütteln von getrocknetem Cannabis gewonnene Trichome.

Klonen (oder Schneiden [Cutting]) – eine Technik der Cannabis-Züchtung, bei der ein Stück der Mutterpflanze in ein Nährmedium gelegt wird, wo es neue Wurzeln bildet und als neue Pflanze heranwächst.

Kultursorte – Pflanzenart, die durch selektive Züchtung produziert wird.

Kush – Bezeichnung für sehr starke Cannabis-Züchtungen, von denen einige aus dem zentralasiatischen Hindukusch-Gebirge stammen.

Lagerungsbedingter Blutdruckabfall – eine Form von niedrigem Blutdruck, der entsteht, wenn man vom Sitzen oder Liegen aufsteht; kann durch Cannabis-Konsum verstärkt werden, vor allem bei Neulingen. Die Folgen sind Schwindel, Benommenheit bis hin zur Ohnmacht.

Landsorte (landrace) – Cannabis-Sorte, die sich mit minimaler Intervention an die lokalen Gegebenheiten angepasst hat.

Limonen – von einigen Cannabis-Sorten produziertes Terpen mit Orangenaroma.

Linalool – von einigen Cannabis-Sorten produziertes Terpen mit würzigem, floralem Aroma.

lipophil – wörtlich »fettliebend«, Stoffe wie Cannabinoide, die sich in Fetten, Ölen, Lipiden und unpolaren Flüssigkeiten wie Hexan auflösen.

Menstruum – Lösungsmittel, das bei der Herstellung von Tinkturen für die Extrahierung von Komponenten einer Pflanze, wie zum Beispiel Cannabis, benutzt wird.

Mikrodosierung – eine Technik, um die kleinstmögliche Dosis eines Cannabis-Medikaments für die gewünschte Wirkung zu ermitteln.

Mutterpflanze – Cannabis-Pflanze, die im vegetativen Stadium gehalten wird (nicht zum Blühen gebracht wird), damit Setzlinge oder Klone genommen werden können, um darauf identische Pflanzen zu produzieren.

Myrcen – von vielen Pflanzen, wie zum Beispiel Cannabis, Hopfen und Sandthymian produziertes Terpen, das pharmakologisch sedierend wirkt und mit dem Indica-Effekt assoziiert wird.

Nagel – Titan- oder Quarzaufsatz für eine spezielle Pfeife (Dabbing-Pfeife) zum Vaporisieren von Haschisch-Öl. Der Nagel wird mit einem Gasbrenner erhitzt, dann wird ein Klecks *(dab)* Öl aufgetragen, der sofort verdampft und inhaliert wird.

Nontoxische Züchtung – Art des Anbaus, bei der alle toxischen Pestizide und Nährstoffe vermieden werden.

Ocimen – von manchen Cannabis-Sorten produziertes Terpen mit fruchtigem, blumigem Aroma.

Pflanzliche Gewebekultur – eine Methode, pflanzliche Zellen, Gewebe oder Organe unter sterilen Bedingungen auf einem Nährmedium zu züchten. Häufig zur Produktion von Pflanzenklonen verwendet; seit Kurzem wird so auch Cannabis hergestellt.

Phänotyp – die Charakteristika einer einzelnen Pflanze, die aus der Interaktion zwischen dem Genotyp der Pflanze und der Umgebung herrühren.

Pharmacodynamik – das, was der Körper mit der Arznei macht.

Pharmacokinetik – das, was eine Arznei mit dem Körper macht.

Phytocannabinoid – Cannabinoide, die von Cannabis und ein paar anderen Pflanzenarten gebildet werden.

Pinen – von Cannabis und vielen anderen Pflanzen, zum Beispiel Nadelbäumen, produziertes Terpen mit Pinienduft.

poddar – indischer Feldarbeiter, der darauf spezialisiert ist, männliche Pflanzen in *Ganja*-Feldern zu identifizieren und zu entfernen.

Polm – Haschisch-Pulver, für das getrocknete Blüten gesiebt werden, um die harzgefüllten Trichom-Drüsenköpfe zu gewinnen, die dann zerdrückt werden.

Psychoaktivität – Maßstab für die Wirkung von Cannabis und anderen Drogen auf den Geist, die Stimmung und andere Befindlichkeiten.

Rezeptor-Herabregulierung – Verringerung der Anzahl der für ein Cannabinoid-Molekül verfügbaren Rezeptoren; dadurch reduziert sich die Sensibilität für Cannabinoid-Effekte, und es kann zur Gewöhnung kommen.

Saatgutbank – Unternehmen, das Cannabis-Samen für die Züchtung produziert.

sativa – schmalblättrige Cannabis-Züchtungen mit stimulierender Psychoaktivität.

scissor hash – das Harz, das sich an den »Trimming«-Werkzeugen ansammelt, mit denen bei der Herstellung von getrocknetem Cannabis das überflüssige Blattwerk abgeschnitten wird.

sinsemilla – spanisch für »ohne Saat«; samenlose, unbefruchtete weibliche Cannabis-Blüten.

Spliff – große Cannabis-Zigarette.

sublingual – unter der Zunge.

Terpen – siehe Terpenoide.

Terpenoide – flüchtige Kohlenwasserstoffe in den essenziellen Ölen vieler Pflanzen, darunter auch Cannabis.

Terpinolen – Terpen, das in ein paar Cannabis-Sorten sowie in Kardamom und Majoran vorkommt.

Tetrahydrocannabinol (THC) oder Delta-9-tetrahydrocannabinol – das zum großen Teil für die Psychoaktivität des Cannabis verantwortliche Cannabinoid.

THCA (Tetrahydrocannabinolic Acid, THC-Säure) – die azide Form von THC; die Form, in der THC von der Cannabis-Pflanze produziert wird.

THCV (Tetrahydrocannabivarin) – Variante von THC mit einer Propyl-(3-Kohlenstoff-) Seitenkette. Es wirkt antagonistisch auf Cannabinoid-Rezeptoren und kann deshalb gegenteilige Effekte wie THC hervorrufen, zum Beispiel den Appetit verringern.

Tinktur – Äthylalkohol-Extrakt einer Pflanze.

Trichome – bei Cannabis sind dies drei Arten spezieller epidermaler Haare: Drüsentrichome mit Kopf und Stiel, stiellose Kopftrichome und knollenförmige Trichome.

TRPV1 (Transient Receptor Potential Vanilloid Receptor) – der Rezeptor, der für die Ingangsetzung entzündlicher Reaktionen und von Schmerzen verantwortlich ist.

Verstoffwechselung – die biochemische Umwandlung von Arzneimitteln im Körper, meist durch spezielle Enzyme.

Violettes Cannabis – Cannabis, das die genetische Veranlagung dazu hat, bei Kälte Anthocyanin zu produzieren, das die Blätter violett färbt.

Wasserblätter – die kleinen Blätter, die die Cannabis-Blütenstände umgeben.

Wasserhasch – mit Eiswasser und Sieben extrahiertes Cannabis-Harz.

Register

A

Abbauprodukte 126 f., 180, 185, 250
Abhängigkeit 45, 292 ff.
Abrams, Donald 121, 228, 248, 262
Absorption 38 f.
AC/DC 158, 220, 267, 276, 278
Acosta, Cristóbal 271
Afghan (Afghani #1, Affie) 63, 137 f., 149, 163, 168, 181, 187, 191 f., 250, 267
Afghanistan 62, 64, 86 f., 94, 132, 137, 139, 209
Afrika 64, 108, 132
Aggarwal, Sunil K. 264
AK-47 139 ff.
Allen, J. H. 260
Alpert, Joseph S. 231
Alpha-Pinen 60
Alzheimer-Krankheit 206 ff.
American Academy of Pediatrics 218
American Glaucoma Society 242
American Journal of Medicine 231
American Medical Association (AMA) 21, 255
Amerikanische Unabhängigkeitserklärung 24
Anbau 26, 86 ff.
Angststörungen 208 f.
Ar-Rāzī, Muhammad ibn Zakarīyā 19
Arbeitsplatz 126 f.
Aroma 58, 90 ff., 97, 136
ARPEGGIO-Versuch 233
Arthritis 211 f.
Asthma 213 ff.
Asperger-Syndrom 218 f.
Äthiopien 104
Aufmerksamkeitsdefizit-Hyperaktivitätssyndrom (ADHS) 216 f.
Augen, Irritationen 44, 53
Äußerliche Anwendung 120 f.
Auswahl der Sorte 133 f.
Autism Research Institute 219
Autismusspektrumsstörung 218 ff.
Autofahren 127
Autoimmunstörungen 221
Ayurvedische Medizin 223, 250, 292

B

Baker, David 258
Befeuchtungspäckchen 76
Bekaa-Ebene, Libanon 86
Bentley, Wes 153
Beta-Caryophyllen 58 f.
Bhang, Bhang Lassi 19, 121 f., 209
Bioverfügbarkeit 39 f.
Blakey, Scott 173, 191, 200 f.
Blue Dream (Blueberry Haze) 144 ff., 250, 258, 261, 292
Blueberry 128, 141 ff., 292
Blutdruckabfall 42
Blüten 73, 86 ff., 97
Bostwick, J. M. 284
Breitblättrige (BLD) und schmalblättrige (NLD) Drogen 63
Brotherhood of Eternal Love 87
Bubba Kush 63, 138, 146 ff., 151, 167 f., 177, 208, 210, 220, 229, 241, 258, 261, 263, 272, 282
Bubble- und Melt-Haschisch 96 f.
Bundesberufungsgericht (U. S.) 126
Burma 93, 142
Burton, Robert: *The Anatomy of Melancholy* 19
Bush, George H. W. 154, 226

C

California NORML 110
Canadian Ophthalmological Society 242
Cannabaceae 23
Cannabidiol (CBD) 19, 22, 34, 40, 53 ff., 66, 157
Cannabidiol-Säure (CBDA) 54
Cannabidivarin (CBDVA) 57
Cannabigerol (CBG) 55, 238
Cannabinoide 22, 28 f., 34, 40, 52 f., 68 f., 84, 88, 113 f., 123 f.
Cannabinoid-Rezeptoren 48 f., 52, 54 f.
Cannabis Buyers' Club of West Hollywood (CBCWH) 183 f.
Cannabis in Cachexia Study Group 222
Cannabis-Hyperemesis-Syndrom 45, 260
Cannatonic 54, 157 ff., 208, 213, 220, 222, 229, 231, 233, 244, 263, 267, 272, 276, 278, 280, 282, 290
CBC (Cannabichromenic Acid) 55 f.
CBDV 54
CBGN-Säure 57
CBN 56
Center for Medicinal Cannabis Research (CMCR) 257 f., 262
Centers for Disease Control and Prevention 230, 232
Cervantes, Jorge 180
Chem '91 (Chemdawg) 136, 148 ff., 177, 193
Cherry Cough 151 f.
China 16, 108, 121
Chromatografie 85
Chronisches Erschöpfungssyndrom 230 f.
CIA (Cannabis in Amsterdam) 186
Clarke, Robert Connell 104, 130, 180, 191
  Hashish! 94
Clean Green-Programm 80
Clinical Psychopharmacology Unit, University College, London 274
colas 25 f.
Colorado 84
Columbia University 247
Committee on Ways and Means (U.S.) 21
Compassionate Investigational New Drug Program (IND) 154, 226
couchlock 145, 151, 157, 184, 190
Culpeper, Nicholas:
  The English Physitian 19, 212
Curran, Valerie 274
Cyclodextrin 125

D

Dabbing 117
Darmerkrankung, entzündliche 55, 237 f.
Da Orta, Garcia 281
De Petrocellis, Luciano 228
Decarboxylation 39 f., 54, 59, 96
Degenerate Art: The Art and Culture of Glass Pipes 108
Demenz 206 f.
Deutsches Zentralinstitut für Seelische Gesundheit, Mannheim 283
Di Marzo, Vincenzo 228, 275, 288
Diabetes 231 ff.
Diesel 150, 210
Dioskcorides, Pedanius 212
DNA Genetics 137, 168 f.
Dosierung 41, 45, 69 ff., 84, 103 ff., 110, 112, 117 f.
Dravet-Syndrom 277
Dronkers, Alan 140
Drug Enforcement Administration (U.S.) 154
Dunhill, Alfred 108
Dunn, Adam 186
Durban Poison 128, 170, 233, 270
Dymock, William 255

E

Eagle Bill 112, 114
Echo Pharmaceuticals 125
Edibles 78, 83 f.
Einheitsabkommen über die Betäubungsmittel 22
Eli Lilly & Co. 255
Endocannabinoide 22, 52 ff., 121

Endocannabinoid-System 36, 48 ff., 206 f., 235 ff.
Entzug 292 ff.
Epidiolex 286
Epilepsie 276 ff.
Erkel, Steve 183
Ernten 26, 88 ff.
E-Zigaretten 112 f., 116 f.

F

Family Matters (Alle unter einem Dach) 183
Federal Drug Administration (U.S.) 260
Feminisieren 188
Fibromyalgie 50, 234 f.
Fingerabdrücke, genetische 131
Food and Drug Administration (FDA) 51, 100, 226, 271, 286
Ford, Gerald 191
Formen von Cannabis 86 ff.
Fortpflanzungsorgane 25 ff.
Frank, Mel 180

G

G13 153 f.
G13 Haze 154
Ganja 26, 86
Garcia, Carolyn und Jerry 26
Gardner, Fred 157, 180
Gedächtnisstörungen 34, 58
Genotypen 61 ff., 130
Gerontologie 239
Gesetze 126 f., 131
Gewebekulturen 65
Gewöhnung 65
Gieringer, Dale 110
Glaukom 242 f.
Goa, Indien 103
Goldenes Dreieck 93, 143
Goldstein, Dave 109
Gowers, William 268
Grand Daddy Purple (GDP) 155, 184 f., 209, 220, 229, 235, 252, 256
Grant, Igor 262
Grateful Dead 26, 148, 193
Grauschimmel 79, 81, 92
Green House Seeds 173, 200
Grinspoon, Lester 219
Guerrero Green 128
Guy, Geoffrey 34, 96
Guzman, Manuel 228
GW Pharmaceuticals 57, 89, 96, 101, 130, 190 f., 232, 286
Gynäkologie 291

H

Hanf 23, 54 f., 63
Hare, Hobart Amory 265
Harlequin 157 ff., 208, 222, 231, 233, 235, 246, 263, 267, 280, 290
Harvard Medical School 272, 285
Harz 25, 28 f., 44, 73, 94 f.
Haschisch 86, 93 ff., 104, 117
  gerollt 93, 95
  gesiebtes 95 f., 99, 102, 110, 162 f.
Haschisch-Öl 87, 98, 138
Hash Plant 208
Hash Marihuana and Hemp Museum, Amsterdam 140, 186
Hauterkrankungen 279 f.
Haze 64, 128, 133, 144, 160 ff., 166, 172 ff., 186, 191 f., 194 ff., 210, 256
Hazekamp, Arno 40, 113, 180
Heimstadt, Eric 199
Hepatitis C 244 ff.
Herer, Jack 180
  The Emperor Wears No Clothes (»Die Wiederentdeckung der Nutzpflanze Hanf«) 165
Herzinfarkt 45
Herzschlag, schneller 44
Hexan 98 f.
High Times Cannabis Cup 141 f., 161, 165, 168, 173, 186, 188, 200
Hildegard von Bingen 255
Hillig, Karl 63

Hindu Kush 64, 162 ff., 168
Hitzeversiegelung 75
HIV/AIDS 223, 247 ff.
Hohmann, Andrea G. 265
Hortapharm 130, 190
Hua Tuo 265
Humidor 76
Hybride 135
Hydrokultur 90

I

Ibn Wahshiyah, On Poisons 19
Illadelph 109
Indiana University 63
indica und *sativa* 23, 63 f., 133 f.
Indien 20, 65, 86, 95, 100, 112, 121, 130, 132
Inhalation 94
International Association for Cannabinoid Medicines (IACM) 32, 228
International Congress of Parkinson's Disease and Movement Disorders 269
Internationales Opiumabkommen 21
International Parkinson and Movement Disorder Society, Prag 269

J

Jack Herer 58, 113, 145, 165 ff., 292
Jamaika 132
Japan 16
Jefferson Medical College, Philadelphia 265
Journal of the American Medical Association 255
Journal of the National Comprehensive Cancer Network 259
Jugendliche 283 f.

K

Kachexie und Appetitstörungen 222 ff.
Kalifornien 26, 54, 80, 86, 97
Kambodscha 142
Karte der Cannabis-Sorten 134 f.
Kif 76 f., 94, 96 f., 106, 110
Kinder und Cannabis 35, 43, 284 f.
King Kush 81
Klassifizierung 97
Klone 28
Kolumbien 132
Kolumbus, Christoph 104
Kontraindikationen 42 f., 45 ff.
Krampfstörungen 276 ff.
Krebs 33 f., 54 f., 99, 104, 129 f., 225 ff.
Krol, Luc 188 f.
Kunststoffe, für die Lagerung 72 ff.
Kush 64, 146 ff.
Kushman, Kyle 195 f.

L

LA Confidential 137 f., 167 ff.
Laboranalyse 94
Lagerung 72 ff.
Landsorten *(landraces)* 64, 88, 128, 130, 132 f.
Laos 93, 142
Lata, Hemant 28
Lazarus, Richard 280
Lee, Martin 157, 180
Leigh, Suzanne und Natasha 286
Lemon Jack Herer 58
Lemon Thai 65, 178, 196, 199
Libanon 94, 96, 132, 209
Limonen 58, 60, 74, 93, 113
Linalool 58 ff., 209
Lynch, Martin 263

M

Magen-Darm-Störungen 235 ff.
Malawi 169 ff.
Malawi Gold 132, 169 ff.
Marchalant, Yannick 290
Marihuana Tax Act (U.S., 1937) 21
Marinol 66, 69 f., 100 f., 219, 224, 226, 249
Markennamen 130 f.
Marks, Howard 201

Marokko 94, 96, 132
Massachusetts General Hospital 285
Maternal Health Practices and Child Development Study 287
Mayo Clinic, Minnesota 45, 260, 284
McGill University, Kanada 244
McPartland, John 34, 291
Mechoulam, Raphael 22
Medizinische Anwendung 204 ff.
Medizinische Hochschule, Hannover 272
Mehltau, Echter 79, 92
Merck Manual 255
Merck's Archive 255
Merlin, Mark 104
Mexiko 65, 128, 132
Migräne und Kopfschmerzen 253 ff.
MK Ultra 256
Mobius 109
Montana 148
Morgan, Celia 274
Mr. Nice 173, 191, 200
Multidisciplinary Association for Psychedelic Studies 271
Multiple Sklerose und Bewegungsstörungen 256 ff.
»Munchies« 235, 239, 248, 250
Murray, James 263
Myrcen 58 ff., 64, 93, 113

N

Nabilone 101
Namisol 152
Nanotechnologie 125
National Comorbidity Study 270
National Football League 289
National Institute on Drug Abuse (U.S.) 248, 255
National Institutes of Health (U.S.) 22, 228, 232, 255
Nebenwirkungen 42 ff., 51
Nepal 88, 98, 132
Neuropathie 261 ff.
Neville's Haze (Nevil's Haze) 161, 172 ff., 218
New England Journal of Medicine 260
New York City Diesel 194
New York University 286
Niederlande 58, 89, 97, 191
Nixon, Richard 191
Northern Lights 149, 166, 173, 194
Northern Lights #5 × Haze 174 ff.
NSF International 73

O

O'Shaughnessy, William 19, 20, 252
O'Shaughnessy's 219
Office of National Drug Control Policy (U.S.) 271
OG Kush 64, 92, 131, 136, 144, 146, 148 ff., 167 f., 176 ff., 180, 182, 193, 198, 229, 246, 258, 261, 272
Öle und Wachse 78, 117, 123
Olson, Dave 16
oral 121
Ottawa Prenatal Prospective Study 287

P, Q

Pacher, Pál 228
Pakistan 96, 132
Panama Red 65, 93, 224
Paradise Seeds 189
Parkinson, James 268
Parkinson-Krankheit 268
Patchtek 124
Peron, Dennis 248
Pestizide 80
Pfeffer 59, 93
Pfeifen 130 ff., 137
Pflanzenwuchsregulatoren, synthetische 80
Pflaster 124 f.
Phänotypen 91, 131
Pharmacopoeia (U.S.) 21
Pharmazeutika 101 f.
Phenylterpenoide 52
Phoenix Tears 99
Phytocannabinoide 52, 55, 59

Pincher Creek 181 ff., 213, 218, 222, 229, 238, 241, 246, 258, 263, 290
Pinen 34, 58, 64, 93, 209
Posttraumatische Belastungsstörung 270 ff.
Präventivmedizin 288 f.
Primo 94
Project CBD 54, 157
Propyl-THCV und -CBDV 25
Psychoaktivität 47, 57, 70, 121
Punta Roja 93
Purple Afghani 138, 208
Purple Kush 252, 256
Purple Urkle 155 ff., 183 ff., 208, 252, 256, 280
Queen Mary University, Blizard Institute, London 258

R

Rathbun, »Brownie Mary« 248
Rauchen 103 ff.
Reagan, Ronald 191
Report of the Indian Hemp Drugs Commission 20
Reynolds, Sir John Russell 19, 207, 240, 277
Rezeptor-Herabregulierung 44
Richardson, Jim und Woods, Arik: *Sinsemilla: Marijuana Flowers* 26 f.
Rick-Simpson-Öl 99
Rimland, Bernard 218
Rimonabant 51, 237
Rohbenzin 98
Rosenthal, Ed 191
Royal Brompton Hospital, London 227
Russo, Ethan 34, 121, 180, 252, 255, 265, 289

S

S.A.G.E. 186 f., 189
Salter, Henry Hyde 214
San Francisco 248 f.
Santa Cruz 160
Sativex 54, 66, 89, 101, 118, 226 ff., 251, 262 f., 266
Schimmelpilze 74, 76, 79, 81, 92 f.
Schizophrenie 273 ff.
Schlafstörungen 250 ff.
Schmerzen 264 ff.
Schneider, Miriam 283
Schoenmakers, Neville 133, 172, 189, 201
Schwangerschaft 43, 287
Selye, Hans 281
Sensi Seeds 138 f., 165 f., 174
Sensi Skunk 191
Sensi Star 188 ff.
Serious Seeds 140 f.
Shapur ibn Sahl 265
Sharma, G. K. 121
Shennong, Kaiser 16, 212
Short, DJ 142 f.
Simpson, Rick 99
sinsemilla 26 ff., 86, 89
Skunk 63, 149, 166, 172, 174, 181
Skunk #1 190 ff.
Snodgrass, Bob 108
Sorten 128 ff.
Sour Diesel 61, 148 ff., 168, 193 ff., 199 ff.
Spastizität 256 ff.
Stanford University 285
Stillzeit 43
Stoffwechsel 38 ff.
Storz & Bickel 115
Strawberry Cough 151 f., 195 ff.
Stress 280 ff.
Suchtmittelgesetz (U. S.) 101
Substance Abuse and Mental Health Services Administration (U. S.) 293
Südafrika 128
Super Silver Haze 161, 173, 187, 215
Super Skunk 224
Swazi Skunk 270
Synthetische Präparate 100 ff.

T

Tashkin, Donald 104, 214, 288
Tee 166
Temple Ball 95

Terpenoide (Terpene) 28 f., 34, 52, 56, 58, 60, 64, 66, 74, 88, 91, 100, 113 f., 118
Terpinolen 90, 99
Tetrahydrocannabinol (THC) 19, 25, 34, 37 f., 42, 48, 53 f., 59, 62, 66, 100, 110
Tetrahydrocannabivarinic Acid (THCVA) 57
TH Seeds 186
Thai Haze 173, 176
Thai Stick 93, 128, 142, 149
Thailand 93, 132
THCA 39, 53
THC-dominant 43
THCV 170 f.
The Lancet 207, 255
Thiele, Elizabeth Anne 285
Tiere 20, 35
Tinkturen 77, 118, 120
Trainwreck (Pinetrak) 58, 61, 194 f., 198 ff., 213, 215, 218, 244, 258, 267, 292
Trichome 30 f., 73, 75, 87, 90, 92, 173
Trocknen 92
Turner, William 212

U

Übelkeit und Erbrechen 259 ff.
Überdosierung 46 f., 50, 52 f., 110, 121
Ungeziefer 81 ff., 92
Unified Parkinson's Disease Rating Scale (UPDRS) 269
Universität Complutense, Madrid 125
Universität Leiden, Niederlande 113
University of California (UCLA) 104, 266, 286
University of Mississippi 28, 104, 117, 153 ff.
University of New South Wales 294

V

Vakuumverpackung 75, 77
Vaporisieren 66, 69, 94, 103 f., 112 ff., 115 ff.
Veganer Anbau, Veganics 82, 196
Verbot 36
Veredelung 90
Verpackung 72 ff., 76
Verunreinigungen 68, 79 ff.
Victoria, Königin 19 f., 206, 277
Vietnam 142

W

Ware, Mark A. 262
Wasser- und Eis-Haschisch 96
Watson, David 130, 132, 172, 180, 190 f.
Weibliche Pflanze 30 f.
Weinstein, Sandy 191
Werner, Clint 248, 289
  Marijuana: Gateway to Health 289
  Medical Marijuana and the AIDS Crisis 248
White Widow 189, 200 ff., 246

Z

Zäpfchen und Spritzen 124
Zeitpunkt der Einnahme 124
Zigaretten (Joints) 105 ff.
Zuardi, Antonio Waldo 275

Danksagung des Autors

Ich habe das Glück, von vielen, vielen Menschen unterstützt zu werden, ohne die dieses Buch niemals entstanden wäre:
Amy Robertson, Richard Metzger, Tara McGinley, Mark Lewis, Brian Becker, Chris Holmes und Sander Greenland setzten ihren Scharfsinn ein und waren mir eine unschätzbare Hilfe, sie schenkten mir ihre Freundschaft und munterten mich auf; Shawn danke ich für seine einzigartige Vision; Gary, Jim, Don, Aundre, Ed, Matt, Laura und Ramon dafür, dass sie einen Traum wahr werden ließen; Andrew Weil gebührt Dank für seine Genialität und Güte; Winslow Bouhier war mir Inspiration und Unterstützung. Ich danke meinen Freunden und Kollegen bei LAPCG, Abatin, CBCB und Cornerstone.

Ein besonderer Dank gilt meinem geliebten Sohn Preston und seiner Mutter, Martha; meinen Eltern und Geschwistern: James, Bel, Mort, Marga Lee, Mark, Jeff und Julie.

Ethan Russo, Mark Merlin und Rob Clarke, John McPartland, Arno Hazekamp, Karl Hillig und David Watson danke ich für ihr profundes Wissen über die Pflanze und ihre Anwendungsmöglichkeiten.

Ebenso möchte ich meinen liebsten Freunden danken (in der Reihenfolge ihres Erscheinens): David, Geoff, Robin, Chris, Michal, Ron Cobb und Robin Love, David und Teri Smith, Coco Conn, A.J. Peralta, Brian Callier, Greg Cummings, Peter Giblin, Steve Nalepa, Jonathan Watson und Karis Jagger, Nika Solomon, Mark Dippe, Bobby Tran, Carlos De La Torre, Marcos Lutyens, Freya Bardell und Brian Howe, Oliver Hess, Jeremy Morelli sowie Jeff Hayden, die mir alle weit mehr beibrachten, als ich je gelernt habe.

Marc Geiger, Otis Jackson Jr., J. Rocc, Steven Ellison, Daddy Kev und Willie Bensussen lieferten die Musik, mit der ich dieses Buch begann. Paul und sein toller Partner John sorgten für Musik und Inspiration in der Schlussphase.

Dank auch an Fred Gardner und Martin Lee, Kymron DeCesare und Donald Land, Josh Wurzer und Alec Dixon, David Lampach und Addison DeMoura, Jeff Raber, DJ Short, Chimera und Todd McCormick.

Ich habe das Glück, mit einigen exzellenten Profis zusammenzuarbeiten, die mich inspirierten und zu diesem Buch in unschätzbarem Maße beigetragen haben: Valerie Corral, Mike Corral, Liz McDuffie, Dr. Allan Frankel, Dale Gieringer, Dr. Donald Abrams, Dr. Maxine Barish-Wreden, Dr. Igor Grant, Dr. Larry Bedard, Roy Upton, Dr. Daniel Harder, Dr. Mark Ware und meine hochverehrten Freunde Dr. Roger Barnes und Dr. Nick Berry. Aus tiefstem Herzen danke ich dem verstorbenen Michael Crichton für seine immerwährende Inspiration.

Für dieses Buch war eine unglaubliche Menge an Arbeit ruhiger und erfahrener

Hände erforderlich. Laura Ward, Will Steeds, Anna Southgate und Magda Nakassis formten jeden Aspekt dieses Buches und trugen mit Rat und Tat zu seinem Entstehen bei.

Dank an J. P. Leventhal und Becky Koh bei Black Dog & Leventhal für ihre außergewöhnliche Unterstützung und ihren Enthusiasmus.

Meine tiefste Bewunderung gilt all den Patienten, die mich an ihrem Leben teilnehmen ließen.

Alles, was an diesem Buch gut ist, stammt von anderen, während die Irrtümer allein meine Schuld sind.

Elephant Book Company dankt Mick Farren und Richard Metzger (Letzterer vom *Dangerous Minds*-Blog) für ihre Hilfe bei den ersten Schritten dieses Projekts. Mick (der traurigerweise im Herbst 2013 bei einem Comeback-Gig in London auf der Bühne starb) riet uns, mit Richard zu sprechen. Und Richard machte uns netterweise mit Michael Backes bekannt.

Über den Autor

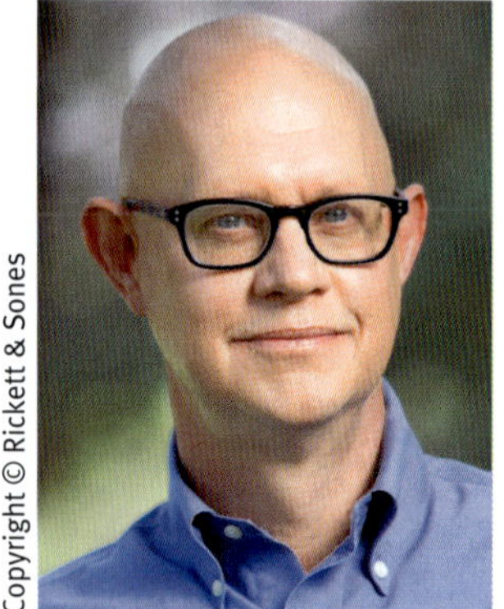

Copyright © Rickett & Sones

Michael Backes ist in einer südkalifornischen Beraterfirma mit Klienten in den ganzen USA auf wissenschaftliche und rechtliche Fragen bezüglich Cannabis spezialisiert. Zuvor hatte er die erste Apotheke für evidenzbasiertes medizinisches Cannabis gegründet. Backes ist Mitarbeiter beim *Project CBD*, einer Nonprofit-Organisation, die sich für die Erforschung des medizinischen Nutzens von Cannabidiol (einem nicht psychoaktiven Cannabis-Molekül) einsetzt, und der *International Association for Cannabinoid Medicines* sowie Mitglied des *Cannabis Committee* der *American Herbal Products Association.* Er lebt in Südkalifornien.

Adaptogene besitzen eine besondere Form der Pflanzenintelligenz

Adaptogene sind Heilpflanzen, die uns die Wunder der Natur auf ganz besondere Weise nahebringen. Dank ihrer einzigartigen Eigenschaften helfen sie, besser mit Stress umzugehen, und steigern die Widerstandskraft. Sie verleihen Energie und bringen Körper, Geist und Seele wieder ins Gleichgewicht. Adaptogene wachsen unter extremen Wetter- und Klimabedingungen. Ihre erstaunliche Anpassungsfähigkeit an unterschiedlichste Einflüsse können sie auch dem Menschen schenken.

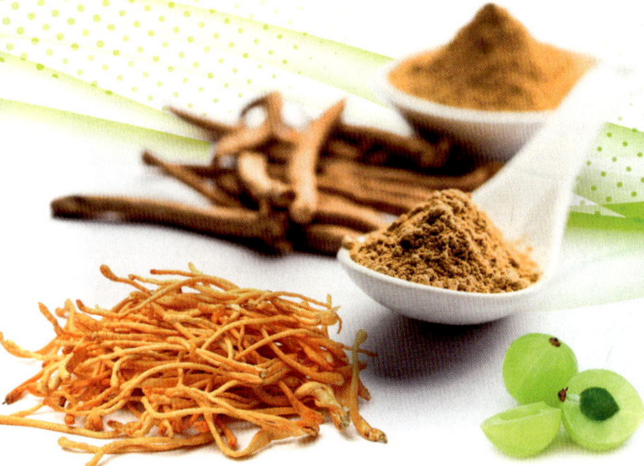

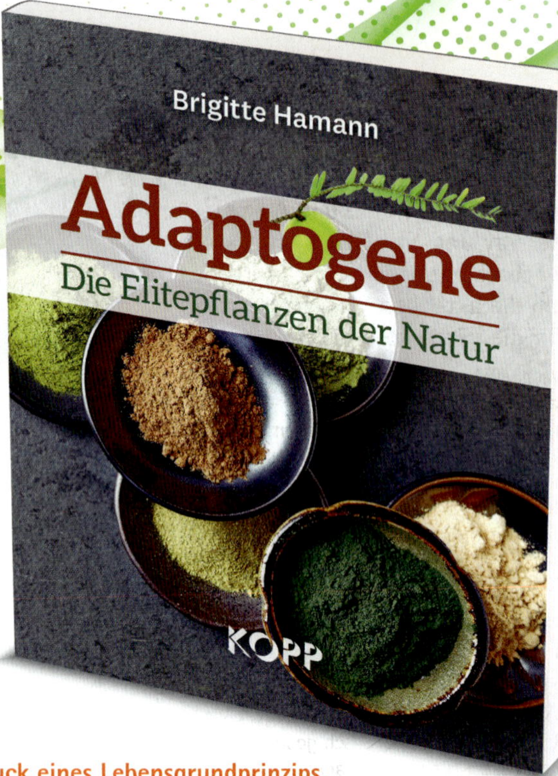

Noch sind sie eher ein Geheimtipp, aber ihr Ruf als besondere Heilpflanzen verbreitet sich schnell

Adaptogene machen das Beste aus dem, was sie in Körper, Geist und Seele vorfinden und schenken uns Harmonie und Ordnung. Auf diese Weise fördern sie die Kraft und die Fähigkeit, mit den Dingen umzugehen, die wir erleben. Sie helfen, die Gesundheit wiederzuerlangen oder zu bewahren.

Adaptogene sind der perfekte Ausdruck eines Lebensgrundprinzips. Sie eignen sich daher besonders dazu, wieder zu ordnen, was aus dem Gleichgewicht geraten ist. Mächtig und geduldig wie die Natur selbst entfalten sie ihre Wirkung und sorgen für Harmonie in Körper, Geist und Seele.

Paperback • 240 Seiten • durchgehend farbig illustriert • ISBN 978-3-86445-723-4